Angewandte Sportphysiotherapie – Untere Extremität

Sven Reuter

Angewandte Sportphysiotherapie - Untere Extremität

Evidenz für Befund und Behandlung

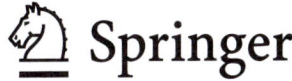 Springer

Sven Reuter
SRH Hochschule für Gesundheit
Stuttgart, Baden-Württemberg, Deutschland

ISBN 978-3-662-62051-9   ISBN 978-3-662-62052-6   (eBook)
https://doi.org/10.1007/978-3-662-62052-6

Die Deutsche Nationalbibliothek verzeichnet diese Publikation in der Deutschen Nationalbibliografie; detaillierte bibliografische Daten sind im Internet über http://dnb.d-nb.de abrufbar.

Springer

Fotonachweis Umschlag: © Jan Papenfuss (Athlet: Matthias Brugger)

Springer ist ein Imprint der eingetragenen Gesellschaft Springer-Verlag GmbH, DE und ist ein Teil von Springer Nature.
Die Anschrift der Gesellschaft ist: Heidelberger Platz 3, 14197 Berlin, Germany

Vorwort

Evidenz und Sportphysiotherapie, passt das zusammen?
Kaum ein Bereich der Medizin ist so stark von Traditionen geprägt wie die Sportphysiotherapie und die Sportmedizin. Nicht zu übersehen sind die Trends, die kommen und oft auch schnell wieder verschwinden. Der Eindruck entsteht, dass gerade solche Prozeduren ihren Weg in den Sport finden, für die es am wenigsten Evidenz gibt.

Der Grundgedanke dieses Buches liegt nicht darin, Bewährtes aus der Praxis zu ersetzen. Alle Kollegen, die im Sport tätig sind, wissen, dass es in den meisten Situationen nicht darauf ankommt, die aktuellste Studienlage zu kennen. Neben Wissen und Erfahrung spielen viele andere Faktoren eine Rolle, um in den wichtigen Situationen die richtigen Entscheidungen treffen zu können. Aber noch viel entscheidender ist die Zusammenarbeit im Team. Die zunehmende Spezialisierung erfordert von uns Medizinern ein wachsendes Verständnis auch in anderen Bereichen. Der Sportphysiotherapeut und Sportmediziner ist mehr denn je als ein „Generalist" gefordert, der seinen Blick über seinen traditionellen Erfahrungsbereich hinaushebt.

Dieses Buch soll als eine Ergänzung zu bewährtem Praxiswissen verstanden werden. Es geht nicht darum, neue Techniken zu präsentieren, sondern vielmehr um grundsätzliche Überlegungen und Strategien, die wir nutzen können, um unsere Athleten bei der Erreichung ihrer Ziele optimal zu unterstützen. Dazu sollten wir alle verfügbaren Ressourcen nutzen. Die Evidenz kann uns helfen, unsere Einschätzungen zu präzisieren und Therapieentscheidungen für alle Beteiligten transparenter zu gestalten.

Danksagung

Mein Dank gilt in allererster Linie meiner Frau für ihre unglaubliche Unterstützung, ohne die dieses Buch nicht möglich gewesen wäre. Ich danke Matthias Elling für seine unermüdlich positive Einstellung in den zahlreichen fachlichen Diskussionen, für seine Organisation und für die Zusammenstellung des Bildmaterials.

Den leitenden Physiotherapeuten des Deutschen Mehrkampfteams Frank Zander und Patrick Pfingsten gilt mein besonderer Dank für ihre Unterstützung und die erfolgreiche Zusammenarbeit seit vielen Jahren. Danke auch an den Bundestrainer Zehnkampf Christopher Hallmann für die permanente Ansprechbarkeit bei allen Fragen, Paul Schwarz für die Mithilfe bei den Bildern und meiner Lektorin Heidrun Häberle. Frau Kania und Frau Niesel aus dem Springer Verlag gilt mein Dank für die Realisierung dieses Buches.

Inhaltsverzeichnis

Über den Autor

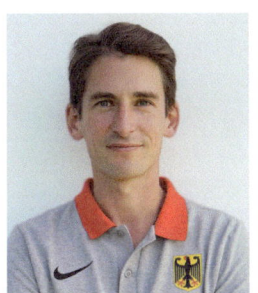

Prof. Dr. med. Sven Reuter
ist Facharzt für Orthopädie und Unfallchirurgie, Sportmediziner und Physiotherapeut.

Als Physiotherapeut arbeitete er im Bayer-04-Physioteam am Olympiastützpunkt Rheinland mit einer Vielzahl verschiedener Athleten zusammen. Als Arzt absolvierte er seine sportorthopädische Spezialisierung an Kliniken in Köln und München. Seit 2011 ist er Mannschaftsarzt des Mehrkampfteams im Deutscher Leichtathletik-Verband und begleitet Athleten regelmäßig im Rahmen internationaler Einsätze und Trainingslager.

2016 wurde er zum Professor für Therapiewissenschaften (Schwerpunkt Physiotherapie) an der SRH Hochschule für Gesundheit am Campus Stuttgart berufen. Er ist ständiger Lehrbeauftragter an der Universität Salzburg im Studiengang „Master of Science Sports Physiotherapy" und Geschäftsführer bei PrehabSportsMedicine in Starnberg.

Muskelverletzungen

1

Inhaltsverzeichnis

1.1 Muskelverletzungen der unteren Extremität

Muskelverletzungen zählen zu den häufigsten Verletzungen im Sport. So stellen Muskel-Sehnen-Verletzungen im Fußball immer noch den größten Anteil aller Verletzungen an der unteren Extremität dar (Lopez-Valenciano et al. 2020).

Die Schwere einer Muskelverletzung kann durch die Weiterentwicklung und die Verfügbarkeit von Sonografie und MRT zunehmend besser beurteilt werden. Klassifikationssysteme von Muskelverletzungen haben neben der Beurteilung der Verletzungsschwere auch das Ziel, die Rehabilitation an die individuelle Läsion anzupassen. Inwieweit jedoch eine Prognose der (sportartspezifischen) Ausfallzeit möglich ist, wird weiterhin diskutiert (Vermeulen et al. 2020). Möglicherweise spielt die Lokalisation der Muskelverletzung eine Rolle für die zu erwartende Dauer der Rehabilitation sowie für die Wahrscheinlichkeit einer Wiederverletzung (Brukner und Connell 2016; Macdonald et al. 2019). So scheinen Verletzungen im Bereich freier Sehnenanteile (z. B. proximale Conjoint Tendon der Hamstrings) zu einer prolongierten Rehabilitation zu führen (Askling et al. 2008).

Diese klinischen Aspekte (insbesondere die Sehnenbeteiligung im Rahmen der Muskelverletzung) haben zuletzt zu einer Beschreibung von Klassifikationssystemen, wie der „British Athletics Muscle Injury Classification (BAMIC)", geführt. Die BAMIC ist eine MRT-basierte Klassifikation, in der Muskelverletzungen nach Lokalisation und dem Verletzungsausmaß beurteilt werden (Macdonald et al. 2019).

Inwieweit tatsächlich eine Korrelation zwischen einer intramuskulären Sehnenbeteiligung und der Dauer der Rehabilitation besteht, wird diskutiert (van der Made et al. 2018). Mittlerweile gibt es zunehmend Hinweise für eine

Verlängerung der Rehabilitationszeit bei Beteiligung kollagener Strukturen, wie der Sehne oder der Aponeurose (Cross et al. 2004; Prakash et al. 2018; Macdonald et al. 2019). Andererseits scheint eine vollständige Wiederherstellung der intramuskulären Sehnenkontinuität nach einer Verletzung keine zwangsläufige Voraussetzung für die Wiederaufnahme sportlicher Aktivitäten zu sein (Vermeulen et al. 2020). Möglicherweise bestehen hier auch sportartspezifische Unterschiede (bzw. spielt die sportartspezifische Belastung des betroffenen Muskels eine Rolle).

Andere Klassifikationen berücksichtigen darüber hinaus auch den Verletzungsmechanismus, die Lokalisation der Verletzung, den Schweregrad und die Anzahl der Wiederverletzungen (Valle et al. 2017).

Valle et al. beschreiben, dass der extrazellulären Matrix der Muskelfaser eine entscheidende Rolle für die Beurteilung des Schweregrades und der Prognose der Läsion zukommt.

Zuletzt wurde ein histomorphologischer Ansatz zu einer detaillierteren Einteilung struktureller Muskelläsionen präsentiert (Study Group of the Tendon System from the Spanish Society of Sports et al. 2020). Hintergrund ist auch hier die Beobachtung, dass die Heilungsdauer abhängig

von der Lokalisation der Verletzung zu sein scheint. Die Autoren-Gruppe geht zudem davon aus, dass Muskelverletzungen immer die myotendinöse oder die myofasziale Verbindung betreffen.

Unterschieden werden zwei Hauptkategorien (Abb. 1.1):

- Verletzungen der myotendinösen Verbindung (= Verletzung der Aponeurose oder der Sehne mit ihren Ausläufern zur Muskelfaser)
- Verletzungen der myofaszialen Verbindung (Verletzung des Epi-/Perimysiums mit den Ausläufern zur Muskelfaser)

Neben diesen beiden Formen sind auch intramuskuläre Verletzungen sowie Kombinationen verschiedener histomorphologischer Läsionsarten im Zusammenhang mit ein und derselben Verletzung möglich. Prognostisch wird in dieser Klassifikation die Dauer der Regeneration von myofaszialen und intramuskulären Verletzungen günstiger beschrieben als der Verlauf bei einer Beteiligung der Sehne oder der Aponeurose (bzw. deren Ausläufern).

Neben diesen strukturellen Verletzungen des Muskels wurde in der Vergangenheit auch eine

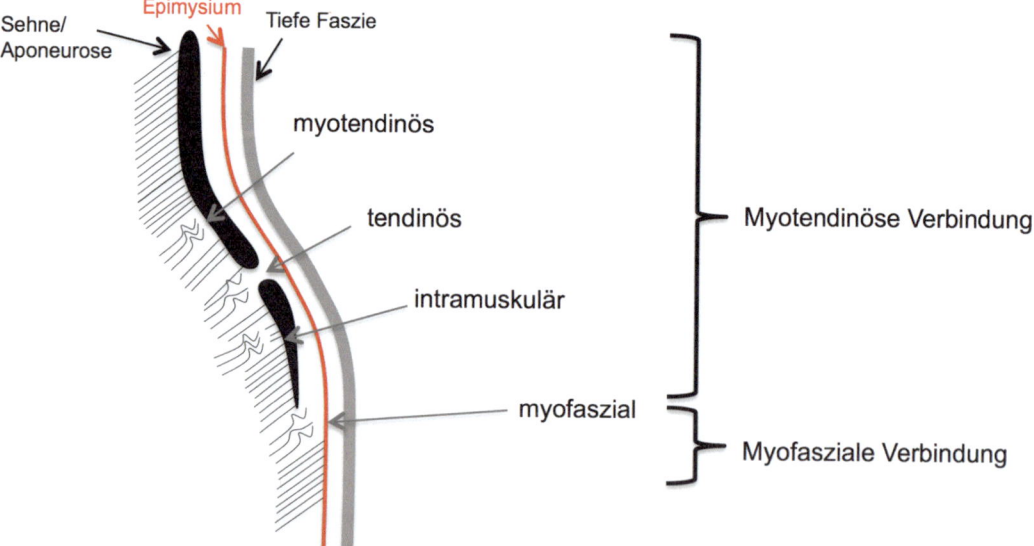

Abb. 1.1 Schematische Darstellung verschiedener Verletzungs-Lokalisationen im myofaszialen und myotendinösen Bereich des Skelettmuskels (Study Group of the Tendon System from the Spanish Society of Sports et al. 2020)

Kategorie der „funktionellen Muskelverletzungen" beschrieben (Mueller-Wohlfahrt et al. 2013). Die neueren Klassifikationssysteme können als Erweiterung des Bereichs der strukturellen Muskelverletzungen verstanden werden, die zusätzliche Faktoren wie Verletzungsmechanismus, Lokalisation, Schweregrad und Anzahl der Wiederverletzungen berücksichtigen (Abb. 1.2).

Eine radiologische Beurteilung erscheint insbesondere bei einem Verdacht auf eine strukturelle Muskelverletzung hilfreich, da sich diese Läsionen allein durch eine klinische Untersuchung nicht objektivieren lassen. Die Diagnose einer intramuskulären Sehnenbeteiligung basierend nur auf der klinischen Untersuchung (ohne Bildgebung) erscheint nicht möglich (Crema et al. 2017). In der klinischen Präsentation kann es zudem zu einer Überschneidung der Symptome von „funktionellen" und „strukturellen" Muskelverletzungen kommen (Tol et al. 2013).

Eine möglichst frühzeitige MRT-Bildgebung (24–48 h) nach der Verletzung scheint dann vorteilhaft und wird empfohlen (Valle et al. 2017).

Wie bereits erwähnt gibt es zunehmend Hinweise, dass eine Beteiligung aponeurotischer oder (intra-)tendinöser Muskelanteile zu einem prolongierten Heilungsverlauf führen (Cross et al. 2004; Prakash et al. 2018; Macdonald et al. 2019). Da diese Verletzungen eine Adaptation der Rehabilitation erfordern (Progression von Volumen und Intensität, Zeitpunkt des Beginns von Plyometrie, Exzentrik und des Trainings am Bewegungsende etc.), kann hier eine Bildgebung in Ergänzung zur klinischen Einordnung hilfreich sein.

Das übergeordnete Ziel der Rehabilitation ist es, den physiologischen Heilungsverlauf (Abb. 1.3) nach einer Muskelverletzung möglichst günstig zu beeinflussen und das Ausmaß der Ausbildung der Fibrose zu reduzieren.

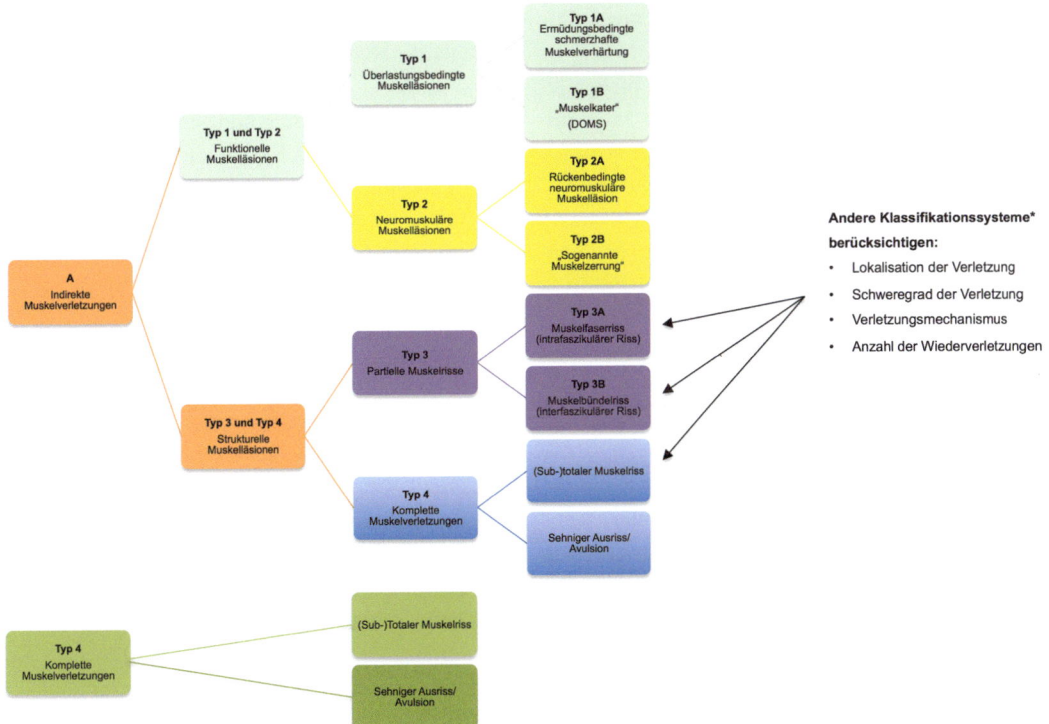

Abb. 1.2 Klassifikation von Muskelverletzungen (Mueller-Wohlfahrt et al. 2013). *(Valle et al. 2017; Macdonald et al. 2019; Study Group of the Tendon System from the Spanish Society of Sports et al. 2020)

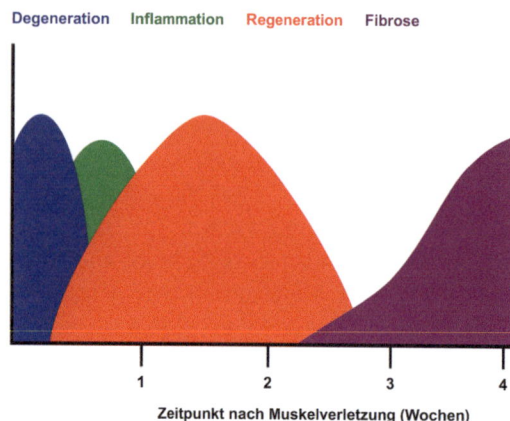

Degeneration　Inflammation　Regeneration　Fibrose

Zeitpunkt nach Muskelverletzung (Wochen)

Abb. 1.3 Heilungsprozess der Skelettmuskulatur in mehreren sich überlappenden Phasen (Gharaibeh et al. 2012)

1.1.1 Verletzungen der Hamstrings

Die Inzidenz von Verletzungen der Hamstrings wird mit einem Anteil von 12–16 % aller Verletzungen angegeben und konnte trotz aller Bemühungen in den letzten Jahren nicht wesentlich reduziert werden (Ekstrand et al. 2016).

Zu einem großen Anteil ist der M. biceps femoris (83 %) betroffen. Läsionen des M. semimembranosus (12 %) und des M. semitendinosus (5 %) sind seltener (Hallen und Ekstrand 2014).

Akute Verletzungen der Hamstrings lassen sich in zwei Gruppen (Abb. 1.4) einteilen (Askling et al. 2000, 2012):

- **Typ-1-Verletzungen**, die im Rahmen von Sprintaktivitäten auftreten und dann häufig den M. biceps femoris im myotendinösen Übergang betreffen.
- **Typ-2-Verletzungen**, die im Zusammenhang von Bewegungen mit einer Kombination aus Hüftgelenkflexion und Kniegelenkextension auftreten und im Bereich der proximalen freien Sehne des M. semimembranosus lokalisiert sind.

Die Ätiologie von Hamstring-Verletzungen ist komplex. Ein höheres Lebensalter, eine alte Muskelverletzung der Hamstrings/Wade oder eine Verletzung des vorderen Kreuzbandes stellen ein erhöhtes Risiko für eine erneute Hamstring-

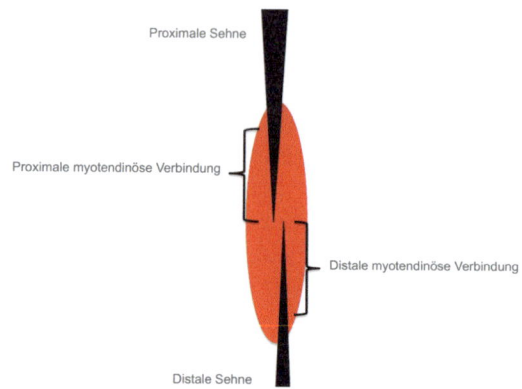

Proximale Sehne

Proximale myotendinöse Verbindung

Distale myotendinöse Verbindung

Distale Sehne

Abb. 1.4 Typ-1-Verletzungen (Sprint-assoziiert) betreffen primär den M. biceps femoris und sind oftmals im proximalen myotendinösen Übergang lokalisiert. Typ-2-Verletzungen (Dehnungs-assoziiert) sind typischerweise in der Nähe des Tuber ischiadicum lokalisiert und betreffen den M. semimembranosus. Adaptiert an (Askling et al. 2007; Brukner und Khan 2016)

Verletzung dar (Green et al. 2020). Die Hamstrings spielen eine Rolle in der Rotationssicherung des Kniegelenkes, woraus sich ein möglicher Zusammenhang mit Verletzungen des vorderen Kreuzbandes (VKB) ergibt. Der M. biceps femoris wirkt gegen eine tibiale Innenrotation gegenüber dem Femur und stabilisiert die posterolaterale Ecke des Kniegelenkes (Stepien et al. 2019). Darüber hinaus ist er der effektivste Anteil der Hamstrings zur Reduktion von Belastungen auf das VKB (durch seine Reduktion der anterioren tibialen Translation) (Biscarini et al. 2013; Dolman et al. 2014).

Buckthorpe et al. beschreiben eine Vielzahl von Faktoren (Abb. 1.5), die im Zusammenhang mit der Prävention von Hamstring-Verletzungen berücksichtigt werden können.

Bittencourt et al. haben zuletzt ein Modell im Zusammenhang mit Sportverletzungen beschrieben, das die Komplexität und die Interaktion dieser multiplen Faktoren berücksichtigt (Bittencourt et al. 2016). Abb. 1.6 zeigt exemplarisch die Einordnung einiger der o. g. Faktoren in ein „Determinanten-Netzwerk" im Zusammenhang mit Hamstring-Verletzungen. Basierend darauf wird klar, dass eine Vorhersage von Verletzungen kaum möglich erscheint.

Anders als bei Verletzungen des VKB lag zuletzt der Diagnostik und der Therapie von

Abb. 1.5 Faktoren, die im Zusammenhang mit Hamstring-Verletzungen stehen können (Buckthorpe et al. 2019)

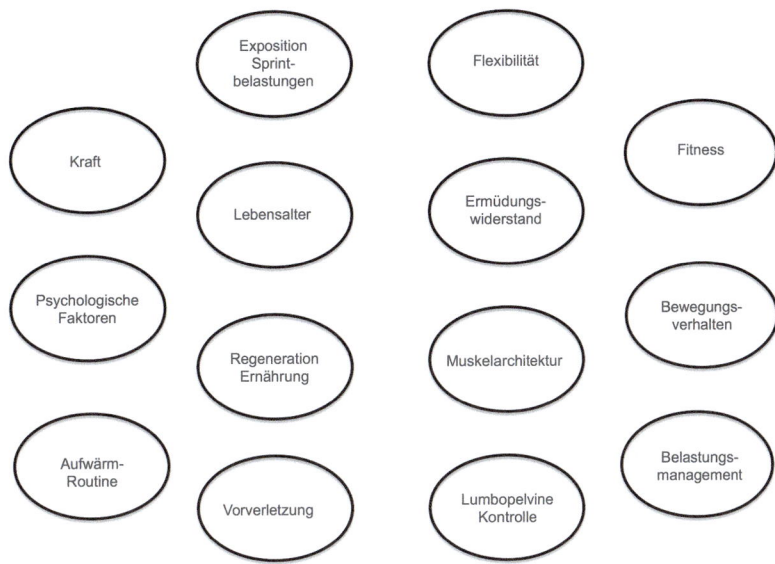

HS-Verletzungen ein vergleichsweise reduktionistischer Ansatz zugrunde.

Ausgehend von der Beobachtung, dass VKB-Verletzungen im Rahmen von (Sprung-) Landungen oder Richtungswechseln auftreten, kommt der Analyse dieser Aktivitäten und dem Training eines entsprechend assoziierten Bewegungsverhaltens immer schon ein wichtiger Stellenwert zu. Das heißt, die Therapie einer VKB-Verletzung wurde immer schon mit einem Blick auf die Risikokinematik/Aktivitäten durchgeführt. Im Gegensatz dazu wird bei HS-Verletzungen oftmals in erster Linie der Muskel „behandelt" und/oder trainiert (meist exzentrisch). Dies ist insofern verwunderlich, da bekannt ist, dass HS-Verletzungen vor allem bei Sprintaktivitäten auftreten. Anders gesagt ist die Risikoaktivität einer HS-Verletzung gleichermaßen bekannt (wie die einer VKB-Verletzung), findet in der Rehabilitation aber vergleichsweise weniger Beachtung (als die Kinematik bei einer VKB-Verletzung).

Die weiterhin hohe Inzidenz von HS-Verletzungen zeigt, dass eine Reduktion auf einzelne Risikofaktoren (und deren Therapie) nicht zielführend zu sein scheint (Mendiguchia et al. 2012). Dies unterstreicht die Notwendigkeit einer multifaktoriellen Rehabilitation, die nicht nur auf die Hamstrings selbst ausgerichtet sein sollte

(z. B. isoliertes exzentrisches Krafttraining).[1] Es etablieren sich daher zunehmend Ansätze, die Analyse und Training der verletzungsspezifischen Risikoaktivität berücksichtigen (z. B. Sprint in der Leichtathletik, Richtungswechsel und Sprint im Fußball). Auf der anderen Seite erscheint ein rein „Sprint-orientierter Ansatz" ebenso wenig geeignet, der Komplexität dieser Verletzungen gerecht zu werden.

Ein großer Anteil der HS-Verletzungen tritt in Zusammenhang mit Sprintaktionen auf (Arnason et al. 2008). Kurze Beschleunigungen und lineares Sprinten sind zwei der wichtigsten Leistungsvoraussetzungen im Fußball (Faude et al. 2012). Die HS zeigen eine geschwindigkeitsabhängige Aktivierung, d. h. je höher die Geschwindigkeit, desto größer ist ihre muskuläre Aktivität (Schache et al. 2014). Die Progression von Jogging-Geschwindigkeiten hin zu Sprint-Geschwindigkeiten ist abhängig von der Leistungsfähigkeit der Plantarflexoren und der Hüftgelenkmuskulatur. So spielen bei Geschwindigkeiten bis ca. 7 m/s vor allem die Plantarflexoren eine wichtige Rolle. Bei Geschwindigkeiten darüber hinaus kommt es zu einem

---

[1]Zumal Sprinter (Spezialisten) meist exzentrisch sehr stark sind und bereits über eine adäquate Faszikellänge verfügen (Mendiguchia et al. 2020).

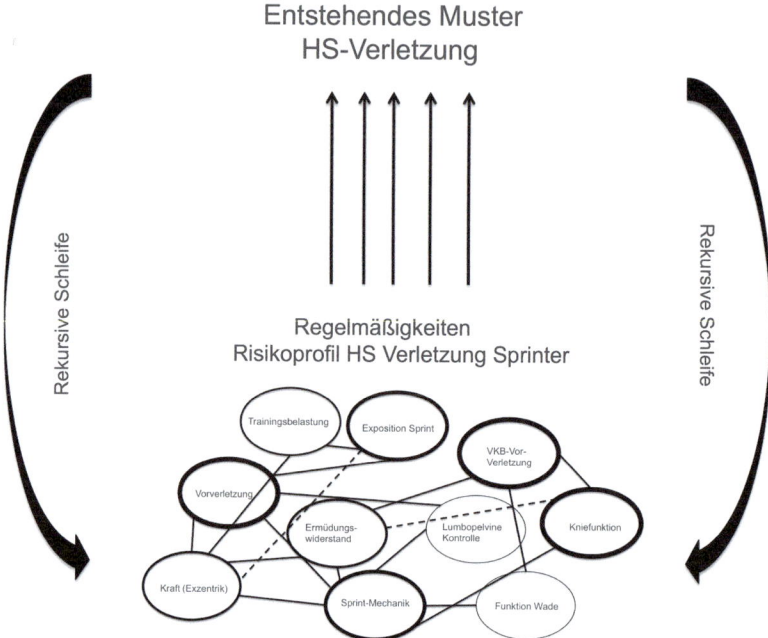

Abb. 1.6 Komplexes Modell für Sportverletzungen (exemplarisches Beispiel für Hamstring (HS)-Verletzungen bei einem Sprinter). In Anlehnung an (Bittencourt et al. 2016). Erklärung zu Abb. 1.6: Die Gruppe der Variablen am unteren Ende bildet das Netzwerk der Determinanten, welches sich aus beitragenden Variablen mit unterschiedlicher Gewichtung zusammensetzt. Variablen, die durch dunklere Linien eingekreist sind, haben mehr Interaktionen als Variablen, die durch hellere Linien eingekreist sind (und üben damit einen größeren Einfluss auf das Resultat aus). Gestrichelte Linien stellen eine schwache Wechselwirkung dar, dicke Linien stellen eine starke Wechselwirkung zwischen Variablen dar. Die Variablen und Interaktionen würden für einen Athleten aus einer anderen Sportart vollkommen anders aussehen (bzw. gewichtet werden). Beachte: Es handelt sich um eine exemplarische Darstellung des Modells, in der nur einige der für HS-Verletzungen relevanten Variablen aufgeführt sind und deren Interaktion für die Veranschaulichung gewählt wurde

Wechsel auf eine Hüftstrategie, bei der die Kraft dann hauptsächlich durch die Hüftgelenkmuskulatur entwickelt wird (Schache et al. 2014). In der Schwungbeinphase und der Standbeinphase (Sprint) sind die HS einer hohen Spannung, unter gleichzeitiger Verlängerung zur Kontrolle der Kniegelenkextension (exzentrische Kontraktion), ausgesetzt. Diskutiert wird, ob HS-Typ-1-Verletzungen in der späten Schwungbeinphase oder in der frühen Standbeinphase auftreten (Kenneally-Dabrowski et al. 2019). In Sprintaktivitäten spielen die Hamstrings zudem eine wichtige Rolle in der horizontalen Kraftentwicklung, insbesondere in der Beschleunigungsphase (Ishoi et al. 2019). Die horizontale Kraftentwicklung ist wiederum eng mit der Sprintleistung verknüpft (Morin et al. 2015). Bei Athleten, die in der Lage sind, große horizontale Kräfte zu entwickeln, wurde eine verstärkte Aktivierung der Hamstrings kurz vor der Bodenkontaktphase sowie eine größere exzentrische HS-Maximalkraft gemessen (Morin et al. 2015). Unter Ermüdung zeigt sich eine Veränderung der horizontalen Kraftentwicklung: Während sich die Aktivität der Hamstrings verringert, erhöht sich die Aktivität der Glutealmuskulatur (Edouard et al. 2018).

▶ Möglicherweise spielt die Glutealmuskulatur (insbesondere M. gluteus maximus) eine entscheidende Rolle zur Sicherstellung der horizontalen Kraftentwicklung unter Ermüdungsbedingungen.

Dies könnte bedeuten, dass die Hüftextensoren unter Ermüdung die HS-Funktion „kompensieren" und diese so möglicherweise vor einer

Überlastung schützen (Edouard et al. 2018). Dementsprechend erscheint es sinnvoll, Sprintaktivitäten (insbesondere Beschleunigungen) sowie ein Training der Glutealmuskulatur in die Rehabilitation miteinzubeziehen und auch unter Ermüdung zu trainieren. Beobachtet wurde im Zusammenhang mit HS-Verletzungen, dass eine Verringerung der horizontalen Kraftentwicklung (v. a. in der Beschleunigungsphase) auch nach erfolgreicher Reintegration in den Sport (Return to Sport) noch vorhanden ist (Mendiguchia et al. 2016).

▶ Hamstring-Verletzungen scheinen demnach verschiedene Kraftqualitäten zu beeinträchtigen und beschränken sich nicht nur auf eine Verminderung der konzentrischen und/oder exzentrischen Maximalkraft.

Eine verminderte lumbopelvine Kontrolle wird als biomechanischer Risikoparameter für HS-Verletzungen diskutiert. Die Evidenz hierzu ist derzeit allerdings noch limitiert (Schuermans et al. 2017). Der Zusammenhang einer exzessiven Beckenkippung und daraus resultierenden Veränderungen des Muskel-Längen-Spannungsverhältnisses (mit Einfluss auf die Muskelfunktion) erscheint nachvollziehbar. Auf der anderen Seite ermöglicht die Beckenkinematik (insbesondere eine anteriore Beckenkippung) eine Vorspannung passiver Elemente, durch die wiederum (bis zu einem bestimmten Punkt) die Bewegungseffizienz potenziell gesteigert werden kann.

Faktoren wie eine exzessive nach posterior orientierte Sprint-Mechanik mit einem resultierenden niedrigen Kniehub können eine Rolle spielen, wie effizient der Athlet läuft. Daneben ist auch die Fähigkeit der Kraftübertragung unter hohen Geschwindigkeiten ein wichtiger Leistungsparameter, der durch die „Steifigkeit" der Extremität (ausgehend vom Fuß) beeinflusst wird. Aus Perspektive einer interdisziplinären Athleten-Betreuung ist hier eine enge Kommunikation zwischen medizinischem Team und dem Trainer absolut unerlässlich, um diese individuellen Potenzialbereiche in die Rehabilitation einzubeziehen.

Prognose

In der Literatur sind verschiedene Faktoren beschrieben, die möglicherweise im Zusammenhang mit der Prognose von HS-Verletzungen stehen. Bei den meisten Faktoren ist die Evidenz jedoch widersprüchlich (Schut et al. 2017).

- Beteiligung der intramuskulären oder freien Sehne => längere Rehabilitationsdauer (Askling et al. 2007; Pollock et al. 2016)
- Je proximaler die Verletzung => längere Rehabilitationsdauer (Askling et al. 2007)
- Passive Bewegungseinschränkung der betroffenen Seite im Straight Leg Raise- oder Active Knee Extension-Test einige Tage nach der Verletzung => längere Rehabilitationsdauer (Malliaropoulos et al. 2010; Moen et al. 2014)
- Die Rehabilitation von Typ-2-Verletzungen dauert im Vergleich zu Typ-1-Verletzungen länger (Askling et al. 2006, 2007).
- Der Zeitpunkt, an dem schmerzfreies Joggen (nach einer HS-Verletzung) erstmals wieder möglich ist, korreliert mit der Wiederherstellung der Sportfähigkeit (Verrall et al. 2003):
  - 1–2 Tage ≤ 2 Wochen bis zur Sportfähigkeit
  - 3–5 Tage ≥ 2 Wochen bis zur Sportfähigkeit
  - 5 Tage ≥ 4 Wochen bis zur Sportfähigkeit
- Ausgedehnter Palpationsschmerz (longitudinal), Abbruch der Aktivität nach Verletzung innerhalb von 5 min, stärkerer Schmerz zum Zeitpunkt der Verletzung => längere Rehabilitationsdauer (Guillodo et al. 2014; Wangensteen et al. 2015)

Schut et al. beschreiben moderate bis limitierte Evidenz der RTS-Vorhersage nach akuter HS-Verletzung durch die Parameter: Muskelschmerz während Alltagsaktivitäten, „Geräusch" im Rahmen der Verletzung, Abbruch der Aktivität innerhalb von 5 min nach Verletzung, Schmerz bei der Rumpfbeugung, Schmerz in aktiver Knieflexion, Ausdehnung des Palpationsschmerzes, Hämatom, Schmerzintensität zum Zeitpunkt der Verletzung, Einschätzung der Sportfähigkeit durch den Athleten und den Untersuchenden (Schut et al. 2017).

▶ Aufgrund der multifaktoriellen und komplexen Charakteristik von Hamstring-Verletzungen ist es fraglich, ob überhaupt einzelne Faktoren identifizierbar sind, die eine Individuum- und sportartübergreifende Return to Sport-Prognose bei Hamstring-Verletzungen erlauben (Schut et al. 2017)

Diagnostik
Tab. 1.1 zeigt eine Übersicht über die Diagnostik bei Verletzungen der Hamstrings (Abb. 1.7, 1.8, 1.9 und 1.10).

Therapie
Die Akuttherapie einer HS-Verletzung erfolgt nach den POLICE/PEACE-Prinzipien.

Neuere Untersuchungen zeigen, dass die Anwendung einer neuromuskulären elektrischen Stimulation (NMES) ein posttraumatisches Ödem möglicherweise reduzieren kann (Burgess et al. 2019; Wainwright et al. 2019). Evidenz zur NMES-Anwendung bei muskulären Verletzungen gibt es bislang noch nicht. Ein frühzeitiger Einsatz von NMES bei Muskelverletzungen zur Ödemreduktion und zur Limitation einer post-

Tab. 1.1 Diagnostik bei Hamstring-Verletzungen

Inspektion	Palpation	Aktive Bewegung	Andere

• Hämatom
• Beckenstellung
• Muskelrelief
• Gangbild
	• Hamstrings
	• Tuber ischiadicum
	• Gluteale Muskulatur
	• Adduktoren (insbesondere M. adductor magnus)
	• Lendenwirbelsäule
	• Iliosakralgelenk
		• Hüftextension
		• Aktive Knieextension in Rückenlage
		• Bewegung der Lendenwirbelsäule
		• Widerstand:
		  o Knieflexion
		  o Hüftextension (in Knieextension)
		  o SL Bridging
			• Bent-Knee Stretch-Test
			• Heel-Drag-Test

SL: unilateral

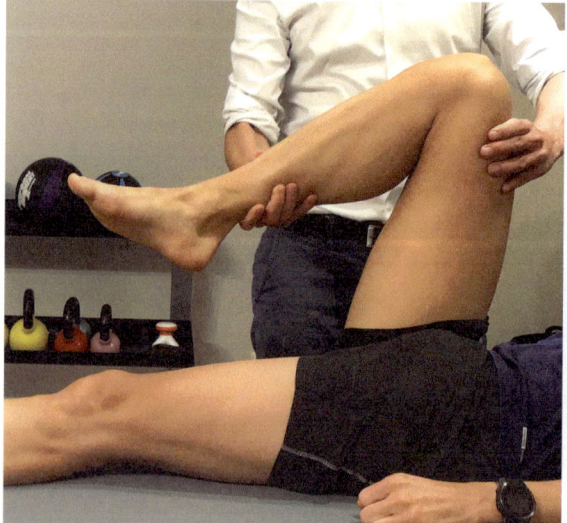
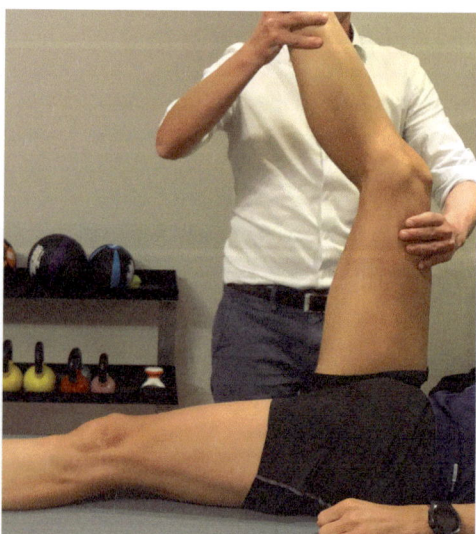

Abb. 1.7 Bent-Knee Stretch-Test. Hüftgelenk und Kniegelenk werden maximal in Flexion gebracht. Im Anschluss wird das Knie langsam durch den Untersuchenden in Extension geführt (Ahmad et al. 2013)

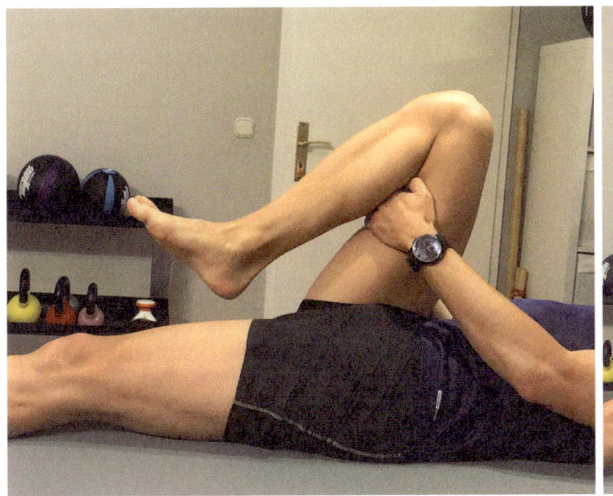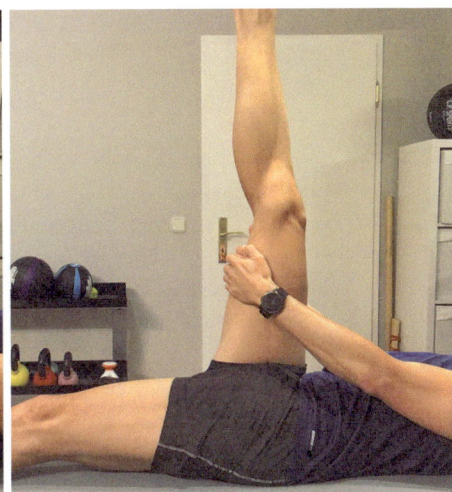

Abb. 1.8 Aktive Knieextension in Rückenlage

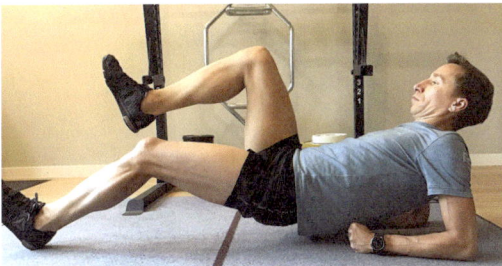

Abb. 1.10 Single-Leg Bridging. Als Schnelltest in verschiedenen Kniegelenkflexionswinkeln durchführbar (0–90°)

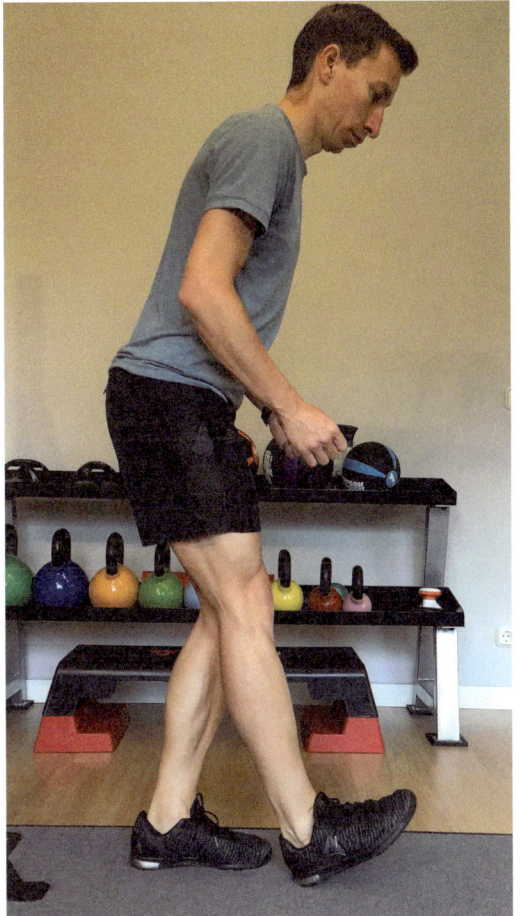

Abb. 1.9 Heel Drag-Test (Bowman et al. 2013)

traumatischen Inhibition der Muskulatur ist aus klinischer Perspektive aber denkbar.

▶ **Praxistipp**

- Es ist eine Vielzahl an HS-Trainingsvarianten beschrieben.
- Grundsätzlich sollte immer hinterfragt werden, welches Ziel mit einer bestimmten Trainingsvariante verfolgt wird.
- Im Rahmen einer Progression/Regression lassen sich viele Faktoren „manipulieren": Bewegungsausmaß, externes Gewicht, Perturbation, Bewegungsebene, Hebellänge (lang/kurz), Widerstand, Kontraktionsform usw.
- Die HS-Rehabilitation sollte ein breites Spektrum an Trainingsvarianten unter der Berücksichtigung der Muskelphysiologie sowie (sportartspezifischer) kinetischer und kinematischer Charakteristika (z. B. Sprint) abdecken.
- Für das Training gilt grundsätzlich: Gesamtes Spektrum der Kraft-Geschwindigkeits-Relation abdecken („Surf the curve") und dabei die sportartspezifischen relevanten Bereiche fokussieren.

In der Vergangenheit hat sich gezeigt, dass Trainingsvarianten mit Betonung der Muskellänge den Verlauf der Rehabilitation positiv beeinflussen können. Basierend darauf wurden Interventionen wie das „Lengthening (L)-Protokoll" entwickelt, das bereits 3–5 Tage nach der Verletzung begonnen werden kann (Abb. 1.11) (Askling et al. 2014). Im Gegensatz zu neueren Ansätzen wird im L-Protokoll die Lokalisation der Verletzung nicht berücksichtigt. Zudem steht das lokale Training der HS im Vordergrund. Ein vergleichbarer Ansatz (ein „lokal"-fokussiertes Muskeltraining) wurde in der Vergangenheit z. B. auch bei Adduktorenverletzungen verfolgt.

L (Lengthening)-Protokoll Schmerzfreie Durchführung, Beginn 3–5 Tage nach der Verletzung, pro Tag 1 Variante (Askling et al. 2014)

Mittlerweile haben sich multifaktorielle Rehabilitationsprotokolle etabliert, die neben der lo-

kalen Therapie der HS (meist in der Frühphase) auch eine Vielzahl weiterer Faktoren berücksichtigen.

So beschreiben McDonald et al. grundsätzliche Behandlungsprinzipien im Zusammenhang mit HS-Verletzungen in der Leichtathletik (Macdonald et al. 2019). Neben der spezifischen (strukturellen) Diagnose und der Klassifikation der Verletzung werden eine Förderung der Zusammenarbeit des sportwissenschaftlichen und medizinischen Teams sowie das Einbeziehen von Trainer und Athlet in die gemeinsame Entscheidungsfindung in den Mittelpunkt der Therapie gestellt. Darüber hinaus werden folgende Ansätze empfohlen:

a) **Muskel- und Bewegungs-Training**
   - Berücksichtigung der unterschiedlichen Funktion der HS im Sprint:
     - M. biceps femoris (erfährt die größte Dehnung): Höhere Aktivierung in der Beschleunigungsphase und in der terminalen Schwungbeinphase
     - M. semimembranosus (Krafterzeuger): Spielt eine wichtige Rolle in der Kraftabsorption und der Kraftentwicklung in der Stand-/Schwungbeinphase
     - M. semitendinosus (erfährt die größte Verlängerungsgeschwindigkeit): Ist v. a. während hoher Geschwindigkeit aktiv
       => Auswahl der Trainingsinterventionen entsprechend dem Zielmuskel
       => Progressives Lauftraining zur funktionellen Aktivierung aller Muskeln
       => Lauf(technik)-Training zur Verbesserung der horizontalen Kraftentwicklung, z. B. durch Adressierung einer anterioren Beckenkippung und/oder bei einer eingeschränkten Hüftgelenkflexion

b) **Zielorientiertes Krafttraining**
   - Ziel: Es soll eine große exzentrische Kraftkapazität aufgebaut werden.
     Warum?
     - Die terminale Schwungbeinphase im Sprint erfordert eine große exzentrische Kraft.

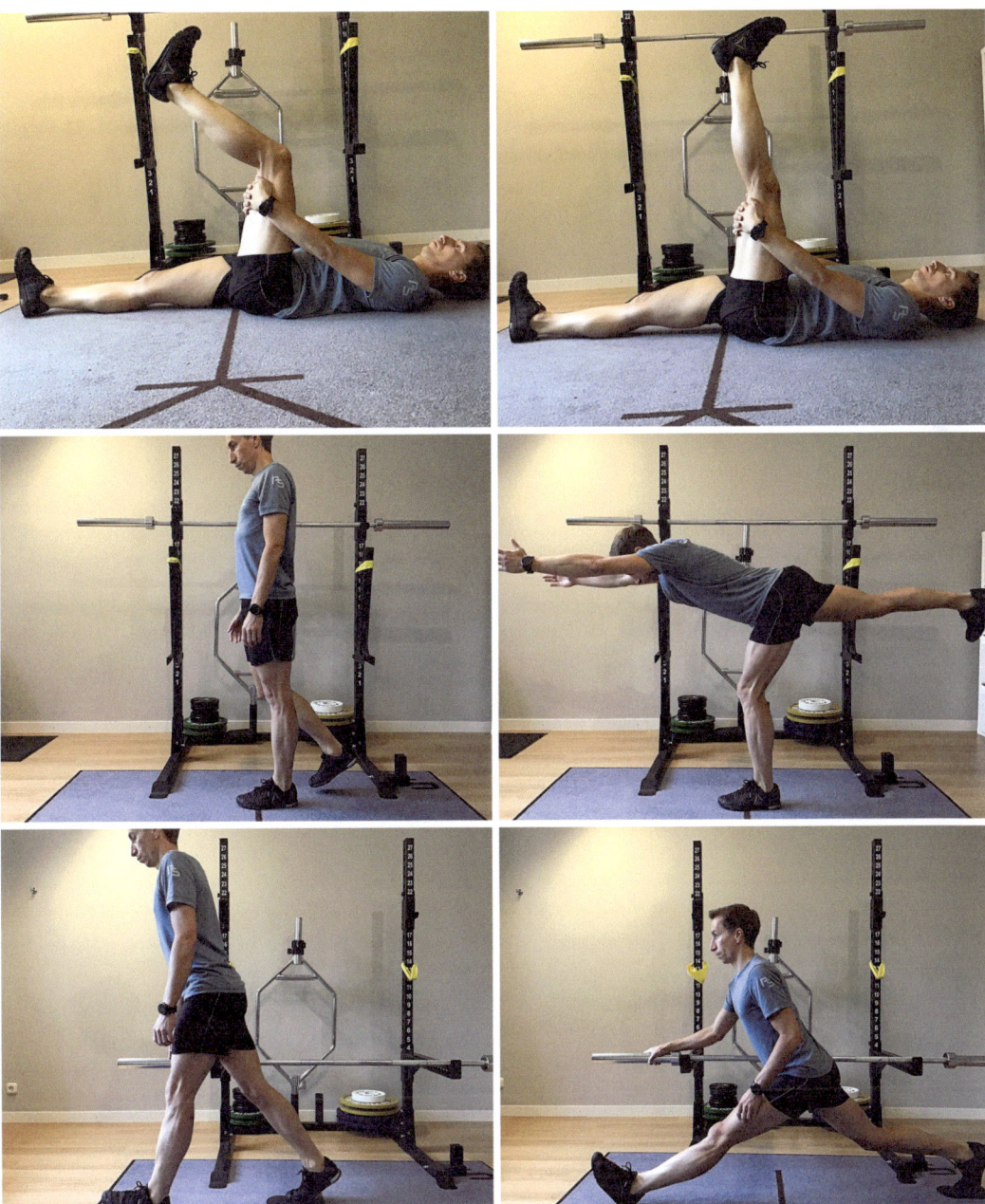

Abb. 1.11   Extender (oben): 2xtäglich/3x12 Wiederholung. Diver (mittig): 1xtäglich/3x6 Wiederholungen. Slider (unten): 1xtäglich/3x4 Wiederholungen

- Es besteht ein Zusammenhang zwischen einem exzentrischen Kraftdefizit und einer Wiederverletzung der HS.
- Eine HS-Verletzung bedingt ein Kraftdefizit und architektonische Muskelveränderungen => Exzentrisches Training führt zu einer Erhöhung der Faszikellänge* (= protektiver Effekt).

* auch Sprintbelastungen führen zu einer Erhöhung der Faszikellänge (M. biceps femoris) (Mendiguchia et al. 2020)

- Exzentrisches Krafttraining hat einen verletzungspräventiven Effekt.

- Ziel: Der Muskel-Sehnen-Übergang soll spezifisch entwickelt werden.
  Warum?
  - Möglicherweise kommt es am Ende der Schwungbeinphase zu einer isometrischen Kontraktion (anstelle einer Exzentrik) der HS mit einer Verlängerung der muskulotendinösen Einheit, primär durch die Verlängerung der Sehne.
  - Eine isometrische Kontraktion kann möglicherweise die mechanische Arbeit der kontraktilen Elemente reduzieren (Unterstützung des Federmechanismus der Sehne im Dehnungs-Verkürzungs-Zyklus).
  - Hochdosiertes isometrisches Training kann die Funktion (ausgehend von der Annahme einer isometrischen Kontraktion in der terminalen Schwungbeinphase) spezifischer trainieren als ein exzentrisches Training.
- Ziel: Es soll eine Ermüdungswiderstands-Kapazität entwickelt werden (z. B. durch SL Roman Chair Hold).
  Warum?
  - Ermüdung erhöht das Verletzungsrisiko der HS.
  - Der Ermüdungswiderstand ist in Folge der muskulären Verletzung reduziert.
- Ziel: Überwindung der selektiven muskulären Inhibition durch die Verletzung.
  Warum?
  - Eine HS-Verletzung kann zu akuten und chronischen zentralnervösen Beeinträchtigungen mit selektiver Inhibition der Muskulatur führen.
  - Isometrisches Training führt zur Reduktion der muskulären Inhibition der HS.
  - Schweres isometrisches Training führt zur Verbesserung der motorischen HS-Ansteuerung. Bei Schmerz => mit Hilfe von Isometrie kann eine muskuläre Inhibition reduziert werden. Dadurch wird

exzentrisches Training (oder andere Trainingsformen) ermöglicht.

c) **Anwendung eines multifaktoriellen Ansatzes unter Berücksichtigung von zusätzlichen Faktoren, die zum Verletzungsrisiko beitragen könnten**
- Eine verminderte lumbopelvine Kontrolle mit vermehrter Beckenbewegung könnte die Belastung der HS erhöhen.
  => Integration von lumbopelvinem Training (Frontal-/Sagittal-/Transversalebene), Antirotationstraining (spinale Steifigkeit erhöhen), Training der einbeinigen Standstabilität. Manuelle Therapie zur Beeinflussung von Schmerzen.
- Hüftgelenk: Schwäche und/oder Aktivierungsdefizit des M. gluteus maximus als potenzieller Risikofaktor für HS-Verletzung (insbesondere unter Ermüdung, s. o.).
- Hüftgelenk: Eingeschränkte Hüftflexion bei femoroazetabulärem Impingement => dadurch verminderter Kniegelenkhub und vermehrte Belastung auf HS.

Basierend auf diesen Managementprinzipien und in Abhängigkeit von der Verletzungsklassifikation ist eine individuelle Rehabilitation möglich. Die Progression orientiert sich an der Verletzungsschwere. Schnelle Intensitäten und exzentrische Belastungen werden bei höhergradigen Verletzungen (insbesondere bei intramuskulärer Sehnenbeteiligung)[2] später begonnen als bei Verletzungen ohne Sehnenbeteiligung (Macdonald et al. 2019). Tab. 1.2 zeigt exemplarisch eine Progression der HS-Belastung am Beispiel einer moderaten, distalen Verletzung des M. biceps femoris im myotendinösen Übergang. Ergänzend zu diesem Pro-

---

[2]Diskutiert wird, inwieweit eine intramuskuläre Sehnenbeteiligung einen Einfluss auf die Rehabilitationsdauer haben kann (Pollock et al. 2016; van der Made et al. 2018). Eine Anpassung des Trainings in Bezug auf sehnenbelastende Interventionen (Exzentrik, Plyometrie, höhere Geschwindigkeit usw.) erscheint möglicherweise sinnvoll. Einen Konsensus hierzu gibt es derzeit nicht.

Tab. 1.2 Belastungsprogression am Beispiel einer distalen Bizeps-femoris-Verletzung (BAMIC 2b) (Macdonald et al. 2019)

Woche	1	2
Ziel	1. Vermeidung Inhibition 2. Förderung Gewebeheilung	1. Aufbau Ermüdungswiderstand 2. Betonung hüftdominante exzentrische Belastung
Elongations-Stress	Niedrig	Niedrig-moderat
Intensität/Volumen	Niedrig (z. B. 10–12 RM)/moderat-hoch (z. B. 4–5 Sätze)	Moderat (8–10 RM)/moderat (3–4 Sätze)
Häufigkeit pro Woche	3–4	3–4
Übungsauswahl	• Isometrische Hamstring Curls • DL Roman Chair Isometrie • Kniebeugen • Aufsteiger	• SL Roman Chair Isometrie • 90–90 Bridge Kapazität • Isometrische Hamstring Curls unter zunehmender Muskellänge • SL RDL
Woche	**3**	**4**
Ziel	1. Progression Exzentrik in größer Muskellänge 2. Erhöhung exzentrische Belastung distal durch kniedominante Trainingsauswahl	1. Erhöhung kniedominante exzentrische Belastung
Elongation	Moderat	Hoch
Intensität/Volumen	Moderat-hoch (z. B. 6–8 RM)/moderat-hoch (z. B. 3–4 Sätze)	Hoch (2–6 RM)/moderat-niedrig (2–3 Sätze)
Häufigkeit pro Woche	3	2
Übungsauswahl	• SL RDL • SL Roman chair mit Gewicht • Nordics	• SL RDL • SL Roman chair mit Rudern • Nordics • Flywheel

DL: bilateral, SL: unilateral, RDL: Romanian Deadlift, RM: Wiederholungsmaximum

Tab. 1.3 HS-Aktivierung verschiedener Trainingsvarianten (Bourne et al. 2017)

Kniedominant (mediale HS)	Hüftdominant (laterale HS)
• Nordics • Biceps Curl • Flywheel Curl	• Stiff Leg Deadlift • Hüft Extension Pulley • Hüft Extension • Russian Deadlift • Bridging

gramm wird ein progressives Laufprogramm durchgeführt.

- Ein Sprinttraining nach einer exzentrischen Krafttrainingseinheit wird aufgrund einer Verminderung der Aktivierung der HS nicht empfohlen.
- Ein Krafttraining (auch mit Exzentrik) nach einem Sprinttraining (1–2 h) ist möglich, am Folgetag sollte dann allenfalls ein niedrig-dosiertes Lauftraining erfolgen.

▶ **Praxistipp** Tab. 1.3 und 1.4 zeigen die unterschiedlichen Aktivierungsmuster knie- bzw. hüftdominanter Trainingsvarianten. Knieflexionstrainings-Varianten (kniedominant) aktivieren v. a. die mediale HS-Gruppe,

▶ während hüftdominante Trainingsvarianten eher die lateralen HS aktivieren (Bourne et al. 2017). Die Abb. 1.12, 1.13, und 1.14

Tab. 1.4 Regionale HS-Aktivierung verschiedener Trainingsvarianten (Mendez-Villanueva et al. 2016)

		Flywheel Leg-Curl	Nordics	Russian Belt Deadlift	Hip Extension Conic-Pulley
M. biceps femoris (langer Kopf)	proximal	+		+	++
	medial	++		+	+
	distal	++	+	+	
M. biceps femoris (kurzer Kopf)	proximal	++	++	+	
	medial	++	++		
	distal	++	++	+	
M. semitendinosus	proximal	++	++	++	+
	medial	++	++	++	++
	distal	++	++	+	
M. semimembranosus	proximal			++	
	medial	++		+	
	distal			+	

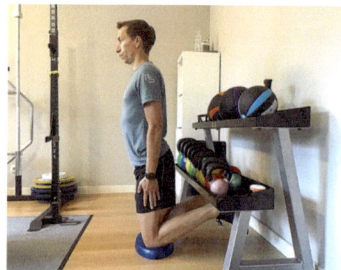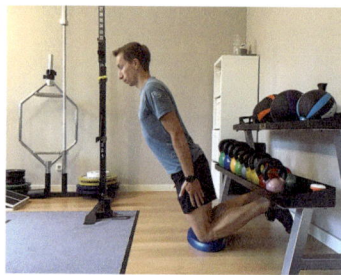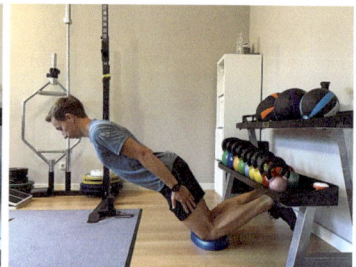

Abb. 1.12 Nordic Hamstrings (Nordics)

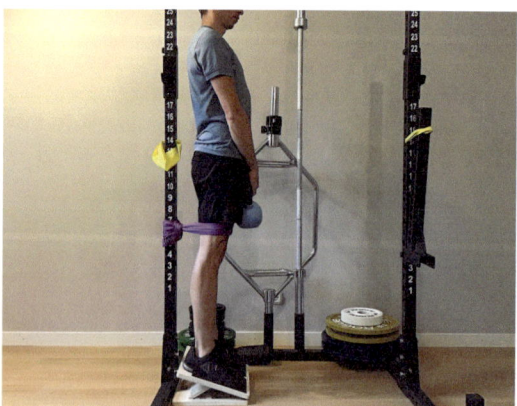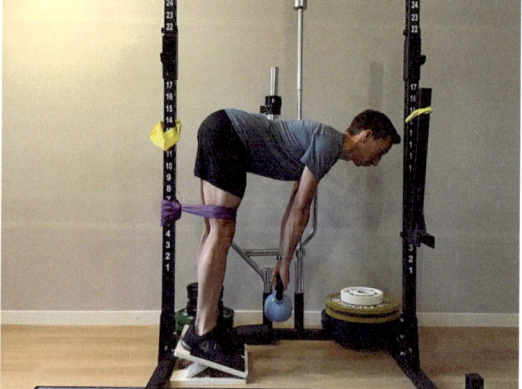

Abb. 1.13 Russian Belt Deadlift

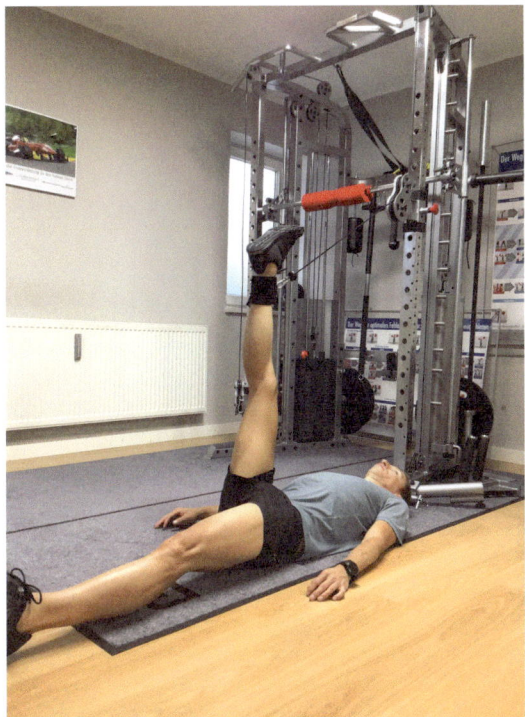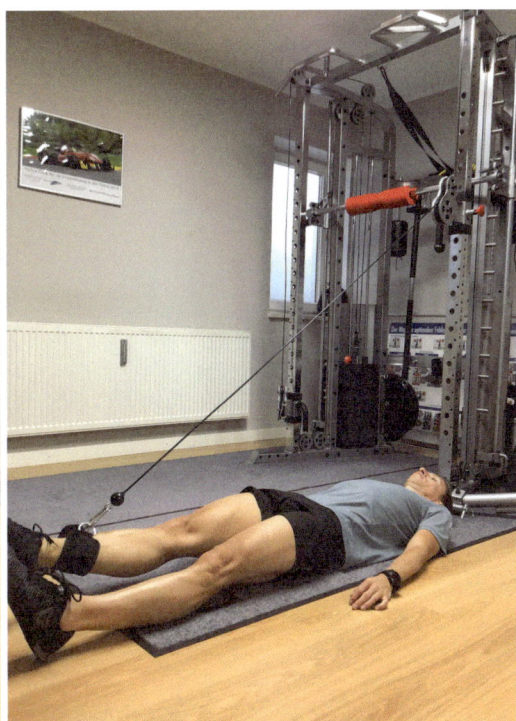

Abb. 1.14 Hip Extension Pulley

zeigen exemplarisch drei Trainingsvarianten.

Tab. 1.5 zeigt beispielhaft einen Rehabilitationsalgorithmus bei HS-Verletzungen, der im Zusammenhang mit Grad1-Verletzungen bei Fußballern durchgeführt wurde. Auch dieser Algorithmus folgt einem multifaktoriellen Ansatz unter Berücksichtigung der HS-Aktivität im Fußball (Sprint und Schießen). Die Autoren schlagen zudem ein Periodisierungsschema (Tab. 1.6) mit Schwerpunkt-Kombinationen innerhalb drei unterschiedlicher Einheiten (= Session 1–3) vor. Dabei steht im Vordergrund, dass die Lauf-Ein-

heit einen ausreichenden Abstand zum Krafttraining hat, so dass der Athlet diese dann möglichst erholt durchführen kann. Auch im HS-Protokoll von Mcdonald et al. wird auf eine Trennung zwischen Lauftraining und Krafttraining hingewiesen, eine konkrete Periodisierung ist aber nur von Mendiguchia et al. beschrieben. Intensität, Volumen und Spezifität des Laufprogramms werden hingegen bei Mcdonald et al. detaillierter beschrieben.

Regenerationsphase nach HS-Verletzung
Trainingsbeispiele basierend auf (Mendiguchia et al. 2017) (Abb. 1.15, 1.16, 1.17, 1.18, 1.19, 1.20 und 1.21).

Tab. 1.5 Rehabilitationsalgorithmus bei HS-Verletzungen (Mendiguchia et al. 2017)

	Regenerationsphase	Funktionelle Phase
Manuelle Therapie Session: 1,2,3	• Massage der Plantarfaszie, M. gastrocnemius und HS (Vermeidung der betroffenen Seite) • LWS-Mobilisation • Neurale Mobilisation (3 × 12) • NMES	• Massage M. gastrocnemius und HS (inklusive der betroffenen Seite) • LWS-Mobilisation
Flexibilität Session: 2,3	• M. iliopsoas Flexibilität mit Retrotorsion Becken (4 × 15 s) • Dynamische Quadrizeps-Mobilität • HS: Dynamische Mobilität mit Ball (2 × 8) • HS: Dynamische Mobilität in RL (2 Varianten) (2 × 8)	• HS Dynamische Mobilität + kontralat. M. iliopsoas Flex. (2 × 5) • HS Wand Flexibilität (Push/Pull) (3 × 3)
Gluealmuskulatur Session: 2	**Gluteus maximus** (Täglich eine Option wählen, die toleriert wird) **Option A** • Hüftextension Bauchlage (2 × 10 × 3 s) • SL Bridge + Kick kontralat. (2 × 5 × 3 s) • DL Bridge (50 % KG, 3 × 6 × 3 s) **Option B** • Hip Thrust (40 % KG, 3 × 6 × 3 s) • SL Bridge + Kick kontralat. (wie toleriert) (10 % KG, 2 × 4 × 3 s) • SL Hip Thrust + Kick kontralat. (wie toleriert) (3 × 6 × 3 s) **Gluteus medius** • Clamshell mit Band (3 × 6 × 3 s) • Hüft-Abd. in Seitlage mit Band (3 × 6 × 3 s)	**Gluteus maximus** (wähle eine Option) **Option A** • SL Hip Thrust + Kick kontralat. (10 % KG, 3 × 4 × 3 s) • DL Hip Thrust + Kick kontralat. (60 % KG, 3 × 8 × 3 s) • Walking Sled Push (75 % KG, 15 m × 2) **Option B** • SL Hip Thrust (Schulter + Fuß erhöht) + Kick kontralat. (2 × 4 × 3 s) • SL WS-Extension + Perturbation (2 × 4) • Schwungbein Hüftextension + kontralat. Hüftflex. (2 × 3Wechsel) **Gluteus medius** • Side Step laufen mit Miniband (5 × 5 m und zurück) • Monster Running mit Miniband (5 × 5 m und zurück)
HS-Kraft Session: 2	• Isometrie in BL (mittlere und große Länge) (2 × 5 × 5 s) • Isometrie stehend große Länge (2 × 5 × 5 s) • Isometrie in RL (toleriertes ROM) (2 × 5 × 5 s) • Submaximale manuelle Exzentrik in BL (Intensität wie toleriert) (2 × 8)	(4 HS-Übungen/Session, jeweils 2 hüft- und 2 kniedominante Varianten auswählen) **Hüftdominant** • DL Deadlift mit 4 kg MedBall (2 × 8) • Lunge (15 % KG, 2 × 6) • SL Deadlift mit 15 kg + StepUp (2 × 6) **Kniedominant** • DL Slide Curl (2 × 6) • Nordics (2 × 4) • Sprinter Exzentrik Leg Curl (2 × 6)

Plyometrie Session: 2		• DL Hurdle Hop mit Rumpfflexion (2 × 4) • DL Weitsprung mit 5 kg (2 × 4) • 2 explosive Scherensprünge (3×) • SL Horizontaler Sprung (2 × 3)
Sprunggelenk Stabilität Session: 2	• DL HS/Gastrocnemius Dissoziation (3 × 6) • SL HS/Gastrocnemius Dissoziation (3 × 6) • Seit-Schritt Bounding (25 % KG, 2 × 10)	• Sprunggelenk Übung 1 (20 % KG, 10 m × 4) • Sprunggelenk Übung 2 (20 % KG, 10 m × 4)
Lumbopelvine Kontrolle Session: 2,3	• Seitlicher Plank, Füße auf Bank + Perturbation (2 × 5 × 5 s) • Birddog (2 × 5 × 5 s) • Langer Hebel posterior Plank (2 × 4 × 5 s) • Beinschere Arme seitlich auf dem Boden (2 × 5 × 5 s)	• Pezziball kreisen (3 × 2) • Scherensprung mit Armen auf Brust (2 × 5 × 5 s) • SL Stand rotating reaches 4 kg (2 × 6) • TRX Helikopter (2 × 4) • Sprinter push/pull mit Seilzug (2 × 6)
Lauftechnik Session: 1	**Lauftraining** **Frontalebene** • Seitschritte niedrig-moderater Intensität (10 m × 5) • Gravepine-Schritte niedrig-moderater Intensität (10 m × 5) • Vor-/Rückwärtsschritt über Linie während Seitwärtsbewegung in niedrig-moderater Intensität (10 m × 5) **Sagittalebene** (vertikal betonte Ausführung v. a. in den ersten Tagen) • 8 Laufübungen (statisch auf der Stelle, dynamisch über 8 m) • Laufen 5 m + 5 m Abbremsen (4 ×) • Laufen 10 m + 5 m Abbremsen (3 ×) • Laufen 15 m + 5 m Abbremsen (3 ×)	Warm-up: • HS ballistisches Stretching (2 × 6) • Statische „B"-Übung mit Band (2 × 5) Hurdle Drills (1 Satz geringe/1 Satz höhere Intensität): • Hurdle Drill 1 (2×) • Hurdle Drill 2 (2×) • Hurdle Drill 3 (2×) • Hurdle Drill 4 (2×) • Military March (15 m × 2) • Lunge + Deadlift (4 pro Seite) • Lunge + B-Drill (4 pro Seite) • Vom Skipping zum Laufen (20 m × 4) • Sprint Bounding (15 m × 3) • Rennen mit Hürdensprüngen (15 m × 1) • Sprinten 5 m = 3 ×/10 = 3 × 15 m = 4 m/20 = 3×/30 m = 2×/40 m = 1× (15 s Pause für jeden m Sprint) • Beschleunigung mit Gewichtschlitten (30 % KG), 5 m = 3 × 10 m = 2×

Übergangskriterien

Variable	Test	Kriterium
Schmerz nach Verletzung:	Isometrie BL in 15° Knieflexion	Kein Schmerz
Isolierte Kraft in großen Muskellängen	HHD in 10° Knieflexion	<10 % Asymmetrie
Neurale Defizite	Slump Test	Kein Schmerz
HS Flexibilität	Aktiver Knieextensionstest	<10 % Asymmetrie
Hüftflexor Flexibilität	Mod. Thomas-Test	5° Symmetrie

NMES: Neuromuskuläre elektrische Stimulation, KG: Körpergewicht, SL: unilateral, DL: bilateral, BL: Bauchlage, HHD: Handheld Dynamometry

Tab. 1.6 Die in Tab. 1.5 beschriebenen Schwerpunkte werden inhaltlich auf 3 Einheiten (Sessions) verteilt, die dann tageweise nacheinander trainiert werden (Mendiguchia et al. 2017).

Einheit	1	2	3
Manuelle Therapie	✓	✓	✓
Flexibilität		✓	✓
Glutealmuskulatur		✓	
HS-Kraft		✓	
Plyometrie		✓	
Sprunggelenk Stabilität		✓	
Lumbopelvine Kontrolle		✓	✓
Lauftechnik	✓		

Abb. 1.15 a, **b**
Beispiele „Flexibilität"
(Regenerationsphase)

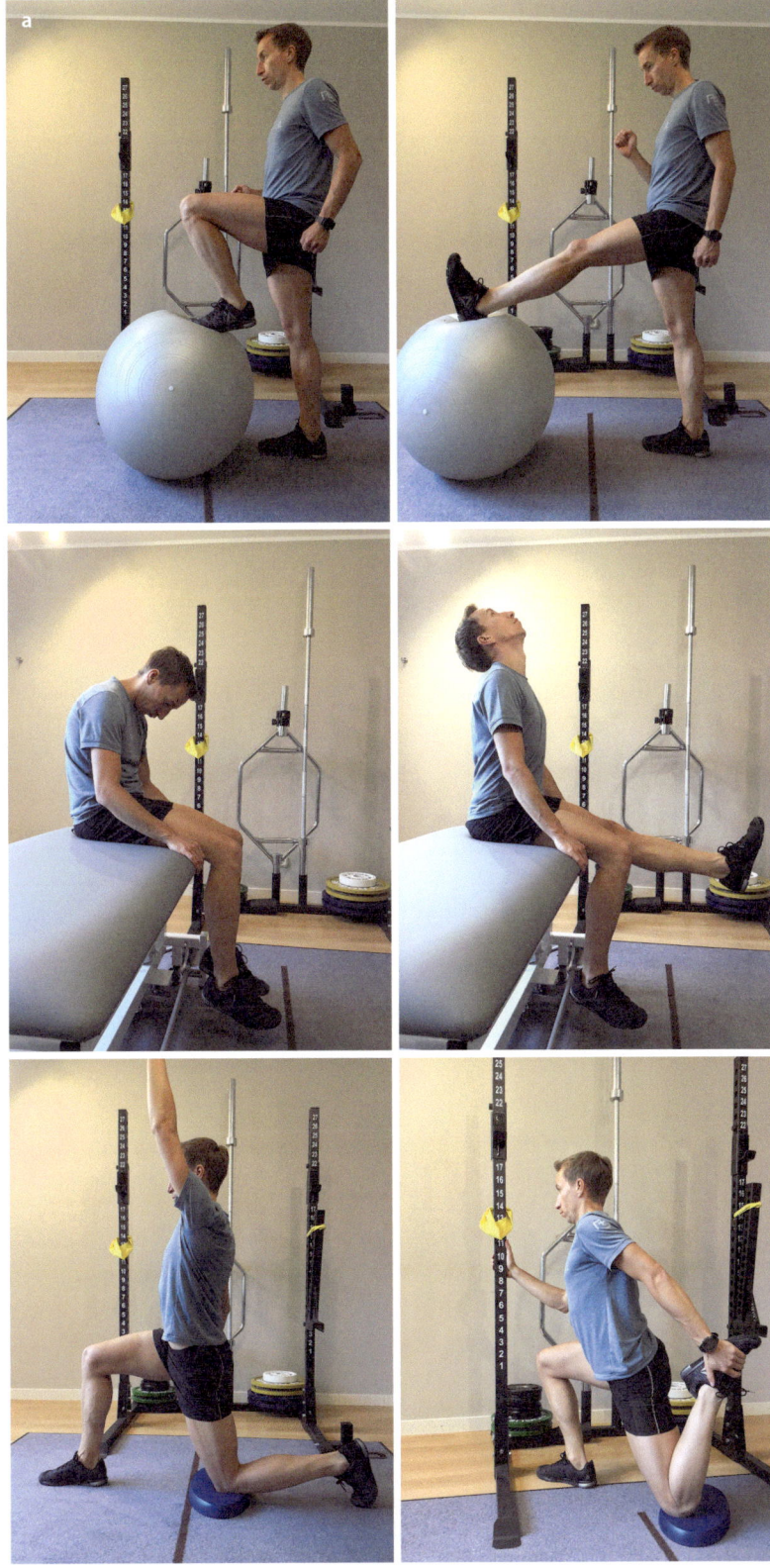

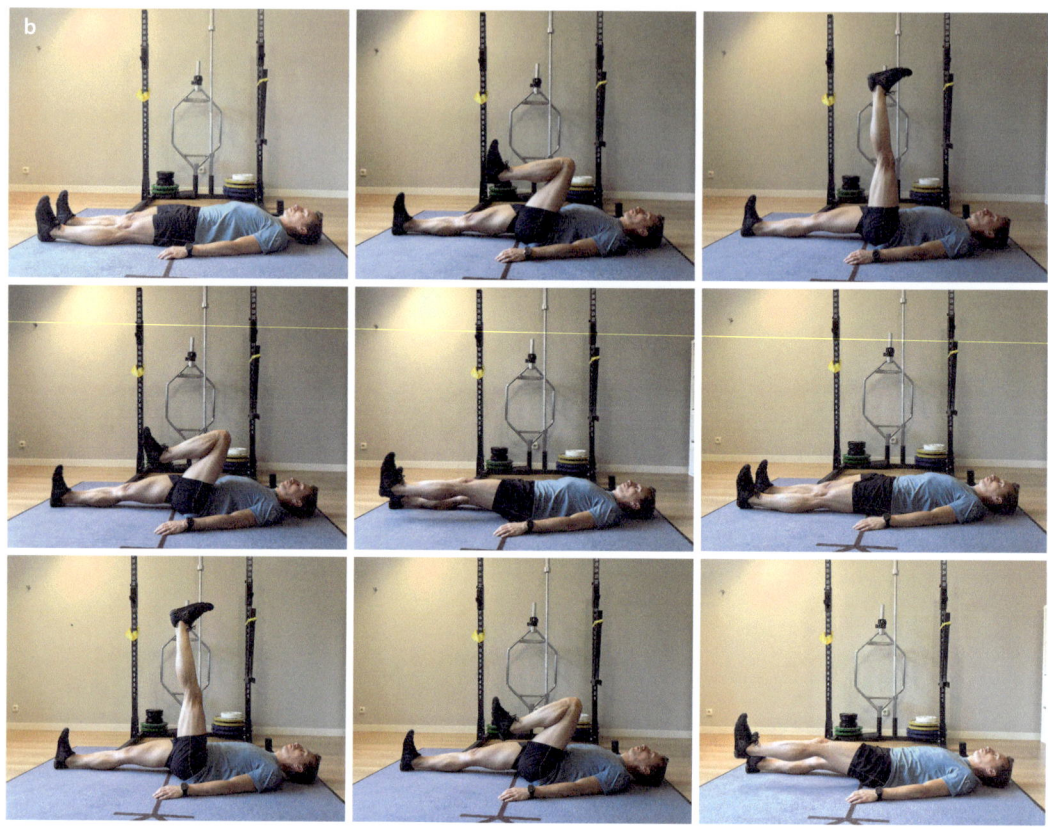

Abb. 1.15 (Fortsetzung)

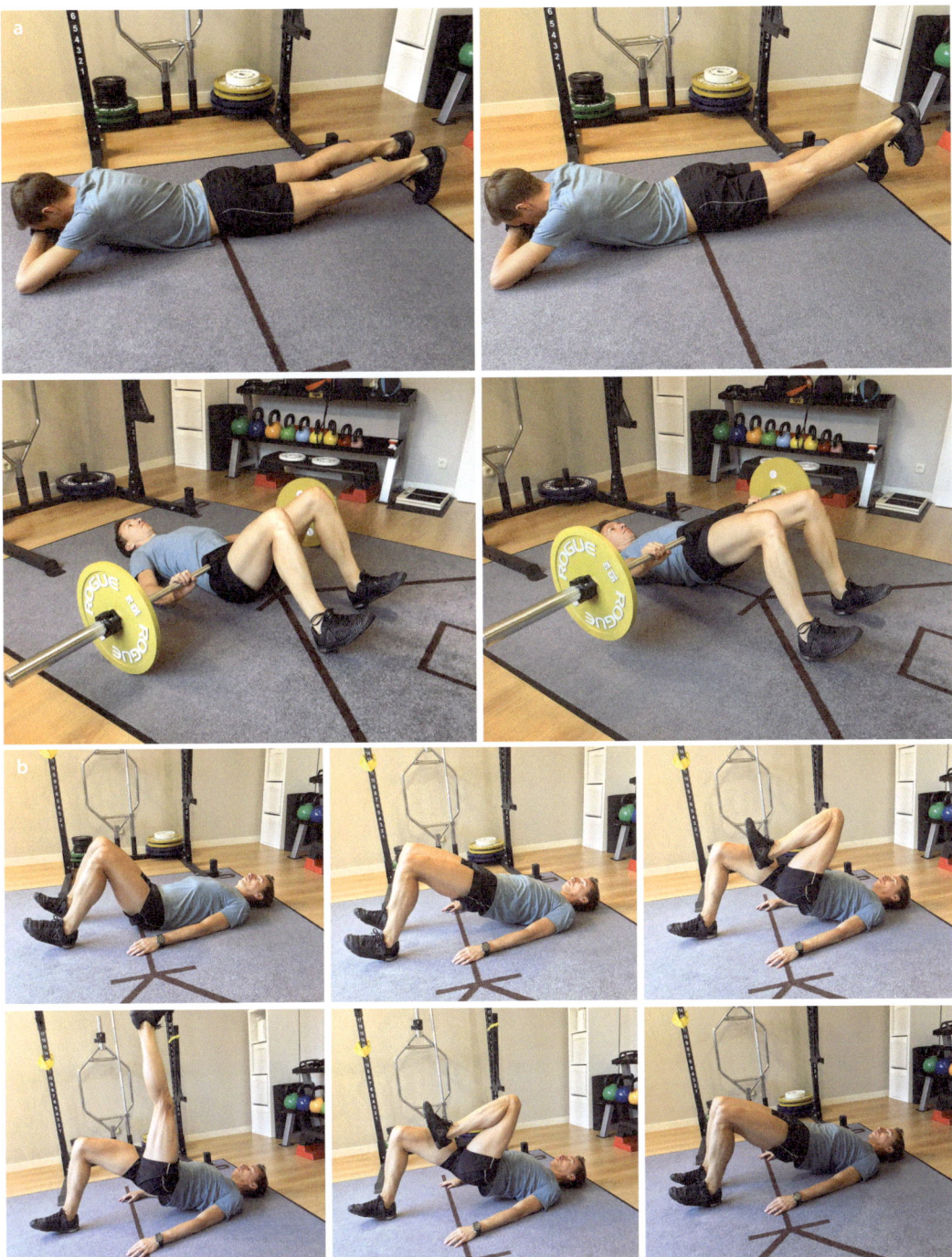

Abb. 1.16 **a**, **b** Beispiele „Training M. gluteus maximus (Option A)" (Regenerationsphase)

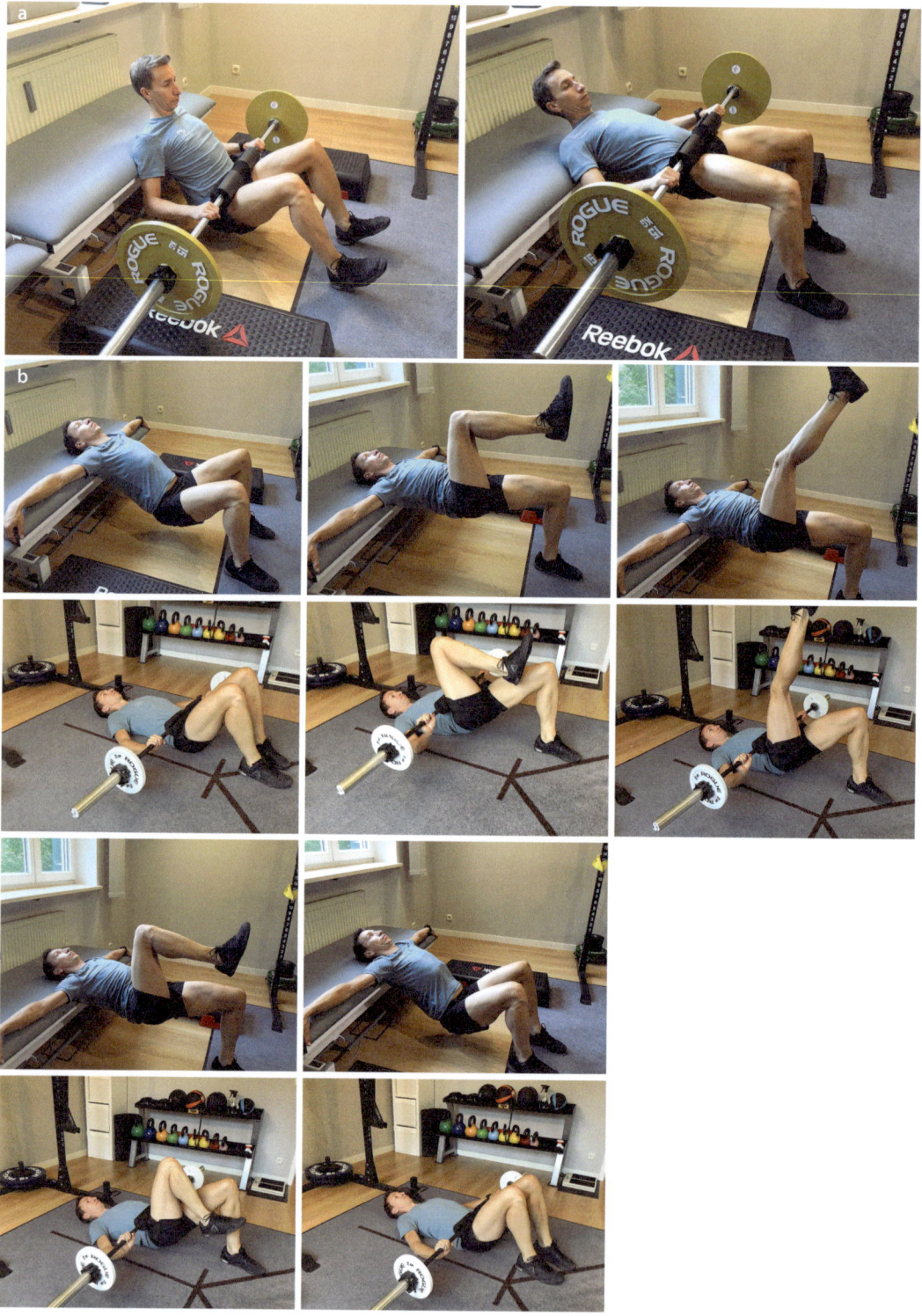

Abb. 1.17 **a**, **b** Beispiele „Training M. gluteus maximus (Option B)" (Regenerationsphase)

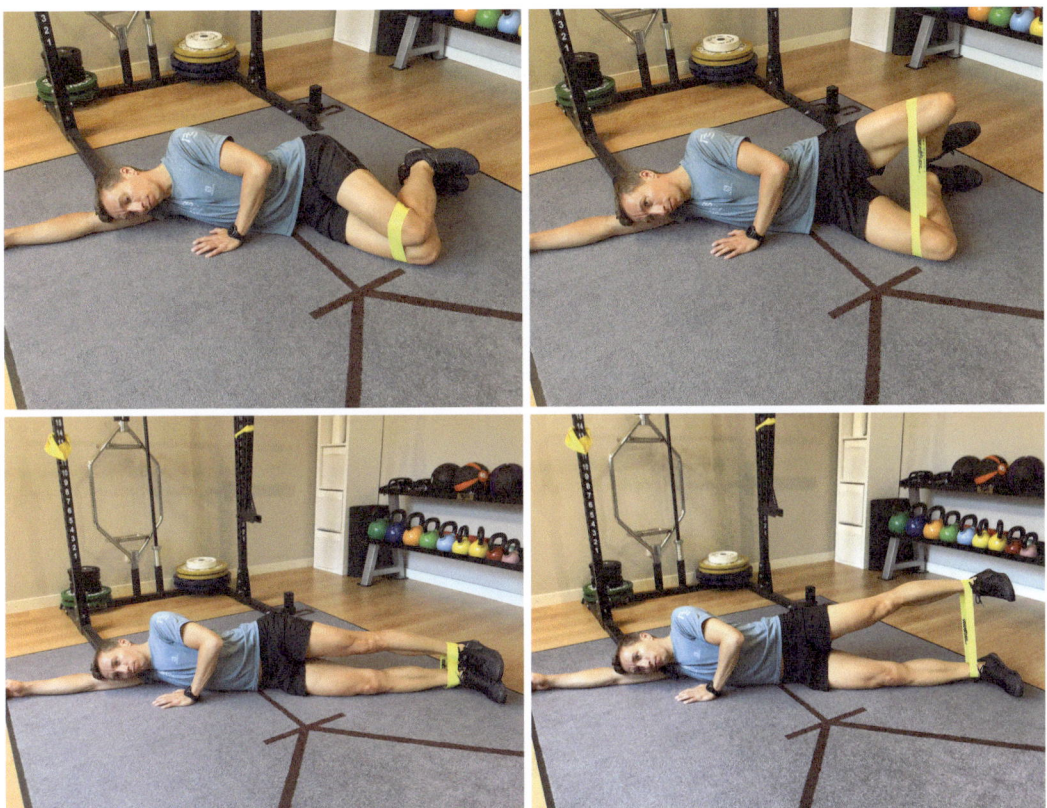

Abb. 1.18 Beispiele „Training M. gluteus medius" (Regenerationsphase)

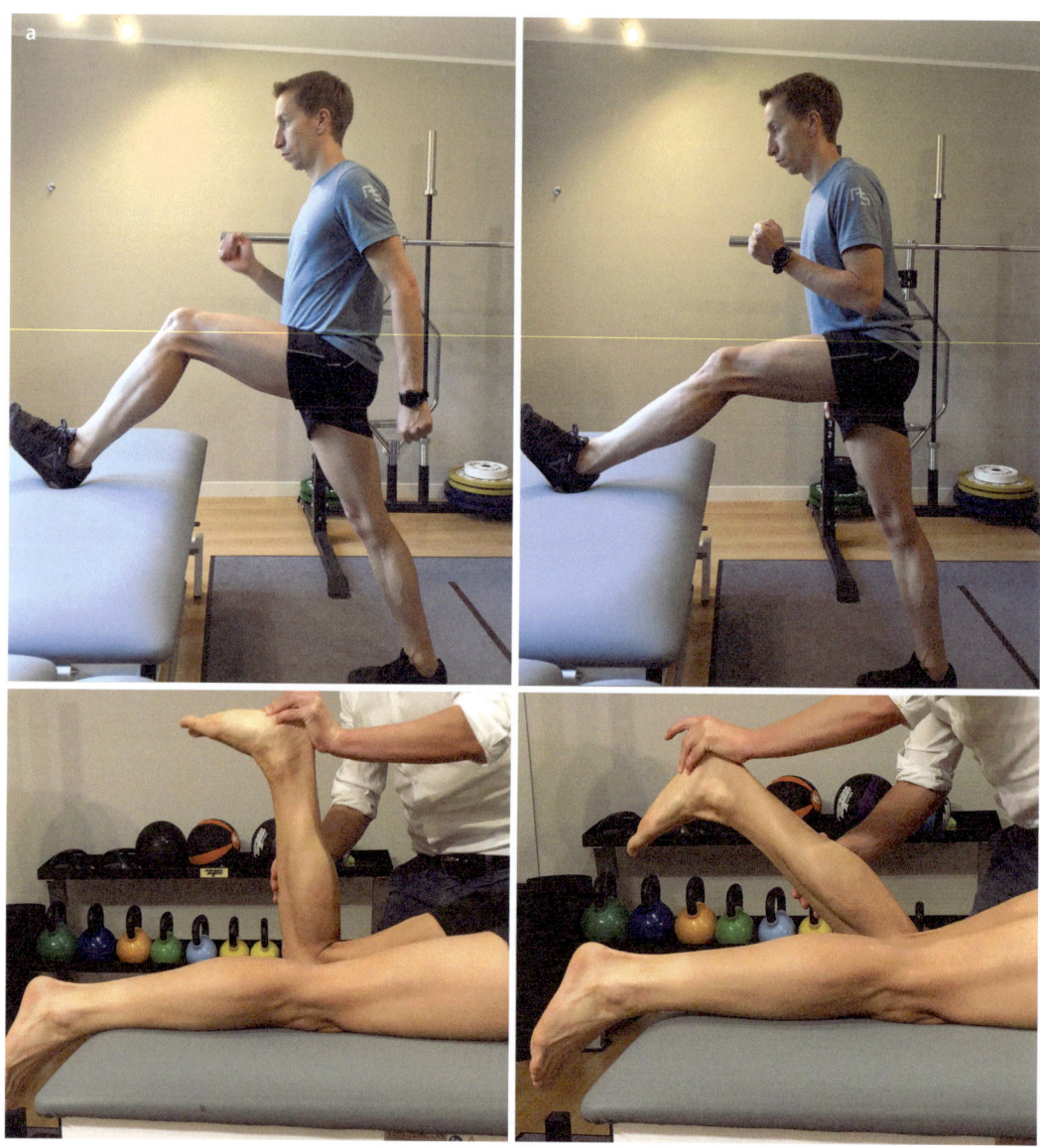

Abb. 1.19   **a**, **b** Beispiele „Training Hamstrings" (Regenerationsphase)

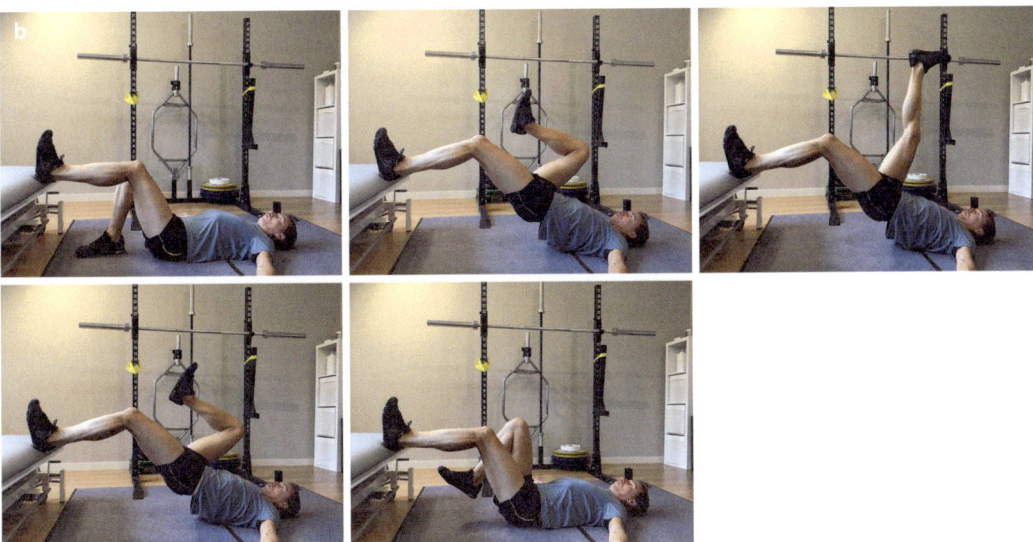

Abb. 1.19 (Fortsetzung)

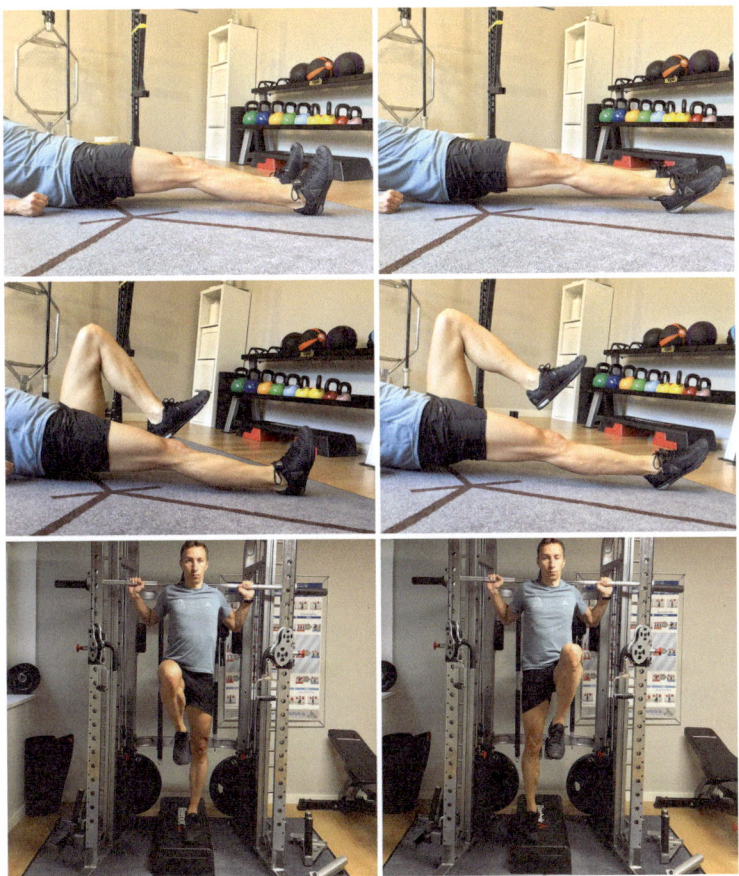

Abb. 1.20 Beispiele „Stabilisation Sprunggelenk" (Regenerationsphase)

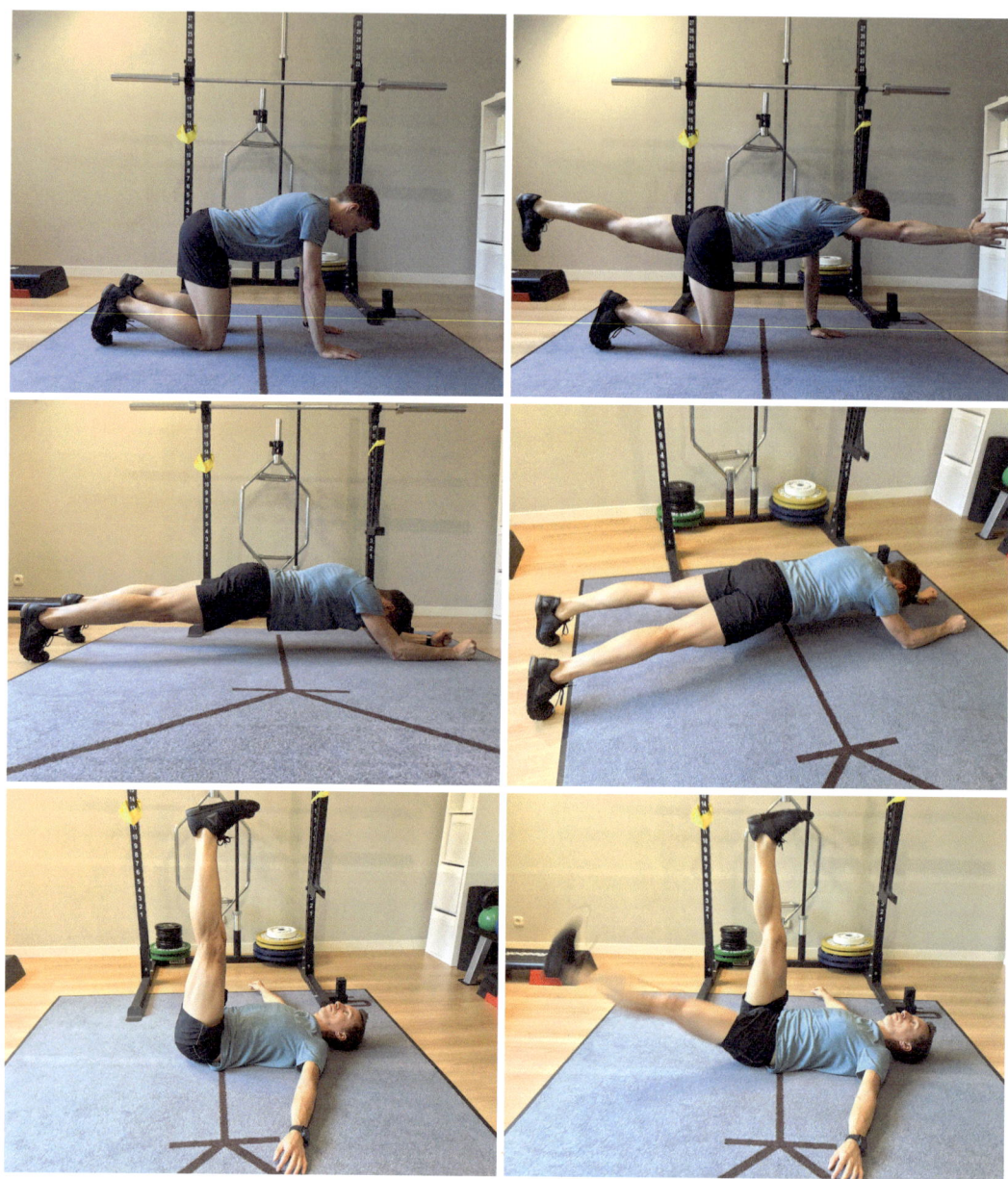

Abb. 1.21 Beispiele „Lumbopelvine Kontrolle" (Regenerationsphase)

Funktionsphase nach HS-Verletzung

Trainingsbeispiele basierend auf (Mendiguchia et al. 2017) (Abb. 1.22, 1.23, 1.24, 1.25, 1.26, 1.27, 1.28, 1.29 und 1.30).

Da eine Verletzung der HS nicht nur die Maximalkraft beeinträchtigt, sondern auch andere Kraftfertigkeiten wie die horizontale Kraftentwicklung, die Explosivkraft usw., sollte in der Rehabilitation das gesamte Spektrum der Kraft-Geschwindigkeits-Relation berücksichtigt werden (Abb. 1.31). Für ein Training der Maximalkraft wird auf eine Intensität von 80–100 % des 1RM mit 1–6 Wiederholungen/3–5 Sätzen/2–3 × in der Woche hingearbeitet (American College of Sports 2009). Ist dies nicht möglich, kann ein Okklusionstraining (BFRT), ein Training mit hoher Wiederholungsanzahl (bis zum Muskelversagen) sowie ein Cross-Training (mit

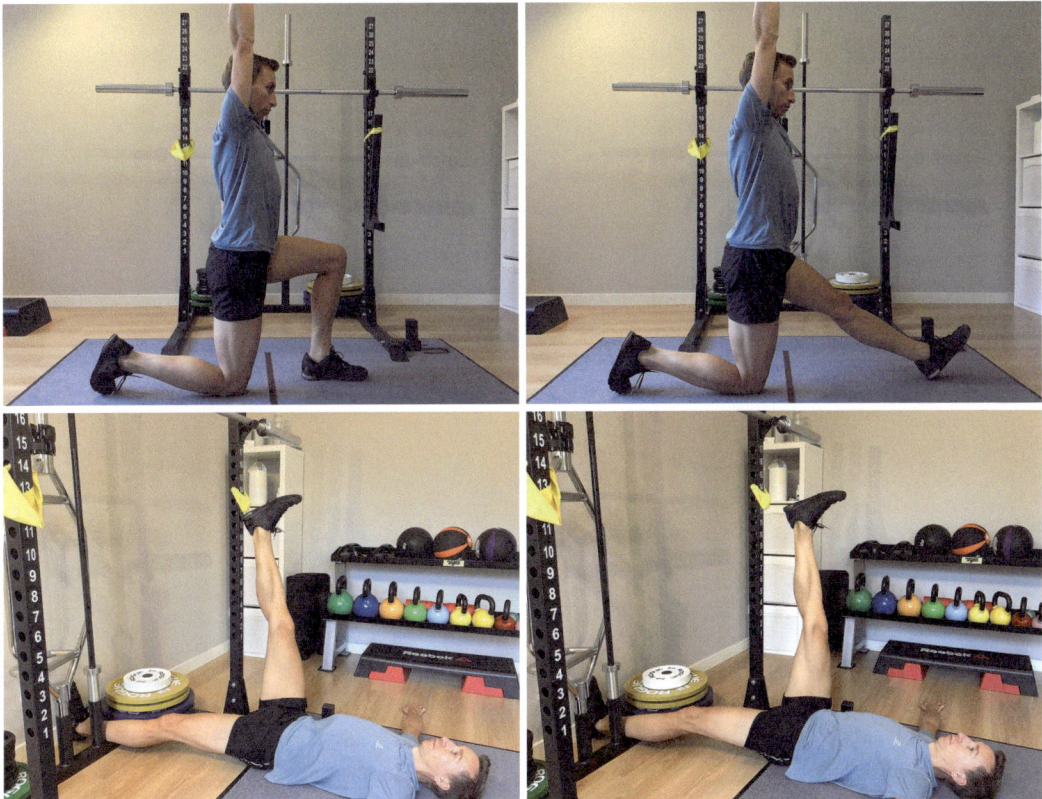

Abb. 1.22 Beispiele „Flexibilität" (Funktionsphase)

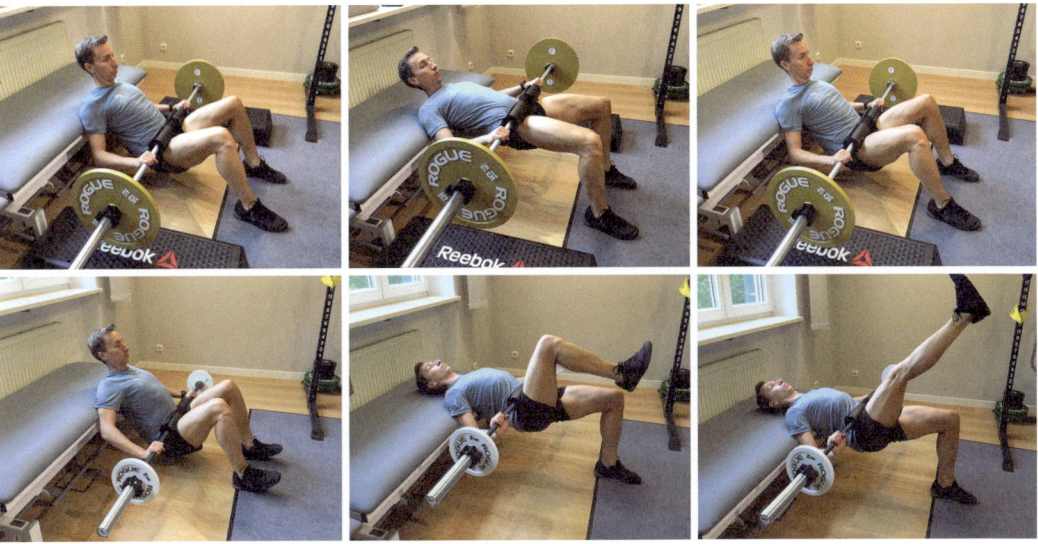

Abb. 1.23 Beispiele „Training M. gluteus maximus (Option A)" (Funktionsphase)

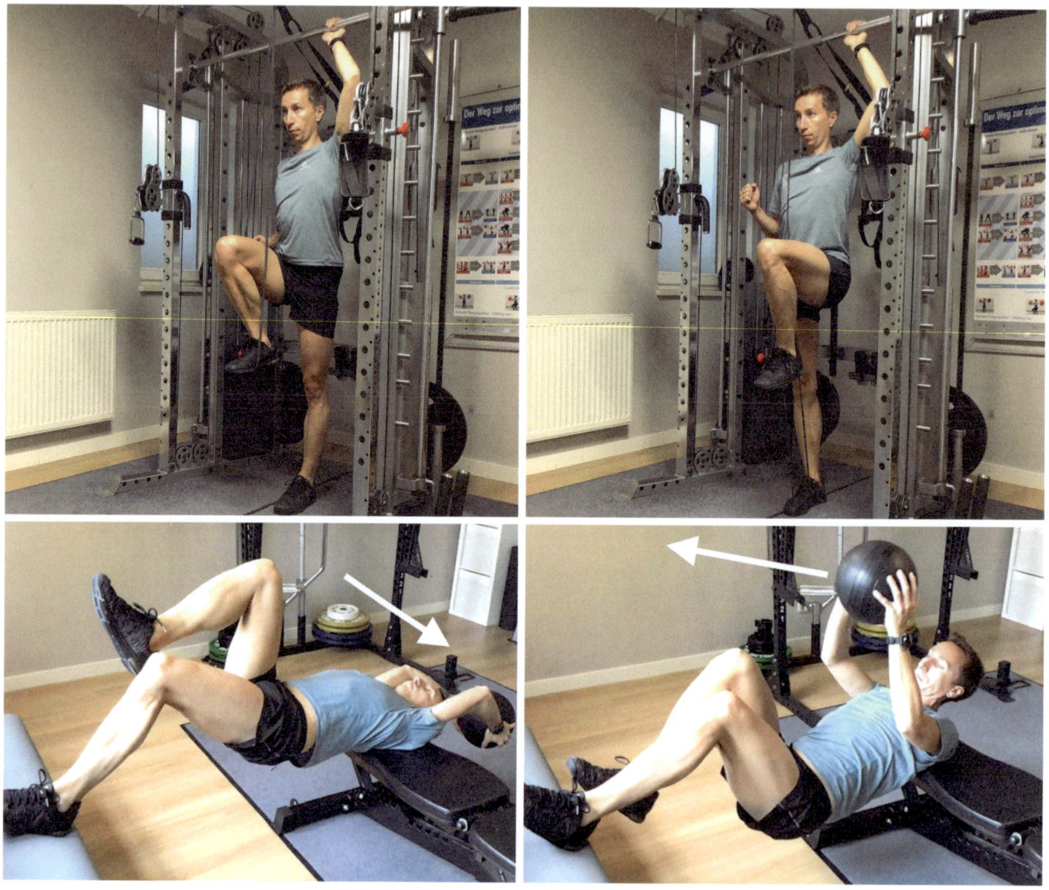

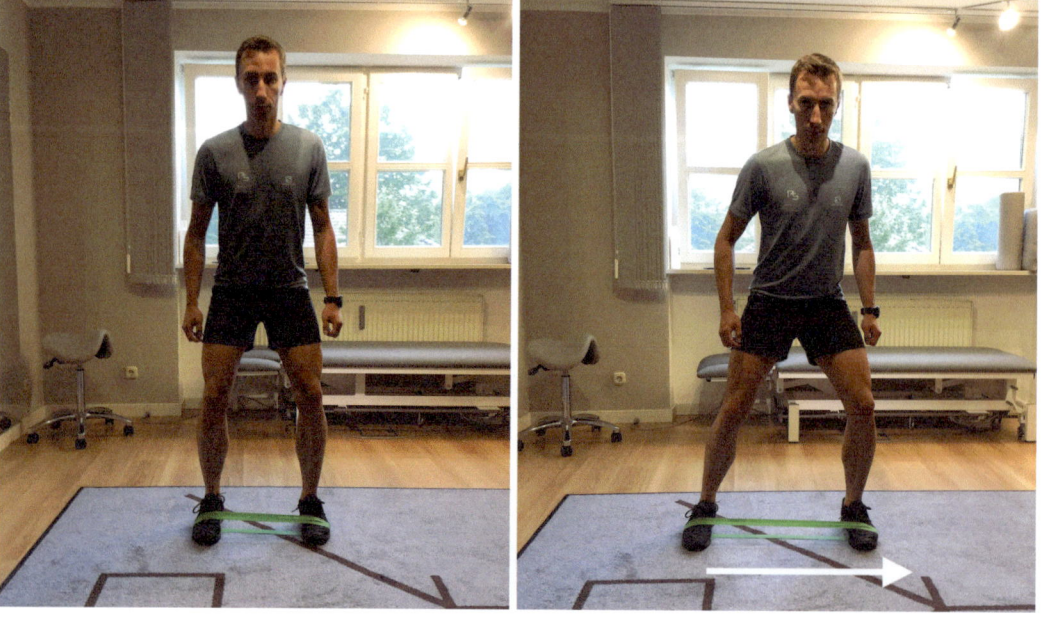

Abb. 1.24 Beispiele „Training M. gluteus maximus (Option A)" (Funktionsphase)

Abb. 1.25 Beispiele „Training M. gluteus medius" (Funktionsphase)

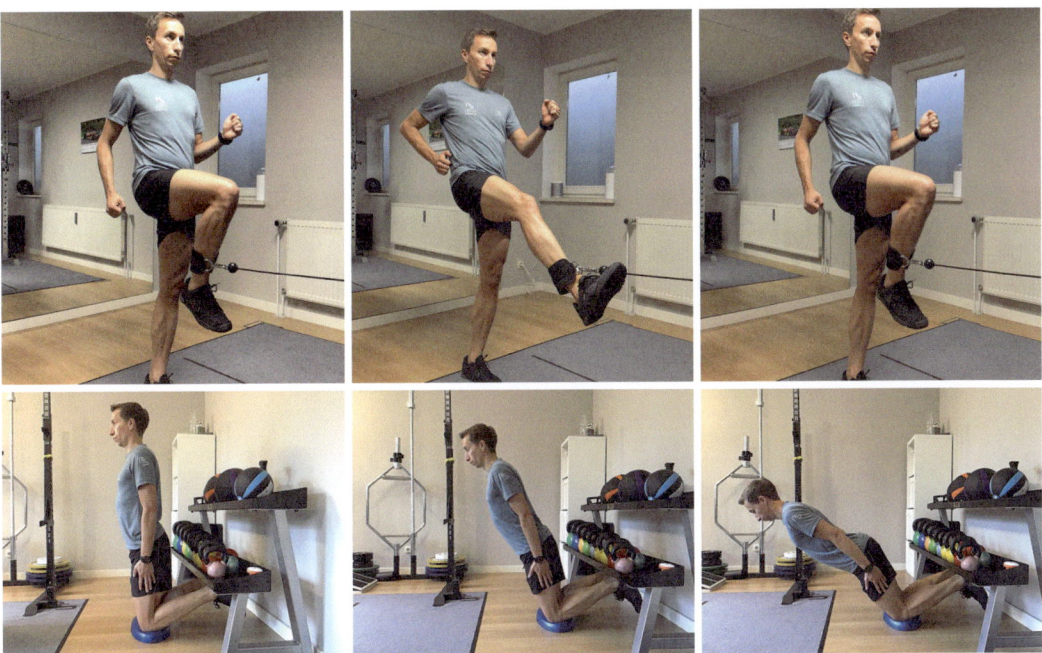

Abb. 1.26   Beispiele „Training Hamstrings (kniedominant)" (Funktionsphase)

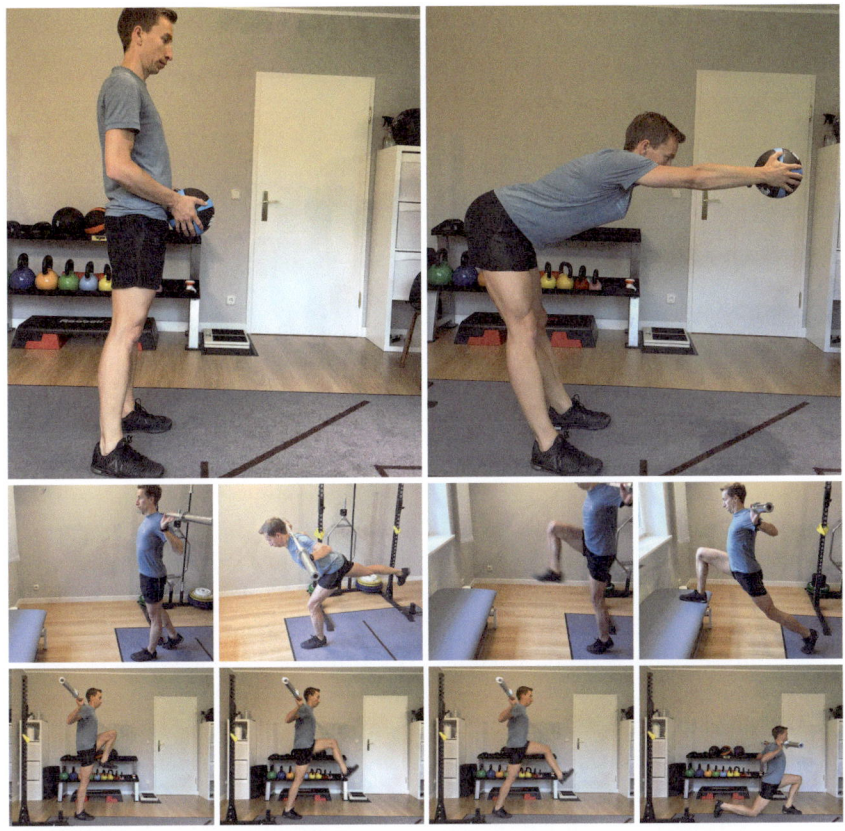

Abb. 1.27   Beispiele „Training Hamstrings (hüftdominant)" (Funktionsphase)

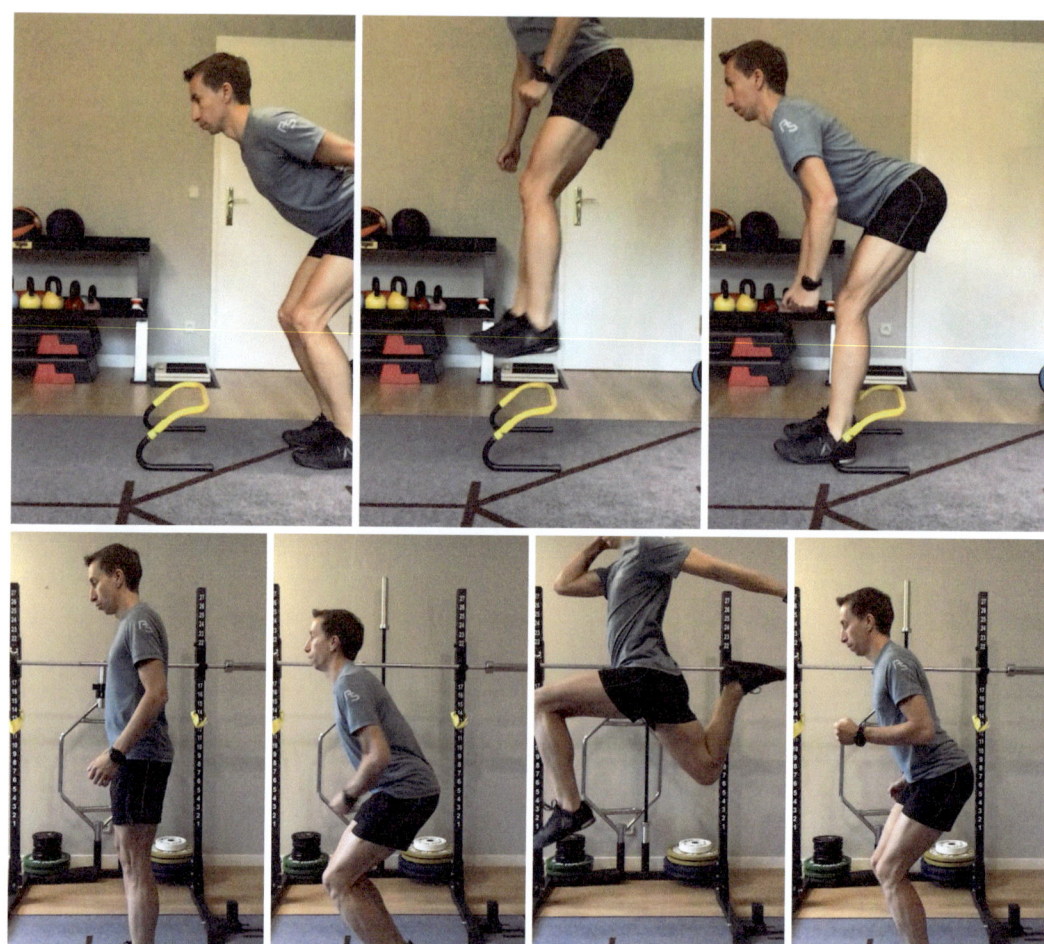

Abb. 1.28 Beispiele „Training Plyometrie" (Funktionsphase)

hoher Intensität) der kontralateralen Extremität zur Reduktion der zentralnervösen Inhibition durchgeführt werden (Maestroni et al. 2020). Bei Bewegungslimitation und/oder Schmerz kann in der Frühphase bei Schwierigkeiten in der Progression zu isotonischem Training auch ein isometrisches Training (5 × 45 s, 80 % des MVIC) eine gute Alternative sein.

Die zentralnervöse Inhibition spielt nach vielen Verletzungen eine Rolle. Exzentrisches Training hat einen positiven Einfluss auf diese kortikale Hemmung, kann jedoch in der Frühphase der Rehabilitation oft nicht durchgeführt werden. Isometrisches Training kann dann hier eine Alternative sein (für Hypertrophie auch in Positionen mit einer Muskelverlängerung) (Kubo et al. 2006). Auch „explosive" isometrische Kontrakti-

onen können eingesetzt werden (Abb. 3.68). Wie zuletzt gezeigt werden konnte, können exzentrische Trainingsvarianten schon früh eingeführt werden, auch unabhängig von einem Restschmerz. Das bedeutet, eine intrarehabilitative Progression muss nicht schmerzfrei sein (Hickey et al. 2020). Inwieweit dies auch bei HS-Verletzung mit Sehnenbeteiligung gilt (BAMIC 2c/3c), ist allerdings noch nicht klar. Auf der anderen Seite kann so potenziell ein „breiteres" Spektrum an Trainingsvarianten abgedeckt werden. Im Rahmen der Progression könnte auch eine Dissoziation verschiedener Bewegungsebenen berücksichtigt werden.

Reaktivität und Steifigkeit können nach einer Verletzung regelhaft beeinträchtigt sein, sodass ein entsprechendes Training in die Rehabi-

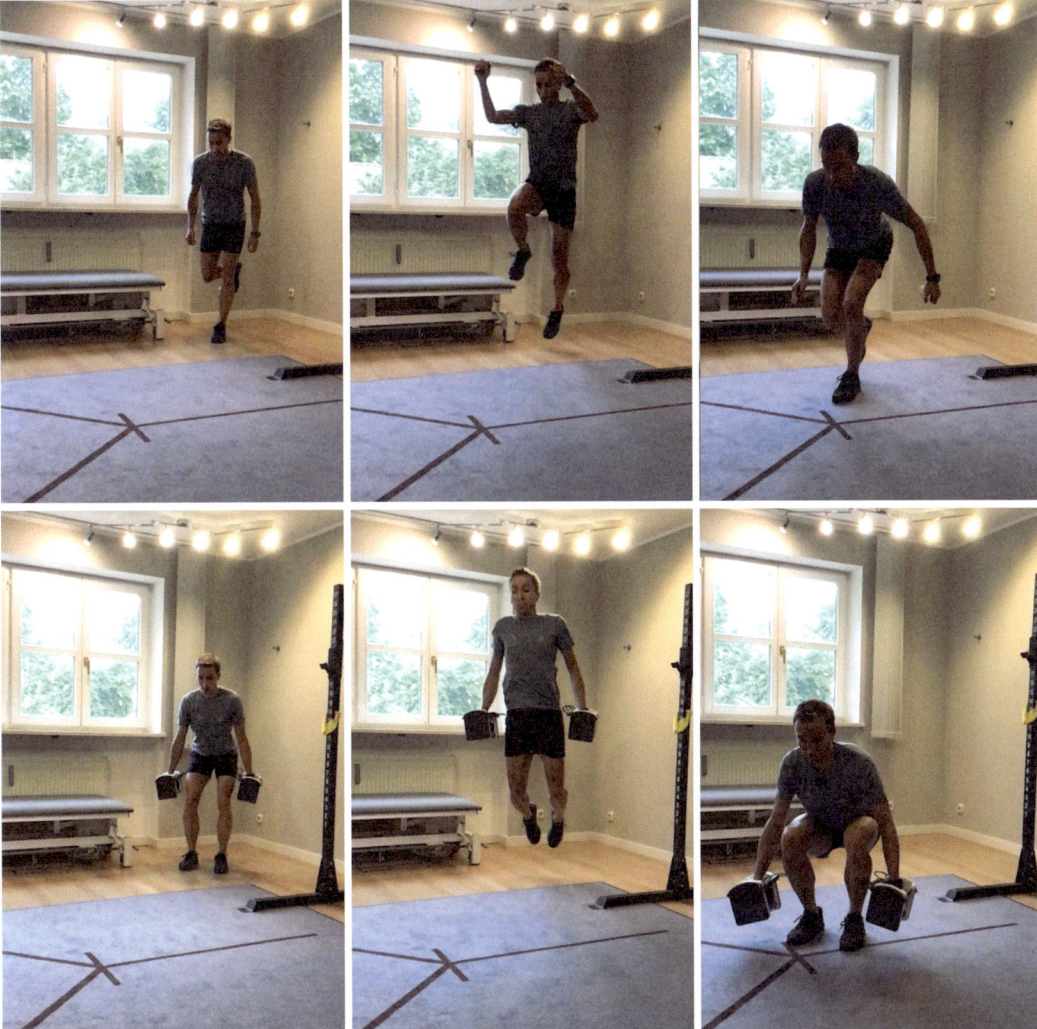

Abb. 1.28 (Fortsetzung)

litation miteinbezogen werden sollte (Maestroni et al. 2020). Es hat sich zudem gezeigt, dass Athleten sehr individuelle Kraft-Geschwindigkeit-Profile aufweisen (Haugen et al. 2020). Während für einen Teil der Athleten eine Verbesserung der Maximalkraft von Vorteil sein kann, profitieren andere Athleten möglicherweise eher von einem Training mit höheren Geschwindigkeiten. Darüber hinaus können auch Trainingsvarianten einbezogen werden, die „außerhalb" des DVZ eine explosive Muskelkontraktion (z. B. durch Boxjumps unter Aussparung der exzentrischen Vorspannung) trainieren.

▶ **Praxistipp** Zweigelenkigen Muskeln wird eine Rolle in der Energieübertragung zwischen mehreren Gelenken zugeschrieben (Prilutsky und Zatsiorsky 1994; Jacobs et al. 1996).

- Eine isometrische Funktion der HS (v. a. des M. biceps femoris) in der Schwungbeinphase wird diskutiert (Van Hooren und Bosch 2017).
- Eine isometrische Aktivität der HS könnte bei einer Kniegelenkextension zu einer Hüftgelenkextension führen, d. h. der Quadrizeps (Kniegelenkextension) würde

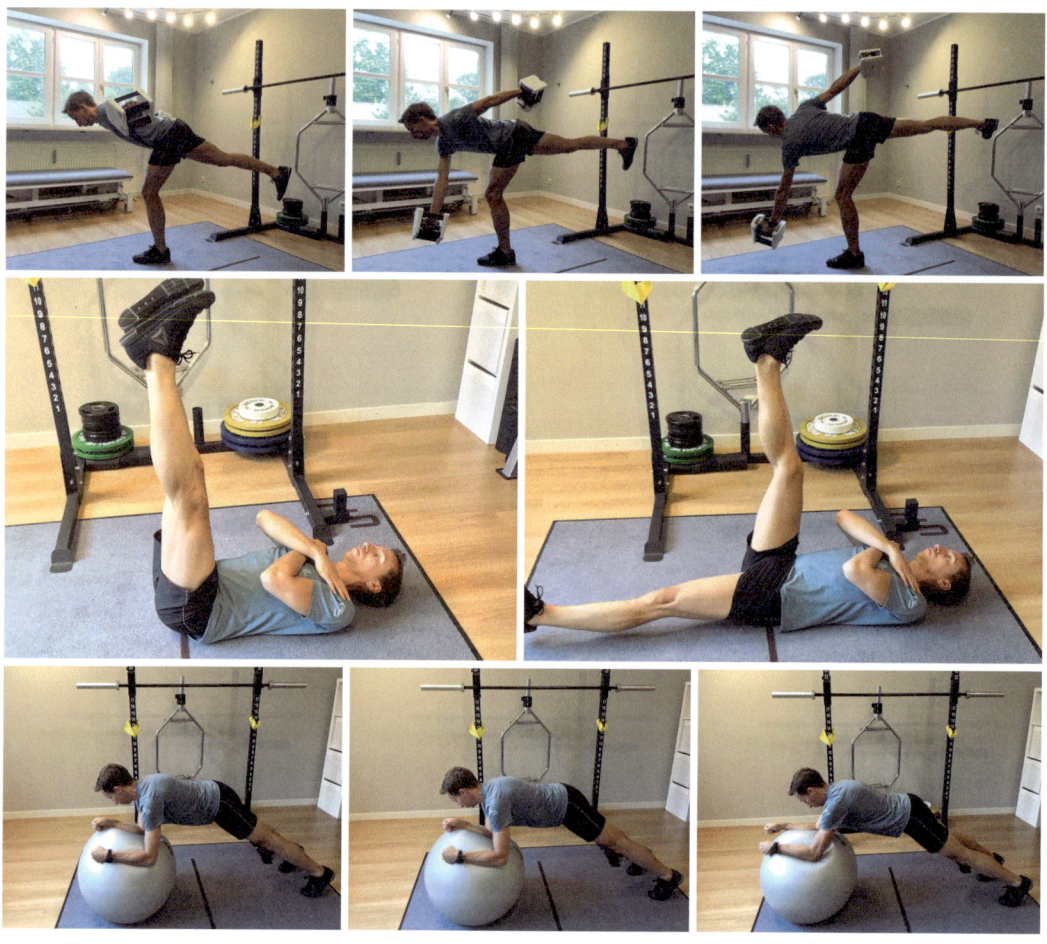

Abb. 1.29 Beispiele „Lumbopelvine Kontrolle" (Funktionsphase)

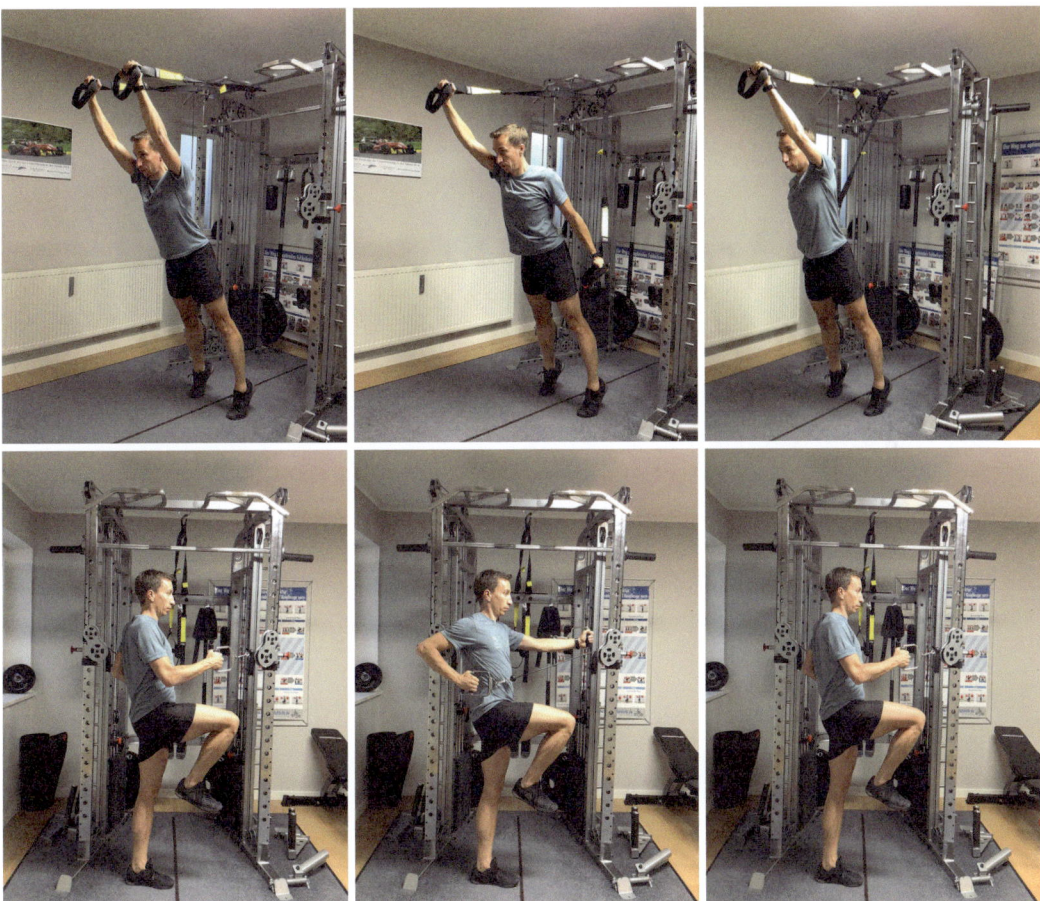

Abb. 1.29 (Fortsetzung)

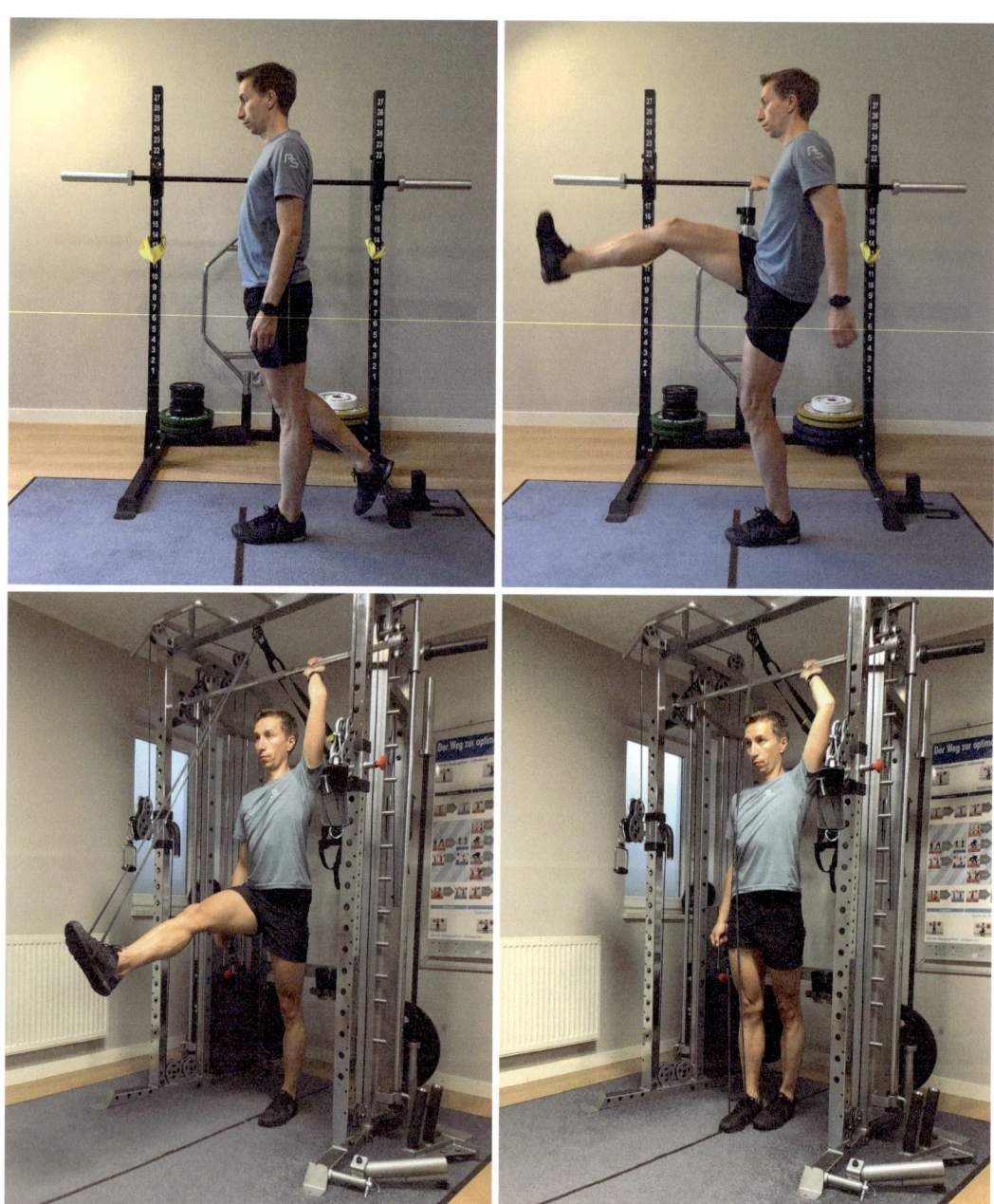

Abb. 1.30 Beispiele „Lauftechnik" (Funktionsphase)

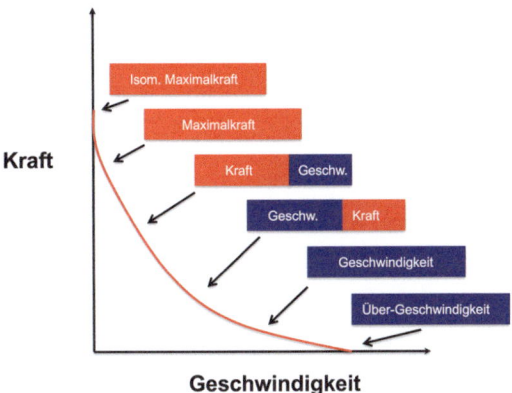

Abb. 1.31 Konzentrischer Anteil der Kraft-Geschwindigkeits-Relation (Maestroni et al. 2020)

mit Hilfe einer Koordination der HS das Hüftgelenk indirekt extendieren (Prilutsky und Zatsiorsky 1994). Durch ein ähnliches Prinzip könnte Energie vom Kniegelenk auf das Sprunggelenk übertragen werden (Kniegelenkextension führt bei gleichzeitiger Isometrie der Wadenmuskulatur zu einer Plantarflexion im Sprunggelenk). Grundsätzlich könnte so durch die zweigelenkigen Muskeln Energie von der kräftigen proximalen Muskulatur nach distal übertragen werden. => Hieraus ergeben sich Therapieansätze für zweigelenkige Muskeln: Ein isoliertes Training (z. B. durch HS-Curls) würde dem Anspruch einer Energieübertragung nicht gerecht werden. Sinnvoll erscheinen unter dieser Betrachtung Trainingsvarianten, in denen Gelenkbewegungen gekoppelt bzw. isometrische Varianten miteinbezogen werden.

- Ausgehend von der Histomorphologie der HS (Fiederungswinkel) scheint v. a. der M. biceps femoris für isometrische Kontraktion geeignet zu sein (hingegen ST/SM für exzentrische Kontraktionen).
- Denkbar ist, dass verschiedene Kontraktionsformen (v. a. im Umkehrpunkt) innerhalb der HS-Muskelgruppe stattfinden (=> Argument für laufspezifisches Training, wenn der Zielsport Laufen ist).

- Möglicherweise stellt der schnelle Umkehrpunkt von Exzentrik in die Konzentrik in der terminalen Schwungbeinphase einen Potenzialbereich für die Rehabilitation dar => Training der schnellen Exzentrik/ Konzentrik durch HS-Tantrums (Abb. 1.32) mit verschiedenen Hüftgelenkwinkeln (Sitz/Bauchlage).
- Die HS üben eine antagonistische Wirkung gegen Kniegelenkextension v. a. in 0° Kniegelenkflexionspositionen aus. Die Exzentrik erfolgt schnell
- => ein Training der Nordics sollte v. a. am Bewegungsende stattfinden (da viele Athleten diese Position nicht erreichen können, empfiehlt sich eine Unterstützung der Nordics mit Hilfsmitteln (Abb. 1.33).
- Zusätzlich kann die Durchführung von reaktiver Exzentrik erwogen werden (Abb. 1.34).
- Gelenkpositionen beeinflussen die Muskelfunktion, dadurch arbeiten Muskeln in mehreren Ebenen (=> Argument für multiplanares Training sowie Aussparung von Ebenen = Dissoziation (Abb. 1.35) in der Frühphase der Rehabilitation).

Return to Sports (RTS)

Mendiguchia et al. empfehlen für den dargestellten Therapie-Algorithmus folgende RTS-Kriterien (Mendiguchia et al. 2017):

- Kein Palpationsschmerz
- Isokinetische Knieflexion/Extension ($60°s^{-1}$): <10 % HS/HS und HS/Quad >0,45
- Kraft Hüftextension aus der Bauchlage: LSI <10 %
- Triple Hop-Test: LSI <10 %
- SLBridge-Test: >25 Wdh., LSI <10 %
- Active Straight Leg Raise-Test: Keine Kompensationen
- Askling-H-Test: Kein Schmerz, kein Unsicherheitsgefühl

Mcdonald et al. differenzieren ihre RTS-Testung in Abhängigkeit von der Klassifikation der Verletzung:

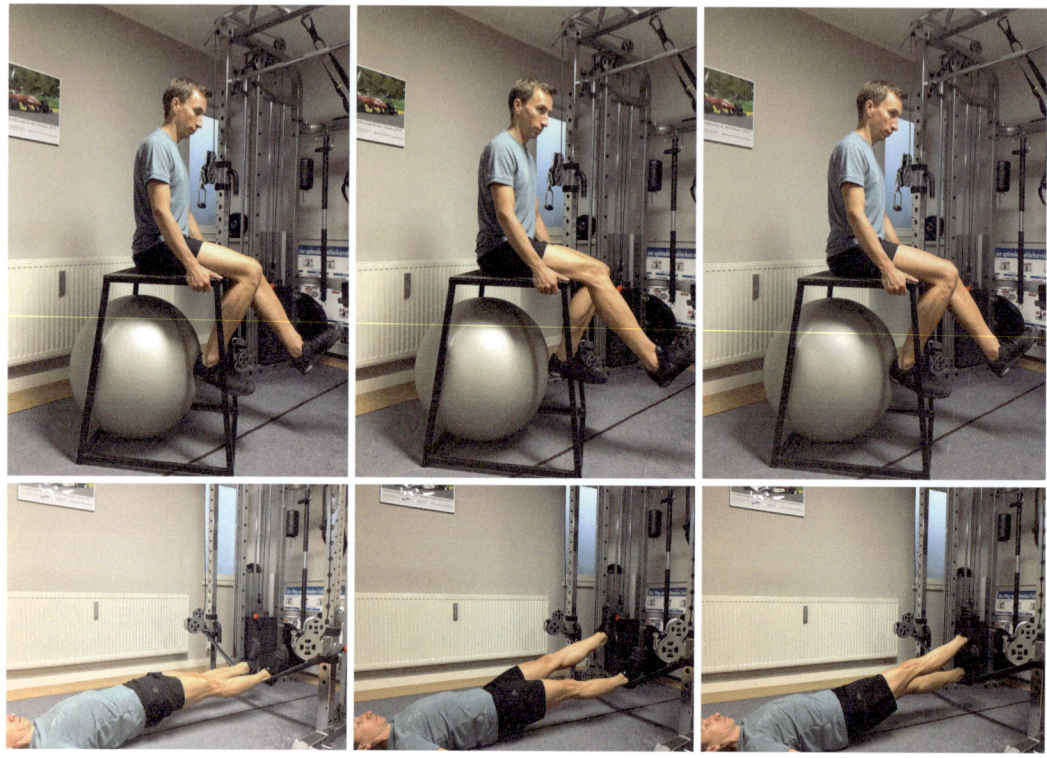

Abb. 1.32 Hamstring-Tantrums

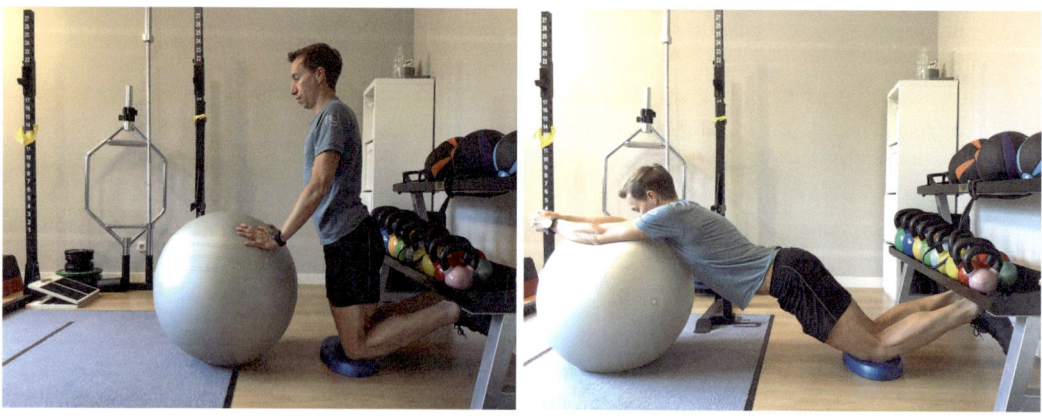

Abb. 1.33 Nordics mit Unterstützung

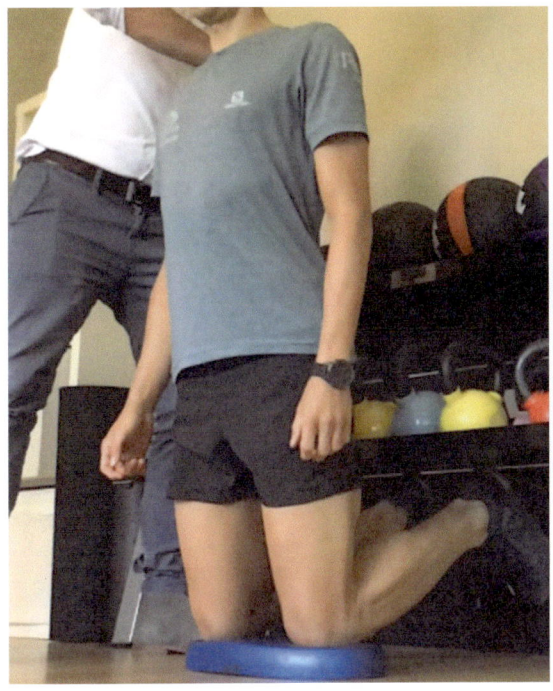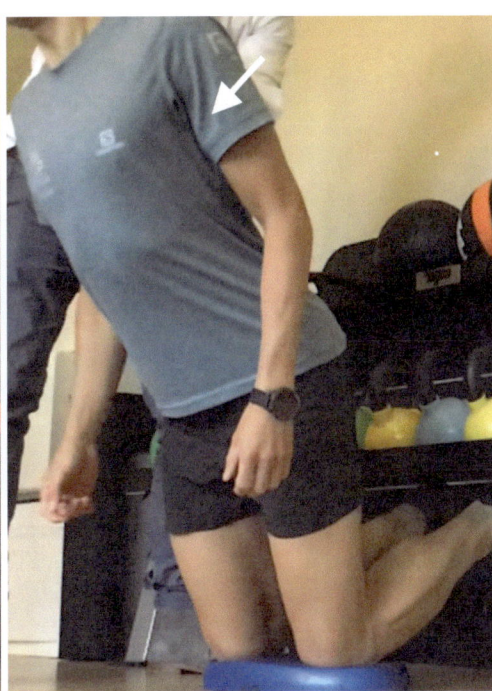

Abb. 1.34 Nordics mit Pertubation in der Sagittalebene. In der exzentrischen Phase der Nordics gibt eine zweite Person kurze Kraftimpulse von dorsal, die durch den Trainierenden während der Durchführung der Nordics zusätzlich abgefangen werden müssen

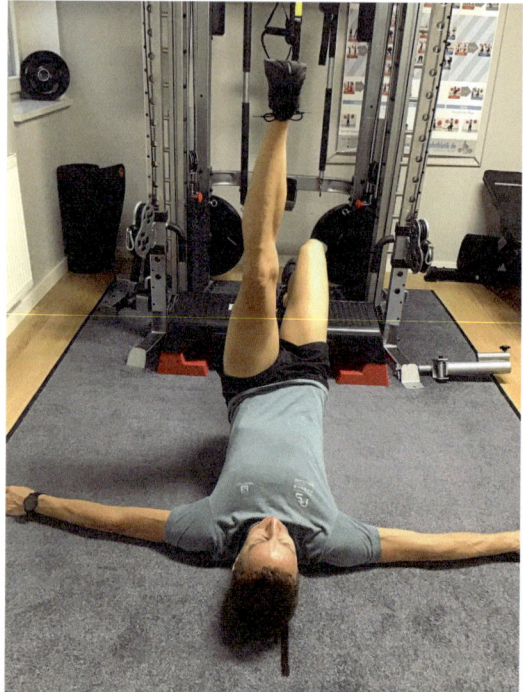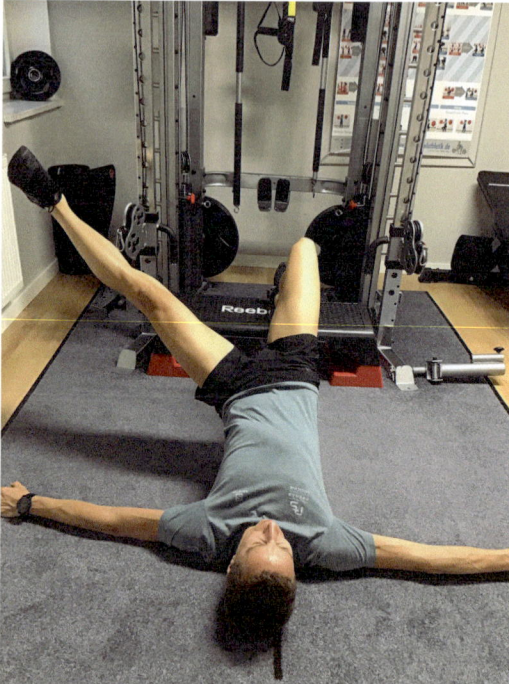

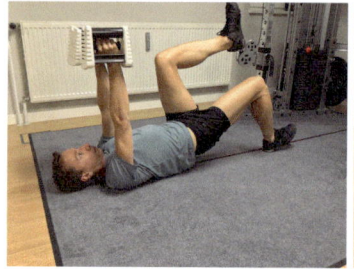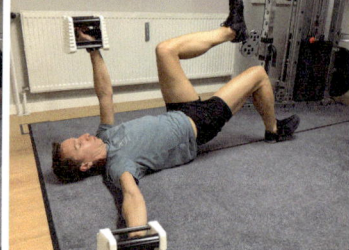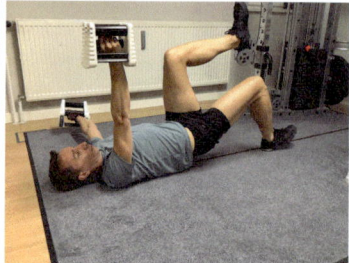

Abb. 1.35 Dissoziation Ebenen

- Bei myofaszialen Verletzungen werden eine schmerzfreie Palpation und die erfolgreiche Absolvierung des hochintensiven Lauftrainings im Rahmen der Rehabilitation als Kriterium gefordert.
- Bei muskulotendinösen und tendinösen Verletzungen werden darüber hinaus eine SL-Bridging-Kapazität von 30 Wdh., eine Wiederherstellung des prätraumatischen exzentrischen Kraftniveaus und die Analyse verschiedener Variablen, wie Bodenkontaktzeit, Schrittlänge usw., gefordert.
- Ein unauffälliger Askling-H-Test wird als intrarehabilitatives Kriterium bereits gegen Ende der Remodelling-Phase gefordert (myofasziale Verletzung = ca. 2–5 Tage, muskulo-

tendinöse Verletzung ca. 5–14 Tage, intratendinöse Verletzung ca. 2–6 Wochen).

Ausgehend von der Annahme, dass es unter Ermüdung zu einer kompensatorischen Strategie durch die Hüftextensoren kommt, erscheint es sinnvoll, RTS-Testungen auch unter Ermüdung durchzuführen (Edouard et al. 2018).

Beispielsweise könnte ein SL-Bridge-Test zur Ermüdung eingesetzt werden (mit anschließendem Sprinten) oder die repetitive Sprintfähigkeit vor einer RTS-Freigabe überprüft werden (Freckleton et al. 2014; van der Horst et al. 2017).

Neben Richtungswechseln und Abbremsverhalten erscheint es sinnvoll, alle Kraftfertigkeiten entlang der Kraft-Geschwindigkeits-Kurve (in allen Ebenen) zu testen (Maestroni et al. 2020). Für die meisten betroffenen Athleten sind Sprungaktivitäten Zielsport-relevant. Sprungtestungen können mittlerweile App-basiert valide analysiert werden (Balsalobre-Fernandez et al. 2015; Haynes et al. 2019). Da Rückschlüsse von (vertikalen) Sprunganalysen auf (horizontale) Kraftparameter im Sprint nicht regelhaft möglich sind, empfiehlt es sich, eine Analyse beider Aktivitäten durchzuführen (Jimenez-Reyes et al. 2018; Marcote-Pequeno et al. 2019).

Für Sprint-/Laufaktivitäten sowie für alle Sprungaktivitäten spielt auch der Dehnungs-Verkürzungs-Zyklus (DVZ) eine Rolle. Man unterscheidet Aktivitäten im kurzen DVZ (<250 ms) und langem DVZ (>250 ms). Zur Quantifizierung des DVZ bzw. der plyometrischen Kapazität wird der Reaktivkraftindex (Reactive Strength Index = RSI) verwendet, der die Sprunghöhe in Relation zur Bodenkontaktzeit setzt. Anders gesagt kann der RSI verwendet werden, um die Steifigkeit zu analysieren.

Eine Analyse des Sprints (Abb. 1.36) aus kinetischen und kinematischen Gesichtspunkten erscheint ebenfalls sinnvoll. Ein technisches Verständnis der Zielaktivität für den Behandelnden ist unter diesem Gesichtspunkt hilfreich. Mittlerweile lassen sich kinetische Messungen (horizon-

tale Kraftentwicklung) auch kostengünstig und mit wenig technischem Aufwand durchführen (Romero-Franco et al. 2017). Auch wenn momentan die Relevanz im Hinblick auf die Prävention von HS-Verletzungen noch nicht klar ist, kann ein Kraft-Geschwindigkeits-Profil als Basisbefund genutzt werden und dann im Zusammenhang mit RTS-Entscheidungen nach einer Verletzung einbezogen werden. Auch ein intrasaisonales Screening auf Veränderungen der Kraftentwicklung im Sprint ist möglich (Jimenez-Reyes et al. 2020). Inwieweit Veränderungen dabei in Zusammenhang mit einer potenziell erhöhten Verletzungsanfälligkeit stehen, ist noch nicht klar.

1.1.2   Verletzungen der Adduktoren

Akute Leistenbeschwerden sind in zwei Drittel der Fälle durch die Adduktoren bedingt (Serner et al. 2015). In 90 % ist dabei der M. adductor longus betroffen, und die Verletzungen treten am häufigsten im Zusammenhang mit Schießen, Richtungswechseln oder dem Herausstrecken (Reaching) eines Beins auf (SERNER et al. 2018, 2019). Der überwiegende Anteil sind dabei Nicht-Kontakt-Verletzungen (Serner et al.

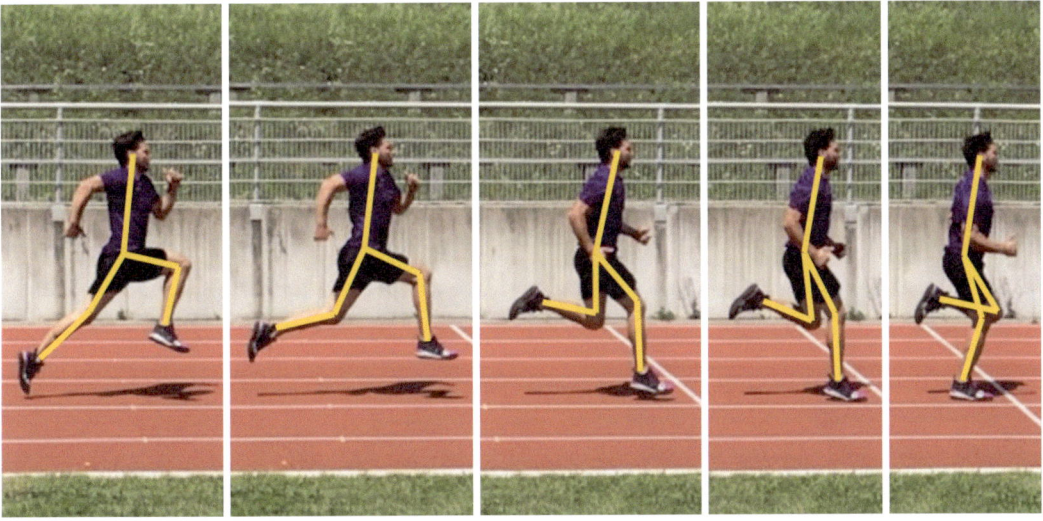

Abb. 1.36 Beispiel für eine App-basierte orientierende Beurteilung der Sprintmechanik (C. Balsalobre)

2019). In der Vergangenheit konnte gezeigt werden, dass die Lokalisation einer Muskelverletzung möglicherweise eine Rolle in der Rehabilitation spielen kann (Wangensteen et al. 2017). Verletzungen des M. adductor longus werden an drei Lokalisationen Abb. 1.37 beschrieben (Serner et al. 2018):

1. Proximale Insertion
2. Myotendinöse Verbindung zur proximalen Sehne
3. Myotendinöse Verbindung zur distalen Sehne

Dabei scheint eine schnelle exzentrische Muskelaktivierung in Abduktion und Außenrotation des Hüftgelenkes bei Bewegungen in der geschlossenen Kette (Richtungswechsel) im Zusammenhang mit der Verletzung zu stehen (Serner et al. 2019). Hingegen wird als Ursache von Verletzungen, die auf der Schussbein-Seite auftreten, der Übergang von Hüftextension in die Hüftflexion beschrieben (Charnock et al. 2009; Serner et al. 2019). Vermutet wird der schnelle Übergang aus einer (exzentrischen) Muskelverlängerung in eine konzentrische Muskelaktivierung in der offenen Kette (Schießen) oder in der geschlossenen Kette (Richtungswechsel), bei gleichzeitig notwendiger Rumpfkontrolle, als Ursache für akute Adduktorenverletzungen (Serner et al. 2019).

Diagnostik
Akute Adduktorenverletzungen lassen sich in einer klinischen Untersuchung gut erfassen (Serner et al. 2016). Tab. 1.7 zeigt eine Übersicht über die Diagnostik bei Beschwerden im Bereich der Adduktoren. (Abb. 1.38, 1.39, 1.40, 1.41 und 1.42).

Therapie
Ein Konsensus zum therapeutischen Vorgehen nach akuten Adduktorenverletzungen existiert derzeit nicht.

In der akuten Phase erfolgt ein Vorgehen nach dem POLICE/PEACE-Schema.

In der Folge wird dann, vergleichbar zur Behandlung der chronischen Adduktoren-assoziierten Leistenbeschwerden, ein progressives Training zur Wiederherstellung der Sportfähigkeit empfohlen (Tyler et al. 2014). Dabei können anfangs isometrische Trainingsvarianten der Adduktoren durchgeführt werden und dann zu dynamischen konzentrischen und exzentrischen

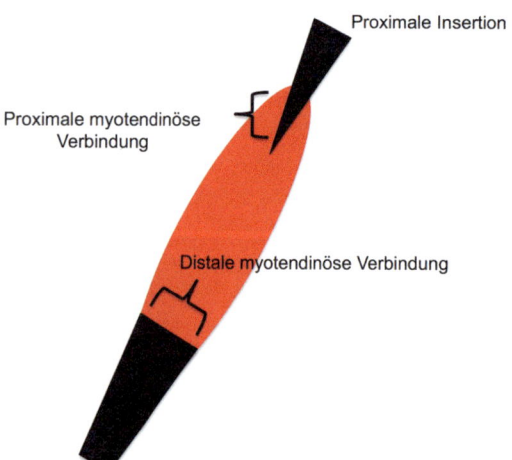

Abb. 1.37 Schematische Darstellung der proximalen Insertion und der myotendinösen Verbindungen des M. adductor longus

Tab. 1.7 Diagnostik bei Verletzungen der Adduktoren

Palpation	Schmerzprovokations-Tests	Testung des Bewegungsausmaßes	Testung der Kraft
• M. adductor longus • M. gracilis • M. pectineus	**Widerstandstestung** • Squeeze-Test in 0° Hüftflexion • Squeeze-Test in 45° Hüftflexion • Adduktion im endgradigen (Abduktions-)Bewegungsbereich **Flexibilitätstestung** • Passive Adduktoren-Dehnung • Faber-Test	• Bent Knee Fall Out-Test • Hüftgelenk-Abduktion in Seitlage	• Exzentrische Hüftgelenk-Abduktion (in Seitlage) • Exzentrische Hüftgelenk-Adduktion (in Seitlage) • Exzentrische Hüftgelenk-Adduktion (in Rückenlage)

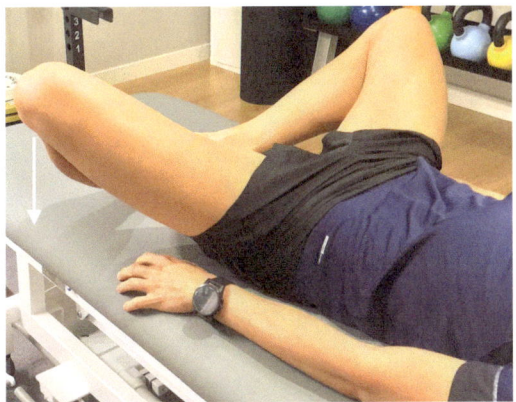

Abb. 1.38 Bent Knee Fall Out-Test. Rückenlage mit ca. 90° Kniegelenkflexion, 45° Hüftgelenkflexion und den Füßen zusammen. Die Ausgangsstellung wird erreicht, indem zuerst ein Bein gebeugt wird, sodass der mediale Malleolus neben dem medialen Gelenkspalt des kontralateralen Beines zu liegen kommt. Das kontralaterale Bein wird im Anschluss gleichermaßen positioniert. Der Patient wird dann angeleitet, die Knie nach außen fallen zu lassen, während die Füße zusammenbleiben. Der Untersuchende prüft mit leichtem Überdruck, ob sich der Patient am Bewegungsende entspannt hat. Der Abstand zwischen dem distalsten Punkt des Fibulakopfes und der Oberfläche der Untersuchungsliege wird gemessen und auf 0,5 cm genau dokumentiert (Serner et al. 2016)

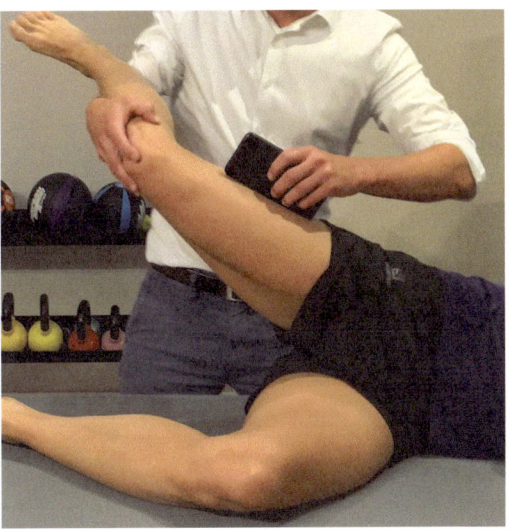

Abb. 1.39 Abduktion in Seitlage. Seitlage auf der nicht getesteten Seite mit Hüft-/Kniegelenkflexion in etwa 90°. Die Höhe der Untersuchungsliege wird so eingestellt, dass sich die Hüfte des getesteten Beines und die Hüfte des Untersuchenden auf gleicher Höhe befinden. Der Untersuchende stabilisiert das Becken des Patienten mit seiner Hüfte und hält medial das Kniegelenk des Test-Beins, das in einem entspannten Knieflexionswinkel eingestellt wird. Der Unterarm des Untersuchenden unterstützt den Unterschenkel des Patienten. Das Bein des Patienten wird dann bis zum Bewegungsende abduziert, wobei das Hüftgelenk in neutraler Stellung gehalten wird. Das Bewegungsausmaß wird mit einem digitalen Inklinometer am lateralen Oberschenkel des Test-Beins gemessen. Der Test wird zweimal durchgeführt und der Durchschnittswert wird dokumentiert (Serner et al. 2016)

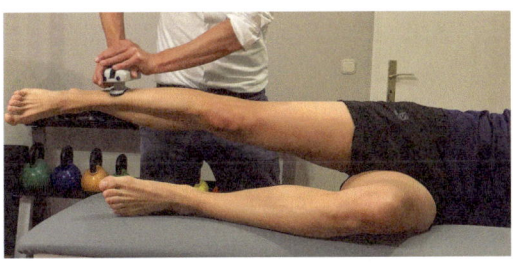

Abb. 1.40 Exzentrische Hüftgelenk-Abduktion (Seitlage)*. Seitlage auf der Seite des nicht getesteten Beins mit Kniegelenk und Hüftgelenk in ca. 90° Flexion. Das Test-Bein wird vom Untersuchenden in einer neutralen Position gehalten. Der Patient hält sich zur Stabilisation mit einer Hand an der Seite der Behandlungsbank fest. Der Untersuchende übt einen Widerstand mit dem HHD auf die laterale Fibula aus (auf Höhe der lateralen Markierung, s. u.) (Serner et al. 2016)

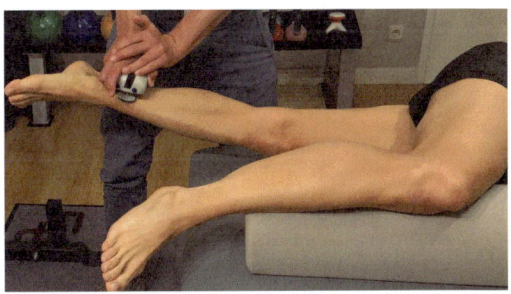

Abb. 1.41 Exzentrische Hüftgelenk-Adduktion (Seitlage)*. Der Patient liegt auf der Seite des Test-Beins in Hüft-/Kniegelenkstreckung. Hüftgelenk und Kniegelenk des nicht getesteten Beins werden in ca. 90° Flexion auf einer Unterlage abgelegt, um die Beckenposition beizubehalten. Der Patient hält sich zur Stabilisation mit einer Hand an der Seite der Behandlungsbank fest. Der Untersuchende hebt das Bein von der Behandlungsbank in eine volle Adduktion ab und gibt einen Widerstand mit dem HHD auf das adduzierte Bein (auf Höhe der medialen Markierung, s. u.) (Serner et al. 2016)

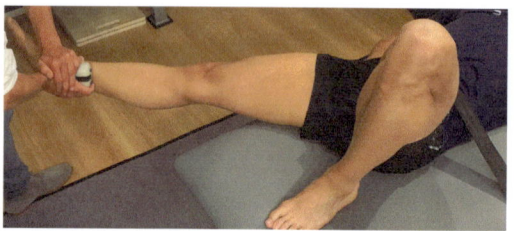

Abb. 1.42 Exzentrische Hüftgelenk-Adduktion (Rückenlage)*. Der Patient hält sich zur Stabilisation mit seinen Händen an beiden Seiten der Behandlungsbank fest. Ggf. zusätzlich Anlage eines Stabilisierungsgurtes um das Becken. Das nicht getestete Bein wird im Kniegelenk und im Hüftgelenk gebeugt, wobei der Fuß aufgestellt wird. Der mediale Malleolus wird auf Höhe des kontralateralen Kniegelenksspaltes platziert, während sich die Zehen am Ende der Behandlungsbank befinden. Das Test-Bein wird in Streckung in eine maximale Hüftabduktion gebracht. Aus der maximalen Hüftabduktion wird das Test-Bein etwas in Richtung Mittellinie zurückgeführt (ca. 20 cm), sodass ein exzentrischer „Break-Test" durchgeführt werden kann. Der Widerstand mittels HHD wird dann auf die mediale Tibia (auf Höhe der medialen Markierung, s. u.) ausgeübt, dabei stützt der Untersuchende seinen eigenen Ellenbogen auf der SIAS ab, um den Arm während der Prüfung zu stabilisieren (Serner et al. 2016). * Das Gewicht (kg) und der Hebelarm (cm) des Patienten werden vor der HHD-Analyse gemessen. Der Hebelarm wird von der Spina iliaca anterior superior (SIAS) bis 8 cm proximal vom prominentesten Punkt des lateralen Malleolus gemessen. Auf der medialen Tibia wird auf gleicher Höhe ein entsprechender Punkt markiert. Für jeden Krafttest sollte ein Probeversuch durchgeführt werden, gefolgt von drei maximalen Kontraktionen mit einer Pause von 30 s zwischen jeder Wiederholung. Der Patient übt eine willkürliche maximale isometrische Kontraktion von 3 s gegen ein Handheld Dynamometer (HHD) aus. Der Untersuchende „überwindet" dann die isometrische Kontraktion des Patienten, indem er langsam den Druck gegen das Bein erhöht (2 s). Die standardisierte Anleitung für die Tests lautet: „vorwärts-drücken-drücken-drücken-drücken-drücken", der insgesamt 5 s dauert. Die Patienten werden angewiesen, innerhalb ihrer „Komfortzone" so stark wie möglich zu drücken. Wenn die Teilnehmer den Test aufgrund von Schmerzen nicht durchführen können, wird ein Ergebnis von 0 N dokumentiert. Ansonsten wird der erreichte Maximalwert festgehalten (Serner et al. 2020)

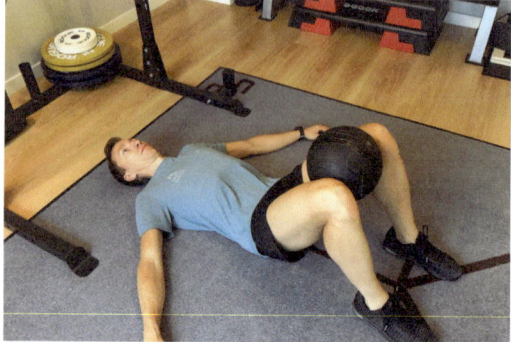

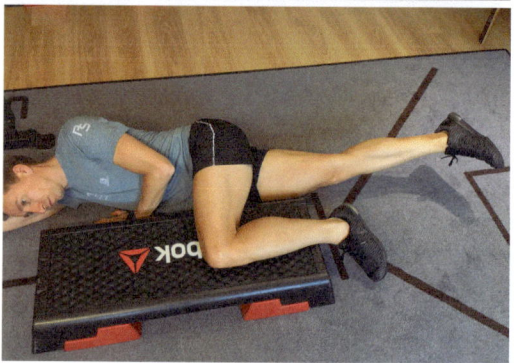

Abb. 1.43 Isometrische Aktivierung der Adduktoren

Varianten gesteigert werden (Abb. 1.43, 1.44 und 1.45). Trainingsvarianten zur intersegmentalen Koordination können ergänzend eingesetzt werden (Kniebeugen, tiefe Lunges, Hip Thrusts aus Hüftflexionspositionen z. B. Kettlebell Swings). Eine schrittweise Exposition gegenüber sportartspezifischen (Lauf-)Belastungen ist im Hinblick auf den Zielsport sinnvoll. Ein progressives Laufprogramm, das bereits bei chronischen Leistenbeschwerden beschrieben wurde, ist in

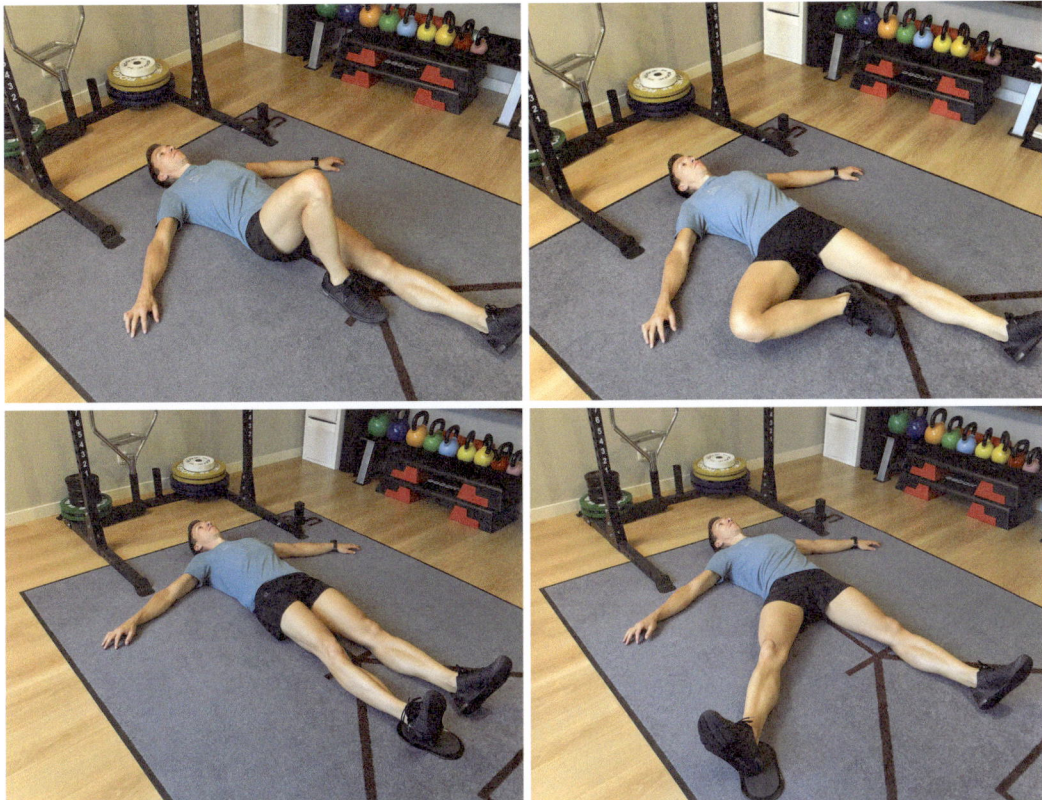

Abb. 1.44 Dynamische Aktivierung der Adduktoren

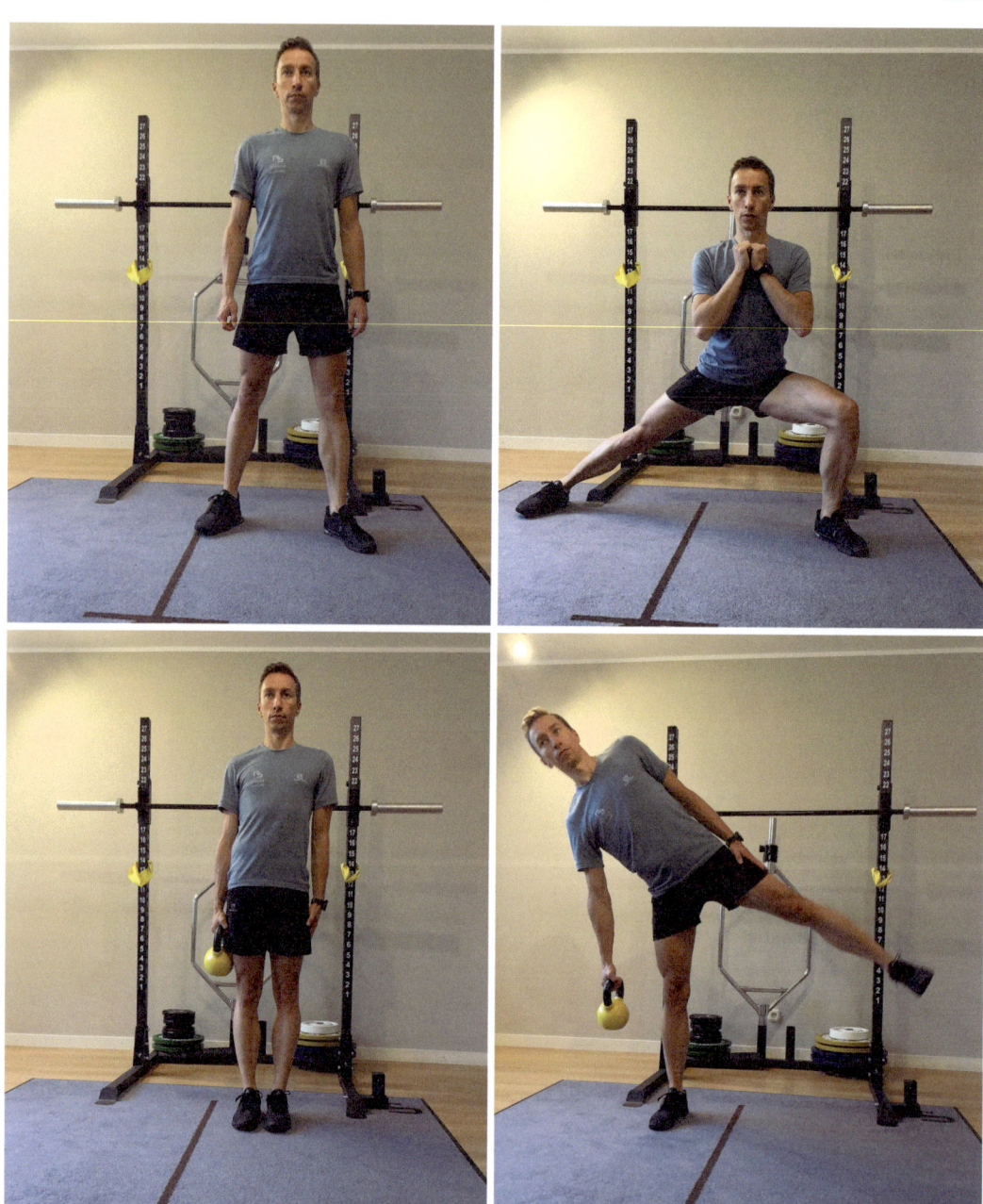

Abb. 1.45 Dynamische Aktivierung der Adduktoren

den Tab. 1.8 und 1.9 dargestellt. Als weitere Progression wäre dann eine Inkludierung lateraler Shuffle-Bewegungen und Richtungswechselvarianten möglich (King et al. 2018).

Evidenzbasierte intrarehabilitative Übergangskriterien sind nicht bekannt, beschrieben ist eine Wiederherstellung der Adduktorenkraft von 75 % im Seitenvergleich vor der Wiederaufnahme des sportspezifischen Trainings (Tyler et al. 2014). Interessanterweise scheinen Adduktoren-Trainingsvarianten wie z. B. das Hölmich-Protokoll möglicherweise bereits ausreichend hohe Intensitäten für ein Krafttraining im Leistenbereich zu generieren (Krommes et al. 2017). Ein exzentrisches Adduktoren-Training wurde in der Prävention von Adduktorenverletzungen als erfolgreich beschrieben und könnte daher auch in ein Rehabilitationsprogramm nach akuten Adduktorenverletzungen integriert werden (Ishoi

et al. 2016; Haroy et al. 2019). Da die meisten akuten Adduktorenverletzungen des M. adductor longus die proximale oder distale myotendinöse Verbindung betreffen, stellt eine Erhöhung der myotendinösen Kapazität (durch z. B. Maximalkrafttraining) ebenfalls eine sinnvolle Maßnahme dar (Serner et al. 2019). Aufgrund der komplexen Funktion der Adduktoren sollte dabei das Training nicht nur in der Frontalebene, sondern multiplanar, mit einem Fokus auf die für die Risikobewegungen hilfreichen Synergisten (vordere und hintere Kette, Rumpf etc.) erfolgen (Neumann 2010; Serner et al. 2019). Möglicherweise können diese Synergisten dann die Belastung auf die Adduktoren reduzieren. Da als Verletzungsmechanismus von einer plötzlichen Kontraktion in Gelenkpositionen nah am Bewegungsende (End Range-Positionen) ausgegangen wird, könnten Trainingsvarianten mit schneller „Umkehr-Akti-

Tab. 1.8 Lineares Laufprogramm (A) (King et al. 2018)

Stufe[2]	Distanz	Intensität[1]	Erholung	Wiederholung	Distanz
1	400 m	50 %	1 min	6	2400
2	400 m	50 %	1 min	8	3200
3	400 m	50 %	1 min	10	4000
4	400 m	70 %	1 min	10	4000
5	400 m	85 %	1 min	10	4000
6	400 m	100 %	1 min	10	4000

[1]100 % entspricht der individuell empfundenen maximalen Anstrengung bei der angegebenen Distanz
[2]Progression in die nächste Stufe, wenn keine vermehrten Beschwerden am nächsten Morgen auftreten

Tab. 1.9 Lineares Laufprogramm (B) (King et al. 2018)

Stufe[3]	Distanz	Intensität[2]	Erholung	Wiederholung	Distanz	Gesamtdistanz	Start
Warm-up[1]	400 m	70 %	1 min	4	1600 m	1600 m	
1	100 m	70 %	30 s	10	1000 m	2600 m	Fliegender Start × 10 m
2	100 m	85 %	30 s	10	1000 m	2600 m	Fliegender Start × 10 m
3	100 m	50 %	30 s	10	1000 m	2600 m	Fliegender Start × 10 m
4	100 m	100 %	30 s	5	500 m	2350 m	Fliegender Start × 10 m
	50 m	85 %	30 s	5	250 m		Stehender Start
5	100 m	100 %	30 s	5	500 m	2350 m	Fliegender Start × 10 m
	50 m	85 %	30 s	5	250 m		Stehender Start
6	100 m	100 %	30 s	5	500 m	2350 m	Fliegender Start × 10 m
	50 m	85 %	30 s	5	250 m		Stehender Start
7	100 m	100 %	30 s	5	500	2600	Fliegender Start × 10 m
	50 m	85 %	30 s	10	500		Stehender Start

[1]vor dem Beginn jeder Einheit mit Fokus auf gutes Laufmuster
[2]100 % entspricht der individuell empfundenen maximalen Anstrengung bei der angegebenen Distanz
[3]Progression in die nächste Stufe, wenn keine vermehrten Beschwerden am nächsten Morgen auftreten

vierung" (Umkehrpunkt Exzentrik => Konzentrik) hilfreich sein, um die Muskelfunktion wiederherzustellen.

Berücksichtigt werden muss jedoch, dass außer der muskulären Kapazität auch viele andere Faktoren (Wahrnehmung, Antizipation, Entscheidungsfindung, Gegnerverhalten usw.) das Bewegungsverhalten kontextspezifisch immer mitbestimmen (Serner et al. 2019).

Zuletzt wurde ein kriterienbasiertes Rehabilitations-Protokoll bei akuten Adduktorenverletzungen beschrieben (Serner et al. 2020).

Das Protokoll beinhaltet zwei Schwerpunktbereiche:

1. Protokoll mit progressivem Training für den Leistenbereich
2. Progressives Lauf- und sportspezifisches Protokoll

Die beiden Schwerpunktbereiche wurden in jeweils vier Phasen unterteilt (Abb. 1.46, 1.47 und 1.48). Innerhalb der beiden Bereiche ist eine Progression, unabhängig vom anderen Schwer-

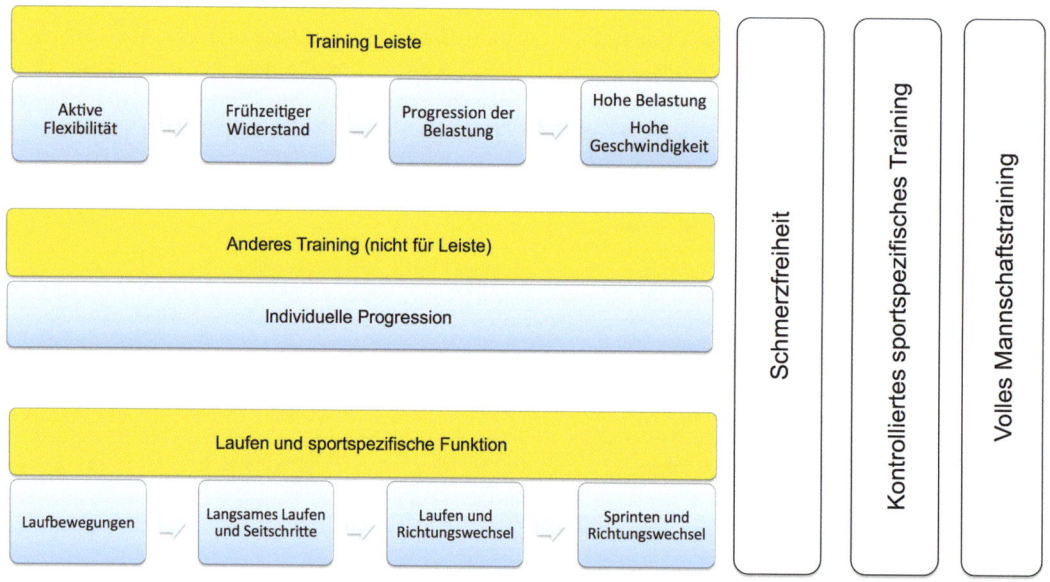

Abb. 1.46 Rehabilitationsphasen bei akuten Adduktorenverletzungen (Serner et al. 2020)

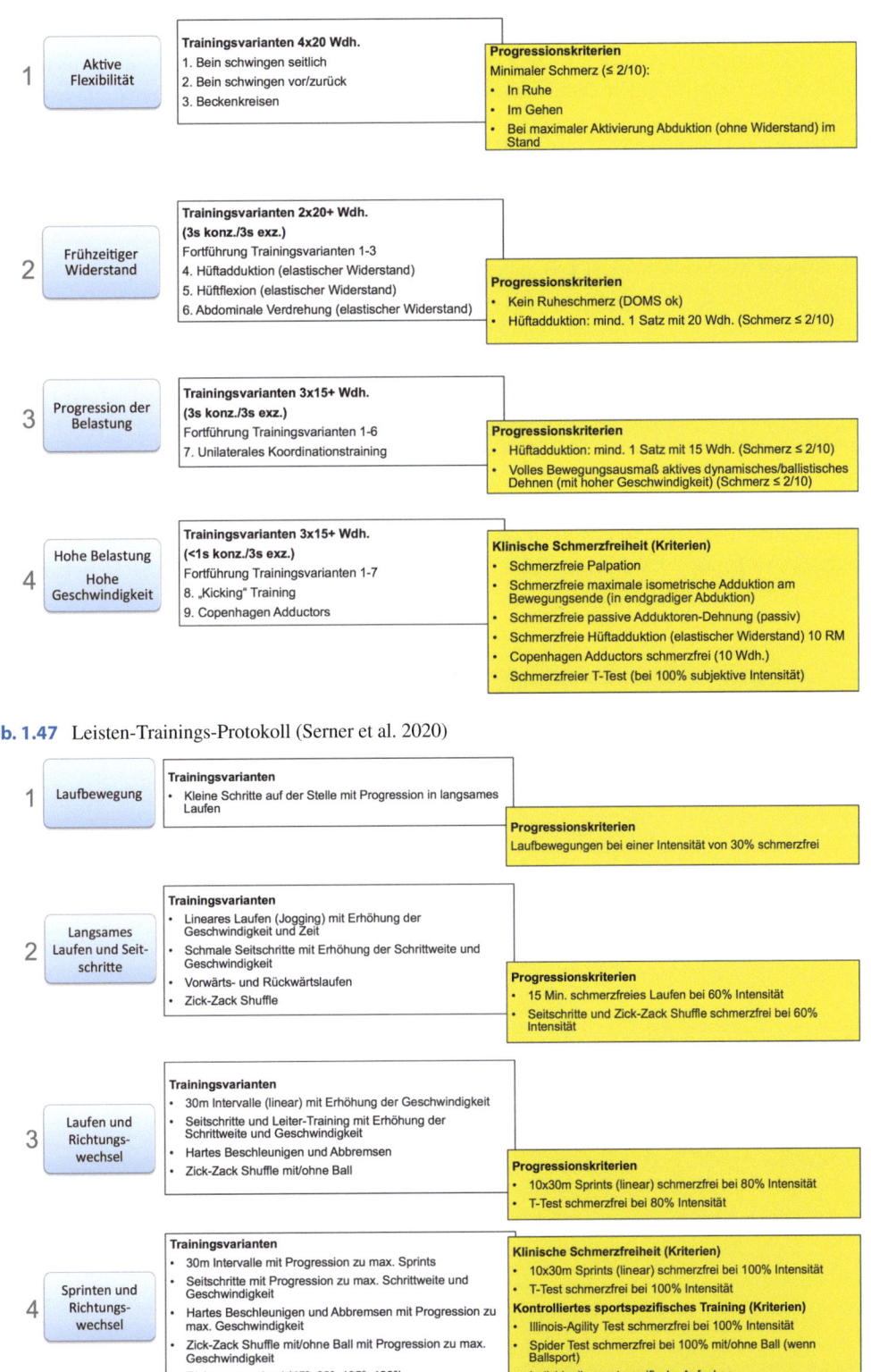

Abb. 1.47 Leisten-Trainings-Protokoll (Serner et al. 2020)

Abb. 1.48 Protokoll „Laufen und sportspezifisches Training" (Serner et al. 2020)

punktbereich, möglich. Die Abb. 1.49, 1.50, 1.51, 1.52, 1.53, 1.54, 1.55, 1.56 und 1.57 zeigen die zugehörigen Trainingsvarianten zum Rehabilitationsprotokoll.

Die Schwerpunktbereiche sind in vier Phasen unterteilt. Vor dem Durchlaufen jeder Phase müssen bestimmte Kriterien erfüllt werden. Die beiden Schwerpunkte können unabhängig voneinander durchlaufen werden, d. h. es ist z. B. möglich, im Protokoll „Training der Leiste" in Phase 2 und im Protokoll „Laufen und sportspezifische Funktion" in Phase 4 zu sein oder umgekehrt. Die Kriterien für beide Protokolle müssen vor Beginn des sportartspezifischen Trainings auf dem Spielfeld/auf dem Platz erfüllt sein. Ein paralleles Training nicht-betroffener Bereiche (= „anderes Training") erfolgt individuell.

Eine Messung der exzentrischen Kraft der Adduktoren zur Vorhersage zukünftiger Leistenbeschwerden wird diskutiert (Mosler et al. 2018;

Bourne et al. 2019). Ein (kontinuierliches) Monitoring der Adduktorenkraft im Saisonverlauf stellt einen interessanten Ansatz zur Erkennung von Athleten dar, die potenziell Leisten-/Hüftbeschwerden im Saisonverlauf entwickeln könnten (Wollin et al. 2018). Dabei ist zu berücksichtigen, dass Kraftparameter der Adduktoren und Abduktoren während der Saison einer physiologischen Variation unterliegen (Lonie et al. 2020).

1.1.3 Verletzungen des M. rectus femoris

Der M. rectus femoris ist der am häufigsten verletzte Muskel des Quadrizeps, was möglicherweise mit seiner biartikulären Funktion in Knie- und Hüftgelenk zusammenhängt (Hasselman et al. 1995; Ekstrand et al. 2011; Eckard et al. 2017).

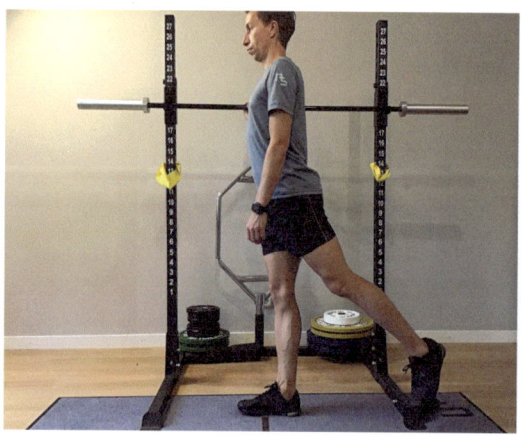 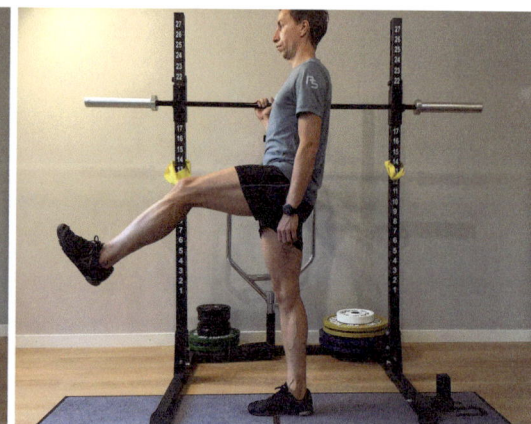

Abb. 1.49 Beinschwingen (vorwärts/rückwärts)

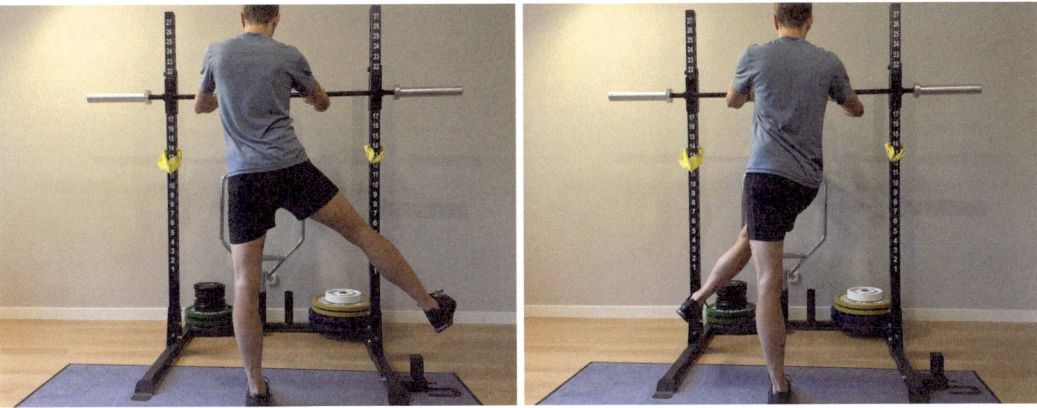

Abb. 1.50   Beinschwingen (Abduktion/Adduktion)

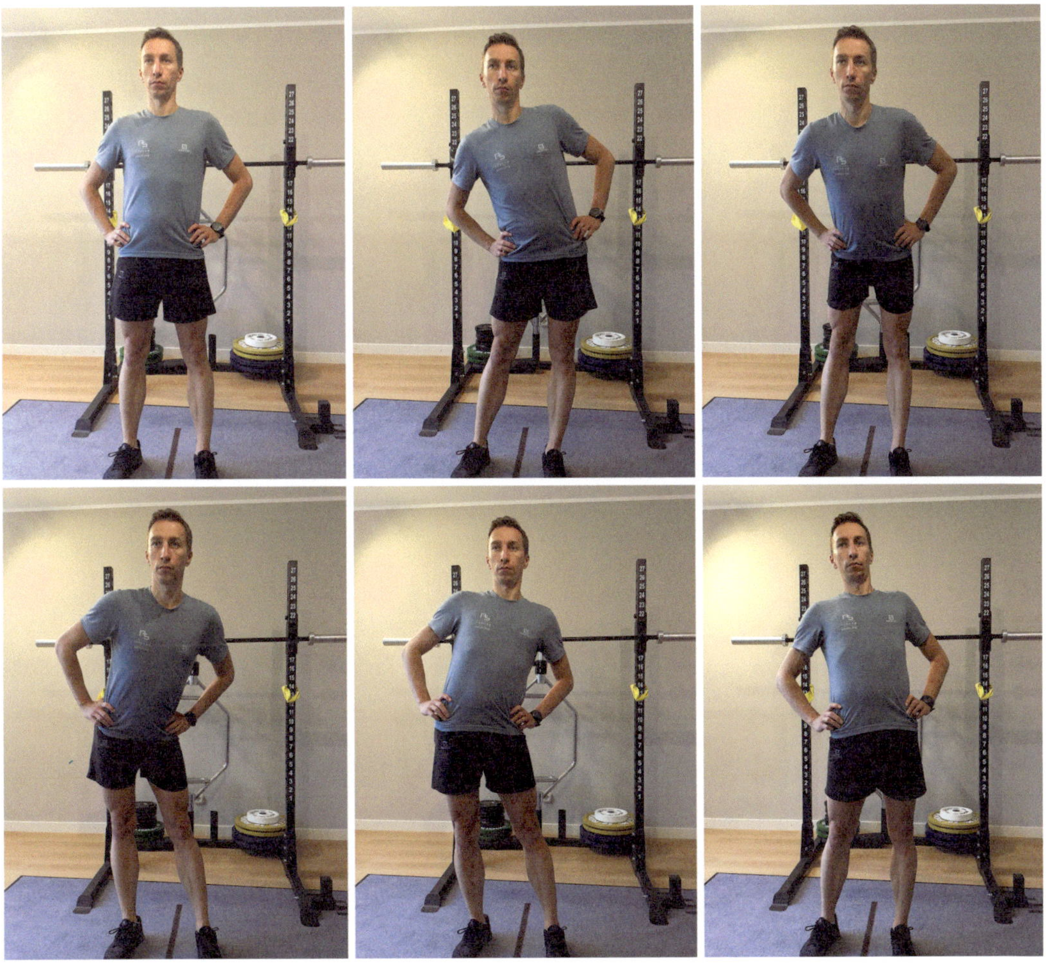

Abb. 1.51   Beckenkreisen

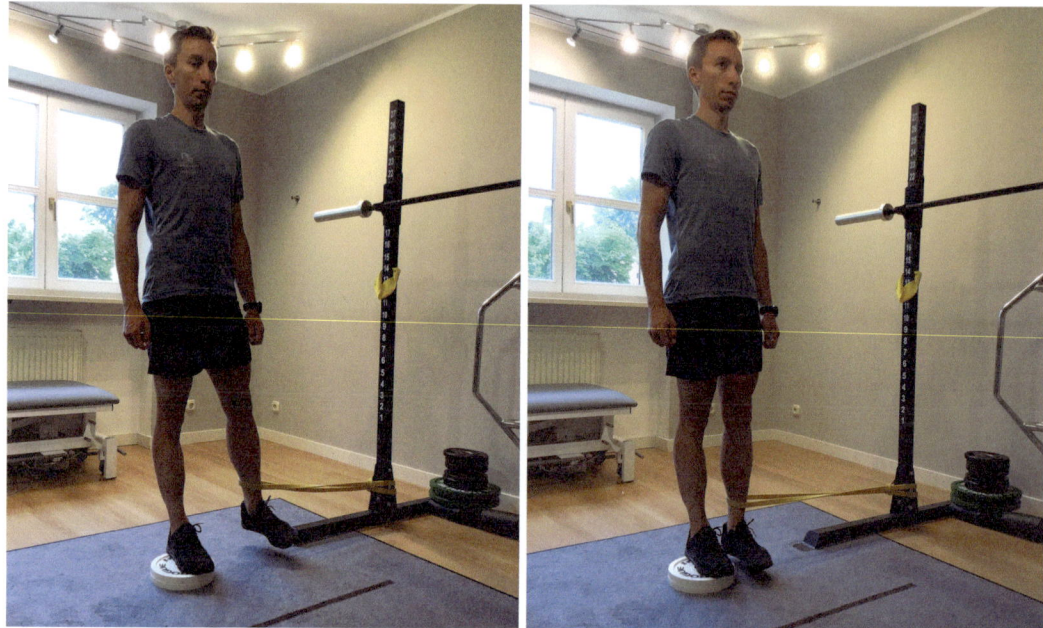

Abb. 1.52   Adduktion Hüftgelenk (elastischer Widerstand)

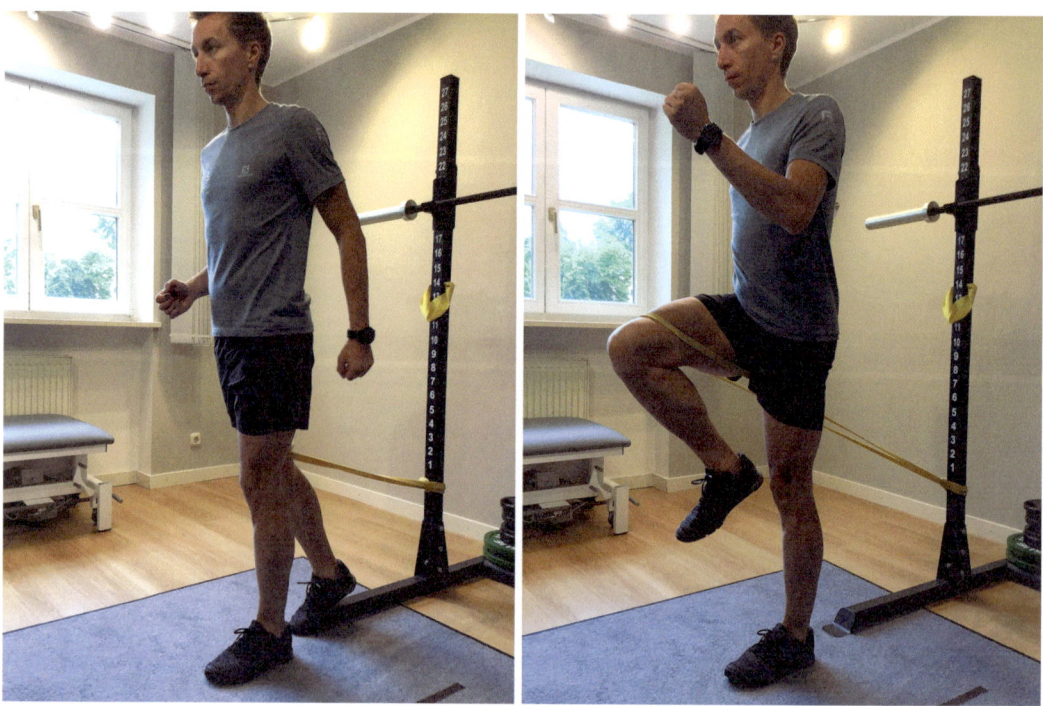

Abb. 1.53   Flexion Hüftgelenk (elastischer Widerstand)

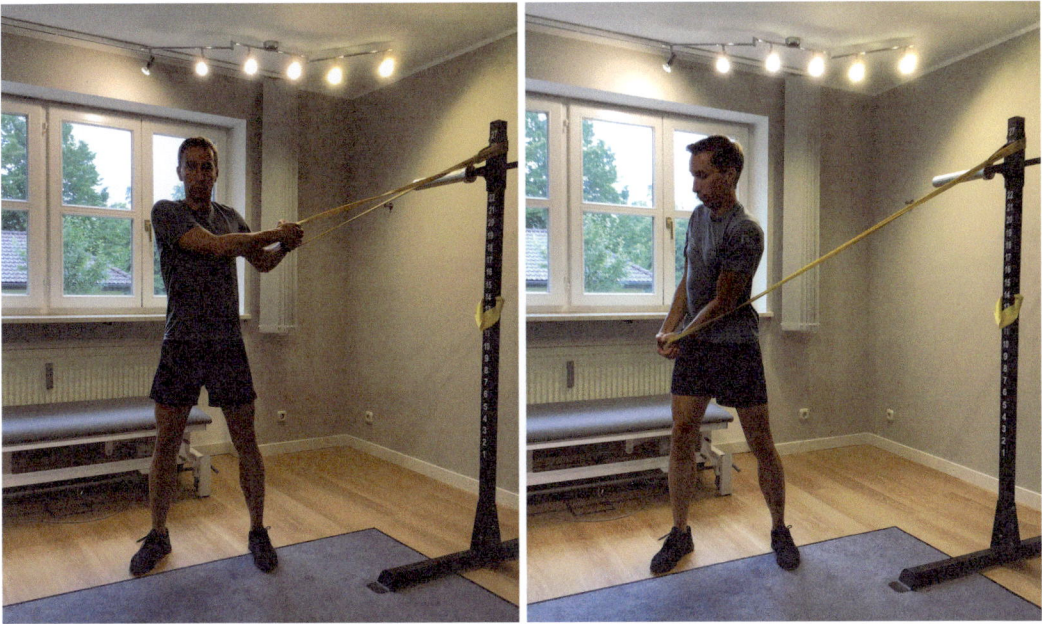

Abb. 1.54 Rumpfrotation (elastischer Widerstand)

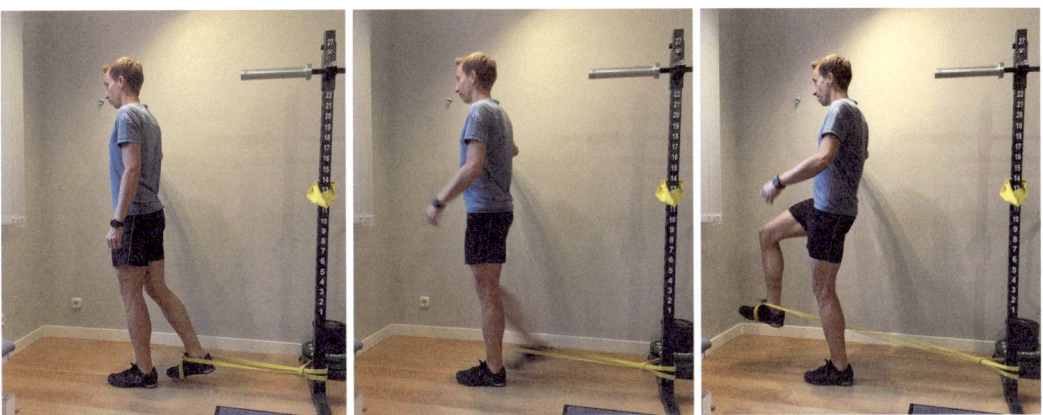

Abb. 1.55 „Kicking" Übung

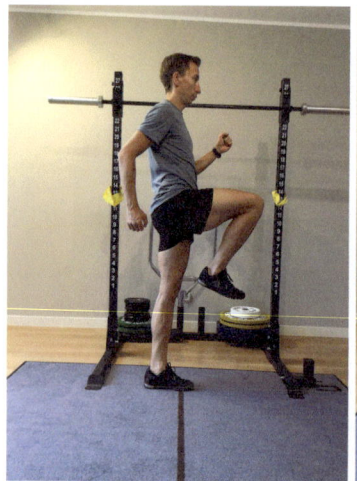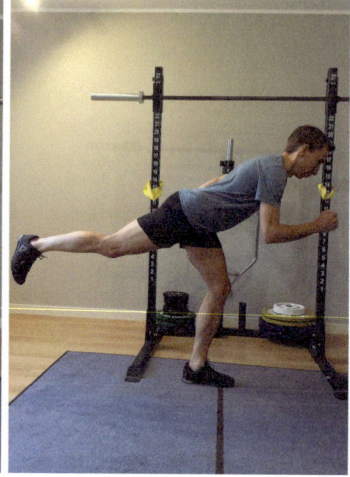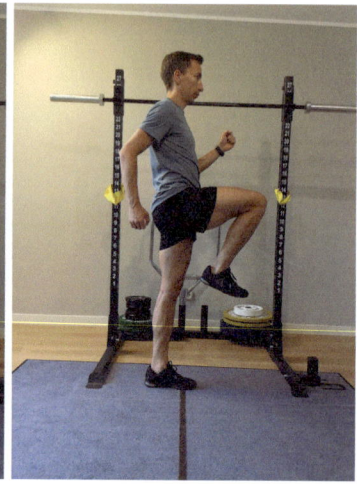

Abb. 1.56 Unilaterale Koordinationsübung

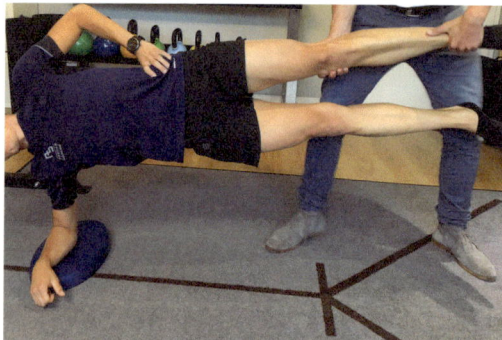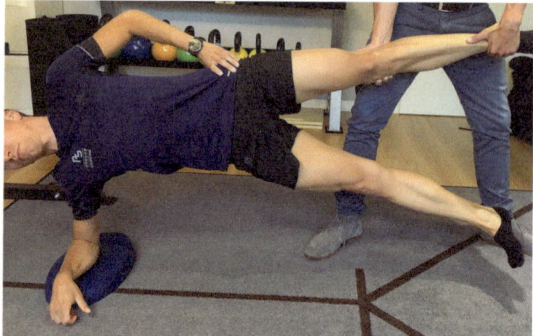

Abb. 1.57 Copenhagen Adductors

Die Anatomie des M. rectus femoris ist komplex. Als gefiederter, langer, biartikulärer Muskel mit einem großen Anteil an Typ-II-Muskelfasern unterliegt er signifikanten Längenveränderungen und hohen Verkürzungsgeschwindigkeiten (Mendiguchia et al. 2013). Der M. rectus femoris besitzt einen doppelten Sehnenursprung: Der direkte Kopf entspringt an der Spina iliaca anterior inferior, der indirekte Kopf geht vom superioren Rand des anterolateralen Azetabelums und der Hüftgelenkkapsel aus (Ouellette et al. 2006). Distale Verletzungen des M. rectus femoris sind typischerweise im myotendinösen Übergang lokalisiert. Proximale Verletzungen können die myotendinöse Verbindung der gemeinsamen Sehne der beiden Köpfe oder die tiefe myotendinöse Verbindung des indirekten Kopfes (= zentrale Sehne) betreffen (Cross et al. 2004; Mendiguchia et al. 2013). Eine prolongierte Rehabilitationsdauer ist bei proximalen Verletzungen mit Beteiligung der zentralen Sehne beschrieben (Cross et al. 2004; Balius et al. 2009; Brukner und Connell 2016). M.-rectus-femoris-Verletzungen können im Zusammenhang mit Beschleunigungen, Abbremsen oder in der Schussbewegung auftreten (Mendiguchia et al. 2013).

Die Therapie in den ersten 24–72 h der Akutphase erfolgt nach dem POLICE/PEACE-Schema. Um die Folgen einer Immobilisation möglichst gering zu halten, wird zu diesem Zeitpunkt bereits ein Trainingsprogramm der nicht-betroffenen Körperanteile begonnen. Anschließend erfolgt eine aktive Wiederherstellung der lokalen Muskelfunktion (Kary 2010). In dieser frühen Phase können erste funktionelle Belastungen in Form von Aquatraining durchgeführt werden.

Möglicherweise spielen Faktoren wie Flexibilität, Kraft und die (dynamische) lumbopelvine Kontrolle eine Rolle im Zusammenhang mit Verletzungen des M. rectus femoris. So könnte nicht nur eine verminderte exzentrische Kraft des M. rectus femoris selbst, sondern auch eine Kraftminderung des M. iliopsoas zu einer sekundären Überlastung des M. rectus femoris (mit Erhöhung der Verletzungsanfälligkeit) führen (Mendiguchia et al. 2013). Dementsprechend erscheint es sinnvoll, Trainingsvarianten zu integrieren, die diese Faktoren berücksichtigen (Kräftigung M.

iliopsoas, Training M. rectus femoris in verlängerter Position usw.).

Vergleichbar zu anderen Muskelverletzungen werden isometrische-isotonische-isokinetische Übungen (Abb. 1.58, 1.59, 1.60 und 1.61) und funktionelle Trainingsprogressionen beschrieben (Kary 2010; Blanchard und Glasgow 2019).

Auch die Einschränkung der Hüftextension (z. B. durch eine verminderte Flexibilität des M. iliopsoas) kann potenziell den Dehnungs-Verkürzungs-Zyklus (DVZ) (im Rahmen der Schussbewegung) beeinträchtigen und zu einer erhöhten sekundären Beanspruchung des M. rectus femoris führen. Ein dynamisch exzentrisches Training der Hüftflexoren/Knieextensoren kann hier integriert werden, um die Flexibilität zu ver-

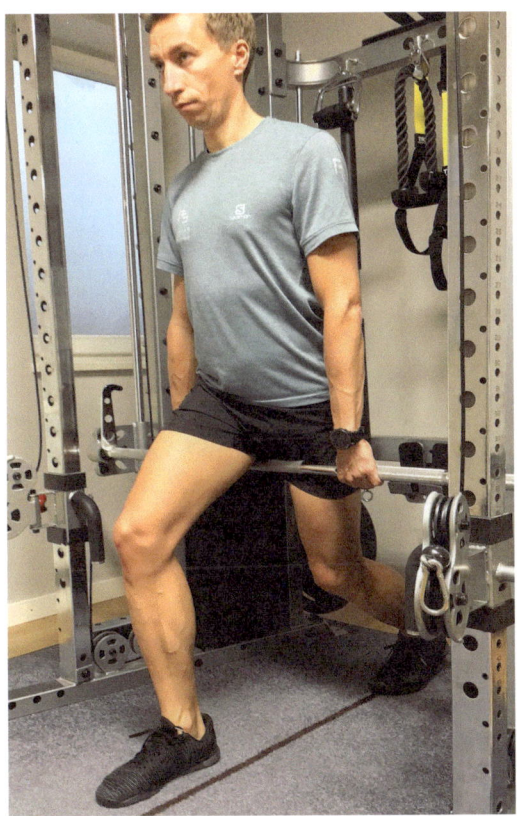

Abb. 1.58 Split Stance Isometrie

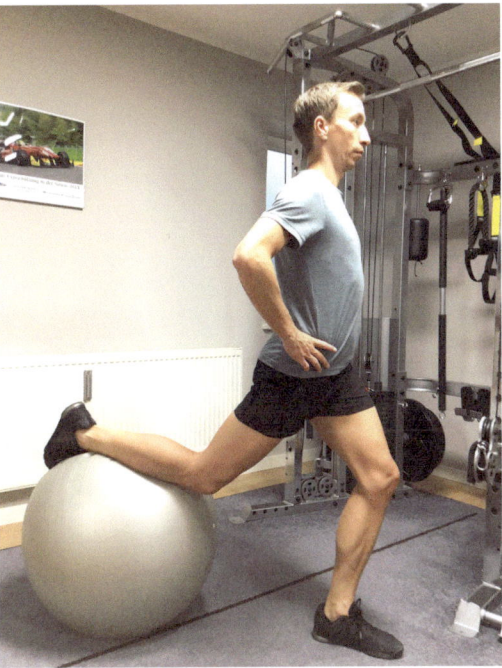

Abb. 1.59 Aktive isometrische Knieextension in endgradiger Hüftextension

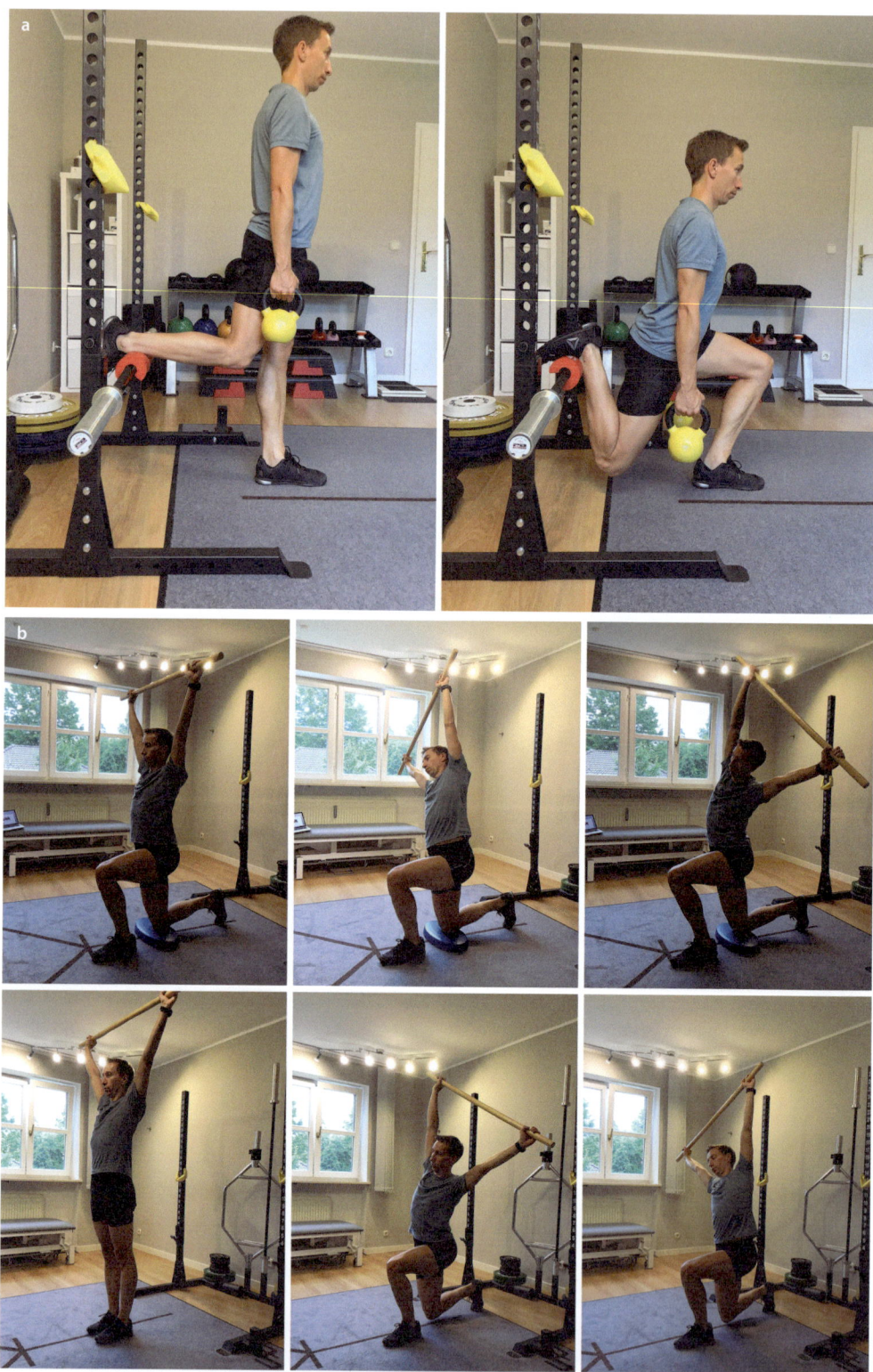

Abb. 1.60 (**a**) Bulgarian Split Squat (betroffenes Bein hinten und aktive Knieextension in Aufwärtsbewegung). (**b**) Progressive Lunge-Serie (Zusammenspiel Rumpf/Becken/Untere Extremität)

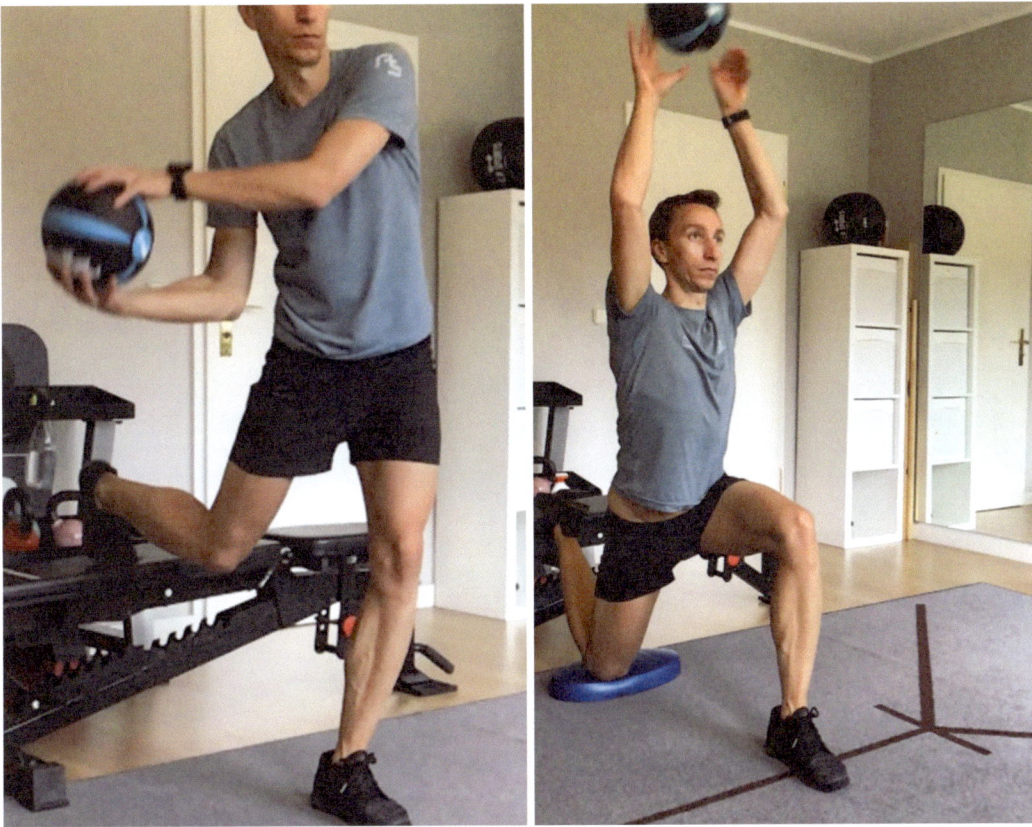

Abb. 1.61 Kraftabsorption und Kraftentwicklung mit Pertubation Rumpf (Halten der Position von Rumpf und Becken) durch Fangen in verschiedenen Positionen

bessern (bzw. die Dehnungstoleranz zur erhöhen) (Abb. 1.62 und 1.63).

Ein Training der Effizienz des DVZ kann durch z. B. Aufsteiger mit Fokussierung auf den ventralen Kniehub durchgeführt werden (Morgan et al. 2018) (Abb. 1.64).

Schussbewegungen können initial auch monoartikulär (nur Hüftgelenk-Flexion bzw. nur Kniegelenk-Extension) begonnen und begleitend biartikulär im Wasser gestartet werden (Morgan et al. 2018). Da für Schussbewegungen Winkelgeschwindigkeiten von bis zu 500°/s beschrieben sind, sollte auch progressiv die Geschwindigkeit in der Bewegungsdurchführung im Rahmen der Rehabilitation erhöht werden (Barfield 1998). Eine geschwindigkeitsbasierte Betrachtung der Schussaktivitäten scheint die positionsspezifische Schussbelastung (im Fußball) besser widerzuspiegeln als die Schussdistanz und kann für eine schrittweise Steigerung speziell dieser Belastungen genutzt werden (Whiteley et al. 2017).

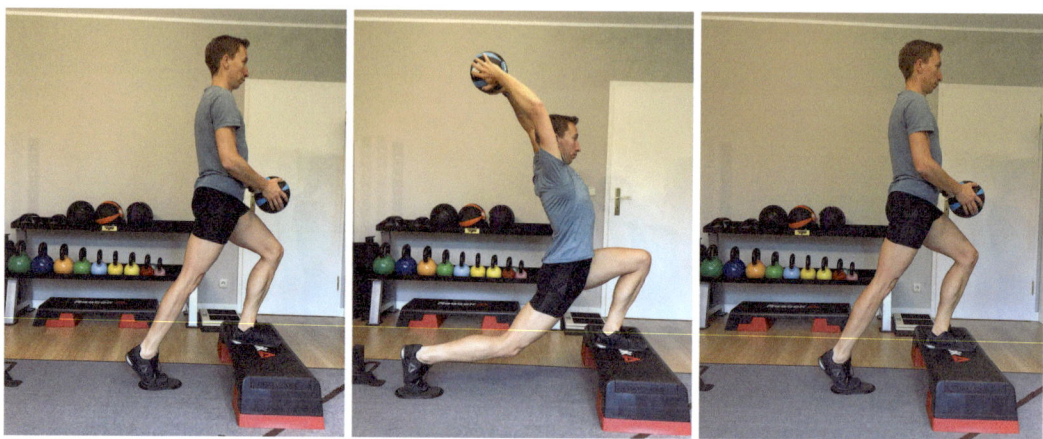

Abb. 1.62 Rückwärts-Lunge mit Medizinball (multiartikuläres exzentrisches Knieextensoren-Training) (Mendiguchia et al. 2013)

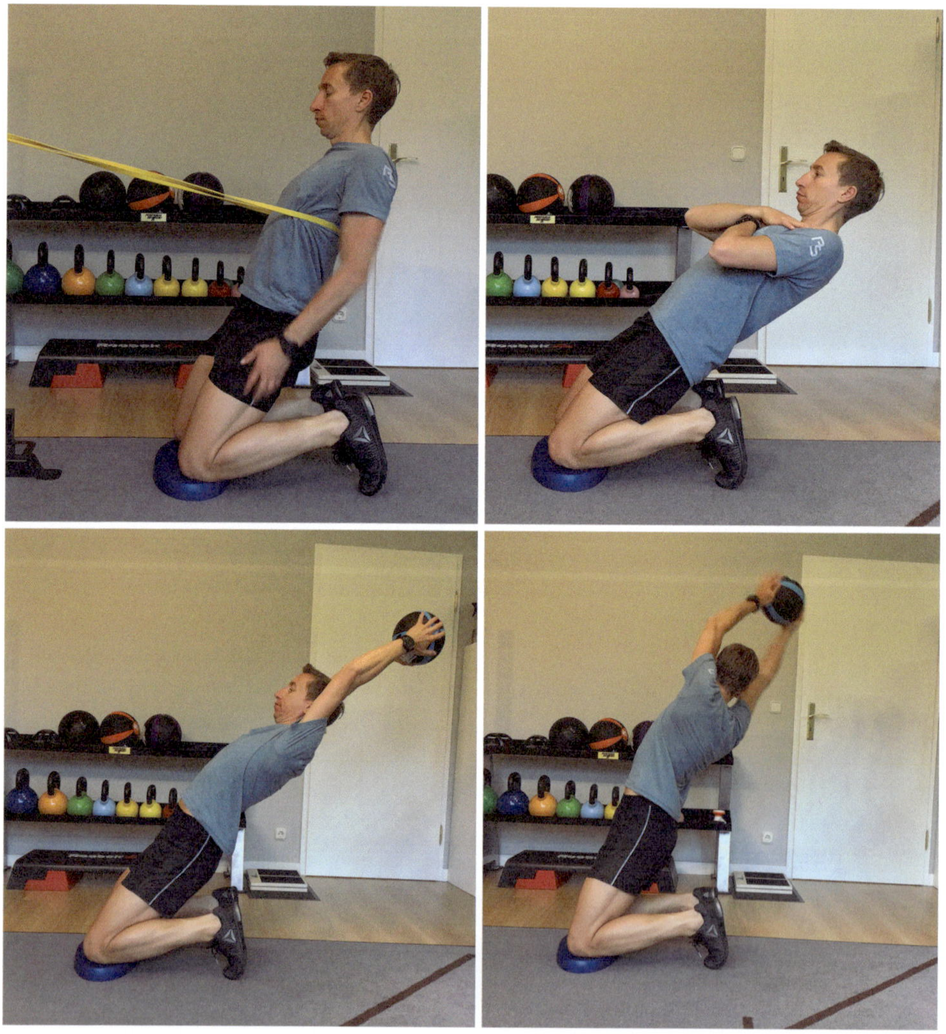

Abb. 1.63 Reverse Nordic Hamstrings (Progression)

Abb. 1.64 Aufsteiger (ohne/mit Pertubation) mit Fokus auf die schnelle Kniehubbewegung

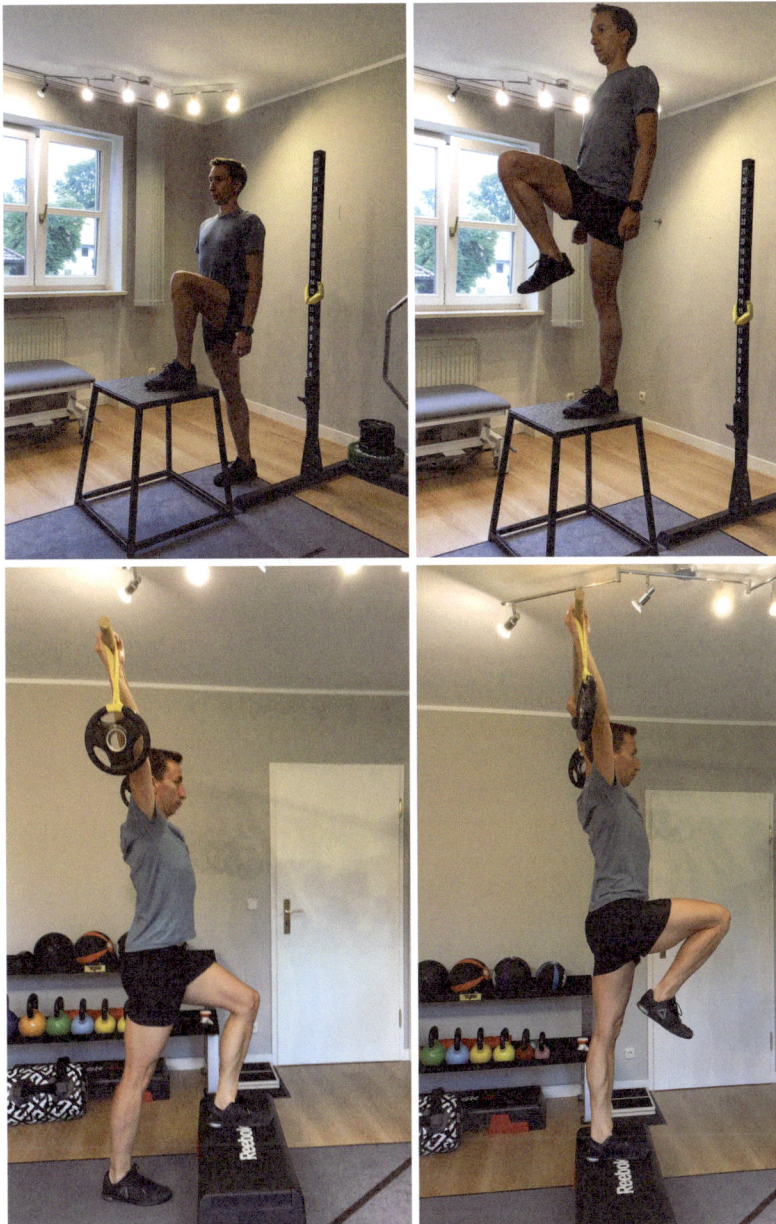

Der Quadrizeps spielt zudem eine entscheidende Rolle während des (exzentrischen) Ab-
bremsens in der Standbeinphase, sodass Ab-
bremsschritte (Abb. 1.65) oder alternierende
Splitsquat-Sprünge trainiert werden können
(Morgan et al. 2018).

Das Längen-Spannungs-Verhältnis des M. iliopsoas wird durch eine Beckenkippung beeinflusst, d. h. die Integration eines Trainings der
Bauchmuskulatur/ventralen Kette erscheint als
Ergänzung sinnvoll (Abb. 1.66 und 1.67).

1.1.4 Verletzungen des M. triceps surae

Der M. gastrocnemius und der M. soleus spielen
eine wichtige Rolle in der vertikalen und horizontalen Beschleunigung des Körperschwerpunktes
im Rahmen unterschiedlicher Laufgeschwindigkeiten. Insbesondere bei Beschleunigungen bis
zu 7 m/s tragen die beiden Muskeln durch ihre
vertikale Kraftunterstützung und Vergrößerung
der Schrittlänge wesentlich zur Beschleunigung
bei. Eine weitere Erhöhung der Geschwindig-

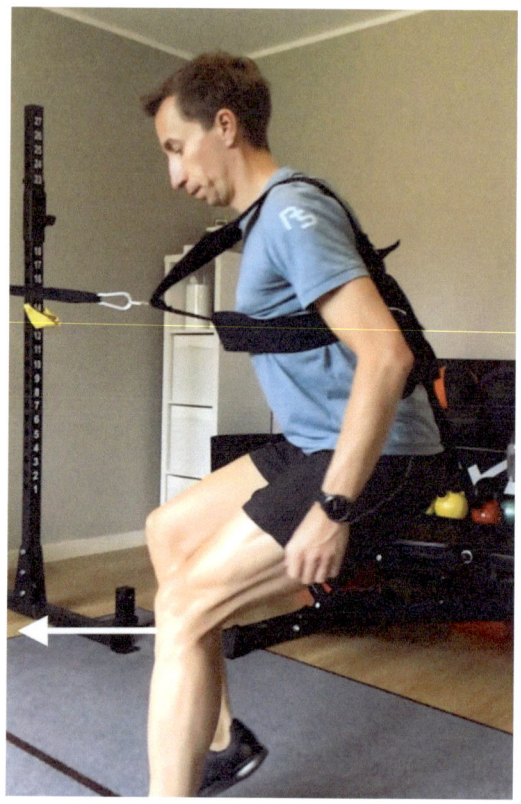

Abb. 1.65 Abbremsen in der Vorwärtsbewegung

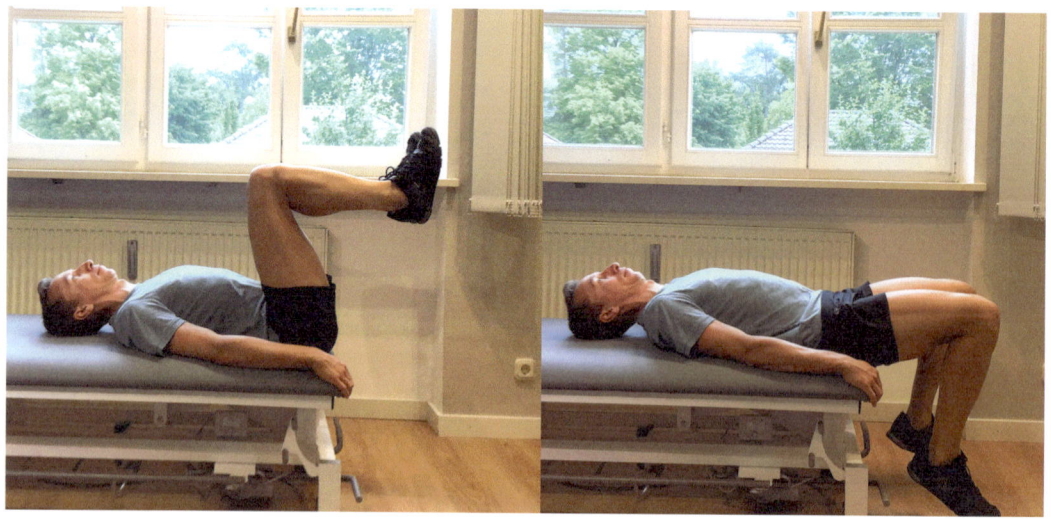

Abb. 1.66 Training der ventralen Kette

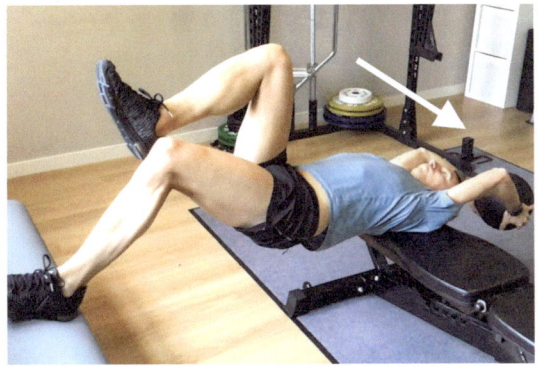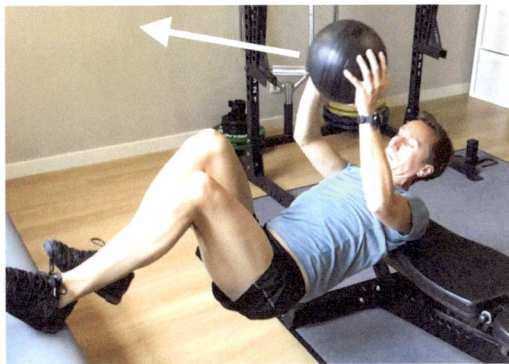

Abb. 1.67 Aktiv-dynamische Verlängerung der ventralen Kette (Fangen + Werfen)

keit über 7 m/s erfolgt dann vor allem durch eine Zunahme der Schrittfrequenz und über den Einsatz der hüftgelenknahen Muskulatur (Dorn et al. 2012). Anders als die Hamstrings, die mit zunehmender Geschwindigkeit immer stärker aktiviert werden, ist die Aktivierung der Wadenmuskulatur durchgehend hoch (Dorn et al. 2012). Eine kontraktile Muskelaktivität zeigt sich dabei vor allem in der Start-Phase des Sprints, danach überwiegt die isometrische Muskelaktivität (Lai et al. 2016).

Während der M. soleus überwiegend aus Typ-I-Muskelfasern (Slow-Twitch) besteht und ihm dadurch eine tonische Aktivität (posturale Kontrolle, Haltefunktion im Laufen/Gehen) zugeschrieben wird, zeichnet sich der M. gastrocnemius durch einen höheren Anteil an Typ-II-Muskelfasern (Fast-Twitch), mit der Fähigkeit schneller und kraftvoller Muskelkontraktionen, aus (Koulouris et al. 2007; Bryan Dixon 2009; Fields und Rigby 2016). In der zweigelenkigen Funktion des M. gastrocnemius und seiner Fähigkeit, schnelle und kraftvolle Kontraktionen durchzuführen, wird ein Zusammenhang mit der Entstehung von Verletzungen gesehen (Armfield et al. 2006). Verletzungen des M. gastrocnemius treten in der mittleren Standbeinphase und in der schnellen Beschleunigung (im Übergang von einer exzentrischen zu einer isometrischen Kontraktion) auf (Orchard et al. 2002). Dabei berichten ca. 20 % der betroffenen Athleten bereits vor der Verletzung über Muskelbeschwerden (Fields und Rigby 2016). Eine Verletzung kann auch

durch eine Beschleunigung aus der Ruheposition in Dorsalextension im Sprunggelenk und gleichzeitiger Extension des Kniegelenkes bzw. aus einer schnellen exzentrischen Belastung bedingt sein (Brukner und Khan 2016). Diese Verletzungen des medialen, proximalen M.-gastrocnemius-Kopfes am myotendinösen Übergang werden auch als „Tennis Leg" bezeichnet (Fields und Rigby 2016).

- Während Verletzungen des M. gastrocnemius im Rahmen von schnellkräftigen Beschleunigungsbewegungen auftreten, sind Verletzungen des M. soleus im Zusammenhang mit einer chronischen Überbelastung beschrieben (Fields und Rigby 2016).

- Verletzungen im Bereich der zentralen Sehne des M. soleus führen zu einer längeren Ausfallzeit (durchschnittlich 44 Tage) (Pedret et al. 2015).

Grundsätzlich scheinen Akutverletzungen häufiger den medialen, proximalen Anteil des M. gastrocnemius zu betreffen (Werner et al. 2017). Zudem treten oftmals auch Kombinationsverletzungen verschiedener Muskelanteile der Wade auf (Koulouris et al. 2007). Als größte Risikofaktoren für eine Muskelverletzung im Wadenbereich gelten ein höheres Lebensalter und eine Vorverletzung (Green und Pizzari 2017).

Diagnostik
Anamnese
M. gastrocnemius:

- Plötzliche Schmerzen/Beschwerden während der Belastung (z. B. beim Sprinten oder Springen):
- Tennis: Bei der Beschleunigung, um einen Ball zu erreichen.
- Läufer: Während des schnellen Intervalltrainings bzw. schneller Tempoläufe. Meist im Bereich des medialen Muskelanteils im myotendinösen Übergang.

M. soleus:
- Progressive Verstärkung von Schmerzen/Beschwerden im Rahmen einer Ermüdung oder kontinuierlichen (Über-)Belastung. Schmerzprovokation auch bei Joggen/Gehen, ggf. mehr als beim Sprinten. Auch akuter Schmerz möglich.

Untersuchung
- Aktives und passives Bewegungsausmaß des oberen Sprunggelenkes im Stand und im Liegen (Plantarflexion/Dorsalextension)
- Passive Muskeldehnung (M. gastrocnemius und M. soleus)
- Palpation (M. gastrocnemius/M. soleus/Achillessehne/Fossa poplitea)
- Thompson-Test zum Ausschluss einer Achillessehnenverletzung
- Slump-Test
- Neurovaskulärer Status der unteren Extremität
- Funktion des Kniegelenkes
- Funktionsuntersuchung: Sprungtestungen, Krafttestungen

▶ **Wichtig** Klinische Differenzierung einer M.-gastrocnemius-Verletzung von einer M.-soleus-Verletzung (Bryan Dixon 2009):

- Kraft-/Flexibilitätsprüfung in Kniestreckung (M. gastrocnemius) und Kniebeugung (M. soleus)

- M. gastrocnemius: medial lokalisierter Palpationsschmerz oder Schmerz im Bereich der myotendinösen Verbindung
- M. soleus: Häufig lateraler Palpationsschmerz

Therapie
Muskelverletzungen sind häufig im Bereich des myotendinösen Überganges lokalisiert und betreffen einerseits das kontraktile Gewebe und andererseits nicht-kontraktile Muskelanteile. Da die Regeneration des nicht-kontraktilen Gewebes mehr Zeit beansprucht, könnten Verletzungen in diesem Bereich potenziell zu einer Verlängerung der Rehabilitationsdauer führen (Bayer et al. 2018). So konnte bei Verletzungen mit Retraktion des Epimysiums, der Sehne oder der Aponeurose eine durchschnittliche Dauer von 48 Tagen bis zur Sportaufnahme (Return to Sport = RTS) festgestellt werden (Prakash et al. 2018). Hingegen lag die RTS-Dauer bei nur 8 Tagen, wenn außer einer Ödematisierung keine weitere bindegewebige Verletzung bestand (Prakash et al. 2018). Inwieweit die Verletzungsart (mit/ohne Beteiligung des intramuskulären Bindegewebes) in der Rehabilitation berücksichtigt werden sollte, ist bislang nicht klar.

Die RTS-Dauer kann möglicherweise durch einen frühzeitigen Beginn der Rehabilitation verkürzt werden. Eine längere Immobilisation kann sich negativ auf die Regeneration von Muskel- und Sehnengewebe auswirken (Bayer et al. 2018). So konnten Bayer et. al in einem Vergleich einer frühzeitigen Rehabilitation (2 Tage nach Verletzung = „frühe Gruppe") nach höhergradigen Muskelverletzungen der Wade und einer späten Rehabilitation (9 Tage nach Verletzung = „späte Gruppe") einen früheren RTS-Zeitpunkt (62 Tage vs. 83 Tage) für die frühe Gruppe feststellen. Kraftdefizite und weiterhin andauernde Reparaturprozesse der Läsion waren in beiden Gruppen auch noch lange nach der Wiederaufnahme der sportlichen Aktivitäten nachweisbar. Das Rehabilitationsprotokoll ist in Tab. 1.10 dargestellt.

Tab. 1.10 Beispielhaftes Rehabilitationsprotokoll nach akuter Muskelverletzung (Bayer et al. 2017)

	Phase 1	Phase 2
Zeitpunkt	Woche 1	Woche 2–4
Ziel	• Limitierung der Belastung der verletzten myotendinösen Einheit • Aktivierung der Zellen im verletzten Muskel-/Bindegewebe zur Vermeidung Stress-Shielding	• Belastung der verletzten myotendinösen Anteile ohne Muskellängen-Änderung • Aktivierung der Zellen im verletzten Muskel-/Bindegewebe Anteil zur Stimulation der Synthese von Muskel-/Bindegewebe
Intervention	• Statisches Dehnen der betroffenen Muskelgruppen in verschiedenen Gelenkpositionen	• Isometrische Muskelkontraktionen der verletzten Muskelgruppen mit Erhöhung des Widerstandes und der Dauer
Häufigkeit	• 3 × täglich • 30 s/Muskelgruppe	• Täglich
Bewegungsausmaß	• Im schmerzarmen Bewegungsausmaß (VAS<5/10)	• Im schmerzarmen Bewegungsausmaß (VAS<5/10)
	Phase 3	**Phase 4**
Ziel	• Stimulation der Synthese von Muskel-/Bindegewebe • Wichtigkeit eines exzentrischen Trainings berücksichtigen	• Stimulation der Synthese von Muskel-/Bindegewebe • Neuromuskuläre Adaptation • Exzentrik
Intervention	• Dynamisches Training (konzentrisch/exzentrisch) der betroffenen Muskelgruppen • Progressive Belastung: 15RM in Woche 5 10RM in Woche 10	• Schweres, langsames Widerstandstraining mit Fokus Exzentrik • Implementation von Sprüngen und Sprints
Häufigkeit	• 3 ×/Woche • 1 Erholungstag dazwischen	• 3 ×Woche • 1 Erholungstag dazwischen
Bewegungsausmaß	• Volles Bewegungsausmaß für konzentrische/exzentrische Übungen • Langsame Bewegungen	• Volles Bewegungsausmaß für konzentrische/exzentrische Übungen • Langsame Bewegungen • Explosivität in funktionellen Bewegungen
Return to Sport		• 30 min Warm-up • 3–4 submax. 50 m Sprints wenn symptomfrei: • 2 max. Sprints (Gras) • 2 max. Sprints (Asphalt) • 6 SL Sprünge Bei VAS<1/10 => RTS-Freigabe

▶ **Wichtig** Zu den wiederherzustellenden Funktionen der Muskelsehneneinheit zählen (Roberts und Azizi 2011):

- **Energie-Speicherung (Konservierung)** => z. B. Laufen, schnelles Springen, Gehen
- **Energie (Kraft)-Entwicklung** => z. B. Springen, Beschleunigen, Aufwärts-Laufen
- **Energie (Kraft)-Absorption** => z. B. Landen, Abbremsen, Abwärts-Laufen

Als Ergänzung können die in Tab. 1.11 aufgeführten Inhalte gesehen werden.

▶ **Praxistipp** Aufgrund seiner zweigelenkigen Anatomie spielt der M. gastrocnemius eine Rolle in der Energieübertragung vom Kniegelenk zum Sprunggelenk (Prilutsky und Zatsiorsky 1994).

- Die gefiederte Struktur ermöglicht eine höhere Kraftproduktion bei wenig Muskelmasse (im Vergleich zu einer parallelen Anordnung der Fasern).

Tab. 1.11 Ergänzungen zur Rehabilitation nach Verletzungen des M. triceps surae

Phase	Inhalt
1	• POLICE/PEACE-Schema • Unterarmgehstützen, bis eine Vollbelastung möglich ist • 6 mm Fersenerhöhung (beidseitig, für 6–12 Wochen nach Verletzung) (Brukner und Khan 2016; Fields und Rigby 2016) • Kompressions-Sleeves für 2–4 Wochen mit 20–30 mmHg (Kwak et al. 2006) • Pneumatische Kompressionstherapie (Anloague und Strack 2018) • Aktivierung/Krafterhalt: Isometrie Wade in Bauchlage mit Okklusion • Aktivierung/Krafterhalt: DL Wadenheber mit Okklusion (4 × 12 Wdh.)
2	• Kraft: SL Fußheber M. gastrocnemius • Kraft: Isometrisches Training M. soleus • Kraft: SL Fußheber M. soleus • Koordination Sprunggelenk
3	• Kraft: Progression Krafttraining M. soleus und M. gastrocnemius • Reaktivität (Pogos auf der Stelle und vorwärts, DL Dropjump niedrige Höhe) • Laufen: Beginn leichtes Lauftraining (z. B. 4–6 × 30 s)
4	• Kraft: SL Exzentrik (z. B. Funktionsstemme mit Ziel 4 × 8 Wdh. >120–140 % KG) • Kraft: Horizontale Kraftentwicklung (Schlitten, Curved-Laufband, Powerband) • Reaktivität: SL Pogos (alle Richtungen), Dropjumps • Graduiertes Laufprogramm mit Sprints/Richtungswechseln/Tempowechseln/Beschleunigungen
5	• Multidisziplinärer Ansatz zur Wiedereingliederung in den Trainingsprozess

OKC: offene kinetische Kette, CKC: geschlossene kinetische Kette, SL: unilateral, DL: bilateral

- Zum Energietransfer von proximal nach distal ist eine isometrisch-reaktive Arbeitsweise des M. gastrocnemius denkbar.
- Ein Training der (explosiven) Isometrie (Plantarflexion) unter Einbeziehung von Knie- und Hüftgelenk (Extension) sollte erwogen werden.
- Die „klassischen Fersenheber" erscheinen allein nicht ausreichend, um sportartspezifische Belastungen vorzubereiten, da in Sprung- und Sprintbelastungen ein Vielfaches des Körpergewichtes explosiv auf die Muskulatur einwirkt.
- In sportlichen Belastungen wirken verschiedene Stressfaktoren auf die Wade und das Sprunggelenk ein => neue Stressfaktoren sollten in der Rehabilitation schrittweise eingeführt werden

(Blanchard und Glasgow 2019).

- Es sollten auch Trainingsvarianten mit horizontaler Kraftentwicklung, schneller Verriegelungen des Fußes sowie dynamische Stretchvarianten einbezogen werden („Umkehrpunkt-Training" am Bewegungsende).
- Eine NMES-Therapie kann in der Frühphase eingesetzt werden.
- Die Kollagen-Nahrungsergänzung kann erwogen werden.
- Eine Fortführung des Krafttrainings (6 Monate) nach der Verletzung (Isometrie: >2,5-faches KG, Exzentrik 4 × 8 Wdh. >120 % der isometrischen Kraft) sowie ein Training der Reaktivität unter Ermüdung erscheint sinnvoll.

(Abb. 1.68, 1.69, 1.70, 1.71, 1.72, 1.73, 1.74, 1.75, 1.76, 1.77 und 1.78)

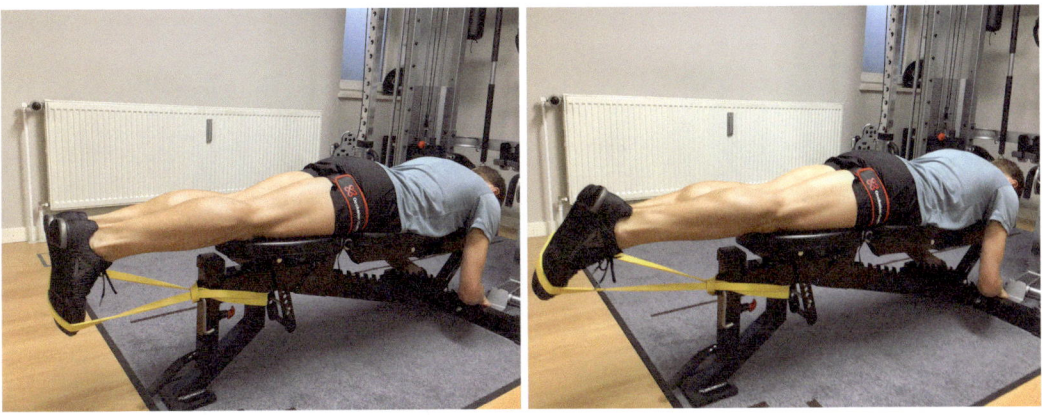

Abb. 1.68   Okklusionstraining Bauchlage (elastischer Widerstand)

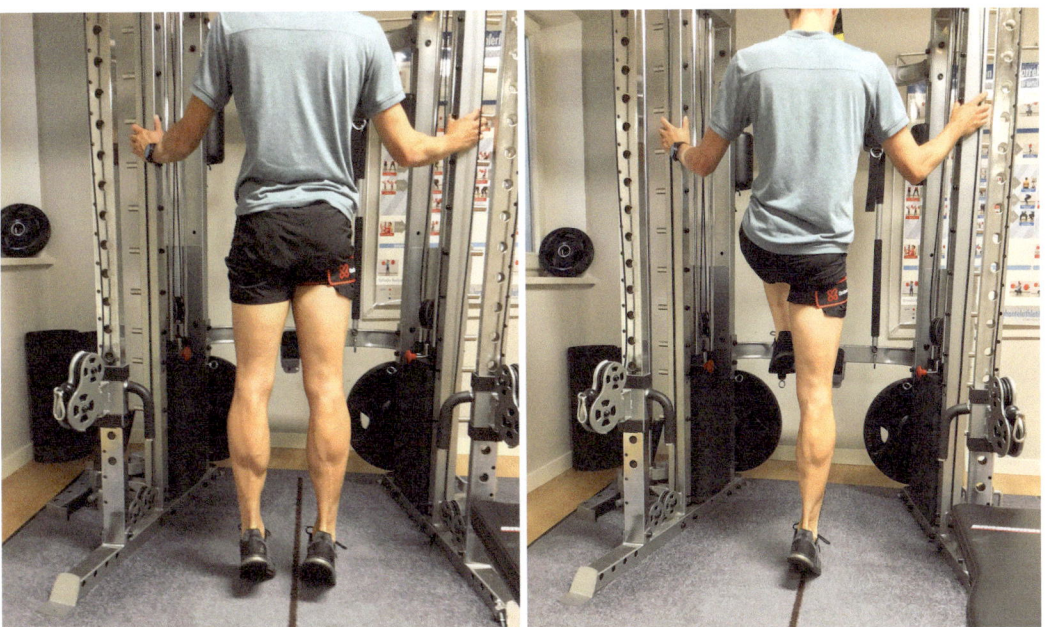

Abb. 1.69   Okklusionstraining im Stand (Bilateral/Unilateral)

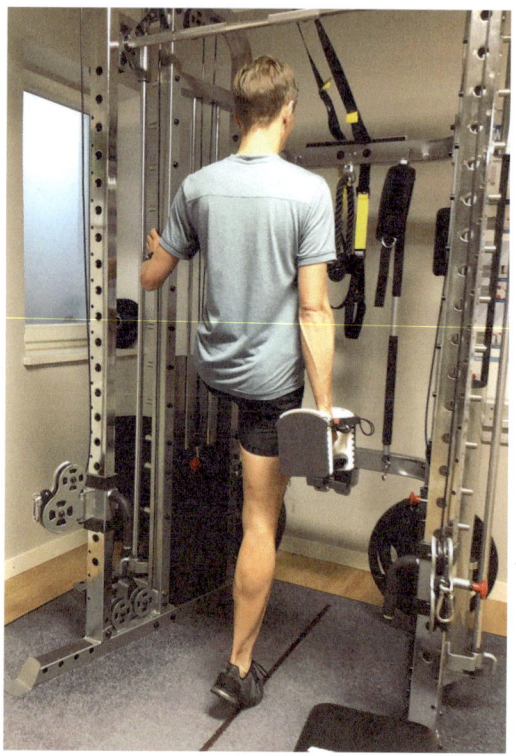

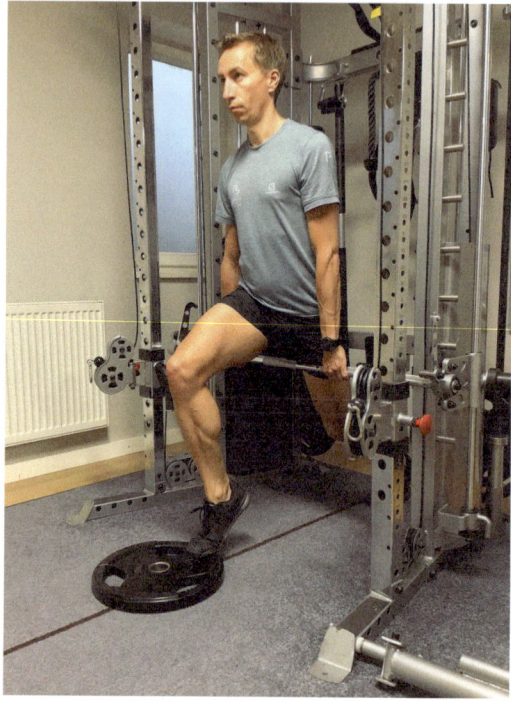

Abb. 1.72 Progression Isometrie M. soleus

Abb. 1.70 Progression Training M. gastrocnemius

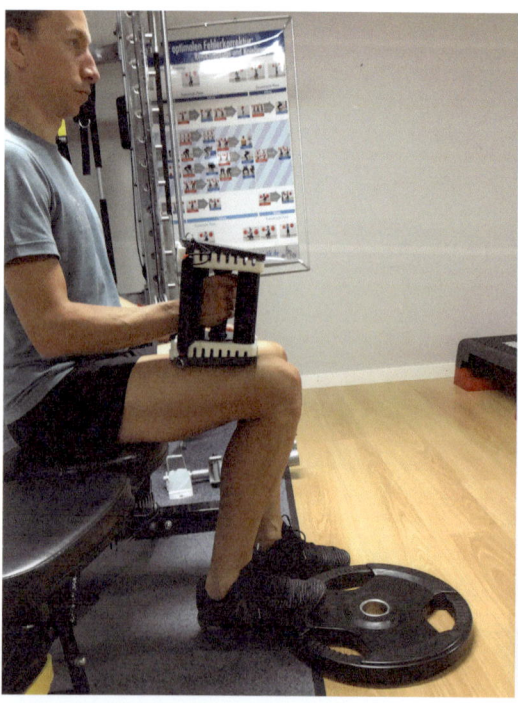

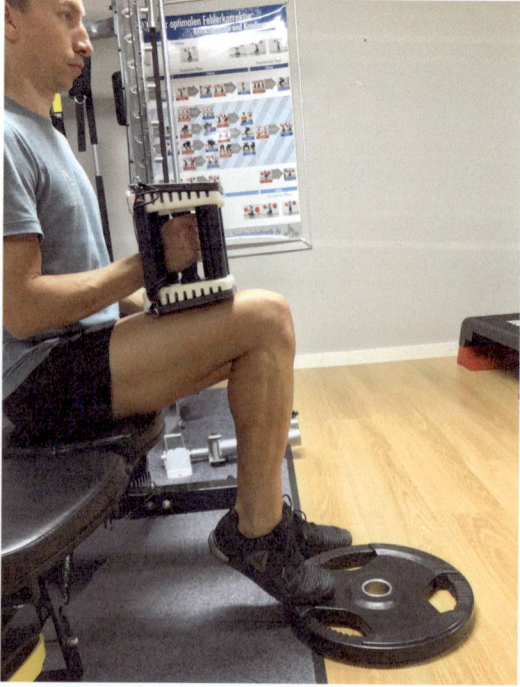

Abb. 1.71 Progression Training M. soleus

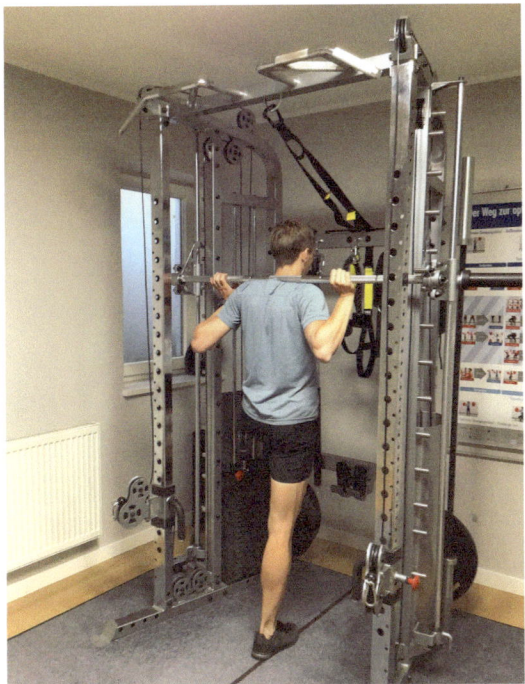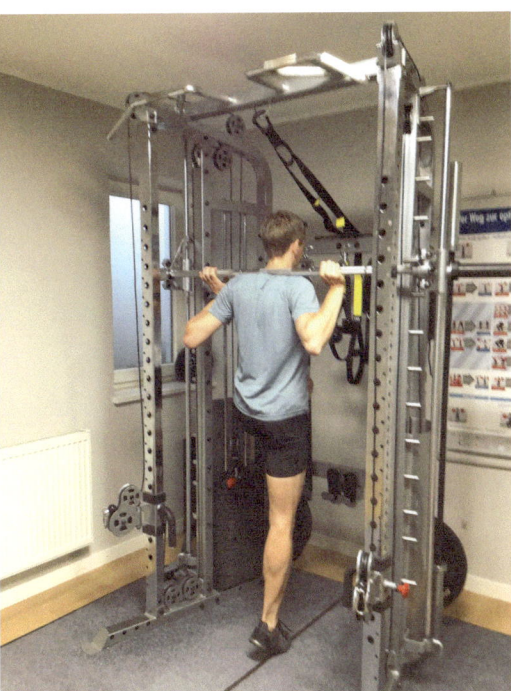

Abb. 1.73 Progression Training M. gastrocnemius

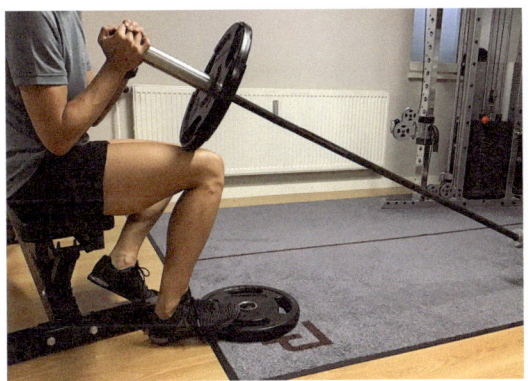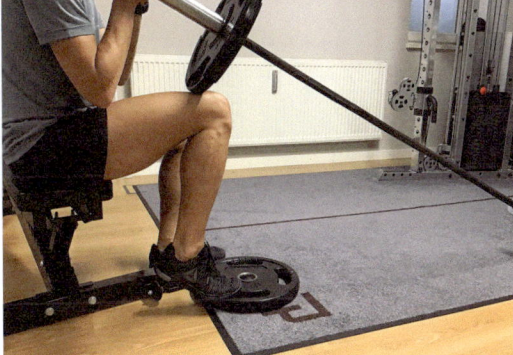

Abb. 1.74 Progression Training M. soleus

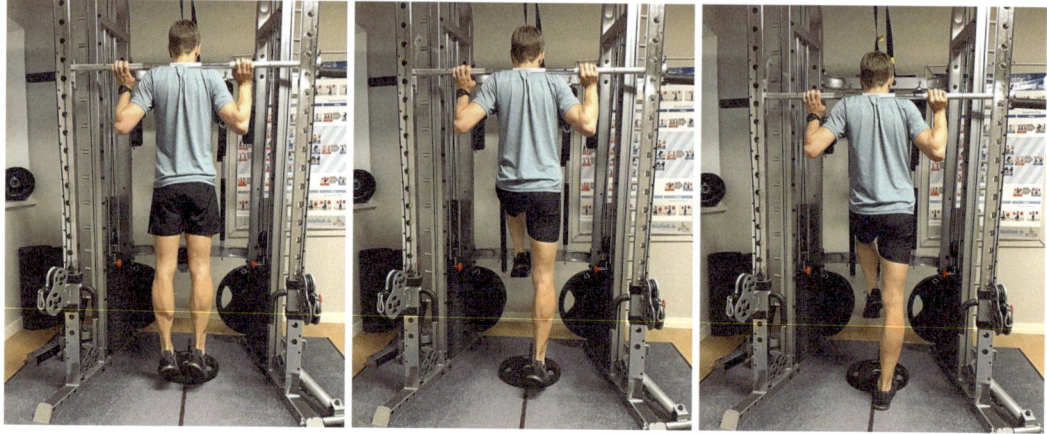

Abb. 1.75   Exzentrik-betontes Training

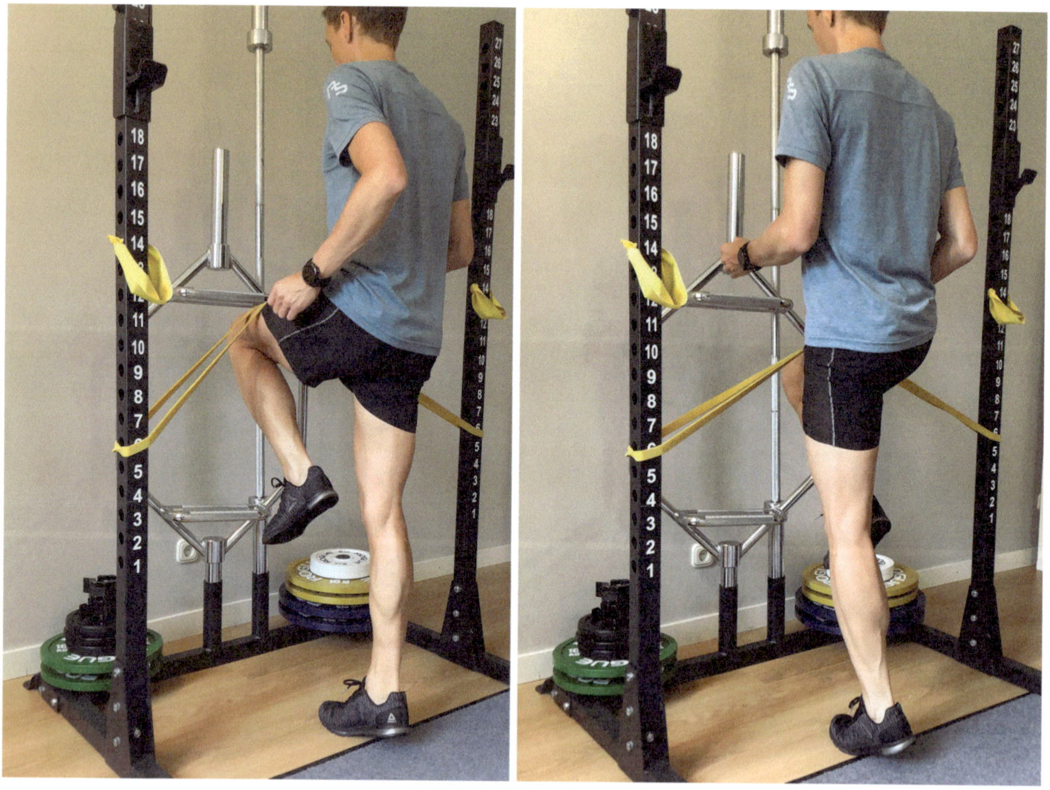

Abb. 1.76   Schneller Sprung mit Pertubation von oben (elastischer Widerstand) in die schnelle Verriegelung Fuß

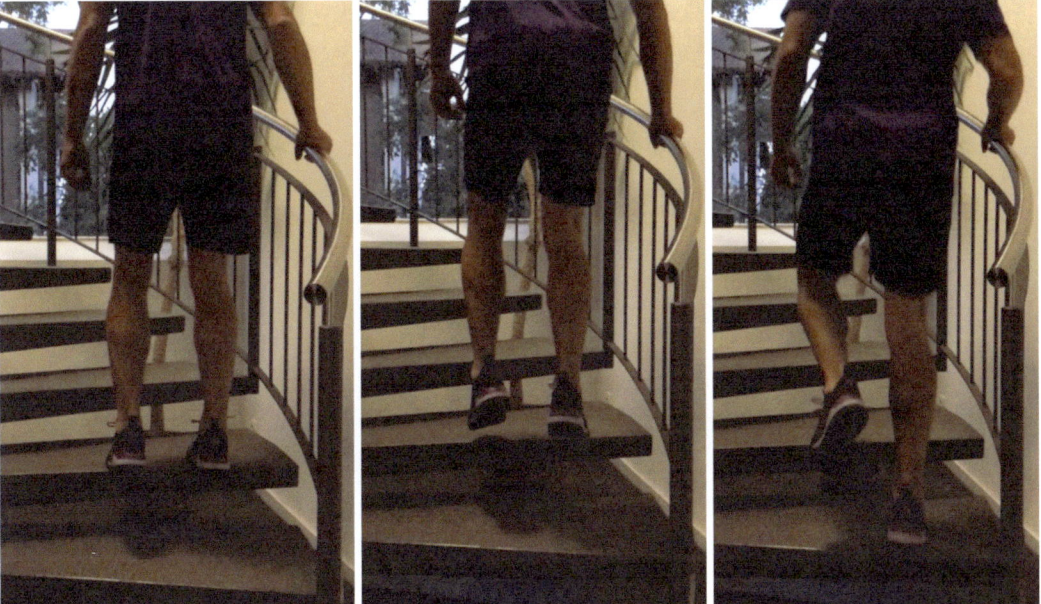

Abb. 1.77 Rückwärtssprünge an der Treppe mit unilateraler Landung => Provokation elastische Flexibilität und exzentrische Kontrolle

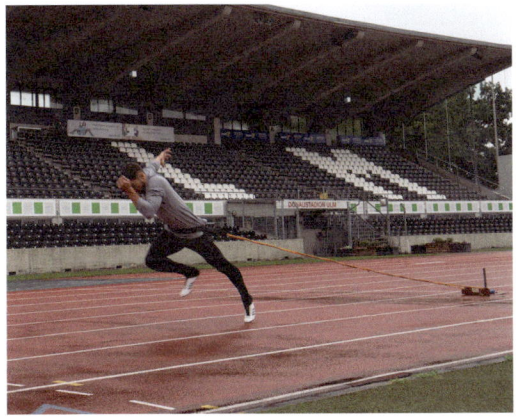

Abb. 1.78 Horizontale Kraftentwicklung

1.2 Dehnen

In der Vergangenheit wurde ein Flexibilitätstraining (Dehnung) als wichtiger Bestandteil eines Trainingsprogrammes betrachtet und ist daher auch regelhaft Teil der Rehabilitation. Derzeit existieren eine Vielzahl an Dehnformen, die angewendet werden (z. B. statisch, aktiv, ballistisch, PNF) (Chaabene et al. 2019). Statisches Dehnen beinhaltet eine kontrollierte Bewegung eines oder mehrerer Gelenke bis an das Bewegungsende, an dem dann diese Endposition für einen bestimmten Zeitraum gehalten wird (Behm et al.

2016). Trotz der verbreiteten Anwendung dieser Technik werden die potenziell negativen Effekte des statischen Dehnens immer wieder kontrovers diskutiert (Chaabene et al. 2019; Nuzzo 2020). Beschrieben ist eine Beeinflussung des neuronalen Systems durch statisches (langes) Dehnen (Chaabene et al. 2019). Zentral kommt es zu einer Verringerung der Aktivierung der motorischen Neuronen und der Muskelaktivierung. Peripher erhöht statisches Dehnen die Compliance der muskulotendinösen Einheit, was zu einer Reduktion der muskulotendinösen Steifigkeit führt. Diese Veränderungen führen möglicherweise zu einer Beeinflussung von Aktivitäten im Dehnungs-Verkürzungs-Zyklus sowie zu einer Änderung des Längen-Spannungs-Verhältnisses des „gedehnten" Muskels. Davon sind dann wiederum Kraft und Schnellkraft-Aktivitäten betroffen. Die genauen Mechanismen bei kürzerer Muskeldehnung (<45–60 s) sind bislang weniger gut untersucht.

Generell scheinen Dehninterventionen zu keiner strukturellen Veränderung auf Sehnen- oder Muskelniveau zu führen, die Effekte sind vermutlich eher durch eine Erhöhung der Dehntoleranz bedingt (Freitas et al. 2018).

Positive leistungssteigernde Effekte konnten in der Vergangenheit allenfalls bei dynamischen Dehnvarianten gezeigt werden (Perrier et al. 2011). Passive Dehnungen mit einer Dauer von mehr als 60 s wirken sich im Gegensatz dazu möglicherweise sogar nachteilig auf eine sich anschließende muskuläre Leistung aus (Behm und Chaouachi 2011; Kay und Blazevich 2012). Insbesondere vor Wettkampf und Training wird daher empfohlen, auf langandauernde Dehnungen zu verzichten (Behm und Chaouachi 2011; Kay und Blazevich 2012).

Demgegenüber scheinen statische Dehnvarianten mit kürzerer Dauer unter 60 s (Kay und Blazevich 2012) bzw. unter 45 s (Behm et al. 2016) bei Integration in ein Aufwärmprogramm allenfalls kleinere nachteilige Effekte zu haben (Blazevich et al. 2018; Reid et al. 2018). Diese werden allenfalls als relevant für den Hochleistungssport beschrieben, sodass hier statisches Dehnen (auch <60 s) grundsätzlich nur zurück-

haltend eingesetzt werden sollte (Chaabene et al. 2019).

▶ Vor Aktivitäten, die eine maximale muskuläre Anstrengung erfordern (Maximalkraft, Schnellkraft-assoziierte Trainingsvarianten wie Sprinten oder Sprünge), sollte unabhängig vom Leistungsniveau auf statisches Dehnen verzichtet werden, wenn das Leistungsvermögen nicht reduziert werden soll (Simic et al. 2013).

Es wird kritisch diskutiert, inwieweit statisches Dehnen tatsächlich zur Leitungssteigerung und Verletzungsprophylaxe (bei gesunden Probanden) beitragen kann. Dehnen wurde lange Zeit als präventiv für Verletzungen propagiert, einen eindeutigen Evidenznachweis dafür gibt es allerdings nicht (Herbert und Gabriel 2002; Lauersen et al. 2014; Leppanen et al. 2014). Möglicherweise hat Dehnen vor der Belastung einen positiven Einfluss auf die Reduktion von Muskelverletzungen, während das Auftreten von Überlastungsverletzungen davon nicht beeinflusst wird (McHugh und Cosgrave 2010).

Unklar ist, ob die passive oder die aktive Dehnung zur Verbesserung der Beweglichkeit geeignet ist (Behm et al. 2016; Matsuo et al. 2019). Statisches Dehnen führt zu einer Erhöhung der Beweglichkeit, vergleichbare Effekte wurden allerdings auch durch Intervention wie Krafttraining, aerobes Training und andere funktionelle Trainingsvarianten beschrieben (Nuzzo 2020). Bei Kontrakturen, Nackenbeschwerden und Sprunggelenkfrakturen gibt es derzeit nicht ausreichend Evidenz für einen positiven Effekt des Dehnens auf die Beweglichkeit (Askling et al. 2012; Gross et al. 2015; Harvey et al. 2017).

Ob sich die Effekte eines Dehnprogrammes in Kombination mit anderen Aufwärminhalten von einer isolierten Anwendung des Dehnens unterscheiden, wurde bislang nur wenig untersucht (Chaabene et al. 2019). Möglicherweise lassen sich durch Kombinationsprogramme negative Auswirkungen des statischen Dehnens auf die Leistungsfähigkeit minimieren (Bengtsson et al. 2018; Blazevich et al. 2018). Ein

Dehnprogramm hat im Rahmen der Aufwärmroutine einen potenziell positiven psychologischen Effekt, wodurch die Gesamtleistung möglicherweise positiv beeinflusst werden kann (Blazevich et al. 2018).

4. Nach dem statischen Dehnen sollten, bevor die Hauptbelastung (Training, Wettkampf) beginnt, einige dynamische Voraktivierungen durchgeführt werden (McHugh und Cosgrave 2010).

Zusammenfassung

Zusammengefasst lässt sich sagen, dass es derzeit keine sichere Evidenz für die Prävention von Verletzungen oder eine Leistungssteigerung durch passives Dehnen gibt. Möglicherweise hat Dehnen einen Einfluss auf akute Muskelverletzungen, sodass aus sportphysiotherapeutischer Sicht eine Dehnung der sportartspezifisch-verletzungsanfälligen Muskeln erfolgen kann. Aus der Beobachtung heraus, dass Beweglichkeit gleichermaßen durch aktive Trainingsvarianten verbessert werden kann, könnte diesbezüglich ein Vorteil im aktiven Training gegenüber einem statischen Dehnprogramm gesehen werden. Wenn trotzdem ein Dehnprogramm eingesetzt werden soll, dann erscheint ein dynamisches Programm im Hinblick auf Leistungsfähigkeit und Beweglichkeit sowie zur Vermeidung nachteiliger Effekte gegenüber einem passiven Programm von Vorteil zu sein.

▶ **Praxistipp**

1. Statisches Dehnen sollte immer in Kombination mit anderen Aufwärminhalten (zur Vermeidung einer Reduktion der anschließenden muskulären Leistungsfähigkeit) durchgeführt werden (Chaabene et al. 2019).
2. Die Dauer einer statischen Dehnung sollte unter 45–60 s liegen (Chaabene et al. 2019).
3. Aus präventiver Perspektive (sehr eingeschränkte Evidenz) sollten die jeweils sportartspezifisch-relevanten (-verletzungsanfälligen) Muskeln gedehnt werden (McHugh und Cosgrave 2010).

Literatur

Ahmad CS, Redler LH, Ciccotti MG, Maffulli N, Longo UG, Bradley J (2013) Evaluation and management of hamstring injuries. Am J Sports Med 41(12): 2933–2947

American College of Sports, M (2009) American College of Sports Medicine position stand. Progression models in resistance training for healthy adults. Med Sci Sports Exerc 41(3):687–708

Anloague PA, Strack DS (2018) Considerations in the diagnosis and accelerated return to sport of a professional basketball player with a triceps surae injury: a case report. J Orthop Sports Phys Ther 48(5):388–397

Armfield DR, Kim DH, Towers JD, Bradley JP, Robertson DD (2006) Sports-related muscle injury in the lower extremity. Clin Sports Med 25(4):803–842

Arnason A, Andersen TE, Holme I, Engebretsen L, Bahr R (2008) Prevention of hamstring strains in elite soccer: an intervention study. Scand J Med Sci Sports 18(1):40–48

Askling C, Tengvar M, Saartok T, Thorstensson A (2000) Sports related hamstring strains – two cases with different etiologies and injury sites. Scand J Med Sci Sports 10(5):304–307

Askling C, Saartok T, Thorstensson A (2006) Type of acute hamstring strain affects flexibility, strength, and time to return to pre-injury level. Br J Sports Med 40(1):40–44

Askling CM, Tengvar M, Saartok T, Thorstensson A (2007) Acute first-time hamstring strains during slow-speed stretching: clinical, magnetic resonance imaging, and recovery characteristics. Am J Sports Med 35(10):1716–1724

Askling CM, Tengvar M, Saartok T, Thorstensson A (2008) Proximal hamstring strains of stretching type in different sports: injury situations, clinical and magnetic resonance imaging characteristics, and return to sport. Am J Sports Med 36(9):1799–1804

Askling CM, Malliaropoulos N, Karlsson J (2012) High-speed running type or stretching-type of hamstring injuries makes a difference to treatment and prognosis. Br J Sports Med 46(2):86–87

Askling CM, Tengvar M, Tarassova O, Thorstensson A (2014) Acute hamstring injuries in Swedish elite sprinters and jumpers: a prospective randomised controlled clinical trial comparing two rehabilitation protocols. Br J Sports Med 48(7):532–539

Balius R, Maestro A, Pedret C, Estruch A, Mota J, Rodriguez L, Garcia P, Mauri E (2009) Central aponeurosis tears of the rectus femoris: practical sonographic prognosis. Br J Sports Med 43(11):818–824

Balsalobre-Fernandez C, Glaister M, Lockey RA (2015) The validity and reliability of an iPhone app for measuring vertical jump performance. J Sports Sci 33(15):1574–1579

Barfield WR (1998) The biomechanics of kicking in soccer. Clin Sports Med 17(4):711–728, vi

Bayer ML, Magnusson SP, Kjaer M, B. Tendon Research Group (2017) Early versus delayed rehabilitation after acute muscle injury. N Engl J Med 377(13): 1300–1301

Bayer ML, Hoegberget-Kalisz M, Jensen MH, Olesen JL, Svensson RB, Couppe C, Boesen M, Nybing JD, Kurt EY, Magnusson SP, Kjaer M (2018) Role of tissue perfusion, muscle strength recovery, and pain in rehabilitation after acute muscle strain injury: a randomized controlled trial comparing early and delayed rehabilitation. Scand J Med Sci Sports 28(12):2579–2591

Behm DG, Chaouachi A (2011) A review of the acute effects of static and dynamic stretching on performance. Eur J Appl Physiol 111(11):2633–2651

Behm DG, Blazevich AJ, Kay AD, McHugh M (2016) Acute effects of muscle stretching on physical performance, range of motion, and injury incidence in healthy active individuals: a systematic review. Appl Physiol Nutr Metab 41(1):1–11

Bengtsson V, Yu JG, Gilenstam K (2018) Could the negative effects of static stretching in warm-up be balanced out by sport-specific exercise? J Sports Med Phys Fitness 58(9):1185–1189

Biscarini A, Botti FM, Pettorossi VE (2013) Selective contribution of each hamstring muscle to anterior cruciate ligament protection and tibiofemoral joint stability in leg-extension exercise: a simulation study. Eur J Appl Physiol 113(9):2263–2273

Bittencourt NFN, Meeuwisse WH, Mendonca LD, Nettel-Aguirre A, Ocarino JM, Fonseca ST (2016) Complex systems approach for sports injuries: moving from risk factor identification to injury pattern recognition-narrative review and new concept. Br J Sports Med 50(21):1309–1314

Blanchard S, Glasgow P (2019) A theoretical model for exercise progressions as part of a complex rehabilitation programme design. Br J Sports Med 53(3): 139–140

Blazevich AJ, Gill ND, Kvorning T, Kay AD, Goh AG, Hilton B, Drinkwater EJ, Behm DG (2018) No effect of muscle stretching within a full, dynamic warm-up on athletic performance. Med Sci Sports Exerc 50(6):1258–1266

Bourne MN, Williams MD, Opar DA, Al Najjar A, Kerr GK, Shield AJ (2017) Impact of exercise selection on hamstring muscle activation. Br J Sports Med 51(13):1021–1028

Bourne MN, Williams M, Jackson J, Williams KL, Timmins RG, Pizzari T (2019) Preseason hip/groin strength and HAGOS scores are associated with subsequent injury in professional male Soccer players. J Orthop Sports Phys Ther 1540:1–34. JOSPT, Inc. JOSPT, 1111 North Fairfax Street, Suite 201, Alexandria, VA 22134

Bowman KF Jr, Cohen SB, Bradley JP (2013) Operative management of partial-thickness tears of the proximal hamstring muscles in athletes. Am J Sports Med 41(6):1363–1371

Brukner P, Connell D (2016) ‚Serious thigh muscle strains': beware the intramuscular tendon which plays an important role in difficult hamstring and quadriceps muscle strains. Br J Sports Med 50(4):205–208

Brukner P, Khan K (2016) Brukner's & Khan's clinical sports medicine. Injuries, fifth edition. McGraw-Hill Education Australia, North Ryde

Bryan Dixon J (2009) Gastrocnemius vs. soleus strain: how to differentiate and deal with calf muscle injuries. Curr Rev Musculoskelet Med 2(2):74–77

Buckthorpe M, Wright S, Bruce-Low S, Nanni G, Sturdy T, Gross AS, Bowen L, Styles B, Della Villa S, Davison M, Gimpel M (2019) Recommendations for hamstring injury prevention in elite football: translating research into practice. Br J Sports Med 53(7): 449–456

Burgess LC, Immins T, Swain I, Wainwright TW (2019) Effectiveness of neuromuscular electrical stimulation for reducing oedema: a systematic review. J Rehabil Med 51(4):237–243

Chaabene H, Behm DG, Negra Y, Granacher U (2019) Acute effects of static stretching on muscle strength and power: an attempt to clarify previous caveats. Front Physiol 10:1468

Charnock BL, Lewis CL, Garrett WE, Queen RM (2009) Adductor longus mechanics during the maximal effort soccer kick. Sports Biomech 8:223–234

Crema MD, Guermazi A, Reurink G, Roemer FW, Maas M, Weir A, Moen MH, Goudswaard GJ, Tol JL (2017) Can a clinical examination demonstrate intramuscular tendon involvement in acute hamstring injuries? Orthop J Sports Med 5(10):2325967117733434

Cross TM, Gibbs N, Houang MT, Cameron M (2004) Acute quadriceps muscle strains: magnetic resonance imaging features and prognosis. Am J Sports Med 32(3):710–719

Dolman B, Verrall G, Reid I (2014) Physical principles demonstrate that the biceps femoris muscle relative to the other hamstring muscles exerts the most force: implications for hamstring muscle strain injuries. Muscles Ligaments Tendons J 4(3):371–377

Dorn TW, Schache AG, Pandy MG (2012) Muscular strategy shift in human running: dependence of running speed on hip and ankle muscle performance. J Exp Biol 215(Pt 11):1944–1956

Eckard TG, Kerr ZY, Padua DA, Djoko A, Dompier TP (2017) Epidemiology of quadriceps strains in National Collegiate Athletic Association Athletes, 2009–2010 through 2014–2015. J Athl Train 52(5):474–481

Edouard P, Mendiguchia J, Lahti J, Arnal PJ, Gimenez P, Jimenez-Reyes P, Brughelli M, Samozino P, Morin JB (2018) Sprint acceleration mechanics in fatigue conditions: compensatory role of gluteal muscles in horizontal force production and potential protection of hamstring muscles. Front Physiol 9:1706

Ekstrand J, Hagglund M, Walden M (2011) Injury incidence and injury patterns in professional football: the UEFA injury study. Br J Sports Med 45(7):553–558

Ekstrand J, Walden M, Hagglund M (2016) Hamstring injuries have increased by 4 % annually in men's professional football, since 2001: a 13-year longitudinal analysis of the UEFA Elite Club injury study. Br J Sports Med 50(12):731–737

Faude O, Koch T, Meyer T (2012) Straight sprinting is the most frequent action in goal situations in professional football. J Sports Sci 30(7):625–631

Fields KB, Rigby MD (2016) Muscular calf injuries in runners. Curr Sports Med Rep 15(5):320–324

Freckleton G, Cook J, Pizzari T (2014) The predictive validity of a single leg bridge test for hamstring injuries in Australian rules football players. Br J Sports Med 48(8):713–717

Freitas SR, Mendes B, Le Sant G, Andrade RJ, Nordez A, Milanovic Z (2018) Can chronic stretching change the muscle-tendon mechanical properties? A review. Scand J Med Sci Sports 28(3):794–806

Gharaibeh B, Chun-Lansinger Y, Hagen T, Ingham SJ, Wright V, Fu F, Huard J (2012) Biological approaches to improve skeletal muscle healing after injury and disease. Birth Defects Res C Embryo Today 96(1): 82–94

Green B, Pizzari T (2017) Calf muscle strain injuries in sport: a systematic review of risk factors for injury. Br J Sports Med 51(16):1189–1194

Green B, Bourne MN, van Dyk N, Pizzari T (2020) Recalibrating the risk of hamstring strain injury (HSI) – a 2020 systematic review and meta-analysis of risk factors for index and recurrent HSI in sport. Br J Sports Med, 54:1081–1088

Gross A, Kay TM, Paquin JP, Blanchette S, Lalonde P, Christie T, Dupont G, Graham N, Burnie SJ, Gelley G, Goldsmith CH, Forget M, Hoving JL, Bronfort G, Santaguida PL, Cervical Overview G (2015) Exercises for mechanical neck disorders. Cochrane Database Syst Rev 1:CD004250

Guillodo Y, Here-Dorignac C, Thoribe B, Madouas G, Dauty M, Tassery F, Saraux A (2014) Clinical predictors of time to return to competition following hamstring injuries. Muscles Ligaments Tendons J 4(3):386–390

Hallen A, Ekstrand J (2014) Return to play following muscle injuries in professional footballers. J Sports Sci 32(13):1229–1236

Haroy J, Clarsen B, Wiger EG, Oyen MG, Serner A, Thorborg K, Holmich P, Andersen TE, Bahr R (2019) The Adductor Strengthening Programme prevents groin problems among male football players: a cluster-randomised controlled trial. Br J Sports Med 53(3):150–157

Harvey LA, Katalinic OM, Herbert RD, Moseley AM, Lannin NA, Schurr K (2017) Stretch for the treatment and prevention of contractures. Cochrane Database Syst Rev 1:CD007455

Hasselman CT, Best TM, Hughes CT, Martinez S, Garrett WE Jr (1995) An explanation for various rectus femoris strain injuries using previously undescribed muscle architecture. Am J Sports Med 23(4):493–499

Haugen TA, Breitschadel F, Seiler S (2020) Sprint mechanical properties in soccer players according to playing standard, position, age and sex. J Sports Sci 38(9):1070–1076

Haynes T, Bishop C, Antrobus M, Brazier J (2019) The validity and reliability of the my jump 2 app for measuring the reactive strength index and drop jump performance. J Sports Med Phys Fitness 59(2): 253–258

Herbert RD, Gabriel M (2002) Effects of stretching before and after exercising on muscle soreness and risk of injury: systematic review. BMJ 325(7362):468

Hickey JT, Timmins RG, Maniar N, Rio E, Hickey PF, Pitcher CA, Williams MD, Opar DA (2020) Pain-free versus pain-threshold rehabilitation following acute hamstring strain injury: a randomized controlled trial. J Orthop Sports Phys Ther 50(2):91–103

van der Horst N, Backx F, Goedhart EA, Huisstede BM, H. I.-D. Group (2017) Return to play after hamstring injuries in football (soccer): a worldwide Delphi procedure regarding definition, medical criteria and decision-making. Br J Sports Med 51(22):1583–1591

Ishoi L, Sorensen CN, Kaae NM, Jorgensen LB, Holmich P, Serner A (2016) Large eccentric strength increase using the Copenhagen Adduction exercise in football: a randomized controlled trial. Scand J Med Sci Sports 26(11):1334–1342

Ishoi L, Aagaard P, Nielsen MF, Thornton KB, Krommes KK, Holmich P, Thorborg K (2019) The influence of hamstring muscle peak torque and rate of torque development for sprinting performance in football players: a cross-sectional study. Int J Sports Physiol Perform 14(5):665–673

Jacobs R, Bobbert MF, van Ingen Schenau GJ (1996) Mechanical output from individual muscles during explosive leg extensions: the role of biarticular muscles. J Biomech 29(4):513–523

Jiménez-Reyes P, Samozino P, García-Ramos A, Cuadra-do-Peñafiel V, Brughelli M, Morin J. 2018. Relationship between vertical and horizontal force-velocitypower profiles in various sports and levels of practice. PeerJ 6:e5937 https://doi.org/10.7717/peerj.5937

Jimenez-Reyes P, Garcia-Ramos A, Parraga-Montilla JA, Morcillo-Losa JA, Cuadrado-Penafiel V, Castano-Zambudio A, Samozino P, Morin JB (2020) Seasonal changes in the sprint acceleration force-velocity profile of elite male soccer players. J Strength Cond Res

Kary JM (2010) Diagnosis and management of quadriceps strains and contusions. Curr Rev Musculoskelet Med 3(1-4):26–31

Kay AD, Blazevich AJ (2012) Effect of acute static stretch on maximal muscle performance: a systematic review. Med Sci Sports Exerc 44(1):154–164

Kenneally-Dabrowski CJB, Brown NAT, Lai AKM, Perriman D, Spratford W, Serpell BG (2019) Late swing or early stance? A narrative review of hamstring injury mechanisms during high-speed running. Scand J Med Sci Sports 29(8):1083–1091

King E, Franklyn-Miller A, Richter C, O'Reilly E, Doolan M, Moran K, Strike S, Falvey E (2018) Clinical and biomechanical outcomes of rehabilitation targeting intersegmental control in athletic groin pain: prospective cohort of 205 patients. Br J Sports Med 52(16):1054–1062

Koulouris G, Ting AY, Jhamb A, Connell D, Kavanagh EC (2007) Magnetic resonance imaging findings of injuries to the calf muscle complex. Skelet Radiol 36(10):921–927

Krommes K, Bandholm T, Jakobsen MD, Andersen LL, Serner A, Holmich P, Thorborg K (2017) Dynamic hip adduction, abduction and abdominal exercises from the Holmich groin-injury prevention program are intense enough to be considered strengthening exercises – a cross-sectional study. Int J Sports Phys Ther 12(3):371–380

Kubo K, Ohgo K, Takeishi R, Yoshinaga K, Tsunoda N, Kanehisa H, Fukunaga T (2006) Effects of isometric training at different knee angles on the muscle-tendon complex in vivo. Scand J Med Sci Sports 16(3):159–167

Kwak HS, Lee KB, Han YM (2006) Ruptures of the medial head of the gastrocnemius (tennis leg): Clinical outcome and compression effect. Clin Imaging 30(1):48–53

Lai A, Schache AG, Brown NAT, Pandy MG. 2016 Human ankle plantar flexor muscle–tendon mechanics and energetics during maximum acceleration sprinting. J. R. Soc. Interface 13: 20160391. http://dx.doi.org/10.1098/rsif.2016.0391

Lauersen JB, Bertelsen DM, Andersen LB (2014) The effectiveness of exercise interventions to prevent sports injuries: a systematic review and meta-analysis of randomised controlled trials. Br J Sports Med 48(11):871–877

Leppanen M, Aaltonen S, Parkkari J, Heinonen A, Kujala UM (2014) Interventions to prevent sports related injuries: a systematic review and meta-analysis of randomised controlled trials. Sports Med 44(4):473–486

Lonie TA, Brade CJ, Finucane ME, Jacques A, Grisbrook TL (2020) Hip adduction and abduction strength and adduction-to-abduction ratio changes across an Australian Football League season. J Sci Med Sport 23(1):2–6

Lopez-Valenciano A, Ruiz-Perez I, Garcia-Gomez A, Vera-Garcia FJ, De Ste Croix M, Myer GD, Ayala F (2020) Epidemiology of injuries in professional football: a systematic review and meta-analysis. Br J Sports Med 54(12):711–718

Macdonald B, McAleer S, Kelly S, Chakraverty R, Johnston M, Pollock N (2019) Hamstring rehabilitation in elite track and field athletes: applying the British Athletics Muscle Injury Classification in clinical practice. Br J Sports Med 53(23):1464–1473

van der Made AD, Almusa E, Reurink G, Whiteley R, Weir A, Hamilton B, Maas M, Ngai ASH, Moen MH, Goudswaard GJ, Tol JL (2018) Intramuscular tendon injury is not associated with an increased hamstring reinjury rate within 12 months after return to play. Br J Sports Med 52(19):1261–1266

Maestroni L, Read P, Bishop C, Turner A (2020) Strength and power training in rehabilitation: underpinning principles and practical strategies to return athletes to high performance. Sports Med 50(2):239–252

Malliaropoulos N, Papacostas E, Kiritsi O, Papalada A, Gougoulias N, Maffulli N (2010) Posterior thigh muscle injuries in elite track and field athletes. Am J Sports Med 38(9):1813–1819

Marcote-Pequeno R, Garcia-Ramos A, Cuadrado-Penafiel V, Gonzalez-Hernandez JM, Gomez MA, Jimenez-Reyes P (2019) Association between the force-velocity profile and performance variables obtained in jumping and sprinting in elite female soccer players. Int J Sports Physiol Perform 14(2):209–215

Matsuo S, Iwata M, Miyazaki M, Fukaya T, Yamanaka E, Nagata K, Tsuchida W, Asai Y, Suzuki S (2019) Changes in flexibility and force are not different after static versus dynamic stretching. Sports Med Int Open 3(3):E89–E95

McHugh MP, Cosgrave CH (2010) To stretch or not to stretch: the role of stretching in injury prevention and performance. Scand J Med Sci Sports 20(2):169–181

Mendez-Villanueva A, Suarez-Arrones L, Rodas G, Fernandez-Gonzalo R, Tesch P, Linnehan R, Kreider R, Di Salvo V (2016) MRI-based regional muscle use during hamstring strengthening exercises in elite soccer players. PLoS One 11(9):e0161356

Mendiguchia J, Alentorn-Geli E, Brughelli M (2012) Hamstring strain injuries: are we heading in the right direction? Br J Sports Med 46(2):81–85

Mendiguchia J, Alentorn-Geli E, Idoate F, Myer GD (2013) Rectus femoris muscle injuries in football: a clinically relevant review of mechanisms of injury, risk factors and preventive strategies. Br J Sports Med 47(6):359–366

Mendiguchia J, Edouard P, Samozino P, Brughelli M, Cross M, Ross A, Gill N, Morin JB (2016) Field monitoring of sprinting power-force-velocity profile before, during and after hamstring injury: two case reports. J Sports Sci 34(6):535–541

Mendiguchia J, Martinez-Ruiz E, Edouard P, Morin JB, Martinez-Martinez F, Idoate F, Mendez-Villanueva A (2017) A multifactorial, criteria-based progressive algorithm for hamstring injury treatment. Med Sci Sports Exerc 49(7):1482–1492

Mendiguchia J, Conceicao F, Edouard P, Fonseca M, Pereira R, Lopes H, Morin JB, Jimenez-Reyes P (2020) Sprint versus isolated eccentric training: comparative effects on hamstring architecture and performance in soccer players. PLoS One 15(2):e0228283

Moen MH, Reurink G, Weir A, Tol JL, Maas M, Goudswaard GJ (2014) Predicting return to play after hamstring injuries. Br J Sports Med 48(18):1358–1363

Morgan C, Konopinski M, Dunn A, Milsom J (2018) Rehabilitation of rectus femoris injuries in kicking athletes. Sport Perform Sci Rep 1:31

Morin JB, Gimenez P, Edouard P, Arnal P, Jimenez-Reyes P, Samozino P, Brughelli M, Mendiguchia J (2015) Sprint acceleration mechanics: the major role of hamstrings in horizontal force production. Front Physiol 6:404

Mosler AB, Weir A, Serner A, Agricola R, Eirale C, Farooq A, Bakken A, Thorborg K, Whiteley RJ, Hölmich P, Bahr R, Crossley KM (2018) Musculoskeletal screening tests and bony hip morphology cannot identify male professional soccer players at risk of groin injuries: a 2-year prospective cohort study. Am J Sports Med 46:1294–1305

Mueller-Wohlfahrt HW, Haensel L, Mithoefer K, Ekstrand J, English B, McNally S, Orchard J, van Dijk CN, Kerkhoffs GM, Schamasch P, Blottner D, Swaerd L, Goedhart E, Ueblacker P (2013) Terminology and classification of muscle injuries in sport: the Munich consensus statement. Br J Sports Med 47(6):342–350

Neumann DA (2010) Kinesiology of the hip: a focus on muscular actions. J Orthop Sports Phys Ther 1540(40):82–94. JOSPT, Inc. JOSPT, 1033 North Fairfax Street, Suite 304, Alexandria, VA 22134

Nuzzo JL (2020) The case for retiring flexibility as a major component of physical fitness. Sports Med 50(5):853–870

Orchard JW, Alcott E, James T, Farhart P, Portus M, Waugh SR (2002) Exact moment of a gastrocnemius muscle strain captured on video. Br J Sports Med 36(3):222–223

Ouellette H, Thomas BJ, Nelson E, Torriani M (2006) MR imaging of rectus femoris origin injuries. Skelet Radiol 35(9):665–672

Pedret C, Rodas G, Balius R, Capdevila L, Bossy M, Vernooij RW, Alomar X (2015) Return to play after soleus muscle injuries. Orthop J Sports Med 3(7):2325967115595802

Perrier ET, Pavol MJ, Hoffman MA (2011) The acute effects of a warm-up including static or dynamic stretching on countermovement jump height, reaction time, and flexibility. J Strength Cond Res 25(7):1925–1931

Pollock N, Patel A, Chakraverty J, Suokas A, James SL, Chakraverty R (2016) Time to return to full training is delayed and recurrence rate is higher in intratendinous (‚c') acute hamstring injury in elite track and field athletes: clinical application of the British athletics muscle injury classification. Br J Sports Med 50(5):305–310

Prakash A, Entwisle T, Schneider M, Brukner P, Connell D (2018) Connective tissue injury in calf muscle tears and return to play: MRI correlation. Br J Sports Med 52(14):929–933

Prilutsky BI, Zatsiorsky VM (1994) Tendon action of two-joint muscles: transfer of mechanical energy between joints during jumping, landing, and running. J Biomech 27(1):25–34

Reid JC, Greene R, Young JD, Hodgson DD, Blazevich AJ, Behm DG (2018) The effects of different durations of static stretching within a comprehensive warm-up on voluntary and evoked contractile properties. Eur J Appl Physiol 118(7):1427–1445

Roberts TJ, Azizi E (2011) Flexible mechanisms: the diverse roles of biological springs in vertebrate movement. J Exp Biol 214(Pt 3):353–361

Romero-Franco N, Jimenez-Reyes P, Castano-Zambudio A, Capelo-Ramirez F, Rodriguez-Juan JJ, Gonzalez-Hernandez J, Toscano-Bendala FJ, Cuadrado-Penafiel V, Balsalobre-Fernandez C (2017) Sprint performance and mechanical outputs computed with an iPhone app: comparison with existing reference methods. Eur J Sport Sci 17(4):386–392

Schache AG, Dorn TW, Williams GP, Brown NA, Pandy MG (2014) Lower-limb muscular strategies for increasing running speed. J Orthop Sports Phys Ther 44(10):813–824

Schuermans J, Van Tiggelen D, Palmans T, Danneels L, Witvrouw E (2017) Deviating running kinematics and hamstring injury susceptibility in male soccer players: cause or consequence? Gait Posture 57:270–277

Schut L, Wangensteen A, Maaskant J, Tol JL, Bahr R, Moen M (2017) Can clinical evaluation predict return to sport after acute hamstring injuries? A systematic review. Sports Med 47(6):1123–1144

Serner A, Tol JL, Jomaah N, Weir A, Whiteley R, Thorborg K, Robinson M, Hölmich P (2015) Diagnosis of acute groin injuries: a prospective study of 110 athletes. Am J Sports Med 43:1857–1864

Serner A, Weir A, Tol JL, Thorborg K, Roemer F, Guermazi A, Holmich P (2016) Can standardised clinical examination of athletes with acute groin injuries predict the presence and location of MRI findings? Br J Sports Med 50(24):1541–1547

Serner A, Weir A, Tol JL, Thorborg K, Roemer F, Guermazi A, Yamashiro E, Hölmich P (2018) Characteristics of acute groin injuries in the adductor muscles: a detailed MRI study in athletes. Scand J Med Sci Sports 28:667–676

Serner A, Mosler AB, Tol JL, Bahr R, Weir A (2019) Mechanisms of acute adductor longus injuries in male football players: a systematic visual video analysis. Br J Sports Med 53:158–164

Serner A, Weir A, Tol JL, Thorborg K, Lanzinger S, Otten R, Holmich P (2020) Return to sport after criteria-based rehabilitation of acute adductor injuries in male athletes: a prospective cohort study. Orthop J Sports Med 8(1):2325967119897247

Simic L, Sarabon N, Markovic G (2013) Does pre-exercise static stretching inhibit maximal muscular performance? A meta-analytical review. Scand J Med Sci Sports 23(2):131–148

Stepien K, Smigielski R, Mouton C, Ciszek B, Engelhardt M, Seil R (2019) Anatomy of proximal attachment, course, and innervation of hamstring muscles: a pictorial essay. Knee Surg Sports Traumatol Arthrosc 27(3):673–684

Study Group of the, M., T. Tendon System from the Spanish Society of Sports, R, Balius MB, Pedret C, Alomar X, Pena-Amaro J, Vega JA, Pruna R, Ardevol J, Alvarez

G, de la Fuente J, Fernandez-Jaen T, Jarvinen TAH, Rodas G (2020) A histoarchitectural approach to skeletal muscle injury: searching for a common nomenclature. Orthop J Sports Med 8(3):2325967120909090

Tol JL, Hamilton B, Best TM (2013) Palpating muscles, massaging the evidence? An editorial relating to ‚Terminology and classification of muscle injuries in sport: the Munich consensus statement‘. Br J Sports Med 47(6):340–341

Tyler TF, Fukunaga T, Gellert J (2014) Rehabilitation of soft tissue injuries of the hip and pelvis. Int J Sports Phys Ther 9(6):785–797

Valle X, Alentorn-Geli E, Tol JL, Hamilton B, Garrett WE Jr, Pruna R, Til L, Gutierrez JA, Alomar X, Balius R, Malliaropoulos N, Monllau JC, Whiteley R, Witvrouw E, Samuelsson K, Rodas G (2017) Muscle injuries in sports: a new evidence-informed and expert consensus-based classification with clinical application. Sports Med 47(7):1241–1253

Van Hooren B, Bosch F (2017) Is there really an eccentric action of the hamstrings during the swing phase of high-speed running? part I: a critical review of the literature. J Sports Sci 35(23):2313–2321

Vermeulen R, Almusa E, Buckens S, Six W, Whiteley R, Reurink G, Weir A, Moen M, Kerkhoffs G, Tol JL (2020) Complete resolution of a hamstring intramuscular tendon injury on MRI is not necessary for a clinically successful return to play. Br J Sports Med https://doi.org/10.1136/bjsports-2019-101808

Verrall GM, Slavotinek JP, Barnes PG, Fon GT (2003) Diagnostic and prognostic value of clinical findings in 83 athletes with posterior thigh injury: comparison of clinical findings with magnetic resonance imaging documentation of hamstring muscle strain. Am J Sports Med 31(6):969–973

Wainwright TW, Burgess LC, Middleton RG (2019) Does neuromuscular electrical stimulation improve recovery following acute ankle sprain? a pilot randomised controlled trial. Clin Med Insights Arthritis Musculoskelet Disord 12:1179544119849024

Wangensteen A, Almusa E, Boukarroum S, Farooq A, Hamilton B, Whiteley R, Bahr R, Tol JL (2015) MRI does not add value over and above patient history and clinical examination in predicting time to return to sport after acute hamstring injuries: a prospective cohort of 180 male athletes. Br J Sports Med 49(24):1579–1587

Wangensteen A, Tol JL, Roemer FW, Bahr R, Dijkstra HP, Crema MD, Farooq A, Guermazi A (2017) Intra- and interrater reliability of three different MRI grading and classification systems after acute hamstring injuries. Eur J Radiol, Elsevier 89:182–190

Werner BC, Belkin NS, Kennelly S, Weiss L, Barnes RP, Potter HG, Warren RF, Rodeo SA (2017) Acute gastrocnemius-soleus complex injuries in national football league athletes. Orthop J Sports Med 5(1):2325967116680344

Whiteley R, Farooq A, Johnson A (2017) Development of a data-based interval kicking program for preparation and rehabilitation purposes in professional football. Sci Med Football 1(2):107–116

Wollin M, Thorborg K, Welvaert M, Pizzari T (2018) In-season monitoring of hip and groin strength, health and function in elite youth soccer: implementing an early detection and management strategy over two consecutive seasons. J Sci Med Sport 21:988–993

Hüftgelenk und Leiste

Inhaltsverzeichnis

2.1   Beschwerden im Bereich des Hüftgelenkes und der Leistenregion

Die Prävalenz von Hüft- oder Leistenbeschwerden im Sport ist hoch. Im Fußball berichten bis zu 50 % der Athleten von Problemen in dieser Region (Thorborg et al. 2017b). Es kommen, in Abhängigkeit von der Lokalisation der Beschwerden, verschiedene Ursachen infrage (Abb. 2.1).

2.1.1   Femoroazetabuläres Impingement

Das femoroazetabuläre Impingement ist eine mögliche Ursache von Hüft- oder Leistenschmerzen. Es wird ein mechanischer Konflikt, ausgehend von morphologischen Veränderungen, zwischen Azetabulum und Femurkopf als Ursache der Beschwerden angenommen (Kemp et al.

2019). Zuletzt wurde in einem Experten-Konsensus (aufgrund der heterogenen Terminologie) die Bezeichnung „Femoroazetabuläres Impingement-Syndrom (FAIS)" eingeführt. So soll insbesondere die Notwendigkeit des Vorliegens klinischer Symptome (im Zusammenhang mit einem FAI) für eine relevante Diagnosestellung betont werden (Griffin et al. 2016).

▶ Das FAIS ist definiert durch das *gleichzeitige* Vorliegen von:

1. Klinischen Symptomen (Hüftschmerz, Blockadegefühl, Steifigkeitsgefühl, Giving Way)
2. Positivem klinischem Befund (z. B. Bewegungseinschränkung im Hüftgelenk oder positiver Impingement-Test)
3. Impingement-Morphologie in bildgebender Untersuchung (Cam-/Pincer-Morphologie)

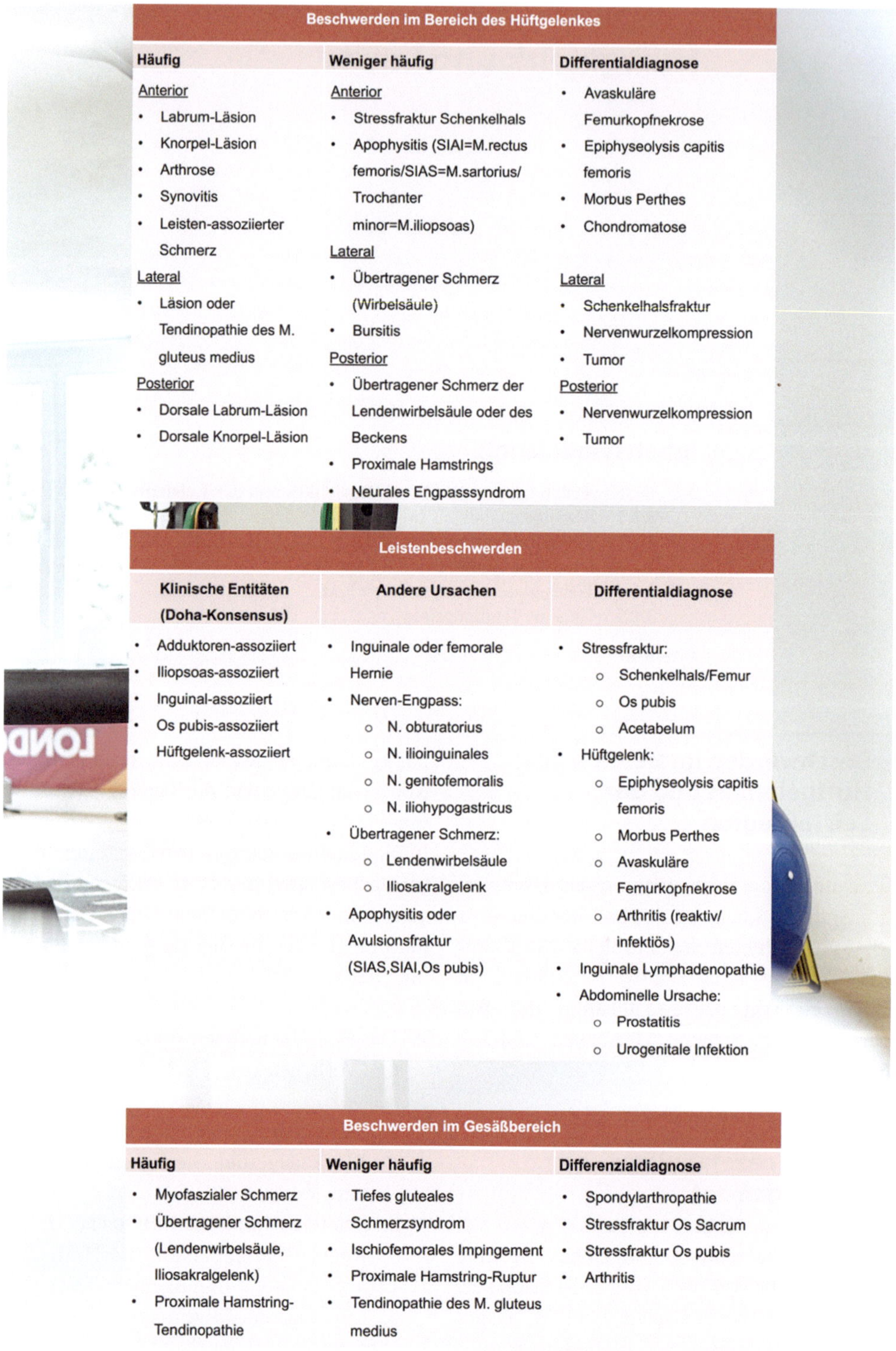

Beschwerden im Bereich des Hüftgelenkes		
Häufig	**Weniger häufig**	**Differentialdiagnose**
Anterior	Anterior	• Avaskuläre
• Labrum-Läsion	• Stressfraktur Schenkelhals	Femurkopfnekrose
• Knorpel-Läsion	• Apophysitis (SIAI=M.rectus	• Epiphyseolysis capitis
• Arthrose	femoris/SIAS=M.sartorius/	femoris
• Synovitis	Trochanter	• Morbus Perthes
• Leisten-assoziierter	minor=M.iliopsoas)	• Chondromatose
Schmerz	Lateral	
Lateral	• Übertragener Schmerz	Lateral
• Läsion oder	(Wirbelsäule)	• Schenkelhalsfraktur
Tendinopathie des M.	• Bursitis	• Nervenwurzelkompression
gluteus medius	Posterior	• Tumor
Posterior	• Übertragener Schmerz der	Posterior
• Dorsale Labrum-Läsion	Lendenwirbelsäule oder des	• Nervenwurzelkompression
• Dorsale Knorpel-Läsion	Beckens	• Tumor
	• Proximale Hamstrings	
	• Neurales Engpasssyndrom	

Leistenbeschwerden		
Klinische Entitäten (Doha-Konsensus)	**Andere Ursachen**	**Differentialdiagnose**
• Adduktoren-assoziiert	• Inguinale oder femorale	• Stressfraktur:
• Iliopsoas-assoziiert	Hernie	o Schenkelhals/Femur
• Inguinal-assoziiert	• Nerven-Engpass:	o Os pubis
• Os pubis-assoziiert	o N. obturatorius	o Acetabelum
• Hüftgelenk-assoziiert	o N. ilioinguinales	• Hüftgelenk:
	o N. genitofemoralis	o Epiphyseolysis capitis
	o N. iliohypogastricus	femoris
	• Übertragener Schmerz:	o Morbus Perthes
	o Lendenwirbelsäule	o Avaskuläre
	o Iliosakralgelenk	Femurkopfnekrose
	• Apophysitis oder	o Arthritis (reaktiv/
	Avulsionsfraktur	infektiös)
	(SIAS,SIAI,Os pubis)	• Inguinale Lymphadenopathie
		• Abdominelle Ursache:
		o Prostatitis
		o Urogenitale Infektion

Beschwerden im Gesäßbereich		
Häufig	**Weniger häufig**	**Differenzialdiagnose**
• Myofaszialer Schmerz	• Tiefes gluteales	• Spondylarthropathie
• Übertragener Schmerz	Schmerzsyndrom	• Stressfraktur Os Sacrum
(Lendenwirbelsäule,	• Ischiofemorales Impingement	• Stressfraktur Os pubis
Iliosakralgelenk)	• Proximale Hamstring-Ruptur	• Arthritis
• Proximale Hamstring-	• Tendinopathie des M. gluteus	
Tendinopathie	medius	

Abb. 2.1 Mögliche Ursachen für Beschwerden im Bereich des Hüftgelenkes (inklusive des Gesäßbereiches) und der Leistenregion. In Anlehnung an (Brukner und Khan 2016). *SIAS* Spina iliaca anterior superior, *SIAI* Spina iliaca anterior inferior

Für die Diagnose eines FAIS müssen *alle* Kriterien erfüllt sein oder anders gesagt, hat ein Patient ohne klinische Symptomatik auch bei radiologisch gesicherter CAM-Morphologie (häufig!) kein FAIS (Kemp et al. 2019). Bis zu über 50 % der Athleten haben radiologische Zeichen eines FAI, ohne dass klinische Beschwerden bestehen müssen (Frank et al. 2015; Mascarenhas et al. 2016; Garcia et al. 2019). Die Häufigkeit von Labrumläsionen bei asymptomatischen Athleten und Nicht-Athleten wird sogar noch höher angegeben (Frank et al. 2015). Demnach scheinen die Zusammenhänge zwischen einer Labrumläsion und Hüftschmerzen komplexer (und weniger klar) zu sein, als in der Vergangenheit angenommen. Möglicherweise stehen Knorpelläsionen eher im Zusammenhang mit Beschwerden als Verletzungen des Labrums (Heerey et al. 2018). Die Größe der CAM-Morphologie korreliert mit dem Ausmaß von Knorpel-Läsionen (Pollard et al. 2010).

▶ Für den Kliniker ist es wichtig zu wissen, dass eine FAI-Morphologie (insbesondere eine CAM-Morphologie) grundsätzlich eine hohe Prävalenz hat und für sich genommen keine Pathologie darstellen muss. Das heißt, (auch) am Hüftgelenk scheint es ein „normales" Spektrum artikulärer Veränderungen (in Abhängigkeit von Alter, Geschlecht und sportlicher Exposition) zu geben (Heerey et al. 2018; O'Sullivan et al. 2018).

Es wird vermutet, dass eine CAM-Morphologie eine Adaptation an eine vermehrte Belastung des Hüftgelenkes bei noch offenen Wachstums-

fugen darstellt (Agricola et al. 2012). Athleten mit CAM-Morphologie haben gegenüber Athleten ohne CAM-Morphologie ein erhöhtes Risiko (ca. 4,5-fach erhöht), Hüftbeschwerden zu entwickeln (Khanna et al. 2014). Darüber hinaus besteht eine Assoziation einer CAM-Morphologie und der Entwicklung einer Coxarthrose (Agricola et al. 2013a, b). Denkbar ist, dass vor allem Athleten mit einer CAM-Morphologie und repetitiven Hüftgelenkbelastungen in Flexion und Innenrotation im Laufe der Zeit Probleme entwickeln könnten (Cannon et al. 2020).

Diagnostik
Eine umfangreiche Anamnese und klinische Untersuchung sind hilfreich in der Diagnostik eines FAIS. Tab. 2.1 gibt einen Überblick über die Anamnese bei FAIS.

Ein Abgrenzung zu lumbalen bzw. iliosakralen Ursachen (Abb. 2.2) der Beschwerden kann durch Assessments wie Slump-Test, Thigh Thrust, Straight-Leg-Raise-Test und die Extensions-Rotations-Prüfung der LWS erfolgen (Thorborg et al. 2018).

Tab. 2.2 zeigt potenziell betroffene Bereiche durch ein FAIS. Grundsätzlich sollten Testungen nur in Kombination einer Test-Batterie eingesetzt werden (Kemp et al. 2019).

Therapie
In der nicht-operativen Therapie können die im Zusammenhang mit einem FAIS festgestellten (individuellen) Potenzialbereiche adressiert werden (Kemp et al. 2019):

Tab. 2.1 Symptom-/Patienten-/Sportartspezifische Anamnese bei FAIS (Kemp et al. 2019)

Symptom-spezifisch	Patienten-spezifisch	Sport-spezifisch
• Dauer der Beschwerden (FAIS oftmals Beschwerden >3 Jahre) • Klickphänomen, Blockaden, Giving-Way bei Rotation (kann auf Labrum-/ Knorpelläsion hindeuten) • Ruheschmerz/Nachtschmerz (Ausdruck einer Synovitis) • Sitzen: Fähigkeit/Dauer (FAIS kann durch dauerhafte Hüftflexion verstärkt werden)	• Alter, Geschlecht (Arthrose-assoziierte Beschwerden bei Patienten >35 Jahre, Wachstumsabschluss Becken Männer bis 25+ Lebensjahre) • Epiphyseolysis capitis femoris oder Hüftdysplasie als Kind?	• Sportart: Schusssportarten häufiger im Zusammenhang mit Hüftschmerzen (Laufen, Turnen, Tanzen eher ursächlich für Stressfrakturen) • Aktuelle Belastung: Intensität, Volumen, Dauer und Zusammenhang mit Symptomen • Sportaktivität während Wachstumsphase (Zusammenhang Belastung in Wachstum und CAM-Morphologie)

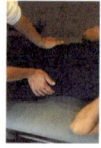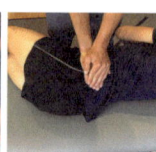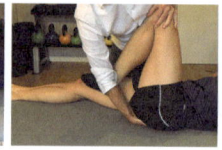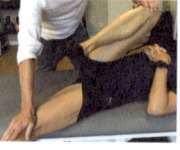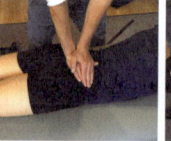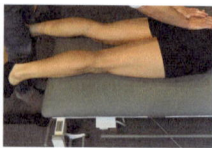

Abb. 2.2 Test-Batterie zum Ausschluss iliosakral-bedingter Beschwerden (Laslett et al. 2006a). 1: *Distraktionstest:* Rückenlage. Der Untersuchende übt einen Druck in posterolaterale Richtung auf die Spina iliaca anterior superior aus (bilateral). 2: *Kompressionstest:* Seitlage. Der Untersuchende übt einen Druck auf die oben liegende Christa iliaca aus. 3: *Thigh Thrust:* Rückenlage. Der Untersuchende bringt das kontralaterale Bein in 90° Hüftgelenkflexion und positioniert seine andere Hand unter dem Os sacrum. Er übt dann einen vertikal gerichteten Schub in Femurlängsachse Richtung Unterlage aus. 4:

Gaenslen-Test: Rückenlage mit einem Bein neben der Untersuchungsliege hängend. Kombination aus endgradiger Flexion im Hüftgelenk mit Überdruck in die Extension im kontralateralen Bein durch den Untersuchenden. 5: *Sacral Thrust:* Bauchlage. Der Untersuchende übt einen nach vertikal gerichteten Kraftimpuls auf das Os sacrum aus. 6: *Cranial Shear:* Bauchlage mit Fixation des Sprunggelenkes durch den Therapeuten. Gleichzeitiger Zug über das Sprunggelenk nach kaudal mit einem nach kranial gerichteten Schub am Os sacrum. → Auswertung: Positiver Befund, wenn mindestens drei der Tests positiv sind

Tab. 2.2 Assessments bei femoroazetabulärem Impingement-Syndrom (FAIS). In Anlehnung an (Freke et al. 2016; Heerey et al. 2018; Kemp et al. 2019)

Beweglichkeit	Muskelkraft[2]	Funktion
• Flexion, Adduktion und *Innenrotation* der Hüfte *Diagnostische Tests[1]:* • Flexion-IR-Test • FADDIR-Test Abb. 2.3 • Thomas-Test Abb. 2.4	• Insbesondere *Adduktoren-Kraft* • Abduktion*, Flexion, Extension, Innenrotation, Außenrotation	• Balance (Einbeinstand und SEBT) • SL Bridging • SL Kniebeuge • SL Hop for Distance • SL Fersenheber

IR Innenrotation, *FADDIR* Flexion/Adduktion/Innenrotation, *SL* Unilateral, *SEBT* Star Excursion Balance Test
[1]limitierte Reliabilität, Spezifität und klinischer Nutzen/diagnostische Aussagekraft
[2]Isometrischer „Make"-Test mit Handheld Dynamometry

• Kraft/Kontrolle Hüftbereich (basierend auf den individuellen Auffälligkeiten, insbesondere Kraft der Hüft-Adduktion)
• Kraft/Kontrolle des Rumpfes
• Dynamische unilaterale Beinachsen-Stabilität
• Hüftgelenk-Beweglichkeit
• Funktionelle Aufgaben

Zur Gruppe der primären Stabilisatoren des Hüftgelenkes gehören (Retchford et al. 2013): M. iliopsoas, M. gluteus medius, M. gluteus maximus, M. quadratus femoris, M. obturator internus, Mm. gemelli, M. adductor brevis, M. pectineus.

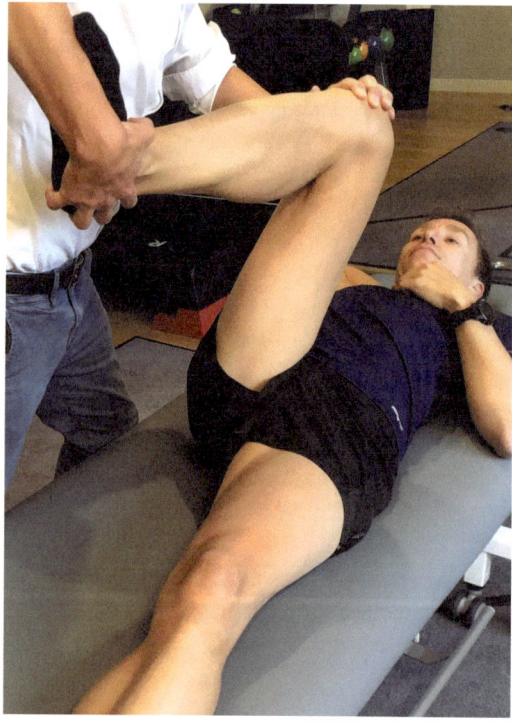

Abb. 2.3 Flexions-Adduktions-Innenrotationstest (FADDIR-Test). Passive Bewegungsprüfung führt zur Symptomprovokation bei anteriorem Impingement (bzw. Ausschluss FAIS oder Labrum-Läsion bei negativem Test)

Beschrieben ist, dass diese primären Stabilisatoren zu einer Reduktion der Stressbelastung der periartikulären Strukturen beitragen können (Retchford et al. 2013). Ausgehend von dieser Annahme kann in der initialen Phase zunächst ein „lokales" Kraft-/Aktivierungstraining dieser tiefen, stabilisierenden Muskulatur (in nicht-belasteter Ausgangsstellung) (Abb. 2.5) begonnen werden. Anschließend können komplexere Trainingsvarianten (Kniebeuge, Kreuzheben, Lunges usw.) durchgeführt werden (Abb. 2.6).

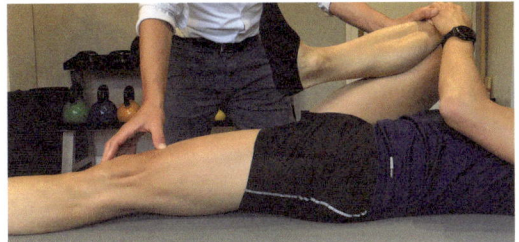

Abb. 2.4 Thomas-Test. Positiver Test bei Schmerzreproduktion und eingeschränkter Beweglichkeit im Seitenvergleich

Möglicherweise spielt eine Inhibition der glutealen Muskelaktivität eine Rolle bei einem FAIS (Cannon et al. 2020). Cannon et al. beschreiben ein pathomechanisches Erklärungsmodell, in dem die Kombination einer FAI-Morphologie mit Bewegungen, die eine tiefe Flexion erfordern, zu einer vermehrten Belastung von Knorpel und Labrum führen. Dies könnte zu einer kapsulären Einschränkung und einer sekundären Muskelinhibition (vergleichbar einer arthrogenen muskulären Inhibition) der glutealen Muskulatur führen. Die Kombination aus Kapseleinschränkung und muskulärer Inhibition kann möglicherweise zu einer Störung der Kopplung zwischen Becken und Femur (und damit des Bewegungsverhaltens) führen (Cannon et al. 2020). Zur Fokussierung der Aktivität des M. gluteus maximus

Abb. 2.5 Training mit Fokus auf die tiefe Hüftmuskulatur

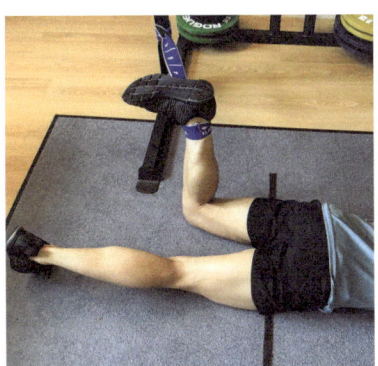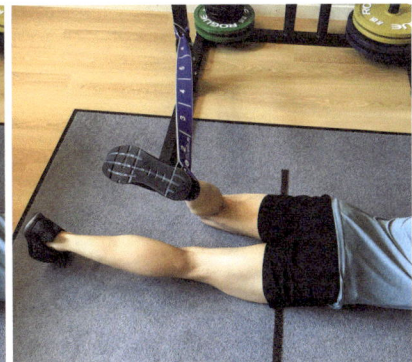

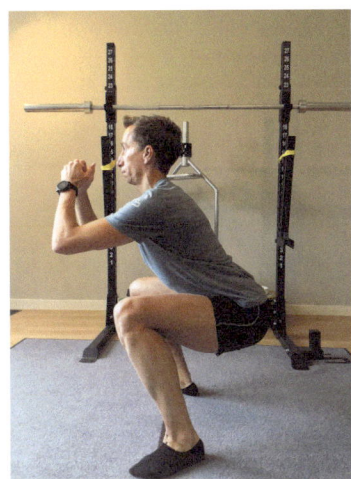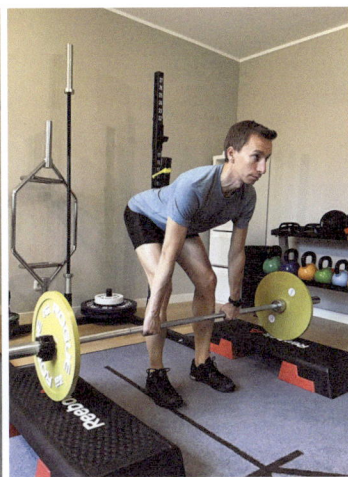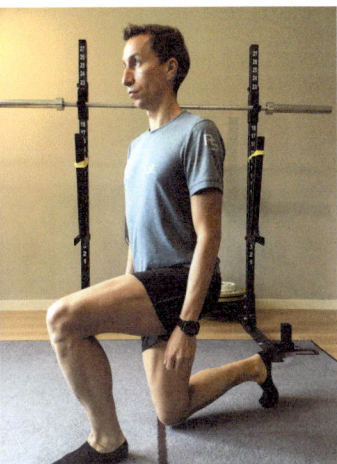

Abb. 2.6 Kniebeuge, Kreuzheben, Lunges

im Rahmen von komplexeren Trainingsvarianten scheinen insbesondere Aufsteiger gut geeignet zu sein (Neto et al. 2020). Hinsichtlich der Progression des Krafttrainings sollten auch Aspekte der Periodisierung, Intensität und andere Kraft-Qualitäten (sportartspezifisch) mitberücksichtigt werden (Maestroni et al. 2020). Im Hinblick auf die Positionierung des Azetabelums über dem Femurkopf spielt die Beckenposition und/oder eine lumbale Hyperextension eine Rolle (Ross et al. 2014). Eine anteriore Kippung könnte einen mechanischen Konflikt möglicherweise begünstigen, sodass ein entsprechendes Training der Rumpfmuskulatur ergänzt werden kann (Kemp et al. 2019).

Neben der Becken-/Hüft-Kinematik in der Sagittalebene könnte auch eine vermehrte Hüft-Adduktion (bedingt von proximal => Laterale Beckenkippung, oder bedingt von distal => Femuradduktion) einen mechanischen Konflikt verstärken (Cannon et al. 2020). Auch hieraus ergeben sich entsprechende Trainingsmöglichkeiten (Frontalebene).

Begleitend erscheint eine Patienten-Aufklärung über die potenziell Symptom-verstärkenden Positionen (Hüftflexion/Adduktion/Innenrotation) und die Kontrolle/Vermeidung dieser Positionen sinnvoll (McGovern et al. 2019). Bewegungseinschränkungen des Hüftgelenkes werden individuell adressiert. Evidenz für einen Vorteil spezifischer Weichteiltechniken, Mobilisationstechniken, Dehntechniken etc. zur Verbesserung des Bewegungsausmaßes am Hüftgelenk gibt es derzeit nicht. Abb. 2.7 zeigt exemplarisch Eigenmobilisations-Techniken im Hüftbereich.

▶ Im Hinblick auf eine mögliche Arthrose-Komponente im Zusammenhang mit einem femoroazetabulären Impingement-Syndrom (v. a. bei älteren Patientinnen und/oder bereits länger bestehenden Beschwerden) sollte zur Vermeidung einer reaktiven Arthritis auf intensive Gelenkmobilisationen (v. a. der Innenrotation) verzichtet werden.

2.1.2 Leistenbeschwerden

(Chronische) Leistenbeschwerden treten häufig in Sportarten auf, die repetitive Schuss-Aktivitäten, Drehbewegungen oder Richtungswechsel erfordern (Waldén et al. 2015; Thorborg et al. 2017b). Betroffen sind v. a. Athleten aus den Sportarten Fußball, Eishockey oder Rugby.

Die Kombination aus komplexer Anatomie, Variabilität der Symptome und die häufig unspezifische Ursache kann die Diagnostik erschweren (Falvey et al. 2009). Hinzu kommt, dass oftmals die Schmerzregion kein anatomisches Korrelat in der Bildgebung hat und/oder multiple Kombinationen von Entitäten als Ursache vorliegen (Taylor et al. 2018; Gore et al. 2020).

Aufgrund der sehr heterogenen Terminologie im Zusammenhang mit Leistenbeschwerden wurden zuletzt im Rahmen eines Experten-Konsensus verschiedene Entitäten-Kategorien definiert (Weir et al. 2015). Demnach unterscheidet man:

▶ **Wichtig (Doha-)Konsensus zur Terminologie und Definition von Leistenbeschwerden im Sport (Weir et al. 2015)**

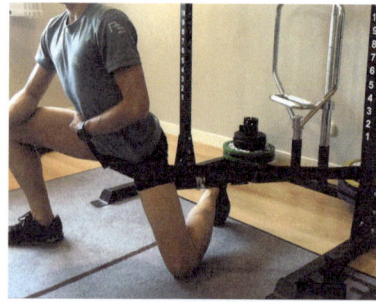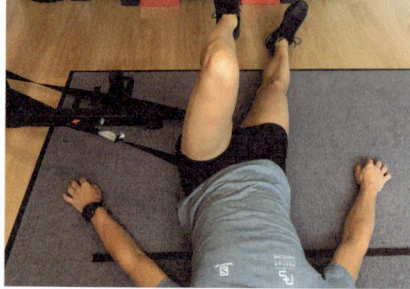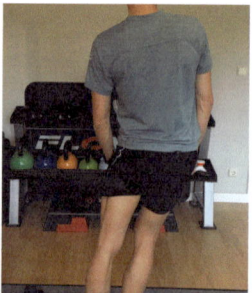

Abb. 2.7 Eigenmobilisation im Hüftgelenkbereich

1. Klinische Entitäten für Leistenschmerz
   - Adduktoren-assoziiert
   - Iliopsoas-assoziiert
   - Inguinal-assoziiert
   - Os-pubis-assoziiert
2. Hüftgelenk-assoziierter Leistenschmerz
3. Andere Ursachen für Leistenschmerzen

Aktuell wird diskutiert, ob diese Einteilung in der Praxis hilfreich ist, da es einerseits häufig Überschneidungen in der Klinik dieser unterschiedlichen Entitäten gibt und andererseits oftmals eine Diskrepanz besteht zwischen der Lokalisation der Beschwerden und (King et al. 2018a; Gore et al. 2020). Darüber hinaus ist nicht klar, inwieweit die jeweilige Entität der Beschwerden überhaupt eine „Entitäten-spezifische" Rehabilitation erfordert. Möglicherweise könnte auch unabhängig von der Zuordnung zu einer bestimmten Entitäten-Kategorie das gleiche Rehabilitationsprogramm durchgeführt werden (King et al. 2018a, Gore et al. 2020).

Diagnostik
Hüftgelenk, Lendenwirbelsäule (LWS) und Iliosakralgelenk (ISG) sollten zunächst differenzialdiagnostisch als Ursache für Leistenbeschwerden ausgeschlossen werden. Ein unauffälliger Befund im Straight-Leg-Raise-Test, SLUMP-Test sowie eine ausbleibende Zentralisierung/peripheres Ausstrahlen der Beschwerden durch eine repetitive Bewegungstestung der Lendenwirbelsäule sprechen zunächst gegen eine radikuläre oder diskogene Pathologie (van der Windt et al. 2010; Thorborg et al. 2018). Die Facettengelenke können durch eine Extensions-Rotations-Testung der LWS überprüft werden (Laslett et al. 2006b). Zum Ausschluss des ISG als Ursache eignet sich die Kombination aus verschiedenen ISG-Provokationstestungen (Abb. 2.2) (Laslett et al. 2006a).

Leistenbeschwerden treten nicht selten auch mit Bewegungseinschränkungen des Hüftgelenkes auf (Mosler et al. 2015; Tak et al. 2017).

Nach Möglichkeit sollte hier zwischen knöchern-, chondral- oder weichteilbedingten Bewegungseinschränkungen („Muscle Guarding") differenziert werden (Thorborg et al. 2018). In der Palpation werden die Adduktoren, der Inguinal-Bereich, die Hüftgelenkflexoren, die Symphysen-Region und das Os pubis untersucht. Hier besteht insbesondere eine sehr gute Korrelation zwischen Palpationsbefund und MRT-Befund zum Ausschluss Adduktoren-assoziierter Leistenbeschwerden (Serner et al. 2016; Ishøi et al. 2020).

Die Abb. 2.8, 2.9, 2.10, 2.11, 2.12, 2.13 und 2.14 zeigen klinische Untersuchungstechniken zur Eingrenzung der Beschwerdeursache (Serner et al. 2016). Dabei erlauben eine Adduktions-Widerstands-Testung (im äußeren Bewegungsbereich), der Adduktor-Squeeze-Test (in 0° Hüftgelenkflexion) und die passive Adduktoren-Dehnung die beste Vorhersage für einen positiven MRT-Befund einer Adduktorenverletzung. Hingegen korreliert ein auffälliger klinischer Befund der Hüftgelenkflexoren nur schlecht mit einem positiven Befund in der MRT-Bildgebung.

▶ **Praxistipp** Ergänzend können Kraftmessungen der Adduktoren, z. B. mit einem Hand-Kraftmessgerät (Handheld Dynamometer = HHD) oder einer Blutdruckmanschette durchgeführt werden (Abb. 2.15):

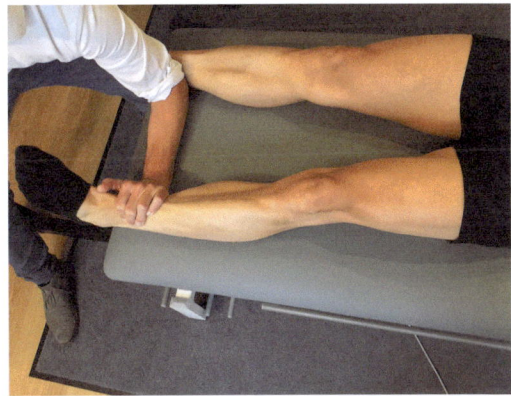

Abb. 2.8 Adduktoren-Squeeze-Test in 0° Hüftgelenkbeugung. Rückenlage. Der Untersuchende steht am Ende der Behandlungsbank mit dem Unterarm zwischen den Füßen des Patienten, um sie auseinander zu halten. Die Füße des Patienten zeigen gerade nach oben, und der Patient drückt beide Beine mit maximaler Kraft zusammen, ohne diese oder das Becken anzuheben

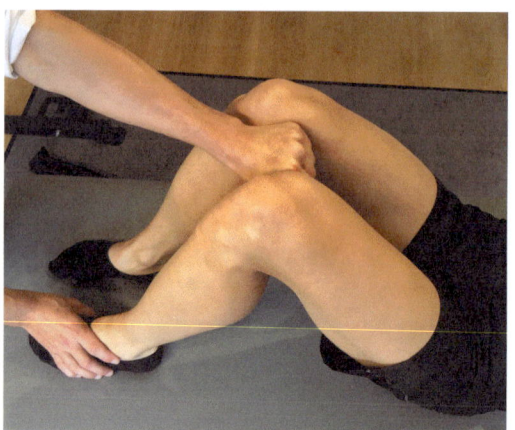

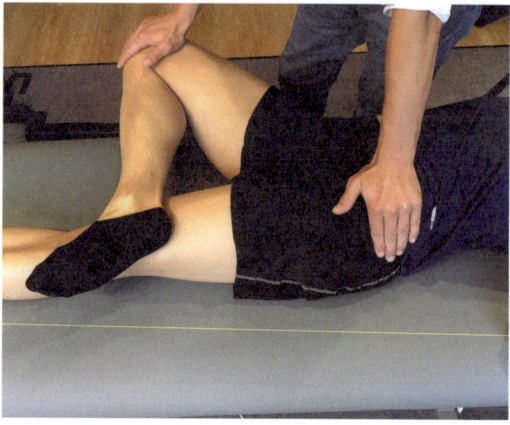

Abb. 2.9 Adduktoren-Squeeze-Test (in 45° Hüftgelenkflexion/90° Kniegelenkflexion). Rückenlage. Ein Bein wird angebeugt, bis der Malleolus medialis auf Höhe des kontralateralen medialen Kniegelenkspaltes liegt. Das andere Bein wird dann gleichermaßen gebeugt, sodass beide medialen Malleolen nebeneinander positioniert sind (die Hüftgelenke sollten dann etwa 45° gebeugt und die Kniegelenke etwa 90° gebeugt sein). Der Untersuchende legt dann seine Faust zwischen die Kniegelenke des Patienten. Der Patient wird gebeten, die Kniegelenke mit maximaler Kraft zusammenzudrücken

Abb. 2.11 FABER-Test (Flexions-Abduktions-Außenrotations-Test). Rückenlage. Hüftgelenk und Kniegelenk des Test-Beins werden gebeugt, abduziert und außenrotiert, während der Fuß des Test-Beines auf den kontralateralen Oberschenkel unmittelbar proximal zum Kniegelenk abgelegt wird. Der Untersuchende stabilisiert das Becken auf der kontralateralen Seite und übt auf das Kniegelenk des Test-Beines einen Druck nach unten aus

Kraftmessung mit Manschette

Die Kraftmessung wird im Adduktor-Squeeze-Test in 0°/45°/90-Position der Hüftgelenke durchgeführt (Delahunt et al. 2011):

- Hüftgelenke in 0°/45°/90 Flexionseinstellung
- Manschette mit 10 mmHg vorfüllen
- Messung des Kraftwertes bei Beginn der Leistenbeschwerden und Bestimmung des maximalen Kraftwertes
- Zu erwarten sind unterschiedliche Kraftwerte in Abhängigkeit von der Hüftgelenkpositionierung 0°/45°/90°
- Durchschnittswert bei gesunden Rugbyspielern: 0°: 211 mmHg, 60°: 220 mmHg, 90°: 198/224 mmHg (ohne/mit Unterstützung) (Hodgson et al. 2015)

Bei einer Kraftmessung mit HHD

Eine Normalisierung der Kraftmessung zur Beinlänge ist möglich:

- In Rückenlage (Spina iliaca anterior superior bis 8 cm proximal ausgehend vom prominentesten Punkt des Malleolus lateralis (Thorborg et al. 2011)

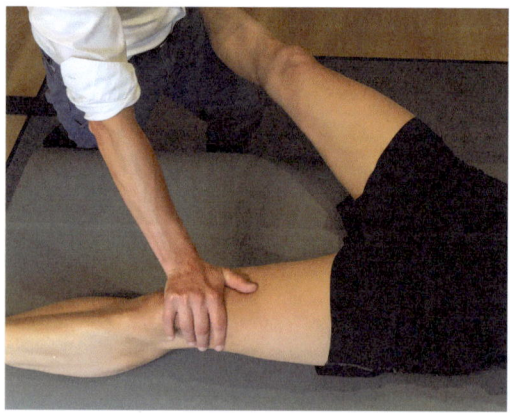

Abb. 2.10 Passiver Adduktoren-Dehntest. Rückenlage. Der Untersuchende abduziert das Test-Bein und hält es mit einer Hand, um sicherzustellen, dass der Fuß gerade nach oben zeigt. Mit der anderen Hand wird das kontralaterale Bein abgestützt, um die Testposition zu stabilisieren. Das Test-Bein wird dann in die maximale Abduktion gebracht. Hüftadduktion im „äußeren Bewegungsbereich". Gleiche Ausgangsstellung wie im passiven Adduktoren-Test. Der Patient wird aufgefordert, das Test-Bein in Richtung des Körpers des Untersuchenden zu drücken (aus maximaler Abduktions-Stellung)

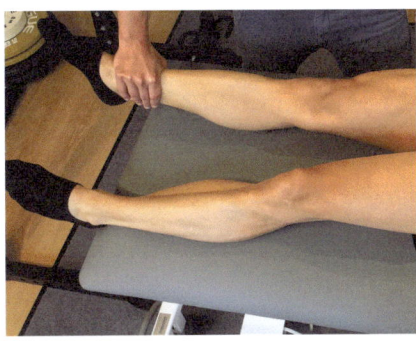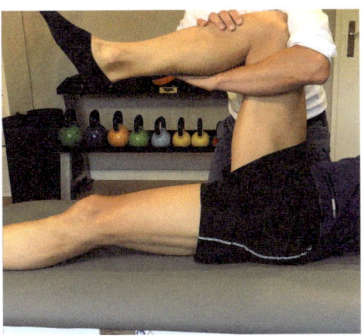

Abb. 2.12 Hüftflexion gegen Widerstand (in 0° und 90° Hüftflexion). **a**) Rückenlage. Der Patient wird aufgefordert, die Hüfte zu beugen und das Bein gerade zu halten, während der Untersuchende einen Widerstand leicht pro-ximal zum Sprunggelenk des Test-Beines ausübt. **b**) Das Test-Bein ist sowohl im Hüftgelenk als auch im Kniegelenk um etwa 90° gebeugt. Der Untersuchende versucht die gebeugte Hüfte zu strecken

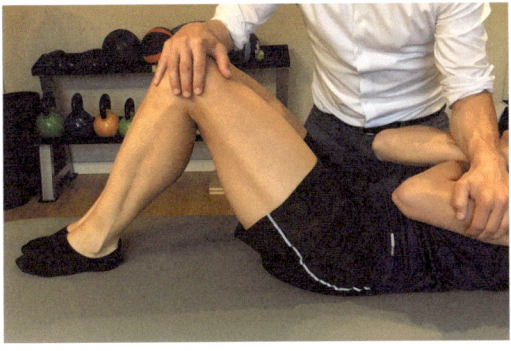

Abb. 2.13 Rumpfaufrichtung (gerade/diagonal) gegen Widerstand. **a**) Rückenlage. Hüftgelenke in etwa 45° Beugung, Kniegelenke in etwa 90° Beugung. Die Arme des Patienten sind über dem Brustkorb verschränkt. Der Patient hebt nun die Schulterblätter und den Kopf an (Sit-Up-Bewegung), dabei gibt der Untersuchende einen Widerstand am Brustkorb. Die andere Hand fixiert die Kniegelenke. **b**) Diagonale Sit-Up-Bewegung gegen den Widerstand des Untersuchenden

Orientierende Normwerte:

- Adduktion (Break-Test in Seitlage): 3,0 ± 0,6 Nm/kg (Mosler et al. 2017)
- Abduktion (Break-Test in Seitlage): 3,6 ± 0,4 Nm/kg (Mosler et al. 2017)
- Adduktion-/Abduktions-Verhältnis: 1,2 ± 0,2 (Mosler et al. 2017)
- Squeeze-Test (in 45° Hüftflexion): 3,6 ± 0,8 N/kg (Mosler et al. 2017)
- Exzentrik: Dominantes Bein 14 % stärker (Thorborg et al. 2011)

- Isometrie (Make-Test): Dominantes Bein für Adduktion und Abduktion 3–4 % stärker als nicht-dominantes Bein (Thorborg et al. 2011)
- Isometrisches Adduktions-/Abduktions-Verhältnis: 1,05 für dominante und nicht-dominante Seite (Thorborg et al. 2011)

Funktion Traditionell liegt der Fokus der physiotherapeutischen Untersuchung von Patienten mit Leistenbeschwerden in der Palpation (Schmerzreproduktion), der Bewegungsprüfung und einfachen Kraftmessungen.

Leistenbeschwerden treten häufig in Sportarten mit repetitiven Beschleunigungen, Abbremsen und Richtungswechseln auf. Abbrems- und Beschleunigungskräfte verteilen sich dabei nicht gleichermaßen auf die Gelenke der unteren Extremität, sondern sind z. B. abhängig von der Auslenkung des Körperschwerpunktes und unterliegen einer komplexen intersegmentalen Kontrolle (und werden nicht nur durch eine einzelne Muskelgruppe kontrolliert) (King et al. 2018a).

Im Rahmen einer Bewegungsanalyse von Athleten mit Leistenbeschwerden bei Richtungswechseln konnten zuletzt unterschiedliche Bewegungsstrategien identifiziert werden (Thorax-/ Knie-/Hüft- oder Sprunggelenk-dominante Bewegungsstrategie) (Franklyn-Miller et al. 2017).

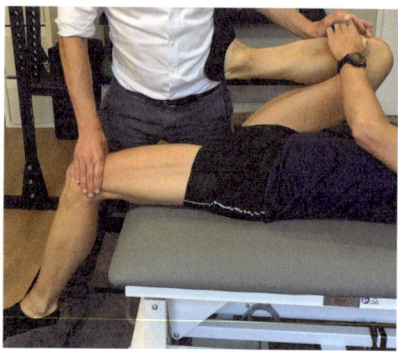
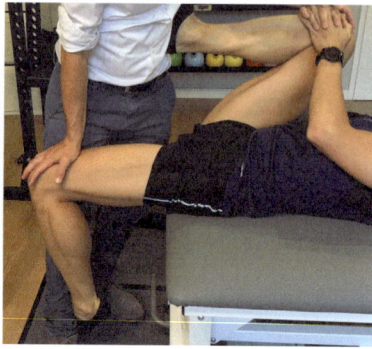

Abb. 2.14 Modifizierter Thomas-Test. Rückenlage. Die Beine des Patienten hängen am Ende der Untersuchungsliege herab. Der Patient beugt ein Hüftgelenk, indem er das Knie mit beiden Armen festhält und bis zum Brustkorb zieht. Das andere Bein hängt entspannt am Ende der Untersuchungsliege herab, Kopf und Schultern ruhen auf der Liege. Der Untersuchende steht am Ende der Untersuchungsliege und unterstützt diese Position, indem er seinen Rumpf gegen den Fuß des gebeugten Beines drückt. **Hüftextensions-Dehnung.** Der Untersuchende legt dann eine Hand auf den Oberschenkel des hängenden Beines (knapp oberhalb des Kniegelenkes) und drückt das Bein nach unten (und führt dabei eine Extension im Hüftgelenk durch). **Widerstand gegen Hüftflexion.** Der Patient wird aufgefordert, gegen die Hand des Untersuchenden zu drücken (aus der Hüftgelenkextension), während dieser einen Widerstand gegen die Hüftgelenkflexion ausübt. **Kniegelenk-Flexion Dehnung.** Der Patient entspannt das Test-Bein. Der Untersuchende fixiert das Hüftgelenk in Extension mit einer Hand und bringt mit seinem Unterschenkel das Kniegelenk in eine maximale Flexion. **Kniegelenk-Extension.** Der Patient wird dann aufgefordert, gegen das Bein des Untersuchenden eine Kniegelenkstreckung durchzuführen.

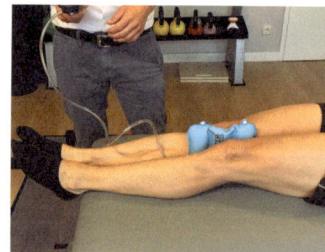
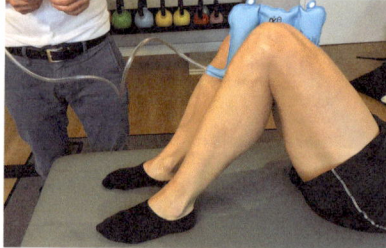
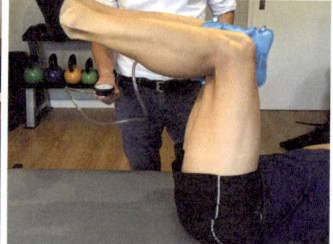

Abb. 2.15 Kraftmessung der Adduktoren

Andere Untersuchungen zeigen, dass Athleten mit Leistenbeschwerden tendenziell eine Kniegelenk-dominante Strategie bei Richtungswechseln wählen (während gesunde Probanden eher einer Sprunggelenk-dominanten Strategie folgen). Dabei scheint die Bewegungsstrategie bei Athleten mit Leistenbeschwerden eine gewisse Konstanz aufzuweisen (Rivadulla et al. 2019). Derzeit ist allerdings noch nicht klar, ob diese unterschiedlichen Bewegungsstrategien Ursache oder Folge von Leistenbeschwerden sind.

Aufgrund dieser Zusammenhänge erscheint es trotzdem sinnvoll, das Bewegungsverhalten während dieser Aktivitäten in die Untersuchung und die Therapie miteinzubeziehen. Es muss jedoch berücksichtigt werden, dass Bewegungsanalysen von Richtungswechseln, Abbremsverhalten usw. derzeit nur mit einem erhöhten technischen Aufwand (3-D-Kamera Analyse, Kraftmessplatte) möglich sind. Während für lineare Sprintanalysen und Sprunganalysen bereits kostengünstige Alternativen für die Praxis zur Verfügung stehen, gibt es diese für Analysen des Abbremsverhaltens und der Richtungswechsel noch nicht.

Inwieweit eine Analyse auch ohne aufwendige 3-D-Kinematik (z. B. nur über eine Zeitmessung) Rückschlüsse zulassen würde, ist nicht klar. Untersuchungen deuten allerdings darauf hin, dass biomechanische Unterschiede des Bewegungsverhaltens auch unabhängig von einer seitengleichen Zeitmessung für einen Richtungswechsel-Test bestehen können (King et al. 2018b). Dies lässt vermuten, dass eine alleinige Beurteilung solcher Tests durch eine Zeitmessung nicht ausreichend wäre. Auch für Sprungtestungen konnte gezeigt werden, dass trotz symmetrischer Sprunghöhe/Sprungweite, biomechanische Asymmetrien (fort-)bestehen können (King et al. 2018c).

> **Zusammenfassung**
> - Sprungtestungen und Richtungswechsel-Tests (basierend auf Messungen der Höhe, Weite oder der Zeit) überschätzen die tatsächliche Funktion, wenn diese ohne eine kinematische/kinetische Analyse durchgeführt werden.
> - Die Analyse von Abbremsverhalten und Richtungswechseln erfordert derzeit noch aufwendiges Equipment.

Therapie

1) **Ansätze zur Rehabilitation basierend auf der klinischen Entität/dem anatomischen Korrelat**
   - *Adduktoren-assoziierte Leistenbeschwerden*

Es gibt derzeit keine Evidenz für Vorteile eines bestimmten Rehabilitationsprogrammes bei akuten Adduktoren-assoziierten Leistenbeschwerden (Ishøi et al. 2020). Bei chronischen Adduktorenbeschwerden wird ein progressives trainingsbasiertes Vorgehen zur Kräftigung der Adduktoren empfohlen (Serner et al. 2015). Ein aktives Trainingsprogramm ist einer passiven Therapie überlegen (Hölmich et al. 1999; Ramazzina et al. 2019). Eine Ergänzung der aktiven Therapie mit passiven Interventionen führt im Vergleich zur alleinigen aktiven Therapie zu einem vergleichbaren Gesamtergebnis, jedoch mit einer potenziell schnelleren Wiederherstellung

der Sportfähigkeit (Hölmich et al. 1999; Weir et al. 2011; Thorborg et al. 2018).

Eines der frühen Trainingsprogramme (Abb. 2.16 und 2.17) bei chronischen Leistenbeschwerden (traditionelles Programm) wurde bereits in den 1990er-Jahren beschrieben (Hölmich et al. 1999).

Chronische Beschwerden der Adduktoren können tendinopathisch bedingt sein. Möglicherweise spielt als Ursache die Enthesen-nahe verminderte Vaskularisation des M. adductor longus und des M. adductor brevis eine Rolle (eingeschränkte Regeneration) (Davis et al. 2012). Neben der (exzentrischen) Bedeutung im Rahmen von Richtungswechseln haben die Adduktoren auch eine komplexe Funktion in anderen Bewegungsrichtungen und Bewegungsebenen. So unterstützen sie z. B. die Kontrolle der Hüftgelenk-Extension und Flexion, was den Zusammenhang mit Beschwerden im Schussbein erklären könnte (Neumann 2010). Demnach scheint es sinnvoll, bei chronischen Adduktorenbeschwerden eine Kräftigung der Hüftflexoren sowie die exzentrische Kontrolle der Hüftextension miteinzubeziehen. Als Ergänzung zum „traditionellen" Adduktoren-Programm (Abb. 2.16 und 2.17) wurde daher zuletzt auch empfohlen, einen Fokus auf exzentrische Trainingsvarianten zu setzen (Yousefzadeh et al. 2018).

Differenzialdiagnostisch müssen auch Enthesiopathien oder Verletzungen des sog. PLAC (Pyramidalis-Anterior Pubic Ligament-Adduktor Longus-Complex) in Betracht gezogen werden, die dann ggf. eine operative Therapie erfordern (Schilders et al. 2009, 2017).

▶ **Differenzialdiagnose Apophysitis (Sailly et al. 2015)** Die Symptome sind ähnlich wie bei einer stressassoziierten Reaktion des Os pubis mit dem Unterschied, dass die Apophysitis jüngere Patienten betrifft (<21 Jahre). Die Inzidenz ist während des Wachstums erhöht, vermutet wird eine Kombination aus Traktions-, Kompressions- und Scherkräften.
   Diagnostik:
   - Patienten sind jünger (<21 Jahre)
   - Palpation

Modul 1 (Woche 1+2)	
Statisch	
Isometrische Adduktion gegen Ball (0° Hüftstellung) Rückenlage, 0° Hüftstellung, Beine gestreckt: Isometrische Adduktion gegen Ball (10x30 Sekunden)	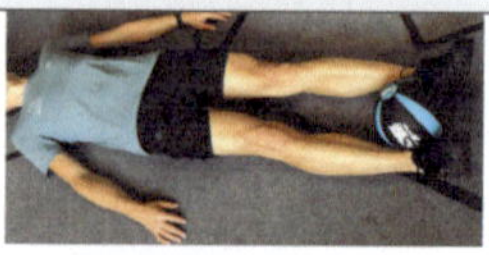
Isometrische Adduktion gegen Ball (45° Hüftstellung) Rückenlage, 45° Hüftstellung: Isometrische Adduktion gegen Ball (10x30 Sekunden) => Kraft bis zu Beginn der Beschwerden aufbauen	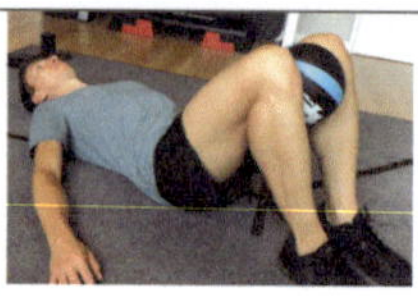
Dynamisch	
Sit-Ups gerade/diagonal Rückenlage, Hüftgelenke und Kniegelenke in 45° Flexion, Füße auf dem Boden: Sit-Ups gerade und schräg 5x10 Wdh./Seite, 15 Sekunden Erholungszeit	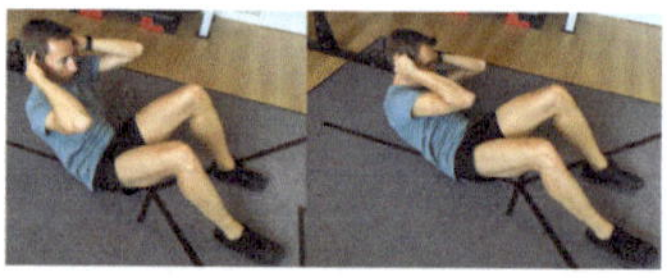
Sit-Ups mit Beineinsatz Rückenlage, Hüftgelenke und Kniegelenke in 45° Flexion, Füße auf dem Boden: Sit-Ups gerade mit Ball zwischen Knie=>Beine dynamisch Richtung Kopf bewegen (5x10 Wdh.,15 Sekunden Erholungszeit)	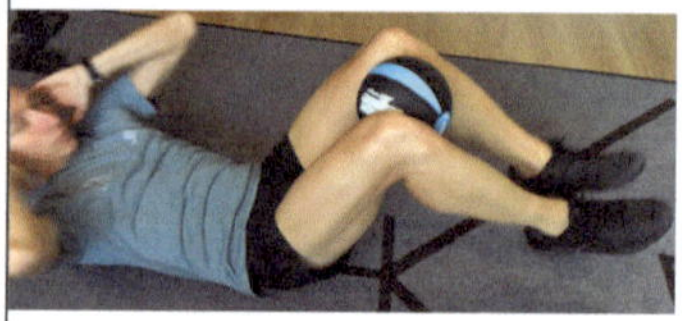
Balance Training z.B. auf Wobble Board (5 Minuten)	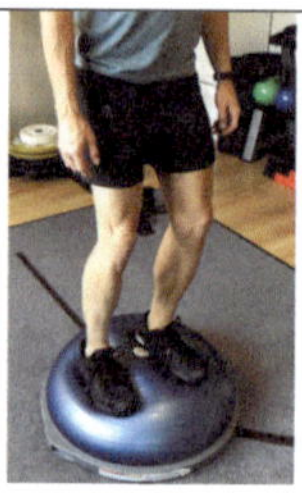
Laterale/Anteriore Glides Stand, ein Bein nach außen/vorne und zurück bewegen, dabei schmerzadaptiert Druck gegen den Untergrund aufbauen (1 Minute/Seite)	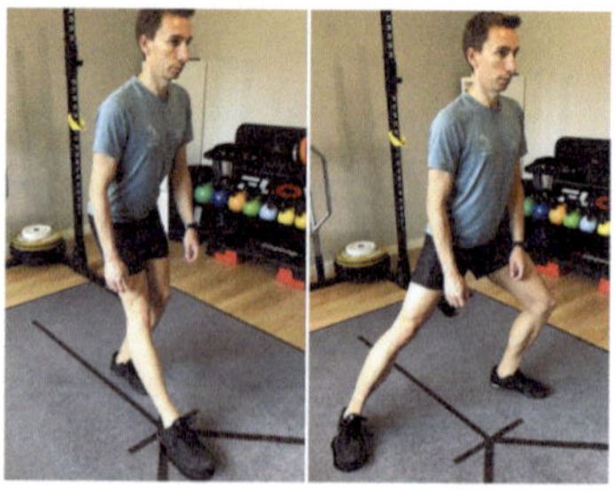

Abb. 2.16 Teil 1: Trainingsprotokoll bei Adduktoren-assoziierten Leistenbeschwerden (Hölmich et al. 1999)

Modul 2 (ab Woche 3)	
Hüft-Abduktion und Adduktion Seitlage, 5x10 Wdh./Seite	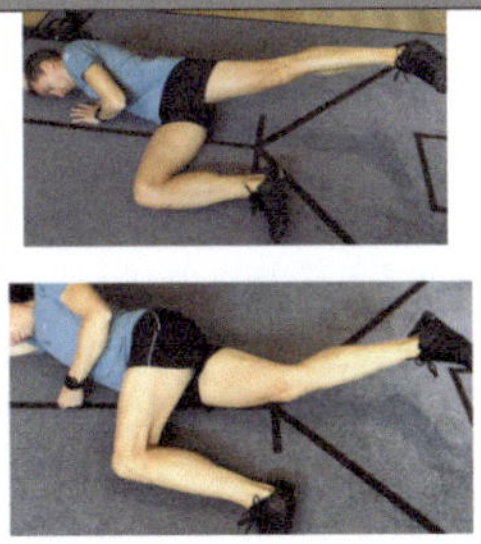
LWS-Extensoren Training Bauchlage, 5x10 Wdh.	
Unilaterale Abduktion und Adduktion mit progressivem Widerstand Stand, 5x10 Wdh./Seite	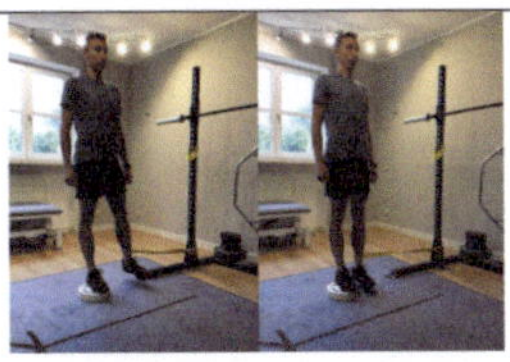
Sit-ups gerade und schräg Rückenlage, Hüftgelenke und Kniegelenke in 45° Flexion, Füße auf dem Boden: Sit-Ups gerade und schräg (5x10 Wdh./Seite, 15 Sekunden Erholungszeit)	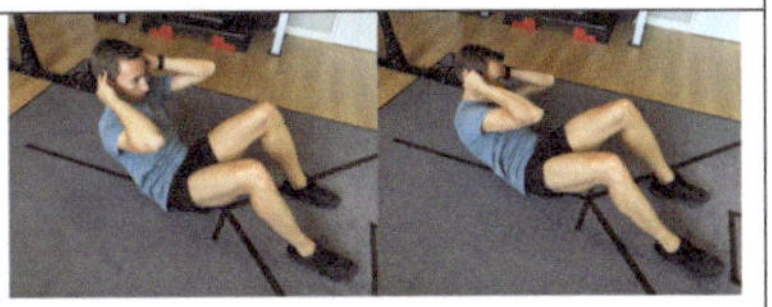
Cross Country Ski Übung Stand, 5x20 Wdh./Seite	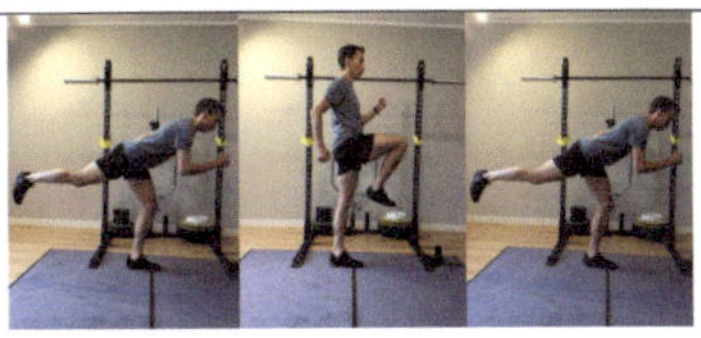
Training auf „Fitter" (5 Minuten)	
Balance Training z.B. auf Wobble board (5 Minuten)	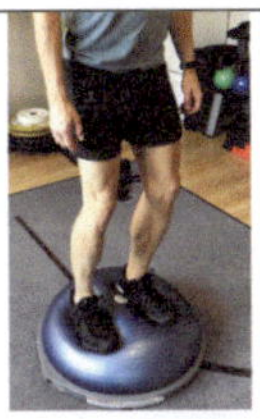
8. Skating Bewegungen auf Slide-Board (5x1 Minute)	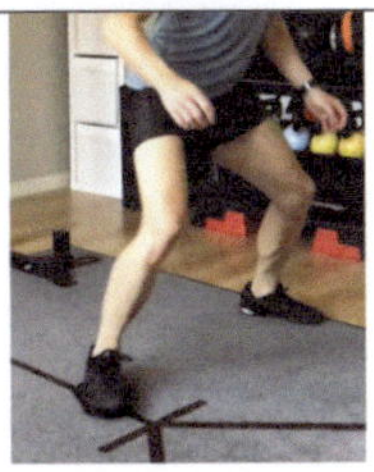

Abb. 2.17   Teil 2: Trainingsprotokoll bei Adduktoren-assoziierten Leistenbeschwerden (Hölmich et al. 1999)

- Adduktoren Squeeze-Test, Widerstand in Adduktoren Widerstandstands-Test am Bewegungsende, Adduktoren Dehn-Test
  Therapie:
- Phase 1: Pausieren aller auslösenden Aktivitäten (3–4 Wochen). Lokale physikalische Maßnahmen
- Phase 2: Training von Rumpf- und lumbopelviner Kontrolle
- Phase 3: Sportartspezifisches Training
- Andere Maßnahmen: Training Muskelausdauer, myofasziales Release der Adduktoren, Optimierung Hüftrotation, kein aggressives Dehnen
  Prävention:
- Belastungsmanagement während Wachstumsschub (insbesondere Management der Schuss-Belastungen, Modifikation der Ballgröße/Gewicht)

- Os-pubis-assoziierte Leistenbeschwerden

Aufgrund der nur geringfügigen klinischen Unterschiede zwischen Adduktoren- und Os-pubis-assoziierten Leistenbeschwerden erfolgt die Behandlung derzeit entsprechend den beschriebenen Prinzipien bei Adduktoren-assoziierten Leistenbeschwerden (Thorborg et al. 2018).

Os pubis Stressreaktion (Osteitis pubis) Auch bei vielen asymptomatischen Athleten sind Knochenmarködeme am Os pubis (sowie auch an anderen Körperbereichen) im MRT darstellbar (Paajanen et al. 2011; Kornaat und Van de Velde 2014). Dabei kann die Größe des Knochenmarködems mit dem Auftreten klinischer Symptome korrelieren (Branci et al. 2015).

Bei einem symptomatischen Knochenmarködem dominiert in der klinischen Untersuchung ein Palpationsschmerz/Klopfschmerz direkt über dem Os pubis. Hingegen ist die Symphyse nicht druckdolent. Oftmals besteht eine zusätzliche Symptomatik in der angrenzenden Abdominalregion oder im Bereich der Adduktoren. Der Hauptschmerz betrifft jedoch das Os pubis. Der Beginn der Beschwerden ist in der Regel schleichend und erfolgt meist ausgehend von einer schnellen Belastungssteigerung. Mitunter werden Be-

schwerden unter Belastung besser, treten dann in der Pause sofort wieder auf und verschlechtern sich gegen Ende einer länger andauernden Belastungsphase (z. B. Fußballspiel). Belastungen, die eine Agilität erfordern (Sprinten, Beschleunigen, Richtungswechsel), fallen dann schwerer. Am Morgen nach einer Belastung besteht oftmals ein ausgeprägtes Steifigkeitsgefühl.

In der klinischen Diagnostik findet sich in der Palpation der lokale Hauptschmerz über dem Os pubis (ggf. in Kombination mit angrenzenden Beschwerden Adduktoren/Bauchmuskulatur). Der Squeeze-Test ist hinsichtlich einer Kraftreduktion und Schmerzprovokation positiv.

Zur nicht-operativen Therapie gibt es keine Evidenz für Vorteile eines der beschriebenen Behandlungsprotokolle. Generell unterscheidet sich das therapeutische Vorgehen derzeit nicht von dem bei Adduktoren-assoziierten Leistenbeschwerden. Allenfalls das Pausieren von Laufbelastungen sollte möglicherweise verlängert werden (4–6 Wochen). Die Rehabilitation folgt dabei einem progressiven, individuell und multimodal ausgerichteten Rehabilitationsprogramm.

- Inguinal-assoziierte Leistenbeschwerden

Bei durch Hernien bedingten Beschwerden wird eine chirurgische Vorstellung zur Prüfung eines operativen Vorgehens bzw. der Abschätzung der Erfolgsaussicht eines initialen konservativen Therapieversuchs empfohlen (Thorborg et al. 2018). Das nicht-operative Vorgehen kann wie bei Adduktoren-assoziierten Leistenbeschwerden durchgeführt werden.

- Iliopsoas-assoziierte Leistenbeschwerden

Aufgrund der engen Lagebeziehung zum Hüftgelenk (Stabilisation nach anterior) können Iliopsoas-assoziierte Leistenbeschwerden auch sekundär zu einer Hüftgelenkproblematik auftreten (Thorborg et al. 2018).

Ein evidenzbasiertes, standardisiertes Programm gibt es auch hier derzeit nicht.

Beschrieben sind konzentrische/exzentrische Kräftigungsvarianten für die Hüftflexoren (Abb. 2.18, 2.19, 2.20 und 2.21) und Trainingsva-

Abb. 2.18 Training der Hüftflexoren

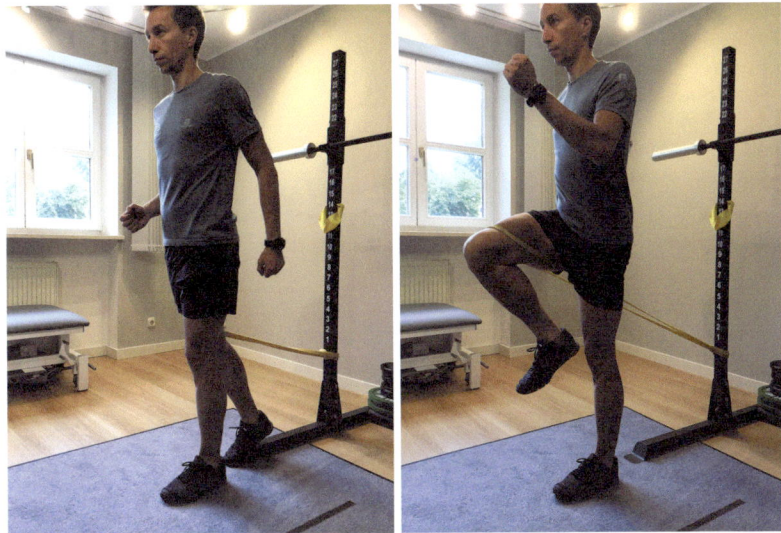

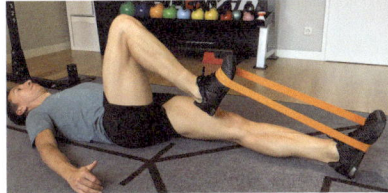 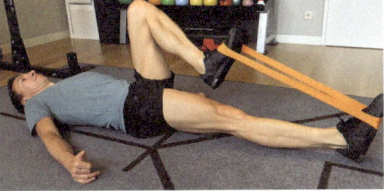

Abb. 2.19 Psoas March. Exzentrik der Hüftflexoren unter lumbopelviner Kontrolle (C-Halte Rumpf beibehalten). Start in 95°–100° Hüftgelenkflexion

Abb. 2.20 Exzentrische, dynamische Flexibilität der Hüftflexoren. Bulgarian Split Squat (Prinzip: Verlängerung unter Belastung)

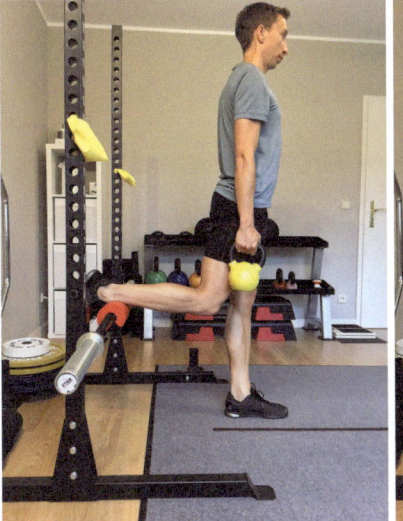 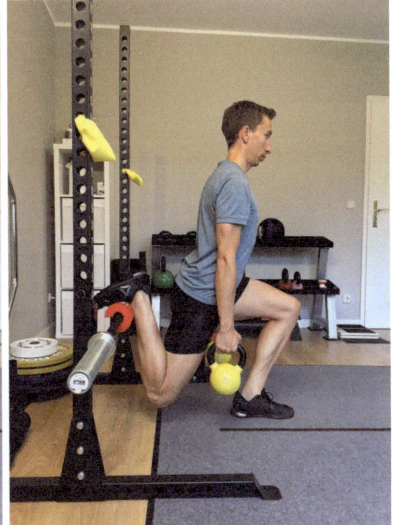

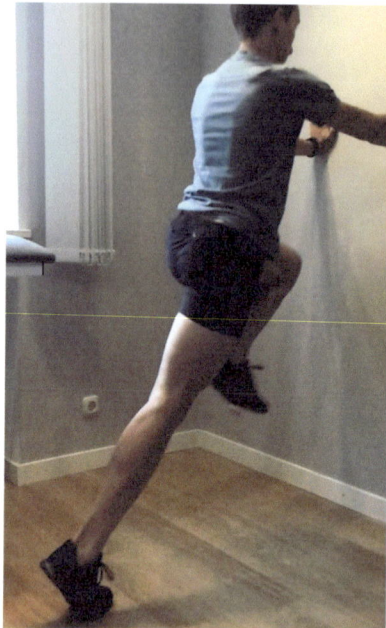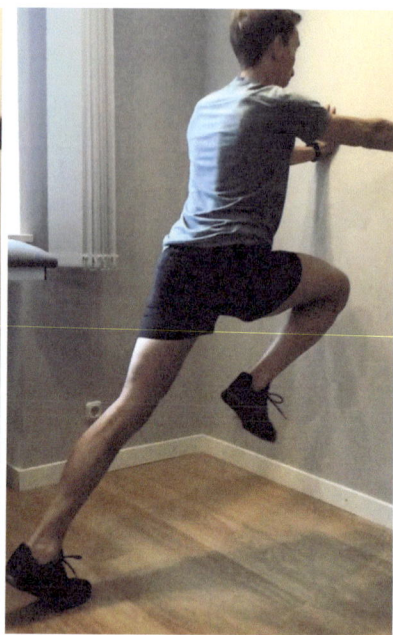

Abb. 2.21 Explosives Training über Wall-Drive. Ca. 45° gegen Wand lehnen, gerade Linie der Körperachse beibehalten. Vorderes Bein: Knie explosiv nach vorne. Hinteres Bein: Vorfuß hinter Hüfte auf Boden aufsetzen. Fokus auf einen explosiven „Drive" des hinteren Beines Richtung Boden.

rianten zur Verbesserung der muskulären Koordination im Hüftgelenk- und Beckenbereich (Thorborg et al. 2016).

2) Trainingsbasierte Ansätze

Trainingsbasierte Ansätze lassen sich grundsätzlich in zwei Gruppen einteilen:

- *Training spezifischer Muskelgruppen* (z. B. Adduktoren, Hüftflexoren, Abduktoren usw.) => entspricht dem beschriebenen „traditionellen" Programm. Dieser Ansatz basiert auf der klinischen Entität bzw. dem anatomischen Korrelat.
- *Training der intersegmentalen Koordination*

Neuere Untersuchungen verfolgen einen holistischeren Ansatz bei Leistenbeschwerden, bei dem weniger die Rehabilitation einer speziellen Muskelgruppe (z. B. Adduktoren) im Vordergrund steht, sondern die intersegmentale Koordination für die relevanten Bewegungen im Zielsport (z. B. Richtungswechsel). Der Ansatz beruht auf einem Training, das die leistungsrelevanten Aspekte der Zielbewegung (z. B. Lateralflexion Rumpf in Zielrichtung bei einem Richtungs-

wechsel) berücksichtigt und die dafür notwendigen physischen und technischen Kapazitäten in das Training einbezieht. Möglicherweise ist ein solcher Ansatz mit einem Fokus auf der intersegmentalen Koordination einem isolierten Training spezifischer Muskelgruppen überlegen (King et al. 2018a; Rivadulla et al. 2019). Interessanterweise konnte im Rahmen eines Rehabilitations-Ansatzes mit Fokussierung auf die intersegmentale Koordination auch ohne Inkludierung einer isolierten Adduktorenkräftigung eine Verbesserung der Muskelkraft der Adduktoren erzielt werden (King et al. 2018a). Unabhängig vom gewählten Ansatz erscheint es sinnvoll, die Rehabilitation von Beginn an auf die Wiederherstellung der individuell-relevanten Bewegungsmuster des Zielsports auszurichten.

Beispiel für Training intersegmentaler Koordination

Ein rehabilitatives Vorgehen bei Athleten mit Leistenbeschwerden (für Zielsportarten, die Abbremsen/Beschleunigen/Richtungswechsel beinhalten), unabhängig von der klinischen Entität der Beschwerden, wurde zuletzt beschrieben (King et al. 2018a). Im Fokus steht ein kriterienbasiertes Vorgehen in drei Stadien (Level 1–3)

Abb. 2.22. Schwerpunkte der Rehabilitation und Progressionskriterien. Adaptiert nach (King et al. 2018a)

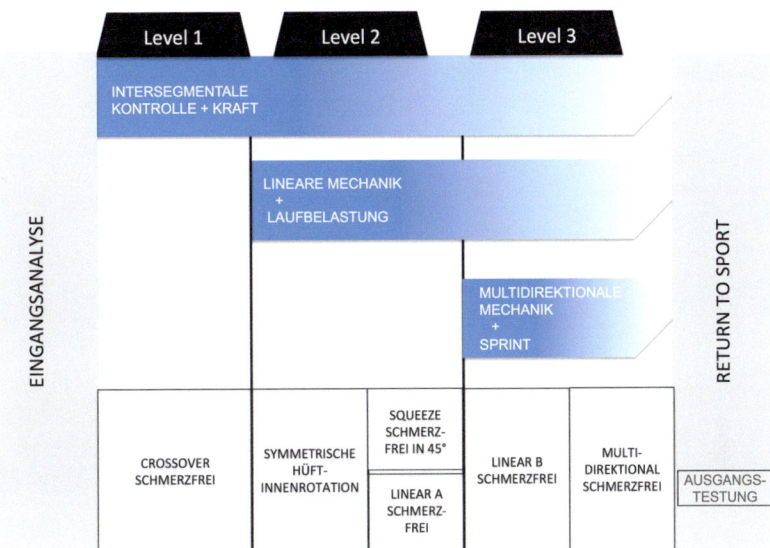

(Abb. 2.22). Nach Abschluss des dreistufigen Programmes konnten biomechanische Optimierungen hinsichtlich des Richtungswechsel-Verhaltens gezeigt werden (Reduktion der Bodenkontaktzeit, Erhöhung des Abstandes des Körperschwerpunktes zum Druckmittelpunkt in der Frontalebene, Reduktion der Lateralflexion des Rumpfes zum Standbein, Reduktion der Kniegelenkflexion, Erhöhung der Leistungsfähigkeit des Sprunggelenkes). Insgesamt kam es so zu einer Verminderung der Belastung im Bereich des Hüftgelenkes und der Leistenregion sowie zu einer Kontrolle der Leistenbeschwerden.

Erklärung zu Abb. 2.22:

In der ersten Stufe liegt der Fokus in der Optimierung der segmentalen Kraft und Bewegungskontrolle. Dabei werden z. B. Trainingsvarianten wie Kreuzheben, Lunge und bilaterale Kniebeuge (Sagittalebene) zur Verbesserung der lumbopelvinen Kontrolle (Abb. 2.23) und Kräftigung durchgeführt (3–4 Sätze, 6–8 Wiederholungen, 4×/Woche).

Kriterium für die Progression in Stufe 2: Negatives Cross-Over-Zeichen

In der zweiten Stufe erfolgt der Einschluss linearer Trainingsvarianten (z. B. Skippings/Marschieren/Laufen mit Überkopfhalte/Beinwechsel-Training) sowie der Beginn eines linearen Laufprogrammes*.

Kriterium für die Progression in Stufe 3: Symmetrische Innenrotation der Hüftgelenke in 90° Flexion, schmerzfreier Adduktoren-Squeeze-Test in 45° Hüftflexion, lineares Laufprogramm schmerzfrei möglich (einfaches Programm).

In der dritten Stufe wird das lineare Laufprogramm intensiviert. Jetzt erst werden multidirektionale Laufvarianten (Lateral Shuffle, Zickzack-Läufe, 180° Richtungswechsel) in das Training aufgenommen.

Kriterium für Abschlusstestung (3-D-Kinematik) + Return to Sport: Lineares Laufprogramm schmerzfrei möglich (intensiviertes Programm) und alle multidirektionalen Trainingsvarianten in maximaler Intensität schmerzfrei möglich.

*für den Inhalt des linearen Laufprogrammes siehe Abb. 1.8 und 1.9

Prävention von Leistenbeschwerden

In der Literatur sind zur Prävention von Leistenbeschwerden das Copenhagen-Adduktoren-Training (Abb. 2.24, Tab. 2.3) sowie das Fifa 11+ Programm beschrieben (Ishøi et al. 2016; Thorborg et al. 2017a). Beide Programme können zu einer Verringerung von Leistenverletzungen oder chronischen Leistenbeschwerden beitragen (Ishøi et al. 2020). Da ein möglicher Zusammenhang mit plötzlichen Belastungssteigerungen

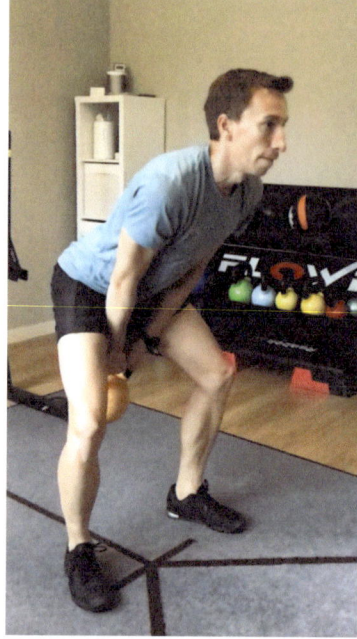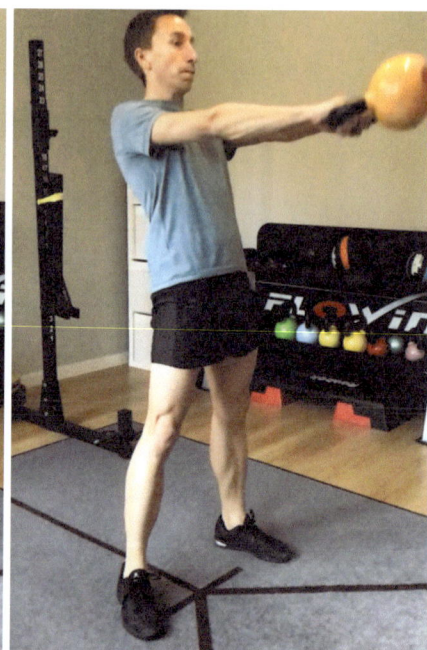

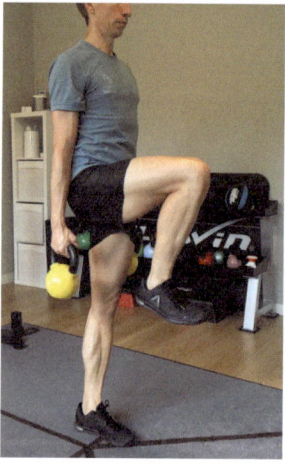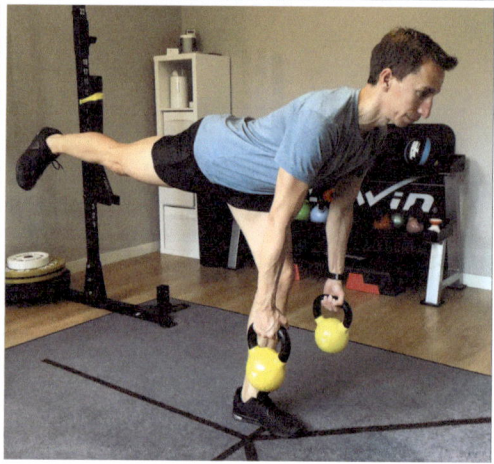

besteht, wird eine adäquate Vorbereitung auf Belastungsspitzen empfohlen (Lovell et al. 2006).

    Weitere Ansätze sind:

- Optimierung der Lauftechnik (Vermeiden eines „Overstride"-Laufstils)
- Erhöhung der myofaszialen Kapazität für die Aufnahme von Bodenreaktionskräften (Stoßbelastungs-Absorption)
- Erhalt der Hüftgelenk-(Innen-)Rotation und die Mobilisation bei myofaszialer Einschränkung (Verrall et al. 2005)

- Monitoring der Adduktoren-Kraft im Saisonverlauf (Moreno-Pérez et al. 2019)

    Im Zusammenhang mit ossären Stressreaktionen (Knochenmarködem) erscheint der Wechsel zwischen Belastung und Erholung sinnvoll (Beginn zunächst mit einem Intervalltraining nach längerer Laufpause), um die Mechanosensitivität und Osteogenese möglichst optimal zu stimulieren (Robling et al. 2001).

    Der Nutzen präventiver Screenings für Leistenbeschwerden ist unklar. So lassen knöcherne

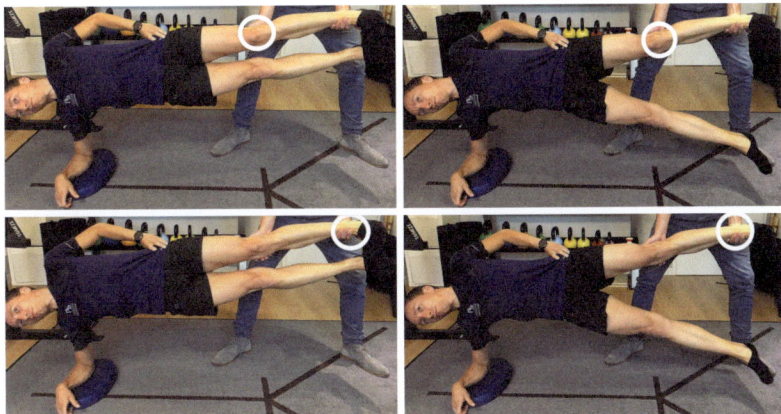

Abb. 2.24 Copenhagen-Adduktoren-Training (Ishøi et al. 2016). *Level 1:* Seitlage. Hüftadduktion. *Level 2:* Copenhagen-Adduktoren-Training. Hauptunterstützung am Kniegelenk. *Level 3:* Copenhagen-Adduktoren-Training. Hauptunterstützung am Sprunggelenk, wenig Unterstützung am Kniegelenk. Allgemein: Durchführung im höchst-möglichen Level. Wenn Schmerz >3/10 VAS => niedrigeres Level durchführen

Tab. 2.3 Copenhagen-Adukktoren-Training Protokoll

Woche	Einheiten/Woche	Sätze/Seite	Wdh./Seite
1	2	1	3–5
2	3	1	3–5
3–4	3	1	7–10
5–6	3	1	12–15
7–8	2	1	12–15
In der Saison	1	1	12–15

Morphologie, Kraft und Beweglichkeit des Hüftgelenkes keine sichere Vorhersage zukünftiger Leistenbeschwerden zu (Mosler et al. 2018). Hingegen konnten zuletzt ein Zusammenhang zwischen isometrischer Kraftbalance der Abduktoren/Adduktoren sowie dem „Copenhagen Hip and Groin Outcome Score" (HAGOS) und dem Risiko einer Verletzung im Bereich Hüftgelenk/Leiste festgestellt werden (Bourne et al. 2019).

2.1.3 Proximale Hamstring-Tendinopathie

Die Hamstrings (HS) haben einen gemeinsamen Ursprung im Bereich des lateralen Tuber ischiadicum am Becken. Der M. semitendinosus (ST) und der lange Kopf des M. biceps femoris (BFlh) inserieren gemeinsam an der lateralen Facette des Tuber ischiadicum. Der M. semitendinosus (ST) liegt anterior des gemeinsamen Ansatzbereiches des ST/BFlh (Feucht et al. 2015).

Die Kniegelenkflexion und Hüftgelenkextension werden als Funktionen der HS beschrieben. Darüber hinaus spielen die HS eine Rolle in der Rotationssicherung des Kniegelenkes (Stepien et al. 2019) (Tab. 2.4).

Die proximale HS-Tendinopathie wurde ursprünglich als „Hamstring-Syndrom"
bei Mittel-/Langstrecken-/Hürdenläufern und Sprintern beschrieben (Puranen und Orava 1988; Chu und Rho 2016). Histomorphologisch zeigen sich bei der HS-Tendinopathie ähnliche Veränderungen, wie auch bei anderen Tendinopathien (vermehrte Grundsubstanz, Kollagen-Desorganisation usw.) (Lempainen et al. 2009). Im Gegensatz zu einer akuten HS-Verletzung lässt sich der Beschwerdebeginn bei der HS-Tendinopathie nicht einem einzelnen Unfallereignis zuordnen, sondern wird als chronisch degenerativer Prozess

Tab. 2.4 Funktionen der Hamstrings am Kniegelenk (neben der Kniegelenkflexion)

M. biceps femoris	M. semimembranosus/M. semitendinosus
• Stabilisation der posterolateralen Ecke des Kniegelenkes • Außenrotation des Kniegelenkes (=Kontrolle Innenrotation) • (Haupt-)Stabilisator gegen die anteriore tibiale Translation	• Innenrotation der Tibia • Möglicherweise Stabilisation gegen Valgus-Stress auf das Kniegelenk • Antagonist zur Außenrotation des M. biceps femoris

bedingt durch eine mechanische Überlastung und repetitive Dehnung beschrieben (Lempainen et al. 2009; Chu und Rho 2016). Eine alternative Theorie geht von einer Insertionstendinopathie aufgrund wiederholter lokaler Hyperkompressionen durch Hüftflexions-/Adduktionsbewegungen am Tuber ischiadicum aus (Cook und Purdam 2012).

Als prädisponierende Faktoren sind zwar eine relative Schwäche der HS oder eine verminderte lumbopelvine Stabilität beschrieben, jedoch wird eher eine mechanische Überlastungspathologie angenommen (Fredericson et al. 2005; Chu und Rho 2016). Einzelne Fallberichte von Athleten mit proximaler HS-Tendinopathie beschreiben trainingsassoziierte Ursachen, wie eine zu schnelle Erhöhung von Volumen und/oder Intensität oder der Beginn ungewohnter Aktivitäten wie Sprinten, ein Training von Ausfallschritten, Hürdenläufe oder Bergläufe (White 2011; Jayaseelan et al. 2014). Beim Laufen kann eine vermehrte Rumpfflexion oder Hüftflexion (z. B. Oberkörpervorneige, Bergläufe oder Overstriding) potenziell die Anforderung auf die proximalen HS-Sehnen erhöhen und so zu einer Überlastung führen (Chu und Rho 2016; Goom et al. 2016). Auf der anderen Seite können auch Aktivitäten wie Yoga oder Pilates durch wiederholte endgradige Flexionspositionen des Hüftgelenkes oder längeres Sitzen (z. B. Autofahren) zu Symptomen führen (Cacchio et al. 2011; Goom et al. 2016).

Bei betroffenen Athleten sind die Beschwerden im Bereich des Tuber ischiadicum lokalisiert und lassen sich durch die o. g. Aktivitäten provozieren. Oftmals „laufen sich die Beschwerden warm", d. h. die Symptome klingen nach einer gewissen Zeit der Belastung zunächst ab und verschlechtern sich nach Beendigung der Aktivität

oder am nächsten Tag. Dabei sind Beschwerden v. a. mit Aktivitäten assoziiert, die eine Energiespeicherung/-abgabe der Sehne erfordern (Laufen, Springen), und treten weniger bei (langsamen) Gehbelastungen oder im Liegen auf (Goom et al. 2016).

Diagnostik

In der klinischen Untersuchung ist die Bewegungsprüfung von Knie- und Hüftgelenk meist unauffällig, auch eine Schwellung oder ein Hämatom besteht in der Regel nicht (Degen 2019). Als Provokationsmanöver (ergänzend zum Bent-Knee-Stretch-Test) können der Puranen-Orava-Test (Abb. 2.25) und der Heel-Drag-Test (Abb. 2.26) durchgeführt werden. Darüber hinaus wird eine Testung der aktuell möglichen Belastungskapazität empfohlen (auch in Hinblick auf die Steuerung der Rehabilitation). Dabei können Belastungen der HS in der geschlossenen Kette mit unterschiedlichen Intensitäten so lange durchgeführt werden, bis Symptome reproduziert werden (Abb. 2.27). Ergänzende Untersuchungen beinhalten eine Beurteilung von (Goom et al. 2016):

- Lumbopelvine Kontrolle (Beurteilung v. a. in der Sagittalebene und Frontalebene)
- Funktion des M. adductor magnus (= „Mini"-Hamstring)
- Isolierte HS-Kraft (z. B. im Leg-Curl, HHD Kraftmessung)
- Kraft der Hüftextensoren und der Hüftabduktoren
- Gang-/Laufanalyse (Untersuchung auf eine vermehrte anteriore Beckenkippung, exzessive Oberkörpervorneige, Overstriding)
- Unilaterale Kniebeuge (Beurteilung von Schmerz und der multiplanaren Funktion)

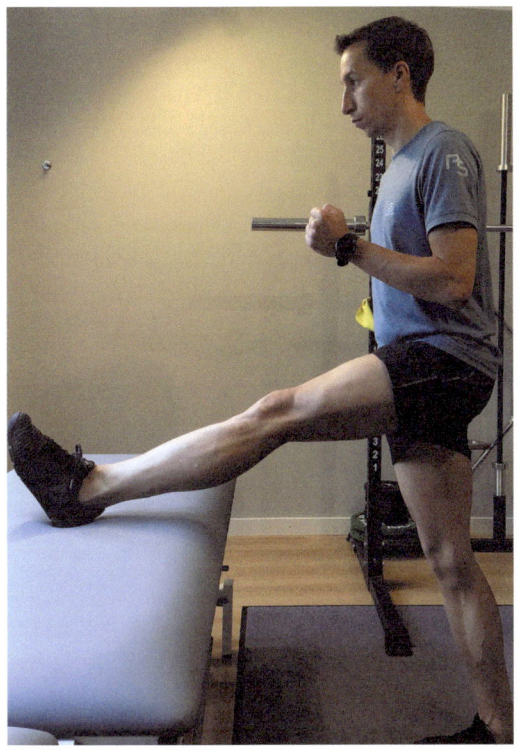

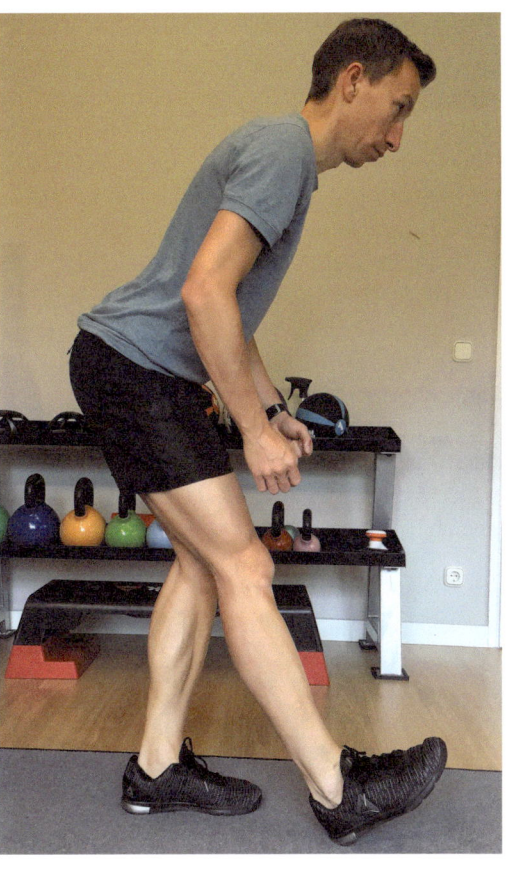

Abb. 2.25 Puranen-Orava-Test. Das Hüftgelenk wird 90° gebeugt, dabei wird das Knie gestreckt, während der Fuß erhöht abgelegt ist. Der Test ist positiv bei Schmerzreproduktion am Tuber ischiadicum

Abb. 2.26 Stehender Heel-Drag-Test. Kniegelenk in voller Extension, 30–40° Hüftgelenkflexion. Aktive Extension des Hüftgelenkes (isometrischer Widerstand der Ferse gegen den Boden). Der Test ist positiv bei Schmerzreproduktion am Tuber ischiadicum

Abb. 2.27 Beispiele für Testvarianten in a) niedriger Intensität b) mittlerer Intensität c) höherer Intensität* (Goom et al. 2016). Belastung erhöhen durch vermehrte Geschwindigkeit und/ oder zusätzliches Gewicht. SL: unilateral. *weitere Intensivierung durch Lauf-/ Sprungbelastungen möglich

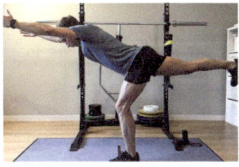

SL Deadlift

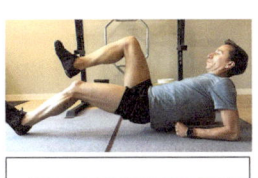

SL Bridge

(langer Hebel)

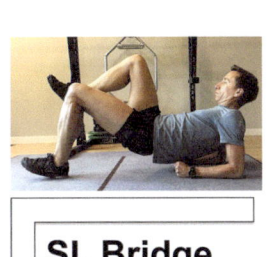

SL Bridge

(kurzer Hebel)

Therapie

Es existieren derzeit nur wenige Untersuchungen zur nicht-operativen Therapie bei einer proximalen HS-Tendinopathie, sodass die allgemeinen Therapieprinzipien der Behandlung von Tendinopathien herangezogen werden. Im Falle einer Tendinopathie in einem akut-reaktiven Stadium steht die Schmerzkontrolle (Ziel: VAS 0–3/10; Symptom-Rückgang innerhalb von 24 h nach einer Trainingsbelastung) im Vordergrund (Goom et al. 2016). Das Lauftraining könnte, solange diese Kriterien erfüllt werden, (angepasst) fortgeführt werden. Ein passives Dehnprogramm kann zur Verstärkung der Beschwerden führen, sodass Dehnungen im akut-reaktiven Stadium individuell abgewogen werden sollten (Lempainen et al. 2009). Möglicherweise führen endgradige Hüftgelenkflexionspositionen zu einer vermehrten Kompression am Tuber ischiadicum (Cook und Purdam 2012).

Ein progressives Belastungstraining kann, ausgehend von der in der Untersuchung bestimmten aktuellen Belastungskapazität, durchgeführt werden. Ein 4-Phasen-Modell ist beschrieben (Abb. 2.28) (Goom et al. 2016).

2.1.4 Tiefes gluteales Schmerzsyndrom

In der Vergangenheit wurde zur Bezeichnung eines Engpass-Syndroms des N. ischiadicus in der Glutealregion der Begriff Piriformis-Syndrom verwendet. Eine Irritation des N. ischiadicus in der Glutealregion* kann jedoch auch andere Ursachen haben, die heutzutage zusammengefasst als (tiefes) gluteales Schmerzsyndrom (GSS) bezeichnet werden (Kay et al. 2017). Das heißt, das GSS beschreibt einen nicht-diskogenen Engpass des N. ischiadicus im tiefen Glutealbereich, der durch verschiedene Ursachen bedingt sein kann (Kizaki et al. 2020). Der Engpass/die Irritation des N. ischiadicus durch den M. piriformis wird als Untergruppe des GSS verstanden.

▶ Zu den möglichen Ursachen, die den N. ischiadicus irritieren können, zählen (Carro et al. 2016):

- Fibrovaskuläre Adhäsionen im Bereich des N. ischiadicus
- Piriformis-Syndrom (Hypertrophie, dynamischer Engpass, N.-ischiadicus-Anomalien)
- Gemelli-Obturator-internus-Syndrom
- Quadratus femoris – und ischiofemorale Pathologie (z. B. ischiofemorales Impingement)
- Pathologie im Bereich der Hamstrings

*Die tiefe Glutealregion wird anatomisch begrenzt durch (Kizaki et al. 2020):

- Anterior: Hinterer Azetabulum-Rand
- Posterior: M. gluteus maximus
- Medial: Lig. sacrotuberale
- Lateral: Tuberositas glutea
- Superior: Foramen ischiadicum
- Inferior: Tuber ischiadicum

Diagnostik

Patienten berichten über Beschwerden im Gesäßbereich, die v. a. bei längerem Sitzen (>30 min) auftreten. Die radikulären Beschwerden können in die untere Extremität ausstrahlen. Bis zu einem Drittel der Betroffenen hat zusätzlich lumbale Beschwerden. Differenzialdiagnostisch sollten daher zunächst die Lendenwirbelsäule und das Hüftgelenk als Ursache ausgeschlossen werden (Carro et al. 2016). Abb. 2.1 zeigt weitere Differenzialdiagnosen von Gesäßschmerzen.

Die Lokalisation der Beschwerden kann Hinweise auf die Ursache geben. Zur topografischen Orientierung im dorsalen Oberschenkelbereich ist ein „gluteales Dreieck" beschrieben, welches durch folgende Punkte gebildet wird (Franklyn-Miller et al. 2009):

1. Processus spinosus des fünften Lendenwirbelkörpers
2. Laterale Kante des Trochanter major
3. 3G-Punkt (Punkt am dorsalen Oberschenkel, ausgehend von einer Verdopplung der Distanz zwischen dem fünften Lendenwirbelkörper und dem Tuber ischiadicum in Richtung Femur)

Stadium 1	
Isometrische HS-Belastung • Isometrie (5x45Sek @70% MVIC) • In 20-30° Hüftflexion • Progression von DL zu SL • Täglich Übungsbeispiele: Isometrische HS Curls, Bridging (haltend), Isometrische Pull Downs, Rumpfextension	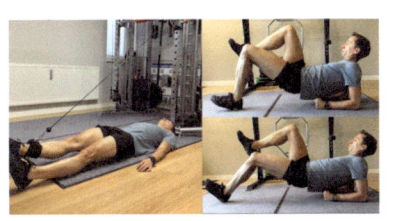

Stadium 2	
Isotonische HS-Belastung (minimale Hüftflexion) • Beginn, sobald VAS=0-3/10 bei Übungen mit geringer Hüftflexion • jeden 2. Tag • Betont langsame Durchführung Übungsbeispiele: Isotonische HS Curls, Isotonische SL Bridging , SL Bridging Progressionen (mit Gewicht), Nordics*	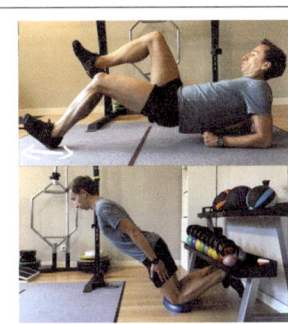

Stadium 3	
Isotonische HS-Belastung (Hüftflexion 70-90°) • Beginn, sobald VAS=0-3/10 während Übungen mit mehr Hüftflexion • jeden 2. Tag • Betont langsame Durchführung mit mehr Hüftflexion Übungsbeispiele: Langsamer Hip Thrust, Aufsteiger, Lunge, Kreuzheben	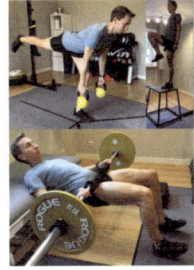

Stadium 4	
Energiespeicherung und Abgabe • Beginn, sobald VAS=0-3/10 bei Übungen aus Stadium 3 • jeden 3.Tag • Anfangs ggf. mit Limitation der Hüftflexion • Multiplanare Progression Übungsbeispiele: Sprinter Leg Curl, A-Skips, Leichter/schwerer Gewichtschlitten (schieben/ziehen), Split Squat Jumps, Bounding (auch Stufen oder Berg), Kettlebell Swings, Sportartspezifisch: Richtungswechsel	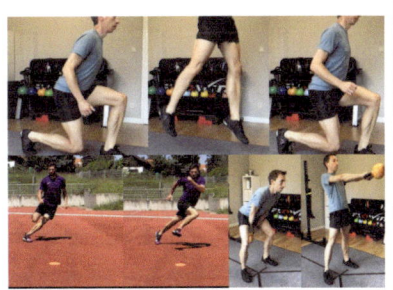

Abb. 2.28 4-Phasen-Modell mit Trainingsbeispielen bei proximaler HS-Tendinopathie (Goom et al. 2016). *die Aktivierung der HS erfolgt v. a. in 0–20° Hüftflexion (Zebis et al. 2013). Da viele Athleten die Kontraktion in die- ser tiefen Stellung nicht halten können, kann eine Modifi- kation z. B. mit Ball oder elastischem Band erfolgen. DL: bilateral, SL: unilateral, HS: Hamstrings, MVIC: Maxi- mal willkürliche isometrische Kontraktion

Tab. 2.5 Pathoanatomische Ursachen für Beschwerden im Bereich des „glutealen Dreiecks" (Franklyn-Miller et al. 2009)

Lokalisation	Pathologie
Medial	• ISG-Syndrom • Proximale HS-Tendinopathie (mit/ohne ischiogluteaer Bursitis) Selten: • Spondylarthritis • Engpass N. oturatorius (v. a. bei chronischen Adduktorenbeschwerden) • Stressfraktur Os sacrum
Lateral	• Trochanter major Schmerzsyndrom • Coxa saltans • Stressfraktur Schenkelhals • Engpass N. cutaneus femoris lateralis
Superior	• Myofaszialer Schmerz • Gluteus medius Tendinopathie • Schmerz ausgehend vom Lig. iliolumbale
Innerhalb	• Übertragener Schmerz (LWS, ISG) • Hüftgelenk-Pathologie (Arthrose, posteriores Impingement) • (Tiefes) gluteales Schmerzsyndrom (früher: Piriformis-Syndrom) • Beckenboden-Dysfunktion (selten)

Ausgehend von den Schenkeln dieses Dreiecks lassen sich Pathologien anhand ihrer topografischen Lokalisation zuordnen (Tab. 2.5).

Als Provokationstestungen für ein GSS sind der Piriformis-Stretch-Test (Abb. 2.29) und der aktive Piriformis-Test (Abb. 2.30) beschrieben (Carro et al. 2016; Martin et al. 2016; Kizaki et al. 2020).

▶ **Ischiofemorales Impingement (IFI)** Bei einem ischiofemoralen Impingement (IFI) kommt es zu einer Verringerung des Abstandes zwischen Trochanter minor und dem Os ischii in Hüftgelenkextension. Daraus resultiert ein Weichteilimpingement des M. quadratus lumborum.

Symptome:
• Schmerzen distal und lateral des Tuber ischiadicum
• Provokation der Beschwerden im Gegensatz zum GSS nicht durch Sitzen, sondern im Gang: Schmerzprovokation durch große Schrittlänge (Linderung durch kurze Schrittlänge)
• Ggf. vermehrte femorale Antetorsion (=> innenrotierter Gang)
• Positiver ischiofemoraler Impingement-Test (Abb. 2.31)

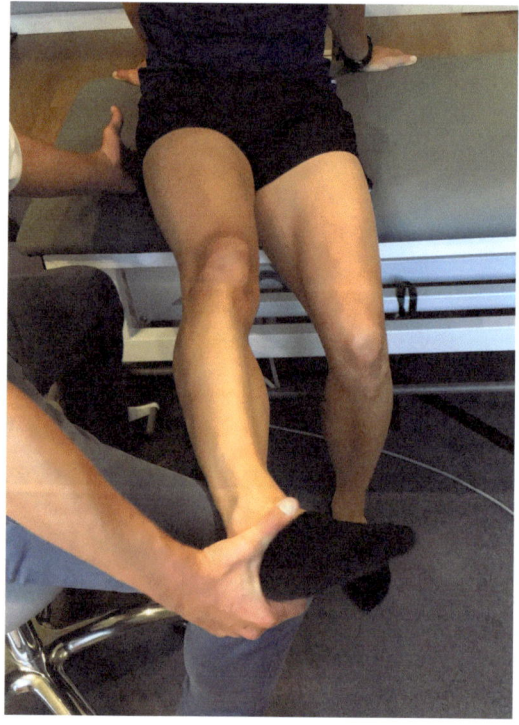

Abb. 2.29 Sitzender Piriformis-Stretch-Test. Der Untersuchende führt das Hüftgelenk, unter gleichzeitiger Palpation des M. piriformis (ca. 1 cm lateral zum Tuber ischiadicum), in eine Adduktion und Innenrotation (Kniegelenk bleibt dabei in Streckung) (Position für 30 s halten) (Martin et al. 2016)

Therapie

Die Evidenz zur Therapie des GSS ist sehr limitiert. In der nicht-operativen Therapie wird eine Kombination aus einer Modifikation der Aktivität, Mobilisation des N. ischiadicus, Dehnung der Glutealmuskulatur und aktivem Trainingsprogramm empfohlen (Martin et al. 2016). Myofas-

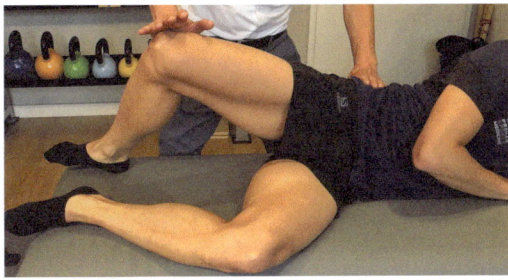

Abb. 2.30 Aktiver Piriformis-Test. Seitlage. Hüftgelenk in ca. 40–60° Flexion, Kniegelenk in ca. 90° Flexion. Der Patient drückt die Ferse gegen die Unterlage und führt eine aktive Abduktion/Außenrotation gegen den Widerstand des Untersuchenden aus (Martin et al. 2016)

ziale Techniken sind meist im Zusammenhang mit dem M. piriformis beschrieben (Michel et al. 2013).

Es sind folgende Interventionen beschrieben:

- Vermeidung von Übereinanderschlagen und Innenrotationsstellung der Beine
- Sitzdauer reduzieren
- Dehnung der Glutealmuskulatur
- Neurale Mobilisation (SLUMP)
- Zirkumduktion des Hüftgelenkes (passiv/aktiv)
- Myofasziale Weichteiltechniken
- Trainingsprogramm (Hüftabduktoren/Außenrotatoren)

In der Therapie des IFI spielt daneben die Modifikation von Aktivitäten (Reduktion von Hüftgelenkextensions-Belastungen und Verkürzung der Schrittlänge) sowie ein progressives Abduktoren-Training eine Rolle (Abb. 2.32).

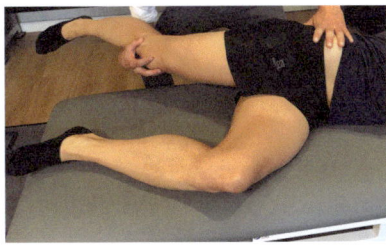
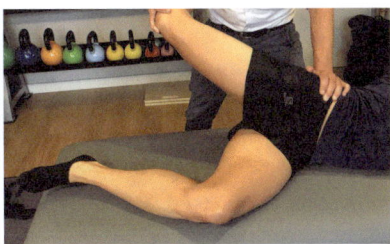

Abb. 2.31 Ischiofemoraler Impingement-Test. **a)** Seitlage. Der Untersuchende führt die betroffene Extremität in Hüftgelenk-Extension und Adduktion => Schmerzprovokation. **b)** bei einer Abduktion kommt es zu einer Linderung der Symptome

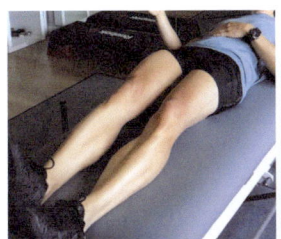
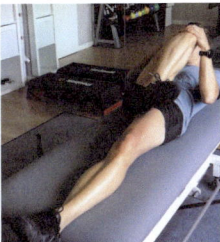
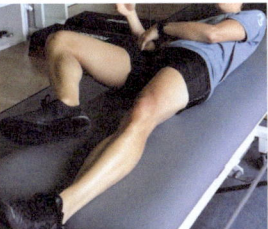
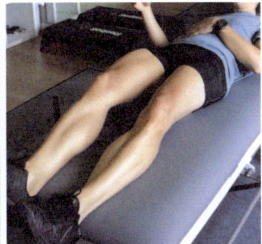

Abb. 2.32 Hüftgelenk-Zirkumduktion*. * ggf. initial die Hüftgelenk-Zirkumduktion erst passiv in 45° Hüftflexion und Außenrotation durchführen

2.1.5 Gluteale Tendinopathie

Die gluteale Tendinopathie ist die häufigste Tendinopathie der unteren Extremität und betrifft Frauen im Alter >40 Jahre sowie Läufer (Segal et al. 2007; Del Buono et al. 2012; Albers et al. 2016). In der Vergangenheit wurde der laterale Hüftschmerz meist als Bursitis trochanterica diagnostiziert, mittlerweile wird die Entzündungsreaktion der Bursa als sekundär bewertet (Grimaldi et al. 2015). Histologische und bildgebende Untersuchungen weisen auf eine Tendinopathie des M. gluteus medius und/oder des M. gluteus minimus (mit oder ohne Bursa-Beteiligung) hin (Mellor et al. 2016; Speers und Bhogal 2017).

Die Ätiologie der glutealen Tendinopathie ist bislang nicht eindeutig geklärt. Möglicherweise kommt es zu einer Kompression der Glutealsehnen/Bursa am Trochanter major durch den Tractus iliotibialis bei Adduktionsbewegungen der Hüfte (Mellor et al. 2016). Eine vermehrte Adduktion kann mit einer verminderten Muskelfunktion der Abduktoren in der Standbeinphase und einer daraus resultierenden lateralen Beckenkippung („Becken-auf-Femur"-Bewegung) resultieren (Cannon et al. 2020). Auch Sitzpositionen mit zusammengestellten bzw. übereinandergeschlagenen Beinen oder ein Laufstil mit Überkreuzen der Mittellinie („Overcrossing") gehören zu den Aktivitäten, die möglicherweise zu einer vermehrten Kompression im Trochanter-Bereich führen können (Anderson et al. 2001; Grimaldi et al. 2015).

Der Beginn der Beschwerden ist oftmals schleichend und möglicherweise mit einer Belastungssteigerung assoziiert. Beschwerden können auch nach einer kraftvollen Kontraktion der Abduktoren-Muskulatur (Sturz, Bewegung im Sport wie z. B. seitlicher Ausfallschritt) beginnen (Lequesne 2006; Strauss et al. 2010).

Es bestehen meist ausgeprägte Schmerzen im Bereich des Trochanter major, insbesondere in der Seitlage nachts sowie beim Gehen und Treppensteigen (Mellor et al. 2016). Provoziert werden können die Beschwerden auch durch Aktivitäten, die eine einbeinige Standbeinphase erfordern (z. B. Laufen oder Springen). Höhergradige Flexionspositionen beeinflussen die Spannung des iliotibialen Bandes über die Verbindungen zur glutealen und lumbalen Faszie, sodass bei einer glutealen Tendinopathie Probleme auch beim Aufstehen nach längerem Sitzen in tiefen Hüftbeugepositionen (>90°) auftreten können (Grimaldi et al. 2015). Im Gegensatz zu den durch Arthrose bedingten Beschwerden nach längerem Sitzen, besteht bei einer glutealen Tendinopathie keine Einschränkung in Alltagsaktivitäten wie z. B. dem Anziehen von Socken oder Schuhen (Fearon et al. 2013).

Diagnostik

Ausgehend von der Annahme, dass eine lokale Hyperkompression am Trochanter major eine Rolle in der Pathogenese spielen könnte, werden Assessments durchgeführt, die eine gleichzeitige Kompression mit einer Zugspannung im Bereich der Sehnen des M. gluteus medius/minimus kombinieren. Nicht alle der bei glutealer Tendinopathie beschriebenen Assessments erfüllen diese Bedingungen (Grimaldi et al. 2015).

Zu den beschriebenen Assessments gehören (Lequesne et al. 2008; Grimaldi et al. 2015; Speers und Bhogal 2017):

- Direkte Palpation im Bereich des Trochanter major
- Einbeiniger Standtest (30 s)
- FABER-Test[1] (Flexion/Abduktion/Außenrotation)
- FADER-Test (Flexion/Adduktion/Außenrotation)
- Aufsteiger-/Absteiger-Test
- Aktive Hüftabduktion aus Adduktionsposition
- Derotations-Widerstands-Test in 90° Hüftflexion (Abb. 2.33)
- Ober-Test
- Laufanalyse und Analyse von sportspezifischen Bewegungen wie z. B. Richtungswechsel (Beckenkippung in der Frontalebene?)

Therapie

Die Grundsätze der Therapie entsprechen denen anderer Tendinopathien.

Anfangs steht die Schmerzkontrolle im Vordergrund. Eine vollständige Pause hat einen katabolen Effekt auf Sehnengewebe, sodass die Fortfüh-

---

[1] als Schmerzprovokations-Test

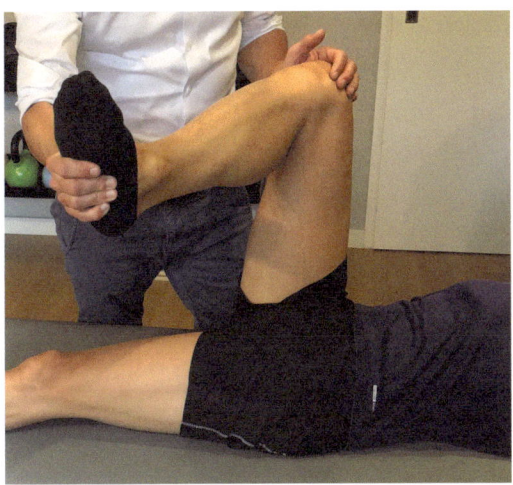

Abb. 2.33 Außenrotations-Derotations-Widerstands-Test (Lequesne et al. 2008). Die Hüfte wird 90° gebeugt und in eine Außenrotation gebracht. Das Bein soll dann durch den Patienten aktiv gegen Widerstand in die Neutralstellung zurückgebracht werden (isometrische Anspannung). Das Testergebnis ist positiv, wenn die bekannten Schmerzen reproduziert werden

rung von Aktivitäten (unter einer Reduktion von provokativen Bewegungen mit erhöhter Zugbelastung und Kompressionsbelastung) sinnvoll erscheint (Cook und Purdam 2012). Konkret sollten v. a. Sprint- und Sprungbelastungen angepasst werden (Grimaldi et al. 2015). Eine Modifikation des Laufstils mit einer Erhöhung der Spurbreite kann möglicherweise die Kompressionsbelastungen im Trochanterbereich verringern. Im Alltag können Kompressionsbelastungen durch das Vermeiden von einem Übereinanderschlagen der Beine und tiefem Sitzen, dem Schlafen mit einem Kissen zwischen den Beinen (oder wenn möglich Vermeidung der Seitlage) reduziert werden (Mellor et al. 2018). Statt passivem Dehnen und/oder einer (manuellen) lokalen Weichteiltherapie wurde zuletzt ein graduiertes Training der Abduktoren in den Mittelpunkt der Therapie gerückt (Mellor et al. 2016, 2018). Ein isometrisches Training der Abduktoren kann meist auch in der akut-reaktiven Phase (mit ca. 25 % der maximal willkürlichen Kontraktionsfähigkeit) begonnen werden (Mellor et al. 2018; Clifford et al. 2019).

Im weiteren Verlauf kann eine Progression des Trainings über bilaterale Varianten zu „Offset"-Varianten (=Modifikation von bilateralen

Varianten) und dann zu unilateralen Varianten erfolgen (Mellor et al. 2016, 2018). Für alle Trainingsvarianten liegt der Fokus dabei in der Kontrolle der Hüft-Adduktion. Im sog. LEAP-Trial konnte die Effektivität eines progressiven Belastungstrainings der Hüftabduktoren (Tab. 2.6) in Kombination mit einer Aufklärung des Patienten über die Pathomechanik der glutealen Tendinopathie und den daraus resultierenden Alltagsmodifikationen gezeigt werden (Mellor et al. 2018).

Für Sportler spielt darüber hinaus eine Progression hin zu plyometrischen Trainingsvarianten und sportspezifischem Training (Richtungswechsel, Laufen) eine Rolle.

▶ **Praxistipp**
- Die gluteale Muskulatur ist in allen Bewegungsebenen aktiv, ein Training sollte daher in allen Bewegungsebenen stattfinden (oftmals dominiert nur eine Ebene das Training).
- Durch eine Veränderung der Gelenkwinkel ändert sich auch das Hebelverhältnis der Muskulatur (z. B. ist die Kraftentwicklung der glutealen Muskulatur in der tiefen Kniebeuge-Position ungünstiger als in der mittleren Position). Dies kann gezielt für die Trainingsplanung genutzt werden (z. B. Aussparung von Positionen mit ungünstigeren Hebelverhältnissen im akutirritativem Stadium).
- Zusätzlich beeinflusst die Kniegelenkaktivität die Verteilung der Muskelaktivität (auch dies kann für die Trainingsplanung genutzt werden, indem in der akut-irritativen Phase die Verteilung der Muskelaktivität zunächst auf die Synergisten „gelenkt" wird).
- Die Richtung des Kraftvektors sollte bei der Übungsauswahl berücksichtigt erfolgen (Loturco et al. 2018).

Ebenen

- Frontalebene (z. B. Hüftabduktion im Stand oder Seitlage gegen Widerstand)
- Sagittalebene (z. B. Kreuzheben, Kniebeuge)
- Transversalebene (z. B. Rumpfrotation gegen Widerstand im Stand & Transversale Abduk-

Tab. 2.6 Trainingsprotokoll des LEAP-Trials bei glutealer Tendinopathie (Mellor et al. 2018)

Stadium	Übung	Geschwindigkeit	Dosierung
Gewöhnung (Woche 1)	*Aktivierung mit geringer Belastung* *Abduktion (statisch)* • Rückenlage • Stand	Langsamer Aufbau 5–10 s halten (leicht)	1–2 × 10, 2 × tgl. 1 × 3–5. 2 × tgl.
	Beckenkontrolle in funktioneller Belastung *Bridging* • DL Bridging *Funktionelle Kräftigung* • DL Kniebeuge	Moderat (leicht) Langsam (leicht-anstr.)	1 × 10, 1 × tgl. 1 × 10, 1 × tgl.
	Abduktoren Belastung (Frontalebene) • Seitschritte	Moderat (leicht)	10/Seite, 1 × tgl.
Frühe Belastung und Optimierung der Bewegung (Woche 2)	*Aktivierung mit geringer Belastung* *Abduktion (statisch)*	Wie Woche 1	
	Beckenkontrolle in funktioneller Belastung *Bridging* • DL Bridging • Offset Bridging *Funktionelle Kräftigung* • DL Kniebeuge • Offset Kniebeuge	Langsam (leicht) Langsam (anstr.) Langsam (leicht) Langsam (anstr.) Langsam (anstr.)	1 × 10, 1 × tgl. 1 × 5, 1 × tgl. 1 × 10, 1 × tgl. 1 × 5, 1 × tgl. 1 × 5, 1 × tgl.
	Abduktoren Belastung (Frontalebene) Seitschritte	Moderat (leicht)	15/Seite, 1 × tgl.
Graduierte Belastung (Woche 3–8)	*Aktivierung mit geringer Belastung* *Abduktion (statisch)*	wie in Woche 1	
	Beckenkontrolle in funktioneller Belastung *Bridging* • DL Bridging • Offset Bridging *Funktionelle Kräftigung* • DL Kniebeuge • Offset Kniebeuge	Langsam (leicht) Langsam (anstr. bis hart) Langsam (leicht) Langsam (anstr. bis hart)	1 × 5, 1 × tgl. 2 × 5–10, 1 × tgl. 1 × 5, 1 × tgl. 2 × 5–10, 1 × tgl.
	Abduktoren Belastung (Frontalebene) Seitschritte Seit-Slides mit Band	Moderat (leicht) Moderat (anstr.-hart)	1 × 10/Seite, 1 × tgl. 1–2 × 5–10/Seite, 1 × tgl.

DL: bilateral, SL: unilateral, anstr.: anstrengend
*die letzte Phase (=Training mit Widerstandsgerät) ist nicht aufgeführt. Im Prinzip erfolgt hier eine Progression der Belastung durch Widerstand in der Frontalebene und Sagittalebene (konzentrisch/exzentrisch) in der geschlossenen Kette

tion: z. B. Clamshell in Seitlage oder Abduktion im Sitz)

Richtung des Kraftvektors

- Horizontal (Hip Thrust, Hüftextension, Bridging)
- Vertikal (Kniebeuge, Aufsteiger, Kreuzheben, Lunge)

Knieaktivität

- Kniegelenk bleibt in mehr Flexion (z. B. Bridging, Hip Thrust)
  - Gluteal-dominant
- Kniegelenk bewegt sich zwischen Flexion und Extension (z. B. Kniebeuge, Lunge)
  - Quadrizeps-dominant
- Kniebeuge bleibt in erhöhter Extension (z. B. Kreuzheben)
  - Hamstrings-dominant

Literatur

Agricola R, Bessems JH, Ginai AZ, Heijboer MP, van der Heijden RA, Verhaar JA, Weinans H, Waarsing JH (2012) The development of Cam-type deformity in adolescent and young male soccer players. Am J Sports Med 40(5):1099–1106

Agricola R, Heijboer MP, Bierma-Zeinstra SM, Verhaar JA, Weinans H, Waarsing JH (2013a) Cam impingement causes osteoarthritis of the hip: a nationwide prospective cohort study (CHECK). Ann Rheum Dis 72(6):918–923

Agricola R, Waarsing JH, Arden NK, Carr AJ, Bierma-Zeinstra SM, Thomas GE, Weinans H, Glyn-Jones S (2013b) Cam impingement of the hip: a risk factor for hip osteoarthritis. Nat Rev Rheumatol 9(10):630–634

Albers IS, Zwerver J, Diercks RL, Dekker JH, Van den Akker-Scheek I (2016) Incidence and prevalence of lower extremity tendinopathy in a Dutch general practice population: a cross sectional study. BMC Musculoskelet Disord 17:16

Anderson K, Strickland SM, Warren R (2001) Hip and groin injuries in athletes. Am J Sports Med 29(4):521–533

Bourne MN, Williams M, Jackson J, Williams KL, Timmins RG, Pizzari T (2019) Preseason hip/groin strength and HAGOS scores are associated with subsequent injury in professional male soccer players. J Orthop Sports Phys Ther 50(5):234–242

Branci S, Thorborg K, Bech BH, Boesen M, Nielsen MB, Holmich P (2015) MRI findings in soccer players with long-standing adductor-related groin pain and asymptomatic controls. Br J Sports Med 49(10):681–691

Brukner P, Khan K (2016) Brukner's & Khan's clinical sports medicine. Injuries, 5. Aufl. McGraw-Hill Education Australia, North Ryde

Cacchio A, Rompe JD, Furia JP, Susi P, Santilli V, De Paulis F (2011) Shockwave therapy for the treatment of chronic proximal hamstring tendinopathy in professional athletes. Am J Sports Med 39(1):146–153

Cannon J, Weber AE, Park S, Mayer EN, Powers CM (2020) Pathomechanics underlying femoroacetabular impingement syndrome: a theoretical framework to inform clinical practice. Phys Ther 100(5):788–797, https://doi.org/10.1093/ptj/pzz189

Carro LP, Hernando MF, Cerezal L, Navarro IS, Fernandez AA, Castillo AO (2016) Deep gluteal space problems: piriformis syndrome, ischiofemoral impingement and sciatic nerve release. Muscles Ligaments Tendons J 6(3):384–396

Chu SK, Rho ME (2016) Hamstring injuries in the athlete: diagnosis, treatment, and return to play. Curr Sports Med Rep 15(3):184–190

Clifford C, Paul L, Syme G, Millar NL (2019) Isometric versus isotonic exercise for greater trochanteric pain syndrome: a randomised controlled pilot study. BMJ Open Sport Exerc Med 5(1):e000558

Cook JL, Purdam C (2012) Is compressive load a factor in the development of tendinopathy? Br J Sports Med 46(3):163–168

Davis JA, Stringer MD, Woodley SJ (2012) New insights into the proximal tendons of adductor longus, adductor brevis and gracilis. Br J Sports Med 46:871–876

Degen RM (2019) Proximal hamstring injuries: management of tendinopathy and avulsion injuries. Curr Rev Musculoskelet Med 12(2):138–146

Del Buono A, Papalia R, Khanduja V, Denaro V, Maffulli N (2012) Management of the greater trochanteric pain syndrome: a systematic review. Br Med Bull 102:115–131

Delahunt E, McEntee BL, Kennelly C, Green BS, Coughlan GF (2011) Intrarater reliability of the adductor squeeze test in Gaelic games athletes. J Athletic Training 46:241–245

Falvey EC, Franklyn-Miller A, McCrory PR (2009) The groin triangle: a patho-anatomical approach to the diagnosis of chronic groin pain in athletes. Br J Sports Med 43:213–220

Fearon AM, Scarvell JM, Neeman T, Cook JL, Cormick W, Smith PN (2013) Greater trochanteric pain syndrome: defining the clinical syndrome. Br J Sports Med 47(10):649–653

Feucht MJ, Plath JE, Seppel G, Hinterwimmer S, Imhoff AB, Brucker PU (2015) Gross anatomical and dimensional characteristics of the proximal hamstring origin. Knee Surg Sports Traumatol Arthrosc 23(9):2576–2582

Frank JM, Harris JD, Erickson BJ, Slikker W 3rd, Bush-Joseph CA, Salata MJ, Nho SJ (2015) Prevalence of femoroacetabular impingement imaging findings in asymptomatic volunteers: a systematic review. Arthroscopy 31(6):1199–1204

Franklyn-Miller A, Falvey E, McCrory P (2009) The gluteal triangle: a clinical patho-anatomical approach to the diagnosis of gluteal pain in athletes. Br J Sports Med 43(6):460–466

Franklyn-Miller A, Richter C, King E, Gore S, Moran K, Strike S, Falvey EC (2017) Athletic groin pain (part 2): a prospective cohort study on the biomechanical evaluation of change of direction identifies three clusters of movement patterns. Br J Sports Med 51:460–468

Fredericson M, Moore W, Guillet M, Beaulieu C (2005) High hamstring tendinopathy in runners: meeting the challenges of diagnosis, treatment, and rehabilitation. Phys Sportsmed 33(5):32–43

Freke MD, Kemp J, Svege I, Risberg MA, Semciw A, Crossley KM (2016) Physical impairments in symptomatic femoroacetabular impingement: a systematic review of the evidence. Br J Sports Med 50(19):1180

Garcia AS, Gobetti M, Tatei AY, Falotico GG, Arliani GG, Puertas EB (2019) Prevalence of radiographic signs of femoroacetabular impingement in asymptomatic patients and non-athletes. Rev Bras Ortop 54(1):60–63

Goom TS, Malliaras P, Reiman MP, Purdam CR (2016) Proximal hamstring tendinopathy: clinical aspects of assessment and management. J Orthop Sports Phys Ther 46(6):483–493

Gore SJ, Franklyn-Miller A, Richter C, King E, Falvey EC, Moran K (2020) The effects of rehabilitation on the biomechanics of patients with athletic groin pain. J Biomech 99:109474

Griffin DR, Dickenson EJ, O'Donnell J, Agricola R, Awan T, Beck M, Clohisy JC, Dijkstra HP, Falvey E, Gimpel M, Hinman RS, Holmich P, Kassarjian A, Martin HD, Martin R, Mather RC, Philippon MJ, Reiman MP, Takla A, Thorborg K, Walker S, Weir A, Bennell KL (2016) The Warwick agreement on femoroacetabular impingement syndrome (FAI syndrome): an international consensus statement. Br J Sports Med 50(19):1169–1176

Grimaldi A, Mellor R, Hodges P, Bennell K, Wajswelner H, Vicenzino B (2015) Gluteal tendinopathy: a review of mechanisms, assessment and management. Sports Med 45(8):1107–1119

Heerey JJ, Kemp JL, Mosler AB, Jones DM, Pizzari T, Souza RB, Crossley KM (2018) What is the prevalence of imaging-defined intra-articular hip pathologies in people with and without pain? A systematic review and meta-analysis. Br J Sports Med 52(9):581–593

Hodgson L, Hignett T, Edwards K (2015) Normative adductor squeeze tests scores in rugby. Phys Ther Sport 16:93–97

Hölmich P, Uhrskou P, Ulnits L, Kanstrup IL, Nielsen MB, Bjerg AM, Krogsgaard K (1999) Effectiveness of active physical training as treatment for long-standing adductor-related groin pain in athletes: randomised trial. Lancet 353:439–443

Ishøi L, Sørensen CN, Kaae NM, Jørgensen LB, Hölmich P, Serner A (2016) Large eccentric strength increase using the Copenhagen adduction exercise in football: a randomized controlled trial. Scand J Med Sci Sports 26:1334–1342

Ishøi L, Krommes K, Husted RS, Juhl CB, Thorborg K (2020) Diagnosis, prevention and treatment of common lower extremity muscle injuries in sport – grading the evidence: a statement paper commissioned by the Danish Society of Sports Physical Therapy (DSSF). Br J Sports Med 54(9):528–537. https://doi.org/10.1136/bjsports-2019-101228

Jayaseelan DJ, Moats N, Ricardo CR (2014) Rehabilitation of proximal hamstring tendinopathy utilizing eccentric training, lumbopelvic stabilization, and trigger point dry needling: 2 case reports. J Orthop Sports Phys Ther 44(3):198–205

Kay J, de Sa D, Morrison L, Fejtek E, Simunovic N, Martin HD, Ayeni OR (2017) Surgical management of deep gluteal syndrome causing sciatic nerve entrapment: a systematic review. Arthroscopy 33(12):2263–2278 e2261

Kemp J, Grimaldi A, Heerey J, Jones D, Scholes M, Lawrenson P, Coburn S, King M (2019) Current trends in sport and exercise hip conditions: Intra-articular and extra-articular hip pain, with detailed focus on femo-

roacetabular impingement (FAI) syndrome. Best Pract Res Clin Rheumatol 33(1):66–87

Khanna V, Caragianis A, Diprimio G, Rakhra K, Beaule PE (2014) Incidence of hip pain in a prospective cohort of asymptomatic volunteers: is the cam deformity a risk factor for hip pain? Am J Sports Med 42(4):793–797

King E, Franklyn-Miller A, Richter C, O'Reilly E, Doolan M, Moran K, Strike S, Falvey É (2018a) Clinical and biomechanical outcomes of rehabilitation targeting intersegmental control in athletic groin pain: prospective cohort of 205 patients. Br J Sports Med 52:1054–1062

King E, Richter C, Franklyn-Miller A, Daniels K, Wadey R, Jackson M, Moran R, Strike S (2018b) Biomechanical but not timed performance asymmetries persist between limbs 9 months after ACL reconstruction during planned and unplanned change of direction. J Biomech 81:93–103

King E, Richter C, Franklyn-Miller A, Daniels K, Wadey R, Moran R, Strike S (2018c) Whole-body biomechanical differences between limbs exist 9 months after ACL reconstruction across jump/landing tasks. Scand J Med Sci Sports 28(12):2567–2578

Kizaki K, Uchida S, Shanmugaraj A, Aquino CC, Duong A, Simunovic N, Martin HD, Ayeni OR (2020) Deep gluteal syndrome is defined as a non-discogenic sciatic nerve disorder with entrapment in the deep gluteal space: a systematic review. Knee Surg Sports Traumatol Arthrosc: Official Journal of the ESSKA 28(10):3354–3364. https://doi.org/10.1007/s00167-020-05966-x PMID: 32246173

Kornaat PR, Van de Velde SK (2014) Bone marrow edema lesions in the professional runner. Am J Sports Med 42:1242–1246

Laslett M, Aprill CN, McDonald B (2006a) Provocation sacroiliac joint tests have validity in the diagnosis of sacroiliac joint pain. Arch Phys Med Rehabil 87(6):874. author reply 874-875

Laslett M, McDonald B, Aprill CN, Tropp H, Oberg B (2006b) Clinical predictors of screening lumbar zygapophyseal joint blocks: development of clinical prediction rules. Spine J 6:370–379

Lempainen L, Sarimo J, Mattila K, Vaittinen S, Orava S (2009) Proximal hamstring tendinopathy: results of surgical management and histopathologic findings. Am J Sports Med 37(4):727–734

Lequesne M (2006) From „periarthritis" to hip „rotator cuff" tears. Trochanteric tendinobursitis. Joint Bone Spine 73(4):344–348

Lequesne M, Mathieu P, Vuillemin-Bodaghi V, Bard H, Djian P (2008) Gluteal tendinopathy in refractory greater trochanter pain syndrome: diagnostic value of two clinical tests. Arthritis Rheum 59(2):241–246

Loturco I, Contreras B, Kobal R, Fernandes V, Moura N, Siqueira F, Winckler C, Suchomel T, Pereira LA (2018) Vertically and horizontally directed muscle power exercises: relationships with top-level sprint performance. PLoS One 13(7):e0201475

Lovell G, Galloway H, Hopkins W, Harvey A (2006) Osteitis pubis and assessment of bone marrow edema at the pubic symphysis with MRI in an elite junior male soccer squad. Clin J Sport Med 16:117–122

Maestroni L, Read P, Bishop C, Turner A (2020) Strength and power training in rehabilitation: underpinning principles and practical strategies to return athletes to high performance. Sports Med 50(2):239–252

Martin HD, Khoury A, Schroder R, Palmer IJ (2016) Ischiofemoral impingement and hamstring syndrome as causes of posterior hip pain: where do we go next? Clin Sports Med 35(3):469–486

Mascarenhas VV, Rego P, Dantas P, Morais F, McWilliams J, Collado D, Marques H, Gaspar A, Soldado F, Consciencia JG (2016) Imaging prevalence of femoroacetabular impingement in symptomatic patients, athletes, and asymptomatic individuals: a systematic review. Eur J Radiol 85(1):73–95

McGovern RP, Martin RL, Kivlan BR, Christoforetti JJ (2019) Non-operative management of individuals with non-arthritic hip pain: a literature review. Int J Sports Phys Ther 14(1):135–147

Mellor R, Grimaldi A, Wajswelner H, Hodges P, Abbott JH, Bennell K, Vicenzino B (2016) Exercise and load modification versus corticosteroid injection versus ‚wait and see‘ for persistent gluteus medius/minimus tendinopathy (the LEAP trial): a protocol for a randomised clinical trial. BMC Musculoskelet Disord 17:196

Mellor R, Bennell K, Grimaldi A, Nicolson P, Kasza J, Hodges P, Wajswelner H, Vicenzino B (2018) Education plus exercise versus corticosteroid injection use versus a wait and see approach on global outcome and pain from gluteal tendinopathy: prospective, single blinded, randomised clinical trial. Br J Sports Med 52(22):1464–1472

Michel F, Decavel P, Toussirot E, Tatu L, Aleton E, Monnier G, Garbuio P, Parratte B (2013) Piriformis muscle syndrome: diagnostic criteria and treatment of a monocentric series of 250 patients. Ann Phys Rehabil Med 56(5):371–383

Moreno-Pérez V, Travassos B, Calado A, Gonzalo-Skok O, Del Coso J, Mendez-Villanueva A (2019) Adductor squeeze test and groin injuries in elite football players: a prospective study. Phys Ther Sport 37:54–59

Mosler AB, Agricola R, Weir A, Hölmich P, Crossley KM (2015) Which factors differentiate athletes with hip/groin pain from those without? A systematic review with meta-analysis. Br J Sports Med 49:810–810

Mosler AB, Crossley KM, Thorborg K, Whiteley RJ, Weir A, Serner A, Hölmich P (2017) Hip strength and range of motion: normal values from a professional football league. J Sci Med Sport 20:339–343

Mosler AB, Weir A, Serner A, Agricola R, Eirale C, Farooq A, Bakken A, Thorborg K, Whiteley RJ, Hölmich P, Bahr R, Crossley KM (2018) Musculoskeletal screening tests and bony hip morphology cannot identify male professional soccer players at risk of groin injuries: a 2-year prospective cohort study. Am J Sports Med 46:1294–1305

Neto WK, Soares EG, Vieira TL, Aguiar R, Chola TA, Sampaio VL, Gama EF (2020) Gluteus maximus activation during common strength and hypertrophy exercises: a systematic review. J Sports Sci Med 19(1):195–203

Neumann DA (2010) Kinesiology of the hip: a focus on muscular actions. J Orthop Sports Phys Ther 40(2):82–94

O'Sullivan K, Darlow B, O'Sullivan P, Forster BB, Reiman MP, Weir A (2018) Imaging for hip-related groin pain: don't be hip-notised by the findings. Br J Sports Med 52(9):551–552

Paajanen H, Hermunen H, Karonen J (2011) Effect of heavy training in contact sports on MRI findings in the pubic region of asymptomatic competitive athletes compared with non-athlete controls. Skelet Radiol 40:89–94

Pollard TC, McNally EG, Wilson DC, Wilson DR, Madler B, Watson M, Gill HS, Carr AJ (2010) Localized cartilage assessment with three-dimensional dGEMRIC in asymptomatic hips with normal morphology and cam deformity. J Bone Joint Surg Am 92(15):2557–2569

Puranen J, Orava S (1988) The hamstring syndrome. A new diagnosis of gluteal sciatic pain. Am J Sports Med 16(5):517–521

Ramazzina I, Bernazzoli B, Braghieri V, Costantino C (2019) Groin pain in athletes and non-interventional rehabilitative treatment: a systematic review. J Sports Med Phys Fitness 59:1001–1010

Retchford T, Crossley K, Grimaldi A, Kemp J, Cowan S (2013) Can local muscles augment stability in the hip? A narrative literature review. J Musculoskelet Neuronal Interact 13:1–12

Rivadulla AR, Gore S, Preatoni E, Richter C (2019) Athletic groin pain patients and healthy athletes demonstrate consistency in their movement strategy selection when performing multiple repetitions of a change of direction test. J Sci Med Sport 23(5):442–447

Robling AG, Burr DB, Turner CH (2001) Recovery periods restore mechanosensitivity to dynamically loaded bone. J Exp Biol 204:3389–3399

Ross JR, Nepple JJ, Philippon MJ, Kelly BT, Larson CM, Bedi A (2014) Effect of changes in pelvic tilt on range of motion to impingement and radiographic parameters of acetabular morphologic characteristics. Am J Sports Med 42(10):2402–2409

Sailly M, Whiteley R, Read JW, Giuffre B, Johnson A, Hölmich P (2015) Pubic apophysitis: a previously undescribed clinical entity of groin pain in athletes. Br J Sports Med 49:828–834

Schilders E, Talbot JC, Robinson P, Dimitrakopoulou A, Gibbon WW, Bismil Q (2009) Adductor-related groin pain in recreational athletes: role of the adductor enthesis, magnetic resonance imaging, and entheseal pubic cleft injections. J Bone Joint Surg Am 91:2455–2460

Schilders E, Bharam S, Golan E, Dimitrakopoulou A, Mitchell A, Spaepen M, Beggs C, Cooke C, Hölmich P (2017) The pyramidalis-anterior pubic ligament-adductor longus complex (PLAC) and its role with adductor injuries: a new anatomical concept. Knee Surg Sports Traumatol Arthrosc 25:3969–3977

Segal NA, Felson DT, Torner JC, Zhu Y, Curtis JR, Niu J, Nevitt MC, Multicenter Osteoarthritis Study G (2007) Greater trochanteric pain syndrome: epidemiology and associated factors. Arch Phys Med Rehabil 88(8):988–992

Serner A, van Eijck CH, Beumer BR, Holmich P, Weir A, de Vos RJ (2015) Study quality on groin injury management remains low: a systematic review on treatment of groin pain in athletes. Br J Sports Med 49(12):813

Serner A, Weir A, Tol JL, Thorborg K, Roemer F, Guermazi A, Hölmich P (2016) Can standardised clinical examination of athletes with acute groin injuries predict the presence and location of MRI findings? Br J Sports Med 50:1541–1547

Speers CJ, Bhogal GS (2017) Greater trochanteric pain syndrome: a review of diagnosis and management in general practice. Br J Gen Pract 67(663):479–480

Stepien K, Smigielski R, Mouton C, Ciszek B, Engelhardt M, Seil R (2019) Anatomy of proximal attachment, course, and innervation of hamstring muscles: a pictorial essay. Knee Surg Sports Traumatol Arthrosc 27(3):673–684

Strauss EJ, Nho SJ, Kelly BT (2010) Greater trochanteric pain syndrome. Sports Med Arthrosc Rev 18(2):113–119

Tak I, Engelaar L, Gouttebarge V, Barendrecht M, Van den Heuvel S, Kerkhoffs G, Langhout R, Stubbe J, Weir A (2017) Is lower hip range of motion a risk factor for groin pain in athletes? A systematic review with clinical applications. Br J Sports Med 51:1611–1621

Taylor R, Vuckovic Z, Mosler A, Agricola R, Otten R, Jacobsen P, Hölmich P, Weir A (2018) Multidisciplinary assessment of 100 athletes with groin pain using the Doha agreement: high prevalence of adductor-related groin pain in conjunction with multiple causes. Clin J Sport Med 28:364–369

Thorborg K, Couppé C, Petersen J, Magnusson SP, Hölmich P (2011) Eccentric hip adduction and abduction strength in elite soccer players and matched controls: a cross-sectional study. Br J Sports Med 45:10–13

Thorborg K, Bandholm T, Zebis M, Andersen LL, Jensen J, Hölmich P (2016) Large strengthening effect of a hip-flexor training programme: a randomized controlled trial. Knee Surg Sports Traumatol Arthrosc 24:2346–2352

Thorborg K, Krommes KK, Esteve E, Clausen MB, Bartels EM, Rathleff MS (2017a) Effect of specific exercise-based football injury prevention programmes on the overall injury rate in football: a systematic review and meta-analysis of the FIFA 11 and 11+ programmes. Br J Sports Med 51:562–571

Thorborg K, Rathleff MS, Petersen P, Branci S, Holmich P (2017b) Prevalence and severity of hip and groin pain in sub-elite male football: a cross-sectional cohort study of 695 players. Scand J Med Sci Sports 27(1):107–114

Thorborg K, Reiman MP, Weir A, Kemp JL, Serner A, Mosler AB, Hölmich P (2018) Clinical examination, diagnostic imaging, and testing of athletes with groin pain: an evidence-based approach to effective management. J Orthop Sports Phys Ther 48:239–249

Verrall GM, Hamilton IA, Slavotinek JP, Oakeshott RD, Spriggins AJ, Barnes PG, Fon GT (2005) Hip joint range of motion reduction in sports-related chronic groin injury diagnosed as pubic bone stress injury. J Sci Med Sport 8:77–84

Waldén M, Hägglund M, Ekstrand J (2015) The epidemiology of groin injury in senior football: a systematic review of prospective studies. Br J Sports Med 49:792–797

Weir A, Jansen JACG, van de Port IGL, Van de Sande HBA, Tol JL, Backx FJG (2011) Manual or exercise therapy for long-standing adductor-related groin pain: a randomised controlled clinical trial. Man Ther 16:148–154

Weir A, Brukner P, Delahunt E, Ekstrand J, Griffin D, Khan KM, Lovell G, Meyers WC, Muschaweck U, Orchard J, Paajanen H, Philippon M, Reboul G, Robinson P, Schache AG, Schilders E, Serner A, Silvers H, Thorborg K, Tyler T, Verrall G, de Vos R-J, Vuckovic Z, Hölmich P (2015) Doha agreement meeting on terminology and definitions in groin pain in athletes. Br J Sports Med 49:768–774

White KE (2011) High hamstring tendinopathy in 3 female long distance runners. J Chiropr Med 10(2):93–99

van der Windt DA, Simons E, Riphagen II, Ammendolia C, Verhagen AP, Laslett M, Devillé W, Deyo RA, Bouter LM, de Vet HC, Aertgeerts B (2010) Physical examination for lumbar radiculopathy due to disc herniation in patients with low-back pain. Cochrane Database Syst Rev 138:CD007431

Yousefzadeh A, Shadmehr A, Olyaei GR, Naseri N, Khazaeipour Z (2018) Effect of Holmich protocol exercise therapy on long-standing adductor-related groin pain in athletes: an objective evaluation. BMJ Open Sport Exerc Med 4(1):e000343

Zebis MK, Skotte J, Andersen CH, Mortensen P, Petersen HH, Viskaer TC, Jensen TL, Bencke J, Andersen LL (2013) Kettlebell swing targets semitendinosus and supine leg curl targets biceps femoris: an EMG study with rehabilitation implications. Br J Sports Med 47(18):1192–1198

Kniegelenk

Inhaltsverzeichnis

3.1   Akute Verletzungen des Kniegelenkes

Akutverletzungen des Kniegelenkes treten häufig in Sportarten auf, die schnelle Richtungswechsel oder Drehbewegungen erfordern. Der Hochleistungssport erfordert dabei nicht selten Intensitäten an der Grenze der physiologischen und biomechanischen Belastbarkeit. Knieverletzungen gehören daher zum Alltag – nicht nur im Leistungssport. Knieverletzungen in Sportarten wie Fußball, Basketball oder Handball betreffen oft-mals die Menisken, den Knorpel oder die ligamentären Gelenkanteile (Abb. 3.1).

In Abhängigkeit von der Lokalisation der betroffenen Struktur (Abb. 3.2) und dem Zeitpunkt des Auftretens einer Schwellung (Tab. 3.1) kann bereits eine erste Einschätzung der Verletzung erfolgen. Eine Schwellung innerhalb kürzester Zeit nach einem Trauma deutet auf einen Hämarthros durch eine Strukturschädigung (z. B. Kreuzband) hin. Ein verzögertes Auftreten oder auch eine rezidivierende belastungsabhängige Schwellung wird z. B. im Zusammenhang mit einer Menis-

Akute Verletzungen am Kniegelenk
Häufig
Verletzung von
Innenmeniskus
Innenband
Vorderes Kreuzband
Außenmeniskus
Gelenkknorpel
Hinteres Kreuzband
Patellaluxation
Weniger häufig
Patellasehnenruptur
Quadricepssehnenruptur
Patellofemorale Kontusion
Außenbandverletzung
Bursitis
Impingement des infrapatellaren Fettkörpers
Avulsion des M. biceps femoris
Verletzung des proximalen tibiofibularen Gelenkes
Differentialdiagnose
Tibiaplateaufraktur
Osteochondritis dissecans
CRPS
Muskelverletzung des Quadriceps

Abb. 3.1 Akutverletzungen des Kniegelenkes. In Anlehnung an (Brukner und Khan 2016)

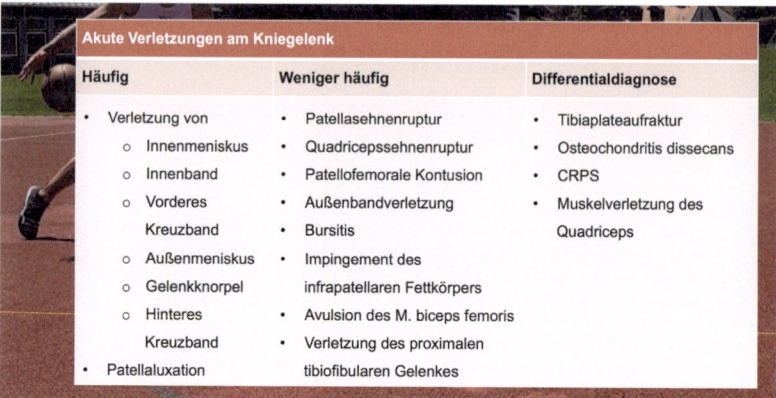

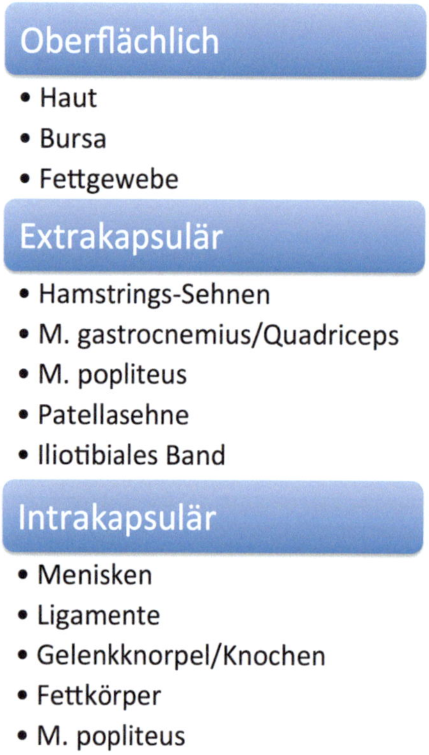

Oberflächlich
Haut
Bursa
Fettgewebe
Extrakapsulär
Hamstrings-Sehnen
M. gastrocnemius/Quadriceps
M. popliteus
Patellasehne
Iliotibiales Band
Intrakapsulär
Menisken
Ligamente
Gelenkknorpel/Knochen
Fettkörper
M. popliteus

Abb. 3.2 Anatomie und Lokalisation einer akuten Schwellung am Kniegelenk (Gupte und St Mart 2013)

kusläsion beschrieben (Calmbach und Hutchens 2003; Gupte und St Mart 2013). Hingegen verursachen Verletzungen des Kollateralbandapparates meist nur wenig oder gar keine Schwellung.

Tab. 3.2 gibt eine Übersicht verschiedener Assessments im Rahmen der Akutdiagnostik bei Verletzungen des Kniegelenkes.

3.1.1 Verletzungen des vorderen Kreuzbandes

Die operative Versorgung einer Ruptur des vorderen Kreuzbandes (VKB) führt nicht selbstverständlich zu einem erfolgreichen Ergebnis und einer uneingeschränkten Wiederaufnahme der sportlichen Aktivitäten bei allen Athleten (Ardern et al. 2014). Für eine erfolgreiche Rückkehr in den Sport spielen multiple Faktoren eine Rolle. Neben einer leistungsfähigen Kniegelenkfunktion sind v. a. auch Aspekte wie Angst vor einer erneuten Verletzung und das Vertrauen in das operierte Kniegelenk relevant (Ardern et al. 2013). Die Wahrscheinlichkeit einer Wiederverletzung am operierten Kniegelenk und auch am kontralateralen Gelenk ist hoch (Grindem et al. 2016; Wiggins et al. 2016). Für viele Athleten bedeutet eine VKB-Ruptur eine auch noch Jahre nach der Verletzung spürbar asymmetrische Funktion des betroffenen Kniegelenkes (Filbay et al. 2015).

Um nach einer vorderen Kreuzbandruptur langfristig das Ergebnis und die Lebensqualität zu optimieren, kommt dem Erkennen modifizierbarer Risikofaktoren und der Implementierung individueller Behandlungsstrategien ein wichtiger Stellenwert zu. Insbesondere auch vor dem Hintergrund eines möglicherweise erhöhten Risikos für einen Gelenkersatz im späteren Lebensalter bei stattgehabter VKB-Rekonstruktion im jungen Erwachsenenalter (Suter et al. 2017). Ob eine frühzeitige VKB-Rekonstruktion Folgeschä-

Tab. 3.1 Auftreten einer Schwellung und Assoziation zur Pathologie in Abhängigkeit vom Zeitpunkt (Calmbach und Hutchens 2003; Gupte und St Mart 2013; Brukner und Khan 2016)

Sofortige Schwellung (0–2 h)	Verzögerte Schwellung (6–24 h)	Keine Schwellung	Belastungsabhängige (chronische) Schwellung
• Ruptur des vorderen Kreuzbandes • Knöcherne Verletzung • Patellaluxation • Knorpel-Läsion (groß) • MCL-Läsion (tiefe Schicht)	• Meniskus-Läsion • (Kleinere) Knorpelläsion	• MCL-Läsion (oberflächliche Schicht)	• Meniskus-Läsion • Knorpel-Läsion

MCL: Mediales Kollateralband

Tab. 3.2 Klinische Diagnostik bei akuter Verletzung des Kniegelenkes

Allgemein	Spezielle Assessments
Beweglichkeit • Flexion/Extension • Aktiver Straight Leg Raise-Test • Gang *Palpation* • Schwellung/Erguss • Medialer/Lateraler Kniegelenkspalt • Innen-/Außenband • Mediales/Laterales Retinakulum • Pes anserinus • Patellofemoralgelenk • M. popliteus • Baker-Zyste • M. gastrocnemius • Hamstrings	*Vorderes Kreuzband* • Lachman-Test • Pivot-Shift-Test • Vorderer Schubladen-Test *Hinteres Kreuzband* • Hinterer-Schubladen-Test • Dial-Test • Posterior-Sag-Sign *Meniskus* • McMurray-Test • Apley-Grinding-Test *Patella* • Apprehension-Test • Facettendruckschmerz Ottawa Knee Rules[1] *Allgemeine Funktion* • Kniebeuge (auf der Stelle) • Sprungtestung (auf der Stelle)

[1]Röntgendiagnostik zum Frakturausschluss (nach akutem Kniegelenk-Trauma) ist indiziert bei (Sims et al. 2020):
• ≥55 Lebensjahre
• Empfindlichkeit im Bereich des Caput fibulae
• Empfindlichkeit der Patella
• Keine Kniegelenkflexion >90° möglich
• Unfähigkeit vier Schritte in Folge zu belasten (direkt nach dem Trauma und zum Zeitpunkt der Untersuchung)

den im Kniegelenk verhindern kann (insbesondere Knorpel- und Meniskusläsionen), wird kontrovers diskutiert (Filbay 2019).

Von denjenigen Athleten, die nach einer VKB-Rekonstruktion zurückkehren, erreichen durchschnittlich bis zu zwei Drittel wieder ihr ursprüngliches Sportniveau (Ardern et al. 2014; Glogovac et al. 2019). Walden et al. beschreiben,

dass jedoch nur 64,5 % der Hochleistungssportler, die eine Rückkehr auf das ursprüngliche Niveau geschafft haben (Fußball-Champions League), 3 Jahre nach einer VKB-Ersatzplastik (VKB-EPL) noch aktiv im Spielbetrieb sind (Waldén et al. 2016). Anders gesagt, hat trotz einer erfolgreichen Rückkehr in die ursprüngliche Sportart eine Vielzahl von Athleten oftmals Probleme, ihr prätraumatisches Niveau tatsächlich auch im Hinblick von Einsatzzeit, Einfluss auf das Spielgeschehen usw. dauerhaft zu halten.

In Anbetracht der hohen Wiederverletzungswahrscheinlichkeit von bis zu einem Drittel der Athleten nach VKB-EPL ist die Wichtigkeit einer optimalen Rehabilitation in den letzten Jahren zunehmend in den Fokus gerückt (Filbay und Grindem 2019). Derzeit erhält jedoch nur ein sehr geringer Teil der Betroffenen eine Rehabilitation, basierend auf der besten, verfügbaren Evidenz, und fast die Hälfte beendet die Rehabilitation bereits 3 Monate nach ihrer Verletzung (Culvenor und Barton 2018; Ebert et al. 2018). Daher ist eine qualitativ hochwertige Nachbehandlung in Anlehnung an die verfügbare Evidenz ein Potenzialbereich, um das postoperative Ergebnis nach VKB-EPL weiter zu optimieren (Culvenor und Barton 2018; Grindem et al. 2018a).

Diagnostik

Die Vielzahl der beschriebenen klinischen Assessments zur Beurteilung des VKB zeigt, dass es keinen „one-size fits all"-Test bei einer VKB-Läsion gibt (Leblanc et al. 2015). Die drei am häufigsten beschriebenen Assessments zur Beurteilung des VKB sind der Lachman-Test (Abb. 3.3), der Pivot-Shift-Test (Abb. 3.4) und der vordere Schubla-

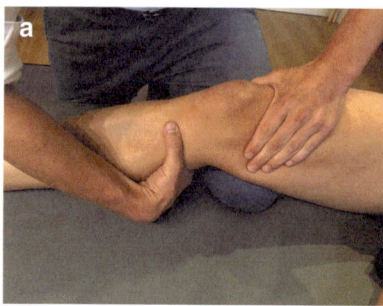 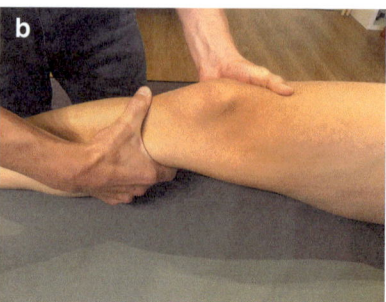

Abb. 3.3 Lachman-Test. Patient in Rückenlage. Kniege-lenk in 15–30° Flexion. Fixation des proximalen Kniege-lenkes (distales Femur) mit der einen Hand und des Tibi-aplateaus mit der anderen Hand durch den Untersuchenden. Der Untersuchende führt einen schnellen nach anterior gerichteten Bewegungsimpuls der Tibia durch. Bei Beob-achtung einer vermehrten anterioren Translation (im Sei-tenvergleich) oder einem fehlenden/seitendifferenten Endgefühl wird der Test positiv gewertet. Eine Beurtei-lung des Ausmaßes der anterioren Tibiatranslation (0,1+,2+,3+) und des Endgefühls (weicher oder fester An-schlag) ist möglich

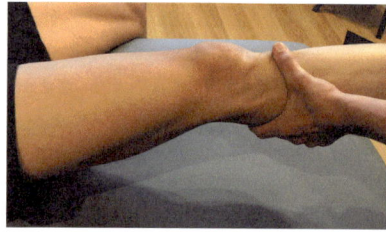 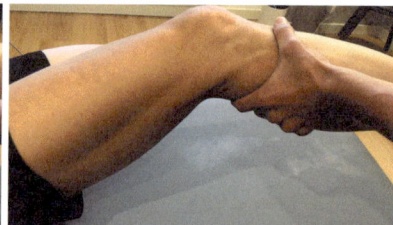

Abb. 3.4 Pivot-Shift-Test. Patient in Rückenlage. Der Untersuchende führt eine volle Extension und Innenrota-tion des Kniegelenkes durch. Die distale Hand des Unter-suchenden fixiert am oberen Sprunggelenk die Innenrota-tion während die andere Hand einen Valgus-Stress auf Höhe des lateralen Tibiaplateaus ausübt. Das Kniegelenk wird dann langsam in Flexion bewegt. Kommt es während der ersten 30° Flexionsbewegung zu einem seitendifferen-ten Zurückgleiten des Tibia-Plateaus, wird der Test positiv gewertet. Eine Beurteilung des Ausmaßes des Gleitens (0, +, ++, +++) ist möglich

den-Test (Abb. 3.5) (Leblanc et al. 2015; Décary et al. 2017). Sensitivität und Spezifität der VKB-As-sessments sind in Tab. 3.3 dargestellt.

Alle Testungen sind einerseits abhängig vom Untersuchungszeitpunkt (wacher Patient vs. Nar-koseuntersuchung) und andererseits dem Verlet-zungsausmaß (Partial- vs. Komplettruptur, Be-gleitverletzungen). Bei einer Untersuchung am wachen Patienten kann es zu einer Verringerung der Test-Sensitivität, möglicherweise bedingt durch eine Erhöhung einer muskulären Protek-tion der anterioren Tibiatranslation, kommen (Leblanc et al. 2015). Die Untersuchung mit möglichst geringem zeitlichem Abstand zum Un-fallereignis (innerhalb der ersten Stunde) hat den Vorteil, dass insbesondere die anteriore Tibiat-ranslation durch einen intraartikulären Erguss noch nicht verringert wird. Oftmals lassen sich die klinischen Untersuchungen unmittelbar nach

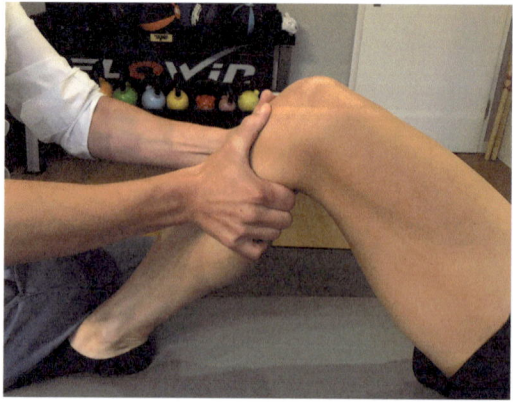

Abb. 3.5 Vorderer Schubladen-Test. Patient in Rücken-lage. Kniegelenk in 90° Flexion und Fixation des Unter-schenkels durch Sitzen des Untersuchenden auf dem Fuß des Patienten. Das Tibiaplateau wird durch beide Hände fixiert, dann wird ein langsamer Bewegungsimpuls nach anterior ausgeübt. Wenn im Seitenvergleich eine signifi-kant vermehrte anteriore Translation der Tibia stattfindet, wird der Test positiv gewertet

Tab. 3.3 Sensitivität und Spezifität gängiger VKB-Assessments (Lachman Test/Pivot Shift Test/Vordere Schublade)

Test	Sensitivität	Spezifität
Lachman-Test (Leblanc et al. 2015)	Komplettruptur = 96 % Partialruptur = 68 %	78 %
Pivot Shift-Test (van Eck et al. 2013; Leblanc et al. 2015)	Komplettruptur = 86 % Partialruptur = 67 %	81 %
Vorderer Schubladen-Test (Leblanc et al. 2015)	9–95 %	23–100 %

der Verletzung auch deutlich einfacher durchführen als im späteren Verlauf.

▶ • Voraussetzung für die Durchführung des Pivot-Shift-Tests ist die Integrität des medialen Kollateralbandes, des iliotibialen Bandes sowie eine volle Extensionsfähigkeit des betroffenen Kniegelenkes (van Eck et al. 2013).
  • Bei meniskalen Begleitverletzungen oder vermehrter muskulärer Anspannung des Patienten ist der Pivot-Shift-Test aufgrund der häufig schmerzhaft inhibierten Rotation im Kniegelenk nicht beurteilbar.
  • Der vordere Schubladen-Test ist der am wenigsten spezifische Test zur Diagnose eine VKB-Ruptur (van Eck et al. 2013).
  • Bei Kombinationsverletzungen des VKB und des medialen und/oder lateralen Kollateralbandes (MCL/LCL) kann der vordere Schubladen-Test ergänzend in einer Innenrotationsstellung der Tibia (vermehrte anteriore Translation bei zusätzlicher MCL-Läsion) oder Außenrotationsstellung der Tibia (vermehrte anteriore Translation bei zusätzlicher LCL-Läsion) durchgeführt werden.

Kraftmessungen Kraftmessungen können aufgrund der häufig kostenbedingt eingeschränkten Verfügbarkeit isokinetischer Messvorrichtungen im Praxisalltag alternativ durch Handkraftmess-

geräte (Handheld Dynamometry = HHD) durchgeführt werden (Almeida et al. 2019). Reliabilität und Validität der HHD-Messungen an der unteren Extremität sind akzeptabel (Mentiplay et al. 2015; Almeida et al. 2019; Lesnak et al. 2019). Auch im Vergleich zum Goldstandard „Isokinet" kann die HHD-Messung als valide und reliable Methode betrachtet werden (Stark et al. 2011). Die Standardisierung von Ausgangsstellung und Testdurchführung sowie die Fixation (Patienten-Gurtfixation und Optimierung der Körperstabilität des Untersuchenden) erhöhen die Reliabilität der HHD-Messungen (Thorborg et al. 2010; Mentiplay et al. 2015; Ishøi et al. 2019). Berücksichtigt werden muss, dass ohne eine Gurtfixation möglicherweise geringere Kraftwerte als mit einer Fixation erreicht werden, sodass insbesondere in einer Verlaufsbeurteilung immer gleichbleibend (mit oder ohne) Gurtfixation gemessen werden sollte (Bohannon et al. 2012). Eine Polsterung während der HHD-Messung erhöht den Patientenkomfort und verbessert die Annäherung der Messergebnisse zwischen HHD-Messungen und anderen Messvorrichtungen (Hansen et al. 2015). Weitergehende Untersuchungen neben der Maximalkraft (z. B. der Explosivkraft) sind geräteabhängig auch mit HHD-Geräten möglich (Mentiplay et al. 2015, Ishøi et al. 2019). Für einige Muskelgruppen (z. B. Adduktoren, Hamstrings) sind kommerzielle Messvorrichtungen verfügbar (Opar et al. 2013; Ryan et al. 2019). Alternativ können auch Kraftmessfedern eingesetzt werden (Hickey et al. 2018). Kraftmessplatten ermöglichen eine differenzierte Beurteilung kinetischer Variablen, sind aber aufgrund des vergleichsweise hohen Anschaffungspreises nicht regelhaft verfügbar. Maximal- und Explosivkraftmessungen sind auch mit einem (kostengünstigeren) Wii-Balance Board beschrieben (Bartlett et al. 2014).

Im Idealfall liegen bereits prätraumatische Messungen der Kraftparameter vor, da die Verlässlichkeit eines intrarehabilitativen Vergleichs mit der Gegenseite (Limb Symmetry Index = LSI) kritisch diskutiert wird: Der LSI überschätzt als direkter Vergleich mit der Gegenseite die tatsächliche Kniefunktion und korreliert nicht mit der prätraumatischen Kniefunktion (Wellsandt et al. 2017). Hinzu kommt, dass sich die Funktion der nicht-betroffenen Extremität nach VKB-EPL ebenfalls verringert, sodass von einer alleinigen Verlaufsbeurteilung durch den LSI abgeraten wird (Patterson et al. 2020). Als präoperative Testung vor einer VKB-EPL wird eine Kraftmessung der Hamstrings und des Quadrizeps empfohlen (van Melick et al. 2016) (Abb. 3.6, 3.7, 3.8, 3.9, 3.10, 3.11, 3.12, 3.13, 3.14, 3.15, 3.16, 3.17, 3.18, 3.19, 3.20, 3.21, 3.22, 3.23 und 3.24).

▶ **Praxistipp**

- Wenn keine Basis-Kraftwerte vorhanden: Präoperatives Kraftprofil der unteren Extremität erstellen
- Messungen in verschiedenen Positionen der Testbewegung (Mid-Range-/End-Range-/Outer-Range-Positionen)
- Wenn möglich HHD fixieren (Wand, Behandlungsbank etc.)
- Testposition standardisieren
- Patient in stabiler Position lagern
- Durchschnitt von 2–3 Versuchen auswerten
- Gurtfixation des HHD während Testdurchführungen erwägen
- Messwerte, die *mit Gurtfixation* erhoben wurden, sollten im Rahmen einer Verlaufsbeurteilung nicht mit Messwerten, die *ohne Gurtfixation* erhoben wurden, verglichen werden
- Polsterung des HHD durch eine Zwischenschicht während der Messung zur Erhöhung des Komforts erwägen
- Verlaufsmessungen immer gleich durchführen (gleiche Ausgangsstellung, mit/ohne Gurtfixation HHD, Polsterung usw.)

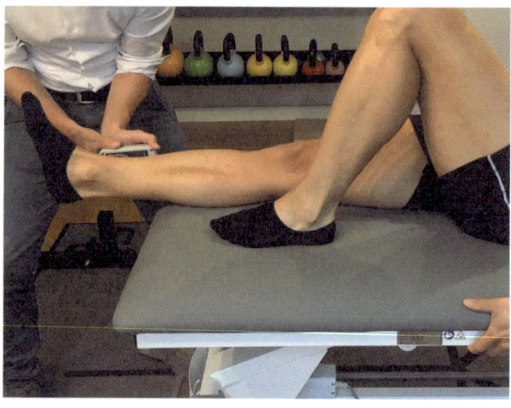

Abb. 3.6 Abduktion Hüftgelenk (Rückenlage). Die Testperson befindet sich in Rückenlage, das Hüftgelenk wird in Nullstellung eingestellt. Die zu testende Extremität und der Widerstandspunkt werden über das Ende der Behandlungsbank gelegt. Das gegenüberliegende Bein ist angestellt. Die Testperson hält sich mit beiden Händen seitlich an der Behandlungsbank fest. Der Untersuchende übt Widerstand in einer fixierten Position aus, und die Testperson übt eine maximale Anstrengung gegen das Kraftmessgerät und den Untersuchenden aus. Der Widerstand wird 5 cm proximal zur oberen Kante des Malleolus lateralis gegen die Hüftgelenkabduktion gegeben (Dauer 5 s)

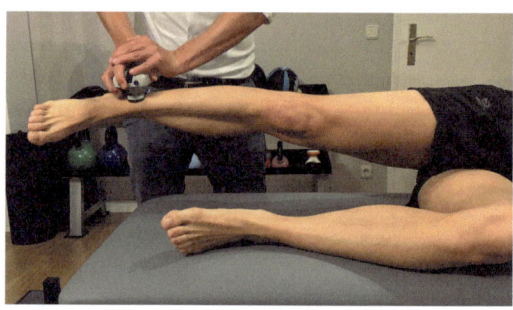

Abb. 3.7 Abduktion Hüftgelenk (Seitlage). Die Testperson befindet sich in der Seitenlage, das Hüftgelenk der zu testenden Extremität wird in Nullstellung eingestellt. Das kontralaterale Hüft- und Kniegelenk werden 90° gebeugt. Die Testperson hält sich mit der oberen Hand an der Seite der Behandlungsbank fest und legt den Kopf auf den Unterarm. Der Untersuchende stabilisiert das Becken mit einer Hand und übt mit der anderen einen Widerstand in einer fixierten Position aus. Die Testperson übt eine maximale Anstrengung gegen das Kraftmessgerät aus. Der Widerstand wird 5 cm proximal zur oberen Kante des Malleolus lateralis gegen die Hüftgelenkabduktion gegeben (Dauer 5 s)

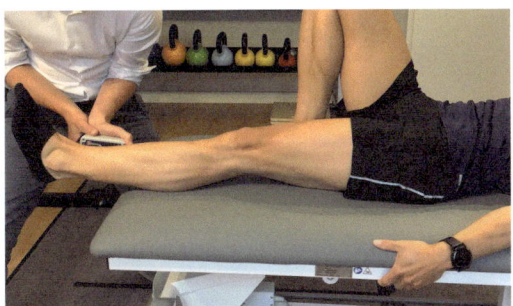

Abb. 3.8   Adduktion Hüftgelenk (Rückenlage). Die Testperson befindet sich in Rückenlage, das Hüftgelenk der zu testenden Extremität wird in Nullstellung eingestellt. Die zu testende Extremität und der Widerstandspunkt werden über das Ende der Behandlungsbank gelegt. Das kontralaterale Bein wird angestellt. Die Testperson hält sich mit beiden Händen seitlich an der Behandlungsbank fest. Der Untersuchende übt Widerstand in einer fixierten Position aus, und die Testperson übt eine maximale Anstrengung gegen das Kraftmessgerät und den Untersuchenden aus. Der Widerstand wird 5 cm proximal zur oberen Kante des Malleolus medialis gegen die Hüftadduktion gegeben (Dauer 5 s)

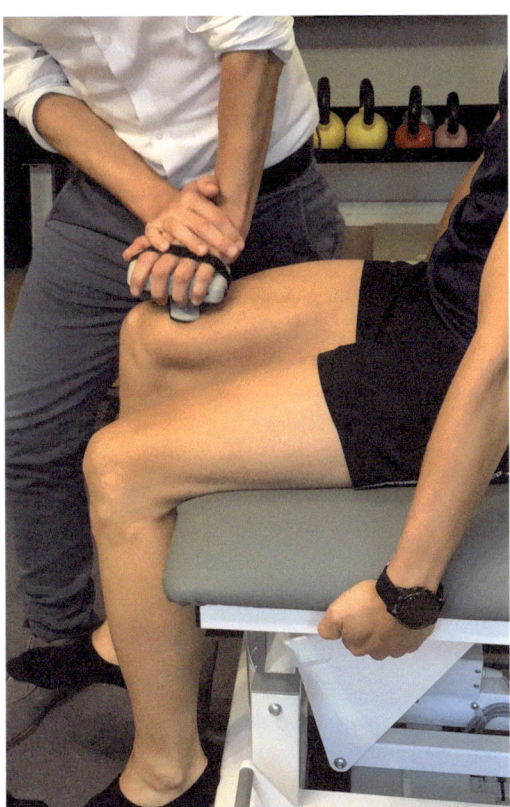

Abb. 3.10   Flexion Hüftgelenk (Sitz). Die Testperson befindet sich in sitzender Position, das Hüftgelenk ist 90° flektiert. Die Testperson hält sich mit beiden Händen seitlich an der Behandlungsbank fest. Der Untersuchende übt Widerstand in einer fixierten Position aus, und die Testperson übt eine maximale Anstrengung gegen das Kraftmessgerät und den Untersuchenden aus. Der Widerstand wird 5 cm proximal zum oberen Rand der Patella gegen die Hüftgelenkflexion gegeben (Dauer 5 s)

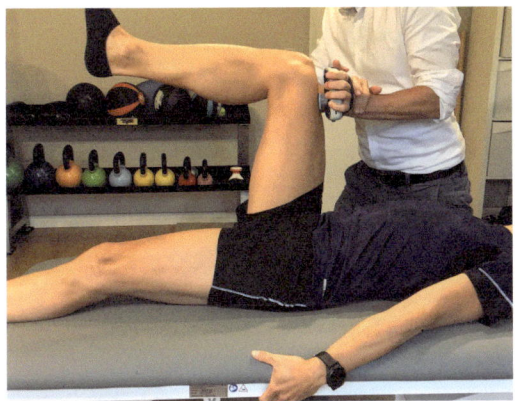

Abb. 3.9   Flexion Hüftgelenk (Rückenlage). Die Testperson befindet sich in Rückenlage, das Hüftgelenk der zu testenden Extremität wird in 90° Flexion eingestellt. Die Testperson hält sich mit beiden Händen seitlich an der Behandlungsbank fest. Der Untersuchende übt Widerstand in einer fixierten Position aus, und die Testperson übt eine maximale Anstrengung gegen das Kraftmessgerät und den Untersuchenden aus. Der Widerstand wird 5 cm proximal zum oberen Rand der Patella gegen die Hüftgelenkflexion gegeben (Dauer 5 s)

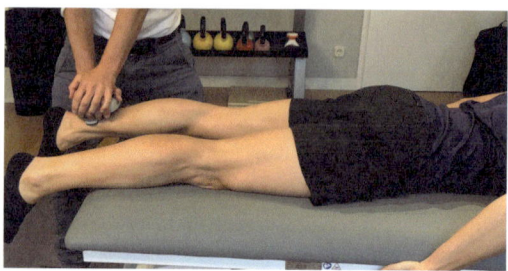

Abb. 3.11 Extension Hüftgelenk (Bauchlage, langer Hebel). Die Testperson befindet sich in Bauchlage, das Hüftgelenk wird in Neutralstellung eingestellt. Die Testperson
hält sich mit beiden Händen seitlich an der Behandlungsbank fest. Der Untersuchende übt Widerstand in einer fixierten Position aus, und die Testperson übt eine maximale Anstrengung gegen das Kraftmessgerät und den
Untersuchenden aus. Der Widerstand wird 5 cm proximal
der oberen Kante des Malleolus medialis an der hinteren
Seite des Unterschenkels gegen die Hüftgelenkextension
gegeben (Dauer 5 s)

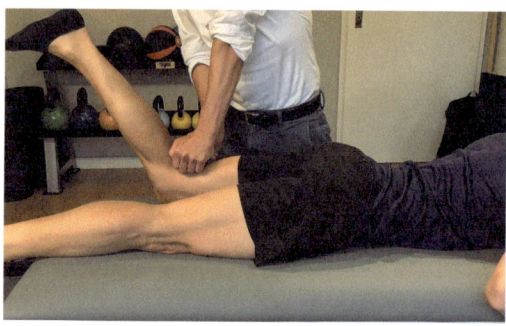

Abb. 3.12 Extension Hüftgelenk (Bauchlage, kurzer
Hebel). Die Testperson befindet sich in Bauchlage, das
Hüftgelenk wird in Nullstellung und das Kniegelenk in
70°–90° Flexion eingestellt. Die Testperson hält sich mit
beiden Händen seitlich an der Behandlungsbank fest. Der
Untersuchende übt Widerstand in einer fixierten Position
aus, und die Testperson übt eine maximale Anstrengung
gegen das Kraftmessgerät und den Untersuchenden aus.
Der Widerstand wird 5 cm proximal zur Kniegelenklinie
an der hinteren Seite des Oberschenkels gegen Hüftgelenkextension gegeben (Dauer 5 s)

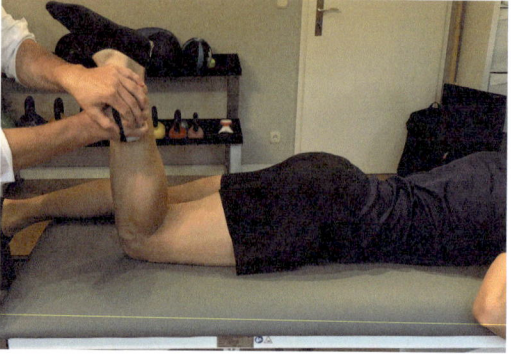

Abb. 3.13 Innenrotation Hüftgelenk (Bauchlage). Die
Testperson befindet sich in Bauchlage, das Hüftgelenk
wird in Nullstellung und das Kniegelenk in 90° Flexion
eingestellt. Die Testperson hält sich mit beiden Händen
seitlich an der Behandlungsbank fest. Der Untersuchende
übt Widerstand in einer fixierten Position aus, und die
Testperson übt eine maximale Anstrengung gegen das
Kraftmessgerät und den Untersuchenden aus. Der Widerstand wird 5 cm proximal zur oberen Kante des Malleolus
lateralis angelegt (Dauer 5 s)

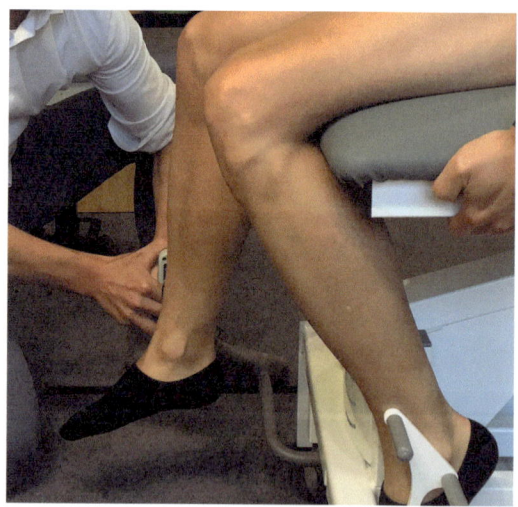

Abb. 3.14 Innenrotation Hüftgelenk (Sitz). Die Testperson befindet sich in sitzender Position, wobei das Hüftgelenk um 90° gebeugt ist. Die Testperson hält sich mit beiden Händen seitlich an der Behandlungsbank fest. Der
Untersuchende übt Widerstand in einer fixierten Position
aus, und die Testperson übt eine maximale Anstrengung
gegen das Kraftmessgerät und den Untersuchenden aus.
Der Widerstand wird 5 cm proximal zur oberen Kante des
Malleolus lateralis angewendet (Dauer 5 s)

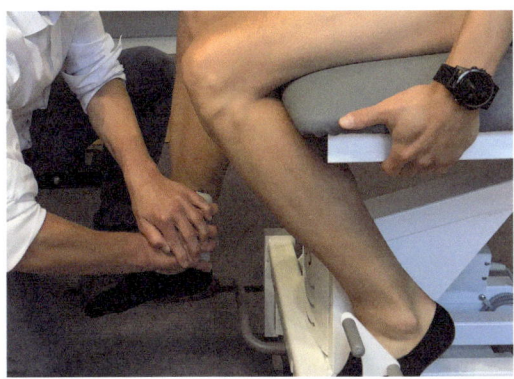

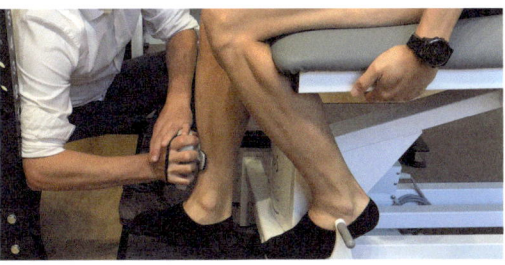

Abb. 3.15 Außenrotation Hüftgelenk (Sitz). Die Testperson befindet sich in sitzender Position, das Hüftgelenk ist um 90° gebeugt. Die Testperson hält sich mit beiden Händen seitlich an der Behandlungsbank fest. Der Untersuchende übt Widerstand in einer fixierten Position aus, und die Testperson übt eine maximale Anstrengung gegen das Kraftmessgerät und den Untersuchenden aus. Der Widerstand wird 5 cm proximal zur oberen Kante des Malleolus medialis gegen die Außenrotation des Hüftgelenkes gegeben (Dauer 5 s)

Abb. 3.17 Extension Kniegelenk (Sitz). Die Testperson befindet sich in sitzender Position, wobei Hüftgelenk und Kniegelenk 90° gebeugt sind. Die Testperson hält sich mit beiden Händen seitlich an der Behandlungsbank fest. (Der Patient kann durch eine bilaterale Fixation mit einem Gurt distal der Hüftgelenke auf der Behandlungsbank fixiert werden.) Der Untersuchende übt Widerstand in einer fixierten Position (z. B. durch eine Ellenbogenabstützung gegen die Wand) aus, und die Testperson übt eine maximale Anstrengung gegen das Kraftmessgerät und den Untersuchenden aus. Der Widerstand wird am vorderen Teil der Tibia, 5 cm proximal der Malleolen gegeben (Dauer 5 s)

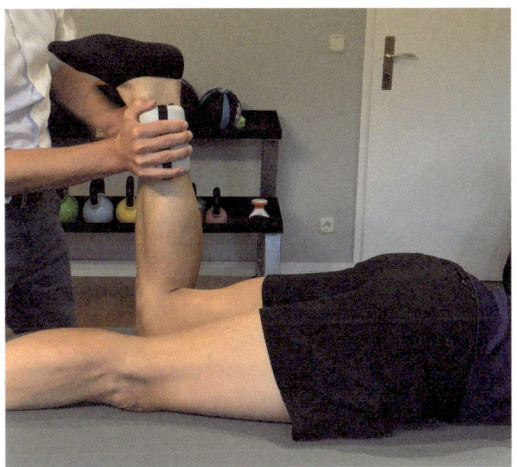

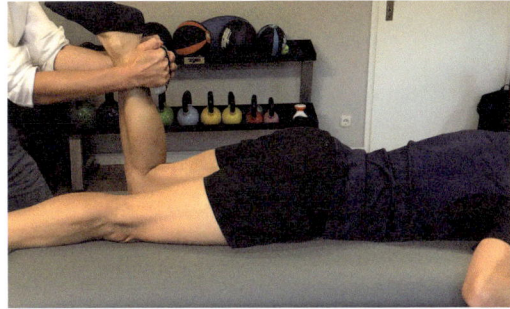

Abb. 3.16 Außenrotation Hüftgelenk (Bauchlage). Die Testperson befindet sich in Bauchlage, das Hüftgelenk befindet sich in neutraler Position und das Kniegelenk ist um 90° gebeugt. Die Testperson hält sich mit beiden Händen seitlich an der Behandlungsbank fest. Der Untersuchende übt Widerstand in einer fixierten Position aus, und die Testperson übt eine maximale Anstrengung gegen das Kraftmessgerät und den Untersuchenden aus. Der Widerstand wird 5 cm proximal zur oberen Kante des Malleolus lateralis angelegt (Dauer 5 s)

Abb. 3.18 Flexion Kniegelenk (Bauchlage). Die Testperson befindet sich in Bauchlage, das Hüftgelenk befindet sich in neutraler Position und das Kniegelenk ist um 90° gebeugt. Die Testperson hält sich mit beiden Händen seitlich an der Behandlungsbank fest. Der Untersuchende übt Widerstand in einer fixierten Position aus, und die Testperson übt eine maximale Anstrengung gegen das Kraftmessgerät und den Untersuchenden aus. Der Widerstand wird 5 cm proximal der oberen Kante des Malleolus medialis an der hinteren Seite des Unterschenkels gegen die Kniegelenkflexion gegeben (Dauer 5 s)

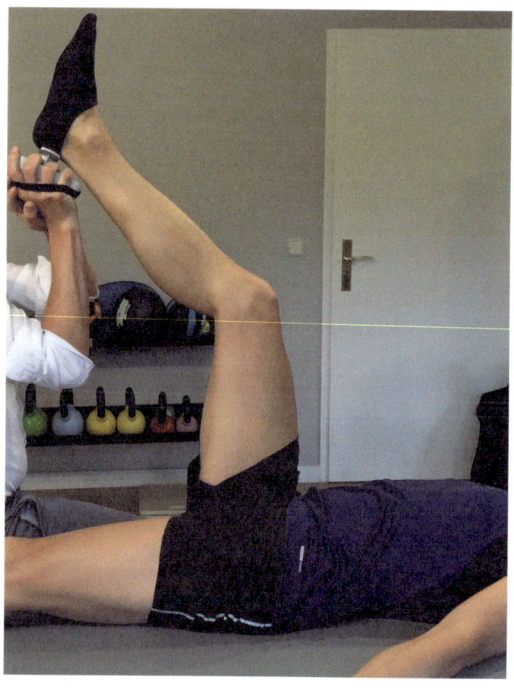

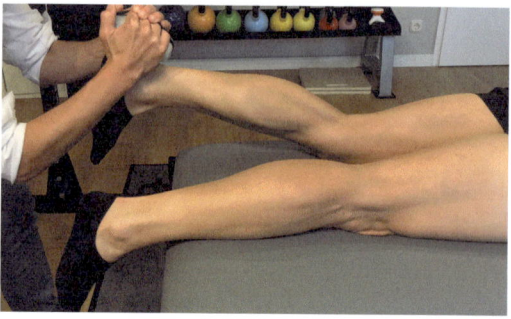

Abb. 3.20 Flexion Kniegelenk (Mittleres Bewegungsausmaß). Die Testperson befindet sich in Bauchlage, das Hüftgelenk der zu testenden Extremität wird in Nullstellung und das Kniegelenk in 30° Flexion eingestellt. Die Testperson hält sich mit beiden Händen seitlich an der Behandlungsbank fest. Der Untersuchende übt Widerstand in einer fixierten Position aus, und die Testperson übt eine maximale Anstrengung gegen das Kraftmessgerät und den Untersuchenden aus. Der Widerstand wird am Kalkaneus gegen die Kniegelenkflexion gegeben (Dauer 5 s)

Abb. 3.19 Flexion Kniegelenk (Am Ende des Bewegungsausmaßes). Die Testperson befindet sich in Rückenlage, das Hüftgelenk der zu testenden Extremität wird in 90° Flexion und das Kniegelenk in 110° Flexion eingestellt. Die Testperson hält sich mit beiden Händen seitlich an der Behandlungsbank fest. Der Untersuchende übt Widerstand in einer fixierten Position aus, und die Testperson übt eine maximale Anstrengung gegen das Kraftmessgerät und den Untersuchenden aus. Der Widerstand wird am Kalkaneus gegen die Kniegelenkflexion gegeben (Dauer 5 s)

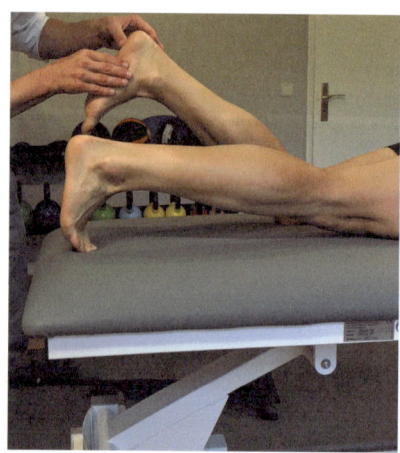

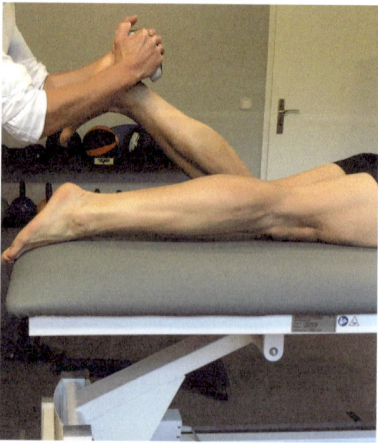

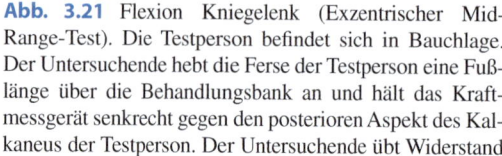

Abb. 3.21 Flexion Kniegelenk (Exzentrischer Mid-Range-Test). Die Testperson befindet sich in Bauchlage. Der Untersuchende hebt die Ferse der Testperson eine Fußlänge über die Behandlungsbank an und hält das Kraftmessgerät senkrecht gegen den posterioren Aspekt des Kalkaneus der Testperson. Der Untersuchende übt Widerstand in einer fixierten Position aus, und die Testperson übt eine maximale isometrische Kniegelenkflexion gegen das Kraftmessgerät und den Untersuchenden aus. Der Untersuchende führt dann einen „Break"-Test durch, d. h. er führt das Kniegelenk der Testperson durch Überwindung der Kraft der Testperson in die Extension (Dauer 3 s)

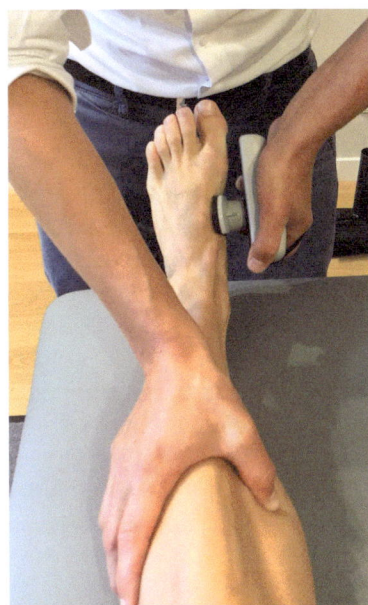
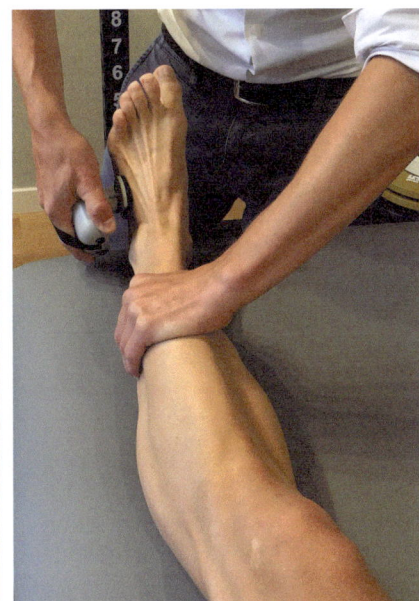

Abb. 3.22 Inversion und Eversion im Sprunggelenk. Isometrische Kraftmessung der Inversion und Eversion im Sprunggelenk. Die Testperson befindet sich in Rücken-lage. Fixation des Unterschenkels durch den Untersu-chenden. Widerstand gegen die In-/Eversion aus Neutral-stellung des Sprunggelenkes (Dauer 3 s)

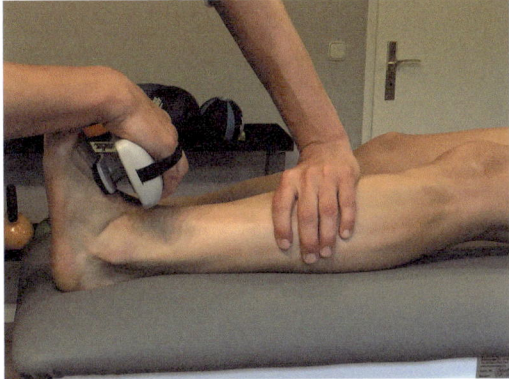

Abb. 3.23 Dorsalextension im Sprunggelenk. Isometri-sche Kraftmessung der Dorsalextension im Sprunggelenk. Die Testperson befindet sich in Rückenlage. Fixation des Unterschenkels durch den Untersuchenden. Widerstand gegen die Dorsaleextension des Sprunggelenkes

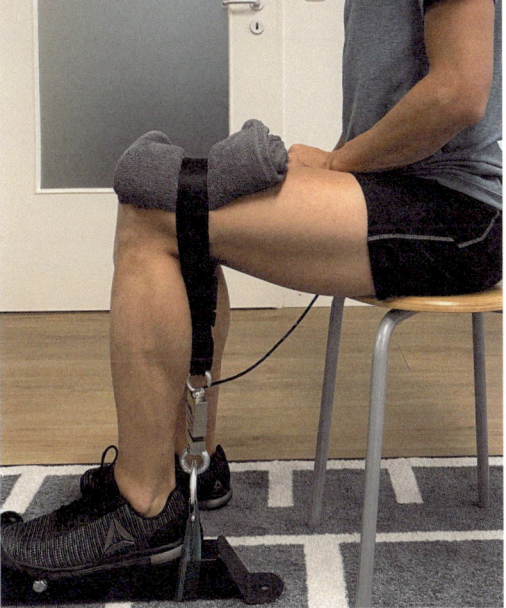

Abb. 3.24 Plantarflexion im Sprunggelenk mit Kraft-messfeder

Therapie

Während in der Vergangenheit die Rehabilitation nach einer VKB-EPL zeitbasiert durchgeführt wurde, hat sich die Therapie mittlerweile zu einem kriterienbasierten Vorgehen gewandelt (Cavanaugh und Powers 2017; Burgi et al. 2019). Neben den biologischen Wundheilungsphasen der betroffenen Strukturen spielt dabei vor allem das Erreichen in-trarehabilitativer Kriterien eine entscheidende Voraussetzung für die individuelle Progression in der Therapie. Es gibt derzeit noch keinen inhaltlichen Konsensus zu den optimalen, intrarehabilitativen Übergangskriterien. Empfehlungen beruhen oftmals auf Expertenmeinungen. Aufgrund der individuellen Dauer der neuromotorischen Adaptationen nach einer VKB-Läsion, wird eine kriterienbasierte Rehabilitation dennoch favorisiert (van Melick et al. 2016; Filbay und Grindem 2019).

In der Literatur sind die Anzahl der Rehabilitationsphasen, die Gesamtdauer der Rehabilitation und die Frequenz der Rehabilitations-Einheiten pro Woche sehr heterogen beschrieben. So kann die Rehabilitation beispielsweise in eine frühe/mittlere/späte Phase und eine Return-to-Sport-Phase unterteilt werden (Buckthorpe 2019; Filbay und Grindem 2019; Taberner et al. 2019).

Während eine (ausschließlich) zu Hause durchgeführte Rehabilitation nach VKB-EPL im Leistungssport nicht empfohlen wird, wäre dies bei fehlenden Zugangsmöglichkeiten (bei Nicht-Leistungssportlern) möglicherweise eine Alternative (Hohmann et al. 2011). Berücksichtigt werden muss, dass dann nicht immer alle Zielparameter erreicht werden können (Lim et al. 2019) (Abb. 3.25).

Im Hinblick auf die Wiederaufnahme von sportlichen Aktivitäten wird Return to Sport (RTS) als kontinuierlicher Prozess während der gesamten Rehabilitation verstanden (Ardern et al. 2016). Auch hier steht ein kriterienbasiertes Vorgehen von Beginn an im Vordergrund. Die übergeordneten Ziele der Rehabilitation (Tab. 3.4) umfassen die Wiederherstellung der Kniegelenkfunktion und eine Adressierung psychologischer und präventiver Faktoren mit dem Ziel der langfristigen Optimierung der Lebensqualität nach einer VKB-

EPL (van Grinsven et al. 2010; Filbay und Grindem 2019).

In der operativen Therapie der VKB-Ruptur wird mittlerweile ein individuelles chirurgisches Vorgehen durchgeführt, bei dem z. B. die Transplantatauswahl sportartabhängig erfolgen kann (Hofbauer et al. 2014). Ein Verständnis der Operationstechnik erleichtert daher die Kommunikation mit dem Operateur (z. B. Hinweis auf mögliche intraoperative Besonderheiten) und dem Patienten. Zur Sicherung einer optimalen Rehabilitationsqualität ist außerdem die Kenntnis von Begleitverletzungen eine wichtige Voraussetzung. Neben der Lokalisation und der Art von Begleitverletzungen sollte auch deren operative Versorgung bekannt sein. Hieraus ergeben sich

Tab. 3.4 Ziele und relevante Faktoren in der Rehabilitation nach VKB-Verletzung (Filbay und Grindem 2019)

Ziel	Faktoren
Wiederherstellung der Kniegelenkfunktion	• Kraft • Beweglichkeit • Neuromuskuläre Kontrolle • Bewegungskontrolle • Propriozeption
Adressierung psychologischer Faktoren	• Vertrauen in die Kniegelenkfunktion • Angst vor Wiederverletzung
Prävention	• Fortführung neuromuskuläres Training • Erfüllen RTS-Kriterien vor RTS • Minimum Zeitfenster bis RTS
Langfristige Optimierung der Lebensqualität	• Förderung der körperlichen Aktivität • Berücksichtigung individueller Prioritäten, Werte, Ziele

RTS: Return to Sport

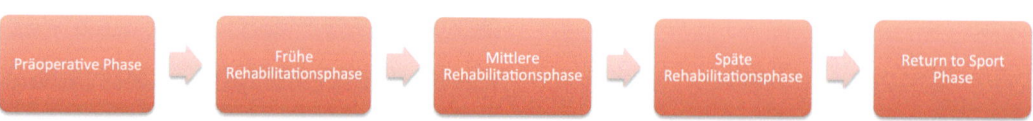

Abb. 3.25 Rehabilitationsphasen nach VKB-Ruptur

dann mögliche Konsequenzen für die Planung der Therapie (Tab. 3.5).

▶ **Wichtig** Für die Rehabilitation muss bekannt sein:
Transplantat

- Patellasehne
- Quadrizepssehne
- Semitendinosussehne
- Grazilissehne

Operative Technik (Transplantat-Verankerung)

- Bone-Tendon-Bone
- Tendon-to-Bone

Begleitverletzungen

- Art (Meniskus, Knorpel, Kapsel, Ligamente usw.)
- Lokalisation (Außen-/Innenmeniskus, Vorder-/Hinterhorn usw.)
- Falls operative Therapie (begleitend zur VKB-EPL):

  - Allgemein (ein-/zweizeitige Operation)
  - Meniskusnaht vs. Meniskusteilresektion
  - **Knorpel** (z. B. Mikrofrakturierung, Knorpelzelltransplantation = (M) ACT, Knorpelknochenzylinder-Transfer = OATS)

- Allgemeiner Zustand des Gelenkknorpels

  - Kontusionsödem (Bone Bruise)
  - Femorotibialer Knorpel
  - Femoropatellarer Knorpel

Auch die Zeichen von postoperativen Komplikationen sollten frühzeitig durch den PT erkannt werden.

Tab. 3.5 Faktoren mit potenziell klinischer Relevanz in der VKB-EPL-Rehabilitation

Faktoren	Klinische Relevanz
Transplantat	*Semitendinosus/Grazilis:* Vermehrte Valgusinstabilität (Kremen et al. 2018; Toor et al. 2018), persistierendes Kraftdefizit Flexion und Innenrotation (Konrath et al. 2016; Messer et al. 2019), Sehnenentnahme entspricht einer iatrogenen myotendinösen Verletzung der Hamstrings (Messer et al. 2019) *Patellasehne:* Vorderer Knieschmerz (Rousseau et al. 2019), Extensionsschwäche *Quadrizepssehne:* Extensionsschwäche
Operative Technik	*Knochenblock-Fixation (z. B. Patellasehnen-Transplantat):* Training mit Widerstand in der offenen kinetischen Kette ab 12. Woche möglich (van Melick et al. 2016) *Sehnen-Knochen-Fixation (z. B. HS-Transplantat):* Training mit Widerstand in der offenen kinetischen Kette ab 4. Woche möglich (van Melick et al. 2016)
Begleitverletzungen	*Meniskus:* (Variable) postoperative Entlastung und Limitation des Bewegungsausmaßes (spezifisch bei Innen-/Außenmeniskusnaht) (Spang Iii et al. 2018) *Knorpel:* (Variable) postoperative Entlastung und Limitation des Bewegungsausmaßes (Thrush et al. 2018) *Bone Bruise:* Ggf. langsamere Progression der Rehabilitation notwendig (Brukner und Khan 2016) *Kapsulo-Ligamentäre Strukturen:* präoperative Limitation des Bewegungsausmaßes bei höhergradigen MCL/LCL-Verletzungen (Elkin et al. 2019)

MCL/LCL: Mediales/Laterales kollaterales Ligament, HS: Hamstrings

▶ Erkennen der Zeichen für postoperative Komplikationen, die eine zeitnahe Re-Evaluation erfordern:

- Nicht-Erreichen der Kniegelenk-Extension/Flexion oder persistierende Einschränkung der patellofemoralen Beweglichkeit
- Persistierende Gelenkschwellung und/oder Entzündungszeichen

- Positive Thrombosezeichen

Klinische Praxisleitfäden Basierend auf der Vielzahl heterogener Rehabilitationsprotokolle nach VKB-EPL sind in der Literatur klinische Praxisleitfäden beschrieben. Abb. 3.26a/b geben in Anlehnung an Andrade et al. einen Überblick über die inhaltlichen Empfehlungen von drei verschiedenen Praxisleitfäden nach VKB-EPL (Andrade et al. 2019).

a

Empfehlung	Wright et al. 2015	Van Mellick et al. 2016	Logerstedt et al. 2017
Training unter Supervision vs. Heimtraining	Rehabilitation zu Hause kann bei motivierten Patienten durchgeführt werden	Unsichere Empfehlung zwischen Therapie unter Supervision und Therapie zu Hause Eine minimal supervidierte Therapie kann in speziellen Patientengruppen, die hoch motiviert sind und keine nahegelegenen PT Zugang haben, durchgeführt werden.	Ambulante Physiotherapie in Kombination mit einem Heim-Trainingsprogramm
Progressive Rehabilitation	Ungewisse Empfehlung für progressive Rehabilitationsprogramme	Prähabilitation und progressive zielorientierte Rehabilitation statt zeitbasierter Rehabilitation sollte durchgeführt werden	Progressive Rehabilitation (direkte Kniemobilisation) sollte durchgeführt werden
CPM-Schiene	CPM wir nicht empfohlen	-	CPM kann in der frühen postoperativen Phase eingesetzt werden
Bewegungs-Einschränkungen	Sofortige Kniemobilisation postoperativ sollte durchgeführt werden	-	Sofortige Kniemobilisation (innerhalb 1 Woche) postoperativ sollte durchgeführt werden
Belastungs-Einschränkungen	Sofortige Vollbelastung postoperativ sollte durchgeführt werden	Sofortige Vollbelastung postoperativ nach Erfüllung spezifischer Kriterien sollte durchgeführt werden	Frühe Vollbelastung wenn toleriert (innerhalb 1 Woche) durchgeführt werden
Postoperative Orthese	Eine Orthese sollte postoperativ nicht eingesetzt werden	-	Postoperative Orthese patientenabhängig oder bei begleitenden ligamentären Verletzungen
Training in offener/geschlossener Kette	Ungewisse Empfehlung für OKC frühen Rehabilitations-Phasen OKC können nach 6 Wochen durchgeführt werden	OKC und CKC können durchgeführt werden. OKC (90°-45°) können frühestens nach 4 Wochen durchgeführt werden	-

b

Empfehlung	Wright et al. 2015	Van Mellick et al. 2016	Logerstedt et al. 2017
Kraft- und neuromuskuläres Training	Neuromuskuläres Training sollte in den meisten Phasen der postoperativen Rehabilitation durchgeführt werden	Isometrisches Quadricepstraining sollte ab der ersten Woche postoperativ durchgeführt werfen. Exzentrisches Training (GKK) und konzentrisches Quadriceps Training sollte ab der dritten Woche durchgeführt werden. Neuromuskuläres Training sollte ergänzend zum Krafttraining durchgeführt werden.	Konzentrisches/Exzentrisches Training in Be-/Entlastung sollte ab der 4.-6. Woche durchgeführt werden (2-3/Woche für 6-10 Monate). Neuromuskuläres Training sollte als Ergänzung zum Krafttraining durchgeführt werden
Elektrostimulation	NMES kann durchgeführt werden	NMES kann als Ergänzung zu isometrischem Krafttraining in den ersten postoperativen Wochen durchgeführt werden	NMES sollte in den ersten 6-8 Wochen postoperativ durchgeführt werden
Kryotherapie	-	Kryotherapie kann in der ersten Woche durchgeführt werden	Sofortige Kryotherapie sollte durchgeführt werden
Ergebnis und/oder funktionelle Testungen	Eine Evaluation von Knieschmerz, Alltagsaktivitäten, Lebensqualität, Funktionsstatus, Aktivitäts- und Selbsteinschätzung der physischen Leistungsfähigkeit sollten durchgeführt werden.	Eine Erfassung psychologischer Veränderungen während der Rehabilitation sollte objektiv gemessen werden.	Die Kombination aus patientenbezogener Ergebnisevaluation (IKDC oder KOOS). Aktivitätsniveau (Tegner oder Marx) und ein psychologischer Fragebogen (ACL-RSI) sollten durchgeführt werden. Eine Beurteilung der funktionellen Leistungsfähigkeit sollte durchgeführt werden.
Return to Sport Kriterien	-	Eine umfangreiche Testbatterie bestehend aus quantitativen und qualitativen Beurteilungen der Bewegung sollte durchgeführt werden. Ein LSI >90% als Grenzwert kann für Kraft und Sprung-Testungen verwendet werden. Für pivotierende Sportarten/ Kontaktsport sollte ein LSI≥100 erreicht werden.	Funktionelle Testungen zur Beurteilung der Bereitschaft zur Wiederaufnahme von Aktivitäten sollten durchgeführt werden.

Abb. 3.26 **a** und **b** Praxisleitfäden mit Empfehlungen zu einzelnen Rehabilitationsparametern nach VKB-EPL (Andrade et al. 2019). Rot: keine Empfehlung, Gelb: Kann-Empfehlung, Grün: Empfehlung

Prähabilitation

Die präoperative Rehabilitation vor einer geplanten VKB-EPL wird als „Prähabilitation" bezeichnet (Failla et al. 2016). Eine Prähabilitation kann sich vorteilhaft auf den postoperativen Verlauf auswirken (Alshewaier et al. 2017). Insbesondere scheint ein progressives Kraft- und neuromuskuläres Training vor einer VKB-EPL zu einer Optimierung der postoperativen Ergebnisse beitragen zu können (Grindem et al. 2015; Hägglund et al. 2015; Failla et al. 2016).

Empfohlen wird die präoperative Bestimmung der Kraft von Quadrizeps und Hamstrings, da diese Muskeln postoperativ oftmals prolongiert Kraftdefizite aufweisen können (van Melick et al. 2016). Im Zusammenhang mit einer Prähabilitation werden die potenziell relevanten (und damit anzustrebenden) Kraftparameter allerdings noch diskutiert (Hägglund et al. 2015). Darüber hinaus ist bislang unklar, wie lange eine Prähabilitation dauern sollte, bzw. ob tatsächlich bis zum Erreichen definierter Leistungen verschiedener Parameter (z. B. Kraftwerte LSI <10–20 %) abgewartet werden sollte, bevor eine VKB-EPL durchgeführt wird (Mariani et al. 2019). Interessanterweise stehen Faktoren wie das allgemeine präoperative Aktivitätsniveau (Dunn et al. 2010; Ware et al. 2018), Quadrizepskraft (Logerstedt et al. 2013) und das Bewegungsverhalten (Garrison et al. 2015; Pfeiffer et al. 2019) in einem potenziellen Zusammenhang mit dem postoperativen Ergebnis.

Zu den Assessments, die in der Prähabilitation empfohlen werden, gehört eine Kombination aus klinischer Untersuchung (patellofemorale und tibiofemorale Mobilität, Stroke-Test, Kraftmessung Quadrizeps und Hamstrings) und subjektiven Patientenfragebögen (VAS, IKDC und oder KOOS, TSK-11, ACL-RSI, K-SES) (van Melick et al. 2016). Die Verwendung einer Knieorthese wird individuell entschieden und nach Möglichkeit wird darauf verzichtet (Wright et al. 2015).

Kraft Zur Atrophievermeidung wird ein Krafttraining bereits in der Prähabilitation begonnen. Bei Vorliegen eines Kraftdefizites von >20 % des Quadrizeps im Seitenvergleich werden Trainingsvarianten sowohl in der offenen als auch der geschlossenen Kette empfohlen (van Melick et al. 2016). Wright et al. fordern 20 Wiederholungen im einbeinigen Abheben der betroffenen Extremität (Straight Leg Raise Test) ohne Durchsacken des Kniegelenkes als Kriterium für eine adäquate, präoperative Quadrizepskontrolle (Wright et al. 2015). Zur Schonung des verletzten Gelenkes (oder bei Schmerzen) können anfangs isometrische Kontraktionen auch in hoher Intensität (>80 % der maximalen willkürlichen Kontraktion = MVIC) durchgeführt werden. Die Kontraktionsgeschwindigkeit kann in den isometrischen Kontraktionen von langsam zu explosiv gesteigert werden. Je nach Vorerfahrung kann die Prähabilitation auch bereits zur Anleitung erster Technik-Elemente für das postoperative Krafttraining genutzt werden (Kniebeuge, Kreuzheben usw.). Aufgrund der möglichen Kompensationen durch das kontralaterale Bein und die ipsilaterale Hüftgelenkmuskulatur werden unilaterale Varianten (Lunge, Split Squat usw.) und Quadrizepsisolierende Varianten miteinbezogen. Okklusionstraining und eine neuromuskuläre elektrische Stimulation können bereits in der Prähabilitations-Phase unterstützend eingesetzt werden.

Mobilisation Zur Wiederherstellung der vollen Extension und einer seitengleichen patellofemoralen Mobilität ist eine tibiofemorale/patellofemorale Mobilisation möglich (van Melick et al. 2016). Eine Flexion von 120° wird präoperativ angestrebt (Wright et al. 2015). Evidenz für die Überlegenheit einer bestimmten Mobilisationstechnik gibt es nicht. In den klinischen Leitfäden sind zur Mobilisation der Extension-Varianten wie „Heel Props", „Long Duration Stretch" sowie zur Flexionsmobilisation „Heel und Wall Slides" beschrieben. Bewährt hat sich auch die eigenständige Kniegelenkmobilisation auf dem Ergometer.

Neben einer isolierten Gelenkmobilisation in entlasteter Ausgangsstellung hilft eine multiartikuläre Mobilisation unter Belastung und der damit einhergehenden intermuskulären Koordination häufig die Gelenkfunktion wiederherzu-stellen. Oftmals wird die Mobilisation in der Sagittalebene (Extension/Flexion) stark fokus-siert. Aufgrund der physiologischen Kniege-lenkbewegung in der Transversal- (Rotation) und Frontalebene (Varus/Valgus) – ausgehend von einer femoralen und tibialen Rotation/Be-ckenrotation, Bewegungen im USG sowie be-wegungsabhängiger Rumpfpositionierungen – erscheint eine „simulierte" Mobilisation in unterschiedlichen Bewegungsachsen und in verschiedenen Kombinationen sinnvoll. Durch das Einbeziehen der unterschiedlichen Bewe-gungsrichtungen der Fußgelenke und Hüftge-lenke (entlastete/belastete Ausgangsstellung) können diese Gelenke einerseits selbst mobili-siert werden und andererseits in gekoppelten Gelenkbewegungen (z. B. Pronation mit einer Innenrotation der Tibia) zur lokalen Mobilisa-tion am Kniegelenk beitragen. Hierzu zählt auch die Initiierung der Bewegungskontrolle in dynamischen Knievalgus-Positionen. Eine Pro-gression der Mobilisation kann beispielsweise basierend auf dem Trainings-Progressions-Modell von Blanchard et al. durchgeführt wer-den, bei dem das übergeordnete Ziel dann die Integration der Gelenkmobilität in eine (später) relevante sportartspezifische Funktion sein kann (z. B. Richtungswechsel) (Blanchard und Glasgow 2014). Dieses Modell basiert auf der Nutzung einer Dissoziation von Bewegungs-achsen/Ebenen unterschiedlicher Trainingsva-rianten. Zudem beschreibt das Modell, wie be-reits erreichte Komponenten einer Übung genutzt werden können, um Trainingsvarianten für ein anderes Ziel progressiv zu steigern.

Ein „Coper"-Screening wird ca. 6 Wochen nach der Verletzung durchgeführt. Für die grundsätzliche Auswahl der Patienten, die für eine nicht-operative Therapie nach einer VKB-Ruptur in Frage kom-men, wird auf die aktuelle Literatur verwiesen (Grindem et al. 2018b; Thoma et al. 2019).

▶ **Praxistipp** Zu den Coper-Testverfahren zählen:
- Sprungtestungen (Single Hop-Test for Dis-tance, Triple Cross Over Hop-Test for Dis-tance, Triple Hop for Distance, *6 m Timed Hop-Test*)
  Durchführung: Zwei Testversuche/Seite/Test, dann zwei Versuche messen. Durchschnittswert der beiden gemessenen Versuche ermitteln und LSI bestimmen (Soll: ≥80 % im 6 m Timed Hop-Test)
- Quadrizeps: Maximal willkürliche isometri-sche Kraftprüfung
- Global Rating Score (Soll: ≥60 %)
- Knee Outcome Survey-Activities of Daily Living Scale Score (Soll: ≥80 %)
- Anzahl der Giving-Way-Episoden (Soll: ≤1)
  Es müssen alle angegebenen Soll-Werte erfüllt sein, dann gilt der Patient als potenzieller Coper für eine nicht-operative Therapie (Thoma et al. 2019).

Ziele der Prähabilitations-Phase (Praxisleitfa-den)
- Minimale synoviale Reaktion
- Bewegungsausmaß Flexion/Extension 120-0-0°
- Seitengleiche patellofemorale Mobilität
- Aktive Quadrizeps-Kontrolle
- Normalisiertes, dynamisches Gangbild
- Kraftdefizit Quadrizeps ≤20 % im Vergleich zur Gegenseite
- Durchführung 20 × Straight Leg Raise (ohne „Durchsacken" des Kniegelenkes)
- Aufklärung über Rehabilitationsablauf/Wund-pflege/Gang mit Unterarmgehstützen

Ziele   **Prähabilitation**

Minimale synoviale Reaktion

Bewegungsausmaß Flexion/Extension => 120-0-0°

Patellofemorale Mobilität seitengleich

Aktive Quadriceps-Kontrolle

Normalisiertes, dynamisches Gangbild

Kraftdefizit Quadriceps ≤ 20% im Vergleich zur Gegenseite

Durchführung 20 x Straight Leg Raise (ohne Durchsacken Kniegelenk)

Aufklärung (Rehabilitation/Wundpflege/Gang mit Unterarmgehstützen)

Assessments

Stroke-Test

Passives Bewegungsausmaß (patellofemoral/tibiofemoral)

VAS

IKDC und/oder KOOS

TSK -11 oder ACL-RSI oder K-SES

Kraftmessung Hamstrings + Quadriceps

Coper-Screening

Sprungtestung LSI ≥80% (6m-Timed Hop)

Quadriceps: Maximalkraft-Messung

Global Rating Score ≥60%

Knee Outcome Survey-Activities of Daily Living Scale Score (Soll: ≥80%)

Anzahl der Giving-Way Episoden (Soll: ≤1)

Checkliste Prähabilitation

Phase 1

Unmittelbar postoperativ wird zunächst eine Reduktion der Schwellung und die Wiederherstellung der Beweglichkeit angestrebt (Filbay und Grindem 2019).

Im Falle eines Temperaturanstiegs, einer Zunahme der Schwellung oder Schmerzen in Folge der Mobilisation sollte die Behandlung angepasst werden (z. B. durch eine Verlängerung der Pausen, Kryotherapie usw.) (van Melick et al. 2016). Auch wenn Kryotherapie in den Praxisleitfäden nicht ausgeschlossen wird, ist die Rationale für den Einsatz primär in einem analgetischen Effekt und nicht in der Reduktion der

Schwellung zu sehen (Martimbianco et al. 2014). Aktuell wird die traditionelle Anwendung von Kryotherapie im Zusammenhang mit akuten muskuloskelettalen Verletzungen aufgrund unzureichender Evidenz kritisch gesehen (Dubois und Esculier 2019). Möglicherweise beeinflussen NSAR (Nichtsteroidale Antirheumatika) und eine Kryotherapie die physiologische Wundheilung negativ (Singh et al. 2017; Vuurberg et al. 2018; Constantinescu et al. 2019). Auf der anderen Seite trägt eine Kryotherapie als „Mediator" nicht selten zu einer schnelleren Belastungsfähigkeit bei, sodass die Anwendung individuell abgewogen werden sollte. Eine direkte Vollbelastung (Wright et al. 2015; Logerstedt et al. 2017) oder das Erreichen der Vollbelastung innerhalb der ersten Woche postoperativ (van Melick et al. 2016) ist ein erstes wichtiges Ziel. In der Realität benötigen die meisten Patienten jedoch häufig länger Unterarmgehstützen, bis sich das Gangbild normalisiert. Der Einsatz einer Knieorthese wird nicht pauschal empfohlen (Wright et al. 2015) und sollte in erster Linie nur noch bei ligamentärer Begleitverletzung bzw. im Einzelfall patientenabhängig eingesetzt werden (Logerstedt et al. 2017).

Mobilisation Nach isolierter VKB-EPL wird eine (schmerzadaptierte) Mobilisation ohne Limitation der Bewegung empfohlen (Wright et al. 2015, Logerstedt et al. 2017). Angestrebt werden eine Normalisierung der patellofemoralen Mobilität und eine Kniegelenkflexion von 120°–130° zwischen der vierten und sechsten Woche postoperativ; die volle Streckung sollte zwischen der zweiten und vierten Woche postoperativ erreicht werden (van Melick et al. 2016). Hilfreich zur Extensionsmobilisation kann eine vorherige Ermüdung der Hamstrings durch isometrische Muskelarbeit sein (Delaloye et al. 2018). Hinsichtlich der genannten Flexions-/Extensions-Varianten wurde bereits auf potenzielle Vorteile einer kontextspezifischen Mobilisation unter Einbeziehung synergistischer/antagonistischer Muskel-/Gelenkfunktionen hingewiesen. Mit Erreichen einer Knieflexion von 100° wird zur

Mobilisation und zum Aufwärmen ein Ergometer-Training empfohlen (van Melick et al. 2016).

Aufgrund potenziell negativer Effekte auf die muskuläre Leistungsfähigkeit durch passive Dehnungsvarianten mit einer Dauer >45–60 s sollten stark „dehnungsbetonte passive" Mobilisationsvarianten (z. B. „Low Load Long Duration Stretching") vor einem anschließenden Kraft- oder Sprungtraining überlegt eingesetzt werden (Chaabene et al. 2019). Wenn eine Mobilisation vor einem Stabilometrie- oder Krafttraining durchgeführt werden soll, erscheint es sinnvoll, diese aktiv-dynamisch zu gestalten. Aktiv-dynamische Dehnvarianten wirken sich darüber hinaus auch positiv auf die Sensibilität der Kniegelenk-Positionierung aus (Walsh 2017).

Im Hinblick auf die Überlegenheit einer manualtherapeutischen (MT) patellofemoralen oder tibiofemoralen Mobilisation nach VKB-EPL gegenüber einer aktiven Mobilisation gibt es derzeit keine Evidenz. In der Rehabilitation von Sprunggelenkfrakturen ist die Evidenz für eine MT zur Verbesserung der Funktion nur sehr limitiert (Lin et al. 2012). Beschrieben wird zwar ein möglicher Vorteil von kombiniert passiv-aktiver Mobilisation zur Verbesserung des Bewegungsausmaßes an peripheren Gelenken, allerdings konnte dieser Effekt bislang nur am Hüftgelenk und an der Schulter gezeigt werden (Stathopoulos et al. 2019). Während die Beschreibungen der Kniegelenkkinematik in den In-vitro-Untersuchungen sehr heterogen sind, finden sich Übereinstimmungen der Gelenkkinematik v. a. in den In-vivo-Untersuchungen (Galvin et al. 2018). So sind beispielsweise sechs verschiedene Freiheitsgrade der femoralen Kontaktpunkte auf der Tibia während einer belasteten Kniebeuge beschrieben (Galvin et al. 2018). Derzeit ist jedoch nicht klar, inwieweit diese sehr komplexen kinematischen Änderungen durch eine passive Mobilisation simuliert werden können bzw. ob sich hierdurch eine Verbesserung der Gelenkfunktion einstellen kann. Beschrieben sind sog. „MT-Booster-Sessions" als unregelmäßige Ergänzung zur aktiven Mobilisation im Zusammenhang mit einer Funktionseinschränkung bei Gonarthrose (Abbott et al. 2015).

MT-Booster-Sessions mit einer aktiven Therapie sind einer kontinuierlichen MT potenziell überlegen, auch wenn die langfristige Kniegelenkfunktion gegenüber einem rein aktiven Training nicht beeinflusst wird (Abbott et al. 2015). Trotzdem könnten MT-Booster-Sessions potenziell andere Funktionen erleichtern (schnellere Belastungssteigerung möglich, früherer Beginn mit Krafttraining usw.) (Fitzgerald et al. 2016).

▶ **Praxistipp**
- Manuelle Therapie (MT) kann in Form von „Booster-Sessions" genutzt werden, um aktives Training „durchführbarer" zu machen bzw. individuell notwendige Funktionen zu erleichtern.
- Eine Irritation insbesondere der anterioren Kniestrukturen durch eine (zu) intensive MT sollte unbedingt vermieden werden.

▶ **Vorderer Knieschmerz nach VKB-EPL** Der vordere Knieschmerz gehört zu den häufigen Komplikationen nach VKB-EPL und wird postoperativ v. a. im Zusammenhang mit einem Patellasehnentransplantat beobachtet (Rousseau et al. 2019). Eine Irritation des infrapatellaren Fettkörpers durch die Anlage der Arthroskopie-Portale kommt als Ursache ebenso in Frage (Stephen et al. 2018). Möglicherweise spielt in diesem Zusammenhang auch eine Patella baja mit Fibrosierung des infrapatellaren Weichteilgewebes und sekundärem Impingement eine Rolle (Dragoo et al. 2012). Bei einem (neu aufgetretenen) vorderen Knieschmerz nach einer VKB-EPL kann es sich auch um ein rehabilitationsbedingtes Problem handeln. Die Ursache liegt möglicherweise in einer (zu) intensiven passiven patellofemoralen und/oder tibiofemoralen Mobilisation. Auch ein Training mit repetitiven (und ggf. schnellen) anterioren tibialen Translationen (z. B. im Rahmen von Kniebeuge-Varianten) kann bei noch nicht ausreichender Belastungskapazität zu einer Aggravation von Beschwerden der vorderen Kniestrukturen führen.

▶ **Postoperativ neu aufgetretener vorderer Knieschmerz**
- Irritation (infrapatellarer) Hoffa-Fettkörper (durch Arthroskopie-Portale)
- Patella baja mit Fettkörper-Impingement durch Fibrosierung des infrapatellaren Weichteilgewebes
- Diskrepanz zwischen Belastungstoleranz und Belastung im Rahmen einer repetitiven anterioren tibialen Translation im Training
- Artikuläre Irritation durch intensive passive patellofemorale und/oder tibiofemorale Mobilisation
- DD: Patellofemorale Beschwerden/vorderer Knieschmerz anderer Genese

▶ **Therapiemöglichkeiten**
- Reduktion bzw. Kontrolle des anterioren tibialen Vorschubes (durch Anpassung Kniebeugevarianten/Lunge-Varianten/Sprung-Varianten usw.)
- Reduktion exzessiver (passiver) tibiofemoraler und/oder patellofemoraler Mobilisationsmaßnahmen
- Fettkörper-Taping als Ergänzung zur aktiven Therapie (Dragoo et al. 2012)

Krafttraining in der VKB-Rehabilitation (allgemeine Prinzipien)
Ziel der Rehabilitation ist eine Optimierung/Wiederherstellung der Muskelmasse, der Kraftausdauer, der Maximalkraft, der Explosivität und der Koordination (= die Fähigkeit, Kraft in sportartspezifischen Bewegungen einzusetzen) (Buckthorpe et al. 2019).

Kraftausdauer Empfohlen werden 15–25 (oder mehr) Wiederholungen mit leichterem Gewicht oder auch 10–15 Wiederholungen mit moderatem Gewicht bei kürzerer Pausendauer. (Pause 1–2 min bei 15 bis ≥ 20 Wiederholungen/Pause <1 min bei 10–15 Wiederholungen, 60 % des Wiederholungsmaximums = 1RM) (American College of Sports 2009).

Hypertrophie Empfehlungen für ein Hypertrophie-Training liegen bei Intensitäten von >70 % des 1RM, jedoch scheint mit einem Training mit geringeren Intensitäten (30–50 % des 1RM) auch ein Hypertrophie-Effekt erzielbar zu sein (Schoenfeld et al. 2016). Voraussetzung ist dabei eine maximale Muskelermüdung im Rahmen der durchgeführten Wiederholungsanzahl (Morton et al. 2019).

Häufigkeit: <15 Sätze/Muskel/Woche; ≥3 Sessions/Woche; Pausendauer: >60 s.

Maximalkraft Steigerungen der Maximalkraft lassen sich durch Trainingsintensitäten >85 % des 1RM erzielen (American College of Sports 2009; Schoenfeld et al. 2017).

Häufigkeit: <15 Sätze/Muskel/Woche; Pausendauer: 2–5 min.

Explosivität Aufgrund der Notwendigkeit, Pertuberationen des Bewegungssystems im Sport innerhalb kurzer Zeitperioden kompensieren zu können (Zeitfenster von 50 mS) und basierend auf den sehr schnellen Bodenkontaktzeiten (100 mS) in sportlichen Aktivitäten, ist ein Training der Explosivität zunehmend auch in den Fokus der Rehabilitation gerückt (Buckthorpe und Roi 2017). Grundüberlegungen hier sind, dass einerseits VKB-Verletzungen in einem Zeitfenster von <50 mS stattfinden und andererseits ein Wiedererlangen der Maximalkraft nicht zwangsläufig mit der prätraumatischen gleichen Explosivität gleichzusetzen ist (Angelozzi et al. 2012; Buckthorpe und Roi 2017). Aktuelle Rehabilitationsprogramme nach VKB-EPL berücksichtigen daher auch ein Training der Explosivität

(Welling et al. 2019). Zur Verbesserung der Geschwindigkeitskomponente wird ein Training mit Intensitäten von 0–60 % des 1RM unter Maximierung der Durchführungsgeschwindigkeit (3–6 Wdh.) empfohlen (American College of Sports 2009). Trainingsintensitäten >80 % 1RM tragen zu einer Verbesserung der Kraftkomponente der Explosivität bei (Mangine et al. 2016). Grundsätzlich werden mehrgelenkige Trainingsvarianten für ein Training der Explosivität empfohlen (American College of Sports 2009). Auch ein Balance-Training kann zu einer Verbesserung der Explosivität führen, die Adaptation unterscheidet sich jedoch individuell bei Trainierten und Untrainierten (Buckthorpe und Roi 2017; Van Hooren et al. 2017). Es wird diskutiert, ob ein Trainingstransfer eines explosiven Trainings mit Gewicht in eine sportliche Aktivität ohne Gewicht möglich ist (v. a. dann, wenn es sich um bilaterales Explosivtraining handelt und die Sportart explosive unilaterale Bewegungen erfordert) (Van Hooren et al. 2017).

Tab. 3.6 zeigt ergänzend eine Übersicht einiger Kontraktionsform-abhängiger Adaptationen von Muskel und Sehne.

Periodisierung im Krafttraining Eine Trainings-Periodisierung ist charakterisiert durch eine systematische Progression durch die gezielte Manipulation von Trainingsvariablen (Gewicht, Wiederholungen usw.). Ziel ist es dabei, eine maximale Trainingsadaptation unter Vermeidung eines Übertrainings zu erreichen (Lorenz et al. 2010). Periodisierte Programme führen möglicherweise zu einem besseren Erreichen von Zielvariablen im Vergleich zu nicht-periodisierten Programmen

Tab. 3.6 Kontraktionsform-abhängige Adaptation von Muskel und Sehne (in Anlehnung an C. Griffin)

Isometrisch	Konzentrisch	Exzentrisch	BFRT
• Modulation von Schmerz • Hypertrophie ↑ • Sehnensteifigkeit ↑ • Explosivität ↑ (bei Durchführung mit explosiver Absicht) • Kraft ↑ in größerer Faszikellänge • Muskelquerschnitt ↑	• Muskelquerschnitt ↑ • Fiederungswinkel (Pennationswinkel) ↑ • Explosivität ↑ (bei Durchführung mit explosiver Absicht)	• Fazikellänge ↑ • Sehnensteifigkeit ↑ • Extrazelluläre Matrix-Adaptation ↑	• Hypertrophie ↑ (trotz geringer Intensität)

BFRT: Okklusionstraining

Tab. 3.7 Verschiedene Phasen innerhalb des Krafttrainingsprotokolls, einschließlich der Trainingsparameter. Adaptiert nach (Welling et al. 2019)

Phase	1	2	3	4
Dauer (Wo.)		10–14	12–14	14–16
Ziel	Quadrizeps Reaktivierung	Training Muskelausdauer	Normalisierung Kraft-Symmetrie und Verbesserung der Muskelkraft + Training Muskelausdauer	Normalisierung Kraft-Symmetrie und Verbesserung der Muskelkraft + Training Muskelausdauer
Inhalte		Max. 2 Sätze à 15–25 Wdh. (<50 % 1RM)	• 2–4 Sätze à 8–10 Wdh. (60–80 % 1RM) + *Pyramidentraining* • 4 Sätze á 14-12-10-8 Wdh. + *Ausdauer* • Max. 2 Sätze à 15–25 Wdh. (<50 % 1RM)	• 5 Sätze à 3 Wdh. (>80 % 1RM) + *Ausdauer* • Max. 2 Sätze à 15–25 Wdh. (<50 % 1RPM)
Beispiele für Trainingsvarianten		• Aufsteiger • Leg Raises • Beinpresse	• Kniestrecker (F/E 90-45-0° zu fROM) • Leg Curl • Kniebeuge • Kreuzheben • Split Squat • Good Mornings • Aufsteiger (DL + SL Varianten)	• Kniestrecker • Leg Curl • Kniebeuge • Kreuzheben • Split Squat • Good Mornings • Aufsteiger (DL + SL Varianten)
Sonstiges			Zusätzlich: • Betonung Exzentrik • Explosivkraft-Training	Zusätzlich: • Betonung Exzentrik • Explosivkraft-Training

1RM: Wiederholungsmaximum, fROM: Volles Bewegungsausmaß, DL: bilateral, SL: unilateral

(Williams et al. 2017). Es gibt eine Vielzahl von Periodisierungs-Methoden (z. B. lineare Methoden, nicht-lineare Methoden, komplexe Methoden, Block-Methoden und Mischungen dieser Formen).

In der Praxis finden sich heutzutage oftmals nicht-lineare Methoden zur Trainings-Periodisierung (Blanchard und Glasgow 2019). Derzeit gibt es keine Evidenz für eine optimale Periodisierung nach VKB-EPL, jedoch erscheint eine nicht-lineare Periodisierung möglicherweise auch in diesem Zusammenhang vorteilhaft (Reiman und Lorenz 2011; Buckthorpe et al. 2019). Grundsätzlich ist eine Periodisierung sinnvoll, da viele verschiedene Zielvariablen (Kraft, Beweglichkeit, neuromuskuläre Funktion usw.) zu unterschiedlichen Zeitpunkten und individuell-sportartspezifisch im Verlauf der Rehabilitation angestrebt werden. Da

bestimmte Trainingsintensitäten (ausgehend vom 1RM) in unterschiedlicher Weise die verschiedenen Kraftkomponenten beeinflussen können, ist ein grundsätzliches Verständnis der verschiedenen Möglichkeiten der Manipulation von Trainingsvariablen für die Planung einer Periodisierung von Vorteil (Buckthorpe et al. 2019).

Zunehmend sieht man auch in der Rehabilitation progressive Krafttrainingsprogramme, die einem systematischen Aufbau, basierend auf den individuellen Kapazitäten und Defiziten des Athleten, folgen. So konnte gezeigt werden, dass durch ein progressives Krafttraining nach VKB-EPL (Tab. 3.7) ein Erreichen eines LSI von >90 % für den Quadrizeps nach 10 Monaten möglich ist (Welling et al. 2019). Aus klinischer Perspektive ist jedoch ein Krafttraining mit Intensitäten in einem Bereich von >80 % des 1RM

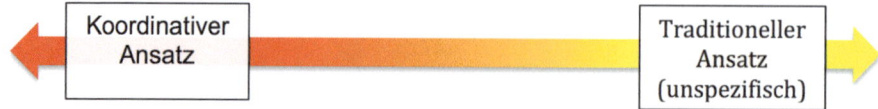

Koordinativer Ansatz	Traditioneller Ansatz (unspezifisch)
• Geprägt durch einen Ansatz der „Spezifität", basierend auf Prinzipien des motorischen Lernens • Annahme, dass traditionelles Krafttraining nur unter Aufgabe der Spezifität möglich ist • Ablehnung des Konzeptes der Ausbildung einer „generellen Fertigkeit Kraft" ausgehend von der Annahme, dass Kraft immer eine „kontextspezifische Fertigkeit" ist • Geprägt durch einen Ansatz „Fertigkeit" statt „Kapazität" • (Über-) Belastung erfolgt durch Variation	• Statt Spezifität folgt dieser Ansatz einem „physiologischen Trainingsprinzip der (Über-) Belastung" • Annahme, dass der Athlet von einem Training mit reduziertem Kontext (Entwicklung einer allgemeine Kraft-Kapazität) profitiert • Eine geringfügige Ähnlichkeit auf Ebene der Rekrutierung ist ausreichend (innere Spezifität) • Die gleichzeitige Ausübung des Sports wird als ausreichend für einen Trainings-Transfer auf die sportliche Leistung erachtet

Abb. 3.27 Theoretisches Spektrum der Ansätze für den Transfer von Krafttraining. Adaptiert nach (Brearley und Bishop 2019)

nicht für alle Sportler ohne Vorerfahrung realisierbar. Kritik an den „traditionellen" Krafttrainingsansätzen (und Periodisierungsmodellen) kommt von Seiten der Befürworter eines stärker „koordinativ" geprägten Ansatzes. Ein koordinativer Ansatz stellt das andere Ende des Trainingsspektrums dar (Abb. 3.27). Der Fokus liegt dabei auf der Trainingsspezifität (hinsichtlich der Zielaktivität) und weniger in der Ausbildung allgemeiner Kapazitäten (wie z. B. Maximalkraft, Explosivität usw.) (Brearley und Bishop 2019). Oder anders gesagt, liegt der Fokus im koordinativen Ansatz in einem kontextrelevanten Training von Bewegungen.

Krafttraining (Phase 1 nach VKB-EPL) Im Vordergrund steht zunächst die Reaktivierung der häufig postoperativ inhibierten Quadrizepsmuskulatur. Bei der sog. „arthrogenen muskulären Inhibition (AMI)" besteht eine Unfähigkeit der Herbeiführung willkürlicher Kontraktionen der Quadrizepsmuskulatur (Hauger et al. 2018). Die AMI wird in Verbindung gebracht mit zentralen und peripheren neura-

len Mechanismen und wird als reflexive Protektion durch die Inhibition der periartikulären Muskulatur verstanden (Hauger et al. 2018; Sonnery-Cottet et al. 2019). Als Therapie der AMI werden progressives (Kraft-)Training in offener/geschlossener Kette, eine Ermüdung der Hamstringmuskulatur sowie Kryostimulation empfohlen (Delaloye et al. 2018; Sonnery-Cottet et al. 2019). Isometrisches Quadrizeps-Training zur Reaktivierung sollte bereits in der ersten Woche postoperativ begonnen werden (van Melick et al. 2016). In der frühen Phase, in der eine synoviale Reaktion oder Schmerzen die Mobilisation eingeschränkt zulassen, kann ein (hochintensives) Krafttraining der nicht betroffenen Seite („Cross-Education") in die tägliche Routine integriert werden. Längerfristige Effekte eines solchen Trainings werden jedoch kontrovers diskutiert (Zult et al. 2018; Harput et al. 2019). Sobald möglich wird eine Progression über isometrisches Training hin zu dynamischen, konzentrischen-exzentrischen Varianten (innerhalb von 4–6 Wochen) angestrebt (Wright et al. 2015; van Melick et al. 2016; Logerstedt et al. 2017). Die weitere Planung der Spezifizierung, Belastung und Progression des Krafttrainings erfolgt dann unter der Berücksichtigung der Transplantat-spezifischen Limitationen (van Melick et al. 2016).

Krafttraining in der geschlossenen kinetischen Kette (z. B. Beinpresse, Kniebeuge, Aufsteiger) wird mit einer anfänglichen Limitation der Flexion/Extension in einem Bewegungsausmaß von F/E 60-0-0° (ab der zweiten postoperativen Woche) empfohlen. Krafttraining in der offenen kinetischen Kette ist bei Semitendinosus/Grazilis-Transplantat (HS-Transplantat) ohne Widerstand ab der vierten Woche bzw. bei Patellasehnen-Transplantat mit Widerstand ab der vierten Woche postoperativ möglich (van Melick et al. 2016). Das Bewegungsausmaß wird dabei anfangs auf F/E 90-45-0° limitiert und dann gesteigert.

Diskutiert wird, ob ein Krafttraining in der offenen kinetischen Kette zu einer vermehrten Laxizität bei ST/G-Transplantat führen kann. Auf der anderen Seite ist derzeit nicht klar, inwieweit eine vermehrte Laxizität des Transplantats tatsächlich funktionell (klinisch) überhaupt relevant ist (Perriman et al. 2018; Magnussen et al. 2019). So konnte z. B. kein klinisch relevanter Unterschied bei bis zu 6 mm vermehrter anteriorer tibialer Translation und positivem Pivot-Shift-Test im 2-Jahres-Follow-Up nach VKB-EPL gefunden werden (Magnussen et al. 2019). Eine vermehrte passive Laxizität scheint demnach nicht zwangsläufig mit dem funktionellen Ergebnis zu korrelieren (Chua et al. 2016).

Ein Quadrizeps-Training mit Widerstand in der offenen Kette bei ST/G-Transplantat wird ab der 12. Woche postoperativ allgemein als sicher angenommen. Aber auch ein Training in offener Kette (Kraftausdauer-Bereich ohne Widerstand) mit einer Limitation der F/E 90-45-0° ab der vierten Woche postoperativ scheint sich bei HS-Transplantat nicht negativ auszuwirken (Janssen et al. 2018). Hingegen führt ein früher Beginn (<6 Wochen postoperativ) des Trainings in offener Kette nicht zwangsläufig zu einem besseren Kraftverlauf in der späteren Rehabilitation.

Zusammenfassend lässt sich sagen, dass der „sichere" Start des Trainings in offener Kette bei HS-Transplantat 12 Wochen postoperativ beginnen kann. Ein früherer Start wäre sehr wahrscheinlich auch möglich, ohne langfristig die Funktion negativ zu beeinflussen. In der Praxis lassen sich die ersten Wochen sehr gut mit Varianten in der geschlossenen Kette überbrücken, wenngleich hier ein selektives Training des Quadrizeps dann nicht durchgeführt werden kann und mit Kompensationen in der kinetischen Kette gerechnet werden muss.

▶ **Wichtig** Postoperative Limitation der Beweglichkeit im Krafttraining (van Melick et al. 2016):

Hamstring-Transplantat
Training in der *offenen Kette ohne Widerstand*:
- Ab der 4. Woche: Flexion/Extension 90-45-0°
- Ab der 5. Woche: Flexion/Extension 90-30-0°
- Ab der 6. Woche: Flexion/Extension 90-20-0°
- Ab der 7. Woche: Flexion/Extension 90-10-0°
- Ab der 8. Woche: Flexion/Extension frei
- Training in der offenen Kette mit Widerstand erst ab 12. Woche

Transplantat mit Knochenblock
Training in der *offenen Kette mit Widerstand*:

- Ab der 4. Woche: F/E 90-45-0°
- Ab der 5. Woche: F/E 90-30-0°
- Ab der 6. Woche: F/E 90-20-0°
- Ab der 7. Woche: F/E 90-10-0°
- Ab der 8. Woche: F/E frei

▶ **VKB-EPL mit Hamstring-Transplantat**
- Aufgrund der Sehnenentnahme entsteht bei Semitendinosus/Gracilis-Transplantat eine iatrogene Muskelverletzung der Hamstrings. Es erscheint sinnvoll, diese iatrogene Verletzung des HS in der Rehabilitation zu berücksichtigen.
- Beschrieben sind Kraftdefizite und Aktivierungsdefizite der Hamstrings auch

Tab. 3.8 Beispiele für unterschiedliche Trainingsformen zur Erhöhung der Maximalkraft. Adaptiert nach (Maestroni et al. 2020)

Stufe 1	Stufe 2	Stufe 3	Stufe 4	Stufe 5
Isometrische Knieextension* (5 × 45 s, @60° Knieflexion @>80 % 1RM)	**Isotonische Knieextension** (5 Sätze, jeweils bis zum Muskelversagen)	**Split Squat** (2–6 Sätze × 3–6 Wdh. @85–93 % 1RM)	**SL Box Kniebeuge** (exzentrisch) (2–6 Sätze × 3–6 Wdh. @110–120 % 1RM)	**Kontrastmethode –** Trap Bar Kreuzheben 4RM kombiniert mit Triple Hop × 4 Sätze

*Krafttraining in der offenen Kette ist nach VKB-EPL mit HS-Transplantat erst ab der 12.Woche postoperativ möglich

noch lange nach einer VKB-EPL (Messer et al. 2019).

- Eine Aktivierung der Hamstrings wirkt gegen tibiale Außenrotations- und Valgisationskräfte (Buchanan et al. 1996; Toor et al. 2018).
- Beides sind potenzielle Risikofaktoren für eine VKB-Verletzung, sodass der Rehabilitation dieser Muskelgruppe im Rahmen der VKB-EPL-Rehabilitation ein wichtiger Stellenwert zukommt.
- Liegen präoperative Kraftmesswerte vor, können diese als Vergleich für die postoperative angestrebte Kraft gesehen werden.

Da nach einer VKB-EPL nicht nur die Maximalkraft beeinträchtigt ist, sondern auch andere Kraftfertigkeiten wie die horizontale Kraftentwicklung, die Explosivität usw., sollte in der Rehabilitation das gesamte Spektrum der Kraft-Geschwindigkeits-Kurve berücksichtigt werden („Surf the Curve"). Tab. 3.8 zeigt eine mögliche Progression mit verschiedenen Schwerpunkten je nach Phase des Krafttrainings.

In der frühen Rehabilitationsphase kann eine neuromuskuläre elektrische Stimulation und/oder ein Okklusionstraining durchgeführt werden (Hauger et al. 2018; Hughes et al. 2019b).

Neuromuskuläre elektrische Stimulation

Die neuromuskuläre elektrische Stimulation (NMES) (Abb. 3.28) wird eingesetzt, wenn willkürliche Muskelkontraktionen im Rahmen einer Verletzung oder nach einer Operation inhibiert sind (Hauger et al. 2018). Es gibt Hinweise, dass die Kombination aus Training und NMES nach VKB-EPL zur Wiederherstellung der frühen

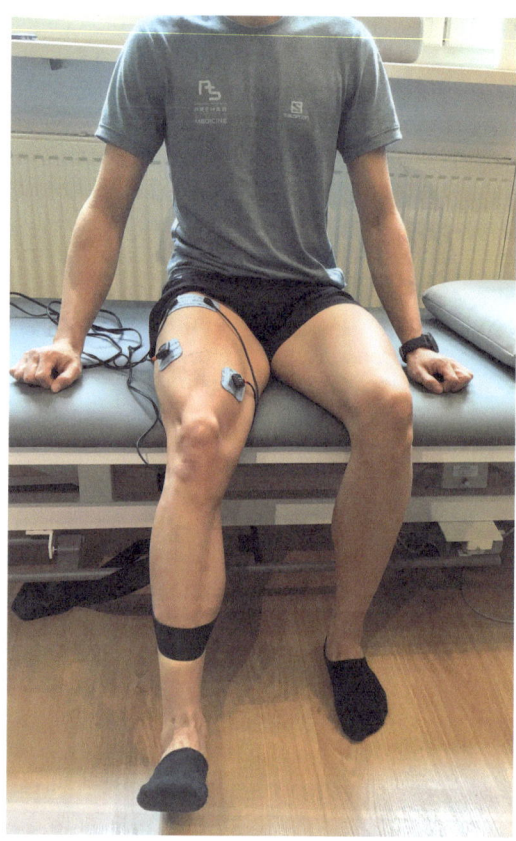

Abb. 3.28 Neuromuskuläre Elektrische Stimulation (NMES) des Quadrizeps

Quadrizepskraft effektiver ist als ein Training allein (Kim et al. 2010; Hauger et al. 2018). Zwei der VKB-EPL-Praxisleitfäden (Wright et al. 2015; Logerstedt et al. 2017) sprechen eine „Kann"-Empfehlung, ein Praxisleitfaden (van Melick et al. 2016) eine „Soll"-Empfehlung für die Durchführung einer NMES-Therapie in den ersten Wochen nach VKB-EPL aus. Ein Behandlungsalgorithmus zur NMES-Quadrizepsstimulation ist in der Literatur beschrieben (Spector et al. 2016). Der Algorithmus besteht aus zwei Behand-

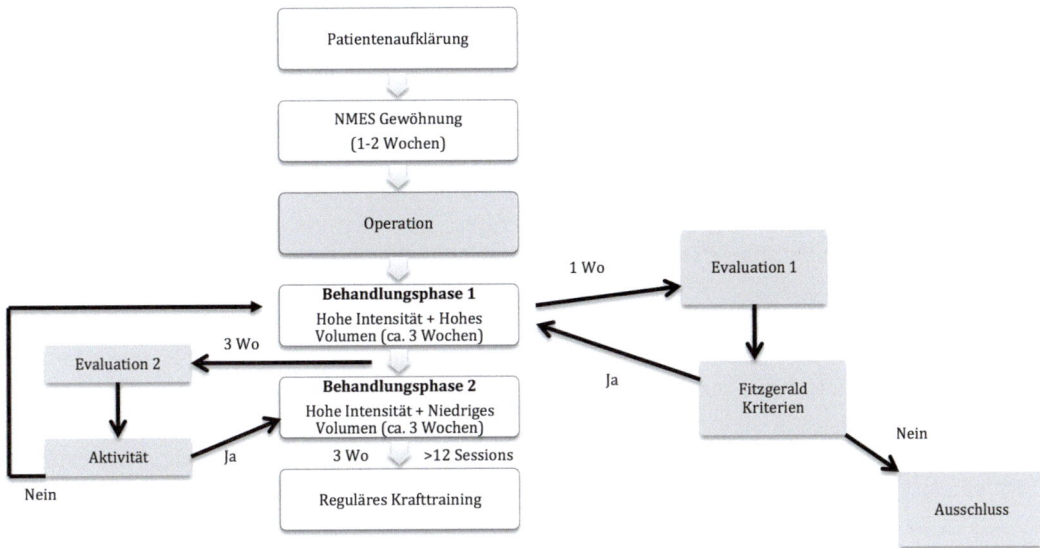

Abb. 3.29 Behandlungsalgorithmus für die Quadrizeps-NMES-Therapie bei Patienten nach Kniegelenkoperationen (Spector et al. 2016). Der Algorithmus besteht aus zwei aufeinanderfolgenden Behandlungsphasen von etwa 3 Wochen Dauer: Phase 1: hochintensiv und hohes Volumen. Phase 2: hochintensiv und niedriges Volumen. Eine kurze Gewöhnungsphase (idealerweise vor der Operation). Zwei Evaluationen. Nach 1 Woche: Fitzgerald-Kriterien => anhaltende, tetanische Kontraktion des Quadrizeps mit Patellagleitfähigkeit nach superior. Nach 3 Wochen: Aktivierungsversagen => Unfähigkeit der Durchführung eines Quadrizeps-Trainingssatzes, einer gestreckten Beinabhebung oder Vorliegen einer subjektiv schwierigen Muskelkontrolle

Tab. 3.9 Empfehlungen für Quadrizeps-NMES-Therapie nach Kniegelenkoperation (Spector et al. 2016)

Strom	
Pulswellenform	Symmetrisch biphasisch sinusidal oder rechteckig
Pulsdauer	400–600 µs
Frequenz	Ca. 50 Hz.
Intensität	So hoch wie tolerierbar
An:Aus-Zeit	Ca. 10:30 s (mit Rampenphase 2–3 s in der An-Zeit)
Behandlung	**Phase 1 Phase 2**
Dauer	Ca. 10 min/Session ca. 15 min/Session
Anzahl der Kontraktionen	Ca. 15/Session ca. 22/Session
Frequenz	2–3 Sessions/Tag 4–6 Sessions/Woche
Einstellungen	
Elektrodenanzahl und Größe	2 rechteckige Elektroden mit Gesamtfläche 200 cm^2
Elektrodenposition	über M. vastus medialis (distale Elektrode) und M. vastus lateralis (proximale Elektrode)
Kniegelenkwinkel	60°–75° Kniegelenkflexion

lungsphasen mit jeweils 3 Wochen Dauer und einer Evaluation der Quadrizepsaktivität nach der ersten und dritten Woche (Abb. 3.29; Tab. 3.9).

Okklusionstraining
Ein Okklusionstraining („Blood Flow Restriction Training" = BFRT) beschreibt ein Training mit partieller Okklusion der arteriellen Blutzufuhr sowie vollständiger Okklusion des venösen Rückflusses an der arbeitenden Muskulatur (Scott et al. 2015). Im Zusammenhang mit einer VKB-EPL konnte durch BFRT eine Verbesserung der Muskelkraft, des Muskelquerschnittes, der Knieschmerzen und der Schwellung gezeigt

werden (Hughes et al. 2019a, 2019). Patienten sind in der Frühphase der Rehabilitation nach einer Verletzung häufig schmerzbedingt nicht in der Lage, ein Krafttraining durchzuführen. Insbesondere die notwendigen Intensitäten für den Bereich Hypertrophie werden nicht toleriert. Zudem können auch Begleitverletzungen zur initialen Limitation der Belastung führen (z. B. Knorpelverletzungen).

Niedrig dosiertes Krafttraining in Kombination mit BFRT ist eine potenzielle Möglichkeit, trotz Limitationen einen Kraft- und Hypertrophie-Effekt, auch unter deutlich geringerer Belastung, zu erzielen (Centner et al. 2019; Hwang und Willoughby 2019). Die Muskelmasse und Muskelkraft lassen sich durch BFRT mit 20–50 % des 1RM vergleichbar einem Training mit 80 % des 1RM erhöhen (Vechin et al. 2015; Hwang und Willoughby 2019). Lokal induzierte Schwellung, Erhöhung der Muskelproteinsynthese und der zentralen und peripheren neuronalen Funktion werden als Wirkungsmechanismen des BFRT diskutiert (Hwang und Willoughby 2019). Zur Optimierung der Ergebnisse eines BFRT sollte der Okklusionsdruck individuell und positionsspezifisch (in der Position, in der das Training durchgeführt wird) angepasst werden. Einige Geräte erlauben die direkte Messung und Regulation des arteriellen Verschlussdruckes auch während des Trainings. Alternativ kann auch ein Handdoppler oder eine direkte arterielle Auskultation zur Bestimmung des individuellen Verschlussdruckes eingesetzt werden. Für die untere Extremität werden 20–40 % des arteriellen Verschlussdruckes zur Durchführung des Trainings empfohlen (Patterson et al. 2019). Größere Manschetten erhöhen den Komfort, da lokal weniger Druck appliziert werden muss (Whiteley 2019). 2019 wurde eine Experten-Leitlinie zur Durchführung des BFRT beschrieben (Tab. 3.11). Vor der Durchführung müssen die Kontraindikationen beachtet werden (Tab. 3.10; Abb. 3.30).

▶ Tab. 3.10

Neuromuskuläres Training
Es gibt derzeit keine Evidenz, dass ein bestimmtes neuromuskuläres Trainingsprogramm anderen Programmen überlegen ist (Filbay und Grindem 2019).

In den traditionellen, physiotherapeutischen Programmen wird im bipedalen Stand auf instabilen Untergründen mit Betonung von a.-p.-Bewegungen begonnen. Die Anforderungen werden dann gesteigert (Pertuberation, monopedaler Stand, schwierigere Untergründe, Augen geschlossen, Multitasking) (van Melick et al. 2016). Die Supervision der Bewegungsqualität bei der Trainingsdurchführung ist dabei zentraler Bestandteil der PT. Nach einer VKB-EPL wird viel Wert (und Ausdauer) auf ein gerades Alignement der Beinachse unter Vermeidung einer dynamischen Valgusposition verwendet. Darüber hinaus stehen die Lateralflexion des Rumpfes, Hüftflexion und Knieflexion im Fokus der physiotherapeutischen Beurteilung der Bewegungsqualität (van Melick et al. 2016).

Eine VKB-Ruptur führt neben der Schädigung der „mechanischen" Funktion des Kreuzbandes auch zu einer Beeinträchtigung der „sensorischen" Funktion. Aufgrund der daraus resultierenden neuroplastischen Veränderungen werden VKB-Verletzungen daher heutzutage immer mehr als **neuro**muskuläre Verletzung verstanden (Neto et al. 2019). Bei Patienten mit einer VKB-EPL lassen sich neuroplastische Veränderungen im Bereich zentraler sensorischer und motorischer Areale nachweisen (Needle et al. 2017). Da es bislang nur wenige prospektive Untersuchungen in diesem Zusammenhang gibt, ist noch nicht klar, ob diese Ursache oder Folge einer VKB-Läsion sind (Diekfuss et al. 2019; Neto et al. 2019). Vieles deutet auf die Notwendigkeit einer vermehrten neurokognitiven Aufmerksamkeit sowie einer visuell-motorischen Strategie (nach VKB-Läsion) im Rahmen der Durchführung von Bewegungen hin (Grooms et al. 2015; Grooms et al. 2017; Neto et al. 2019). Anders gesagt, erfordern Bewegungen nach einer VKB-Läsion möglicherweise eine erhöhte kognitive Aufmerksamkeit (bewusste Kontrolle) mit stärkerer Einbindung des visuellen Systems. Dies erscheint im Zusammenhang mit den komplexen Anforderungen im Wettkampf nicht nur hinderlich für eine optimale Leistungsfähigkeit, sondern könnte auch die Verletzungsanfälligkeit

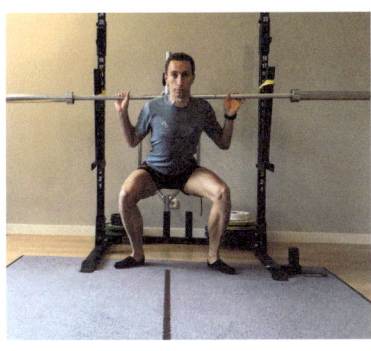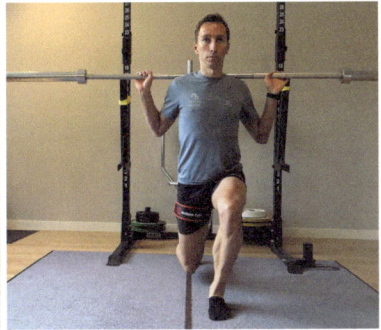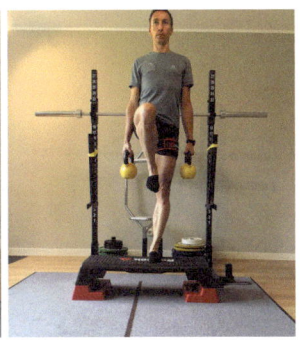

Abb. 3.30 Kniebeuge, Lunge und Aufsteiger mit Okklusion

Tab. 3.10 Kontraindikationen für Okklusionstraining

Kontraindikation Okklusionstraining (Whiteley 2019)
• Vaskuläre Grunderkrankungen
• Blutgerinnungsstörungen
• Grunderkrankung mit erhöhtem Embolie-Risiko
• Eingeschränkte renale Funktion
• Antikoagulation
• Arterielle Hypertonie (systolischer Blutdruck>140 mmHg)

Tab. 3.11 Durchführungsparameter Okklusionstraining (Patterson et al. 2019)

Durchführungsparameter Okklusionstraining	
Häufigkeit	2–3 ×/Woche (bei Training gesamt >3 Wochen Dauer) oder 1–2/Tag (bei Training gesamt 1–3 Wochen Dauer)
Intensität	20–40 % 1RM
Okklusion (Zeit)	5–10 min/Übung (Reperfusion zwischen Übungen)
Typ	Kleine und große Muskelgruppen (Arme/Beine; uni/bilateral)
Sätze	2–4
Größe der Manschette	5 cm (klein), 10/12 cm (mittel), 17/18 cm (groß)
Manschetten-druck während Training	75 Wiederholungen: 30/15/15/15 oder Sätze bis zur Erschöpfung. 40–80 % arterieller Verschlussdruck
Pause	30–60 s
Restriktionsweise	Kontinuierlich oder intermittierend
Ausführungsge-schwindigkeit	1–2 s (konzentrisch und exzentrisch)
Ausführung	Bis zur konzentrischen Ermüdung oder bis Ende der geplanten Wiederholungsanzahl

1RM: Wiederholungsmaximum

des Athleten erhöhen (wenn Bewegungen bewusst kontrolliert werden müssen und sich der Athlet dabei v. a. auf sein visuelles System verlassen muss). Daneben beeinflussen muskuloskelettale Verletzungen auch die periphere Mechanozeption (Roy et al. 2017; Kosy und Mandalia 2018). Eine Wiederherstellung der afferenten Funktion durch eine VKB-EPL scheint nicht möglich (Krogsgaard et al. 2011; Grooms et al. 2015). Eine VKB-EPL scheint auch die zuvor beschriebenen neuroplastischen Veränderungen nicht wiederherzustellen oder zu beeinflussen (Grooms et al. 2015).

Der Fokus der traditionellen neuromuskulären Rehabilitation liegt in einem Training von vorher definierten Bewegungslösungen in einem vorhersagbaren Kontext mit einem starken Fokus auf der posturalen Kontrolle (Gokeler et al. 2019).

Propriozeption und posturale Kontrolle werden in der Physiotherapie dabei häufig als (kontextunabhängige) eigenständige Entität verstanden. Wahrnehmung (von Information) und Bewegungslösung sind in der Realität jedoch stark kontextabhängig miteinander gekoppelt. Das heißt, der Transfer eines posturalen Trainings von einem Kontext (z. B. auf einer instabilen Unterlage) in einen anderen Kontext (z. B. Gang) ist fraglich (Kummel et al. 2016). Gleiches gilt z. B. auch für ein Training mit geschlossenen Augen. Auch hier ist der Transfer in einen Kontext mit offenen Augen weniger klar als häufig angenommen (Moradi et al. 2014; Fisher und Fairbrother 2020). Der Repräsentativität des Trainings im Hinblick auf die Zielaktivität

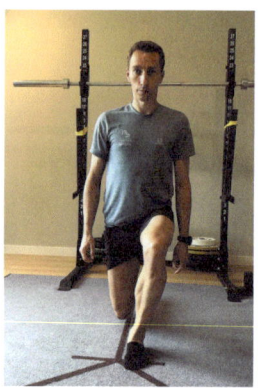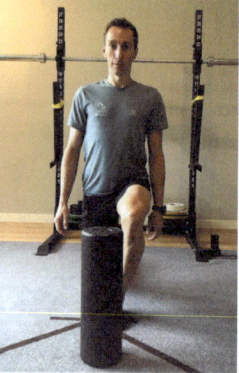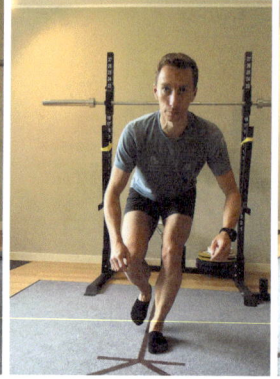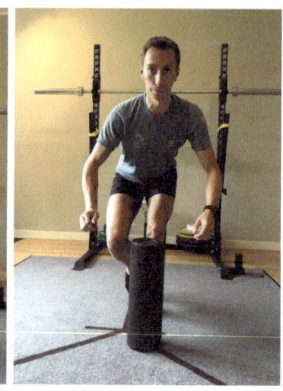

Abb. 3.31 Instruktion mit internem Fokus („Knie über dem Fuß halten!") und externem Fokus („Bewege das Knie in Richtung der Markierung!") für einen unilateralen Sprung und einen Lunge (Benjaminse et al. 2015)

Tab. 3.12 Gegenüberstellung der verbalen Instruktion eines Trainings mit internem und externem Fokus (Benjaminse et al. 2015)

	Interner Fokus	Externer Fokus
Einbeinige Kniebeuge	Stehe auf einem Bein und beuge langsam dein Knie und halte dabei das Knie über dem Fuß/über dem zweiten Zeh!	Stehe auf einem Bein und bewege das Knie Richtung Zielobjekt, während du es beugst!
Ausfallschritt	Halte das Knie über dem Fuß/über dem zweiten Zeh!	Bewege das Knie langsam Richtung Zielobjekt, während du es beugst!

kommt vor diesem Hintergrund ein wichtiger Stellenwert in der Rehabilitation zu.

Aufgrund des frühen Zeitpunkts nach der Operation und der damit eingeschränkten strukturellen Belastbarkeit des Gewebes ist ein repräsentatives Training in der ersten Phase nach VKB-EPL nur eingeschränkt möglich. Nichtsdestotrotz erscheint es bereits zu diesem Zeitpunkt sinnvoll, Basis-Bewegungsabläufe in einem Kontext mit niedrigerer Umgebungs-Variabilität (des relevanten Ziel-Kontextes) und geringer Aufgabenkomplexität (Anforderungs-Vereinfachung) zu integrieren (Otte et al. 2019). In der Literatur wurden die

Vorteile eines externen Fokusses sowie von impliziten und differenzierten Lerntechniken und dem selbstbestimmten Lernen im Rahmen eines neuromuskulären Trainings bereits beschrieben (Benjaminse et al. 2015; Gokeler et al. 2019). Eine kurze Gegenüberstellung eines Trainings mit internem/externem Fokus ist in Tab. 3.12 dargestellt. Ansätze wie das differenzierte Lernen, ein „Constraint Led Approach", eine Fehlerverstärkung, ein externer Fokus usw. stellen Möglichkeiten dar, das traditionelle neuromuskuläre Training in der Physiotherapie zu optimieren (Abb. 3.31).

▶ **Praxistipp**
- Das Prinzip des „bewussten Lernens" („Deliberate Practice") steht im Gegensatz zu einem monotonen Wiederholen von Bewegungsabläufen in der Rehabilitation
- Durch klare Ziele, Fokussierung, optimiertes Feedback und ein angemessenes Herausforderungsniveau kann das (Wieder-) Erlernen motorischer Fertigkeiten gefördert werden.
- Ziel ist es, optimale Bedingungen zu schaffen, in denen der Athlet (explorativ) Bewegungslösungen finden (und lernen) kann.
- Ein externer Fokus kann ein Baustein sein, um Lernbedingungen zu optimieren.

- Auch wenn die Überlegenheit eines externen Fokus beim Erlernen motorischer Fertigkeiten gezeigt werden konnte (v. a. bei Komplexbewegungen), kann ein interner Fokus möglicherweise in der Frühphase nach einer Verletzung trotzdem hilfreich sein (wenn es z. B. darum geht, Muskelaktivität selektiv anzusteuern).
- Ein interner oder externer Fokus kann „nah" (Anfänger) oder „fern" (Fortgeschrittener) gesetzt werden.

▶ **Komplikationen** Eine Kontrolle durch den Operateur sollte erfolgen bei:
- Verdacht auf Wundheilungsstörung oder lokalen Infektzeichen
- Anhaltender Mobilitätseinschränkung der Patella >6–8 Wochen postoperativ zum Ausschluss einer infrapatellaren Kontraktur
- Extensionseinschränkung (unter Belastung) >0° persistierend >6–8 Wochen postoperativ zum Ausschluss einer Arthrofibrose oder eines Zyklops-Syndroms

- Ausbleiben der willkürlichen Quadrizepskontrolle nach 6–8 Wochen
- Nicht-Erreichen eines aktiv-dynamischen Gangbildes

Übergangskriterien für nächste Rehabilitations-Phase (Praxisleitfaden)

- Minimale synoviale Reaktion/Schwellung
- Kein Schmerz durch die Phase-1-Trainingsvarianten
- Qualitativ korrekte Durchführung Phase-1-Trainingsvarianten
- Willkürliche Quadrizepskontrolle möglich
- 0° Extension bis zur 2.–4. Woche postoperativ
- 120–130° Knieflexion bis zur 4.–6. Woche postoperativ
- Aktiv-dynamisches Gangbild (ohne Unterarmgehstützen)
- Durchführung von >20 Straight Leg Raises (ohne „Durchsacken" des Knies)
- Seitengleiche patellofemorale Mobilität bis zur 4./6. Woche postoperativ (links = rechts)

Ziele

Minimale synoviale Reaktion

Kein Schmerz mit Phase-1 Trainingsvarianten

Willkürliche Quadricepskontrolle

0° Extension bis zur 2./4. Woche postoperativ

120-130° Kniegelenkflexion bis zur 4./6. Woche postoperativ

Aktiv-dynamisches Gangbild (ohne Gehhilfen)

Durchführung von >20 Straight Leg Raises (ohne Durchsacken Knie)

Seitengleiche patellofemorale Mobilität bis zur 4./6. Woche postoperativ

20 x Straight Leg Raises (ohne Durchsacken Kniegelenk)

Qualitativ korrekte Durchführung Phase-1 Trainingsvarianten

Mobilität

Patella-Mobilisation (medial-lateral/inferior-superior)

Passive und/oder aktive Extensionsmobilisation
(Erwäge Aufsteiger und Mini-Kniebeuge, Mini-Split Squat mit Gehhilfen für physiologischere Kokontraktionen.
Vermeide aggressive Mobilisation bei vorderem Knieschmerz)

Heel Prop, Long Duration Stretch (5min) bei Extensionsdefizit >10°

Heel Slides, Wall Slides, Ergometer für Flexionsmobilisation

Kraft

BTB-Graft (z.B. Patellasehne):	**Hamstring-Graft:**
Training offene Kette **mit** Widerstand:	Training offene Kette **ohne** Widerstand:
• ab der 4.Woche: F/E 90-45-0°	• ab der 4.Woche: F/E 90-45-0°
• ab der 5. Woche: F/E 90-30-0°	• ab der 5. Woche: F/E 90-30-0°
• ab der 6.Woche: F/E 90-20-0°	• ab der 6.Woche: F/E 90-20-0°
• ab der 7.Woche: F/E 90-10-0°	• ab der 7.Woche: F/E 90-10-0°
• ab der 8.Woche: F/E frei	• ab der 8.Woche: F/E frei
	• Training OKC **mit Widerstand** ab 12.Woche

Neuromuskuläre elektrische Stimulation (NMES)

Okklusionstraining erwägen
(sobald das Kniegelenk reizlos ist, keine Antikoagulation. Berücksichtige Kontraindikationen)

Kryostimulation, Ermüdung Hamstrings und Isometrie bei AMI Quadriceps

Training in geschlossener Kette: Limitation: F/E 60-0-0°

Cross Education und isometrisches Training

Progression zu konzentrischem und exzentrischem Training

Konzentrisches + exzentrisches Training der Glutealmsk, Triceps surae

Hamstrings => iatrogene Verletzung berücksichtigen

Checkliste Rehabilitation (Phase 1) nach VKB-EPL. VKB-EPL: Ersatzplastik des vorderen Kreuzbandes

Neuromuskuläres Training

Phase 1

Start Bilateral
(Bilateral vor unilateral. Langsam vor schnell. Niedrig vor hoch. Kurz vor lang. Qualität über Quantität, Allgemein vor spezifisch. Körpergewicht vor Gewicht. Einzeln vor repetitiv. Linear vor multidirektional)

Progressiv alle Bewegungsebenen berücksichtigen + Dissoziation erwägen
(CAVE: Transversalebene bei Meniskusverletzung)

Pertubation

Boards/Matten mit höherer Schwierigkeitsstufe
(Anstelle isolierter Untergrundinstabilität => Auslenkung Körperschwerpunkt berücksichtigen, Beschleunigung Kopf)

Training mit geschlossenen Augen
(Strobe- und VR-Brille erwägen)

Dual Task

Motorisches Lernen fördern
(Deliberate Practice: Externer Fokus, Repräsentativität. Aufgabenschwierigkeit, Feedback, Fehler verstärken, CLA-Ansatz, differenziertes Lernen usw.)

Bewegungsqualität Rumpf und untere Extremität während Training
(Individuelles, verletzungsspezifisches Spektrum für Bewegungslösungen festlegen)

Sonstiges

Belastung, wenn nötig mit Gehilfen
(bis zur Normalisierung des Gangbildes)

Gangtraining auf unterschiedlichem Untergrund
(wechselnde Geschwindigkeit, Abbremsen, Beschleunigen, Richtungswechsel)

Ergometer sobald Knieflexion 100°
(dann als Warm-up und Eigenmobilisation)

Aquatraining erwägen

Bei Schmerzen und/oder Temperaturanstieg nach Mobilisation = Pausen verlängern, (Kryotherapie abwägen)

CAVE

Kontrolle bei:

Kein Wundverschluss oder Verdacht auf Wundinfektion

Keine Normalisierung der patellofemoralen Mobilität nach 6-8 Wochen

Keine Normalisierung der Knieextension (0°) nach 6-8 Wochen

Keine willkürliche Quadricepskontrolle nach 6-8 Wochen

Nicht-Erreichen eines aktiv-dynamischen Gangbildes

Phase 2
Die patellofemorale und tibiofemorale Mobilität werden über das volle Bewegungsausmaß erhalten. Das Bewegungsausmaß in den Krafttrainingsvarianten in der offenen Kette des Quadrizeps wird bis zum Erreichen des vollen Bewegungsausmaßes in der 8. Woche gesteigert. Unilaterale Trainingsvarianten (Lunges oder Kniebeuge) werden ergänzt. Zur Optimierung der intermuskulären Koordination können Aufsteiger und Kniebeugevarianten, unter Berücksichtigung der transplantatspezifischen Limitati-

onen, integriert werden (Wright et al. 2015). Die Trainingsvarianten in der offenen Kette für den Quadrizeps werden hinsichtlich des Bewegungsausmaßes bis zum Erreichen der vollen Beweglichkeit in der 8. Woche postoperativ gesteigert. Dabei wird der Fokus auf die Erhöhung der Intensität (= Widerstand) und die Reduktion der Wiederholungszahl gelegt. Angestrebt wird eine kontinuierliche Progression des Krafttrainings im Rehabilitationsverlauf. Auch alle anderen Trainingsvarianten für die gluteale Muskulatur, Hamstrings (unter Berücksichtigung einer iatrogenen Verletzung, s. o.) und der Wade werden progredient gesteigert.

- Bewegungsausmaß an die Transplantatspezifischen Limitationen anpassen
- Krafttraining mit Widerstand in der offenen Kette sollte bei HS-Transplantat erst ab der 12. Woche postoperativ durchgeführt werden
- Keine Vorerfahrung Krafttraining = Start mit Technik-Training

Für die folgenden, anspruchsvolleren Belastungen in der Rehabilitation kann in dieser Phase eine Grundlagenkapazität für die Kraftentwicklung und Kraftabsorption gelegt werden. Da einwirkende Kräfte im Sport zwischen dem 2- (Laufen) bis 6-fachen (Plyometrie) Körpergewicht liegen, sollte der Athlet in der Lage sein, diese Kräfte zu erzeugen und zu absorbieren (Buckthorpe und Della Villa 2019). Bei unzureichender neuromuskulärer Kapazität besteht ansonsten ein denkbares Risiko für Bewegungskompensationen und/oder Verlet-

zungen passiver Strukturen (Buckthorpe und Della Villa 2019). Buckthorpe et al. schlagen in diesem Zusammenhang eine Progression von bilateralen zu unilateralen Kniebeuge-Varianten vor (Abb. 3.32).

Da für die sich anschließenden Inhalte der Rehabilitation (Springen und Landen, Abbremsen und Beschleunigen etc.) sowie für die meisten Zielaktivitäten (Laufen, Sprinten, Richtungswechsel usw.) eine exzentrische Quadrizepsaktivität notwendig ist, sollte diese von Beginn an miteinbezogen werden (möglich ab dritter Woche postoperativ in der geschlossenen Kette) (van Melick et al. 2016) (Abb. 3.33 und 3.34).

▶ **Praxistipp** Der Fokus vieler Trainingsvarianten liegt in der *konzentrischen* Quadrizepsaktivität. Die *exzentrische Aktivität* spielt eine wichtige Rolle in den meisten Sportarten. Daher sollte ein Schwerpunkt auch auf die exzentrische Quadrizepsaktivität gelegt werden.

Kompensationen Da der Fokus in der initialen Rehabilitationsphase durch die transplantatbedingten Limitationen in einem Training in der geschlossenen Kette liegt, besteht die Möglichkeit, dass solche Trainingsvarianten unter Vermeidung einer Quadrizepsaktivität durchgeführt werden (kompensiert durch Hüftmuskulatur). Daher empfiehlt es sich Trainingsvarianten miteinzubeziehen, die den Quadrizeps isoliert adressieren. Bei HS-Transplantat sind entsprechende Varianten in der offenen Kette für den Quadrizeps allerdings erst ab der 12. Woche postoperativ möglich. Der unilaterale Split

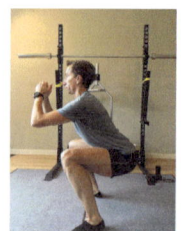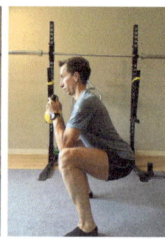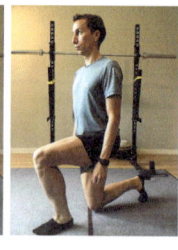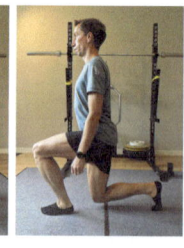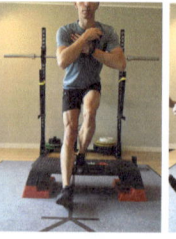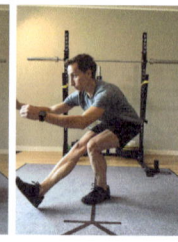

Abb. 3.32 Progression der Kniebeuge: DL Squat => Goblet Squat => Split Squat => Lunge => Step Down => SL Squat. Progression basierend auf der Bewegungsquali-tät und der Fähigkeit, die jeweilige Variante mit Zusatzgewicht durchzuführen (Buckthorpe und Della Villa 2019)

Abb. 3.33 Exzentrisch
betonte Kniebeuge

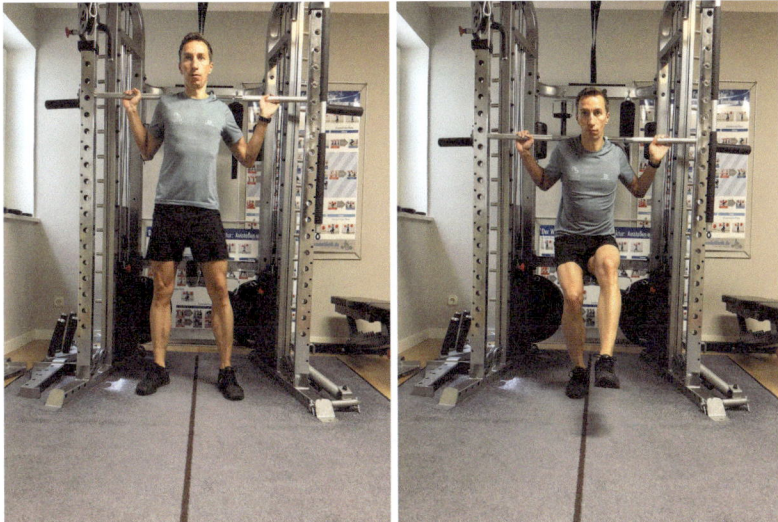

Abb. 3.34 Iso-Catch
mit Hexabar

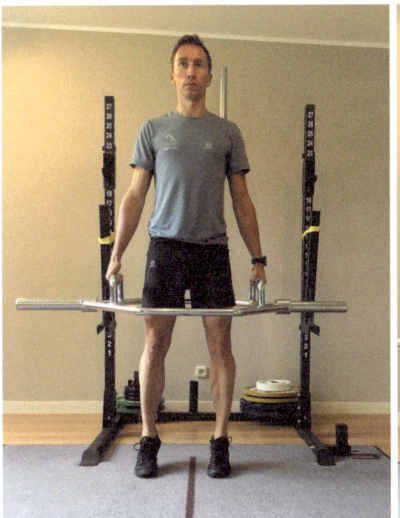
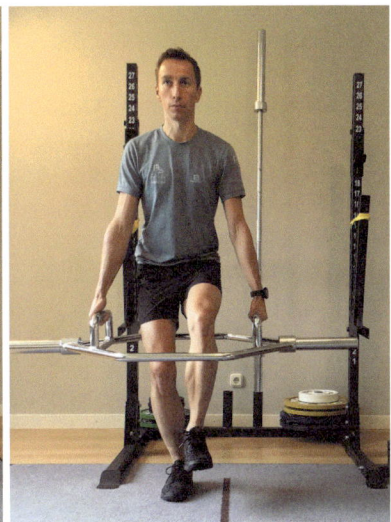

Squat mit Betonung des hinteren Beins (= betroffenes Bein) kann hier eine erste Alternative
darstellen.

▶ **Praxistipp**

- Insbesondere die Hüftmuskulatur kann
  eine reduzierte Quadrizepsaktivität lange
  (und unbemerkt) kompensieren (Sigward
  et al. 2018).
- Dies ist vor allem der Fall, wenn Trainingsvarianten in der geschlossenen Kette

durchgeführt werden (Kniebeuge, Aufstei-
ger, Lunge usw.).
- Diese Kompensation ist in einer qualitativen
  Bewegungsanalyse (von Kniebeugen oder
  Sprüngen) nicht unbedingt erkennbar.

Empfehlung:

- Quadrizepskraft isoliert messen
- Trainingsvarianten mit isolierter Quadri-
  zepsaktivierung integrieren (z. B. Knie-
  strecker oder Split Squat (Abb. 3.35))

Abb. 3.35 Split Squat.
Der Fokus liegt auf dem
hinteren Bein und der
Durchführung einer
aktiven Knieextension

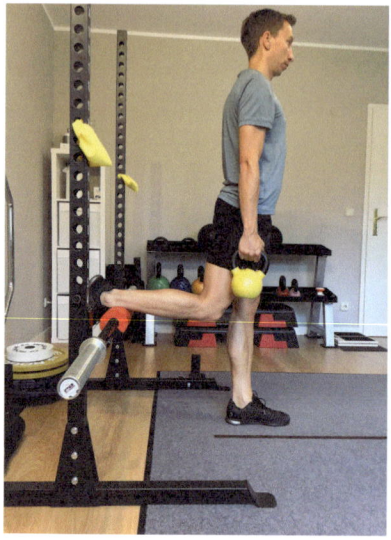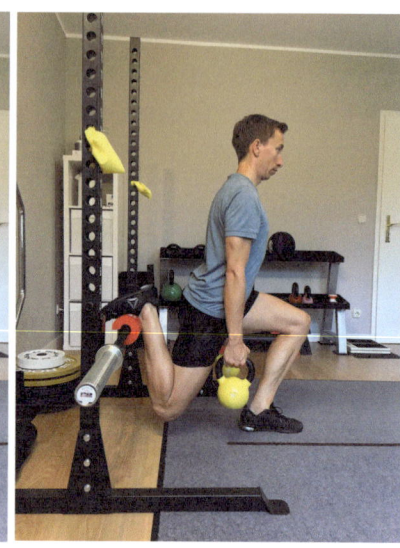

Kraftmessung Die Transplantat-spezifischen
Limitationen bestimmen den Zeitpunkt der ersten
Quadrizepskraft-Messung in der offenen Kette
(bei HS-Transplantat erste Messung 12 Wochen
postoperativ möglich!). Messungen in der geschlossenen Kette sind bereits früher möglich.
Hierfür kann z. B. ein isometrischer Mid-Thigh
Pull durchgeführt werden (eine entsprechende
technische Fähigkeit in der Durchführung vor-
ausgesetzt). Alternativ kann auch das Wiederholungsmaximum über das Krafttraining bestimmt
werden (z. B. Beinpresse).

In der Praxis hat sich bewährt, vor der ersten
Messung zunächst einen ersten Makrozyklus
(4–6 Wochen) Krafttraining durchzuführen.
Messungen zu einem früheren Zeitpunkt wären
zwar grundsätzlich realisierbar, sind aber
schmerzbedingt häufig nicht verwertbar. Hilfreich ist zudem die Erhebung eines allgemeinen
Basis-Kraftprofils (wenn nicht bereits präoperativ erhoben) der nicht-betroffenen Extremität.

Die Schwierigkeit des neuromuskulären Trainings wird gesteigert durch (van Melick et al. 2016):

- Wechsel von statischem und dynamischem
  Training
- Wechsel von anterior-posterioren Bewegun-
  gen zu medial-lateralen Bewegungen Varia-
  tion von Geschwindigkeit, Richtung und
  Amplitude der Auslenkung

- Beidbeinige Sprünge (inklusive Rotationen)

Der PT achtet auf eine qualitativ korrekte Ausführung der Krafttrainingsvarianten sowie der allgemeinen Aktivitäten wie Gehen und Joggen.

▶ **Praxistipp** Qualitative Beurteilung der muskulären Funktion (insbesondere Exzentrik) des
Quadrizeps in einfachen Bewegungsformen:
  Kann die exzentrische Kraftkomponente
des Quadrizeps in Gang/Lauf/Richtungs-
wechsel „übertragen" werden?

- Beurteilung der exzentrischen Quadrizeps-
  kontrolle in Gang & Lauf
  - Initial Contact/Loading Response/
    Mid Stance => geht/läuft der Athlet
    unter Vermeidung einer Kniegelenk-
    flexion (keine exzentrische Kontrolle
    vorhanden) oder lässt er diese zu (ex-
    zentrische Kontrolle vorhanden)?
  - Kann der Athlet unter Nutzung einer
    aktiven exzentrischen Quadrizepskon-
    tolle (= ohne „steifes" Knie) abbremsen
    (Gang/Lauf/Sprint/Richtungswechsel)

Fahrrad fahren wird gegen Ende dieser Rehabili-
tationsphase empfohlen. Zyklisches Training wie
Crosstrainer oder Rudermaschine können nun im
Rehabilitationsprogramm ergänzt werden. Als

Zeitpunkt für die Wiederaufnahme von Joggen wird die 10.–12. Woche bei reizlosem Knie und symmetrischer Durchführung empfohlen. In Phase 2 kann außerdem mit dem Agilitätstraining (unter physiotherapeutischer Supervision der korrekten Bewegungsqualität) begonnen werden (van Melick et al. 2016).

▶ **Wiederaufnahme von Laufaktivitäten**
- In der Vergangenheit dominierte der Faktor „Zeit" als Kriterium die Wiederaufnahme von Laufaktivitäten.
- Die Wiederaufnahme von Laufaktivitäten wird heutzutage als kontinuierlicher Adaptationsprozess im Rahmen einer progressiven Exposition gegenüber modifizierten laufspezifischen Belastungen verstanden.
- Return-to-Running-Empfehlungen liegen vor.
- Die graduelle Steigerung der Wiederaufnahme von Laufaktivitäten kann durch modifizierte Laufaktivitäten erfolgen (z. B. Laufen im tiefen Wasser, auf dem Trampolin oder mit Hilfe eines Anti-Schwerkraft-Laufbandes).

Übergangskriterien für nächste Rehabilitations-Phase (Praxisleitfaden) Alle Trainingsvarianten der Phase 2 sollen in korrekter Qualität durchführbar sein. Für die Quadrizeps- und HS-Muskulatur wird ein LSI >80 % empfohlen. Auch in Sprungtestungen sollte der LSI >80 % sein. Zudem sollten ein subjektives Assessment (IKDC/KOOS) und ein psychologisches Assessment (TSK-11/ACL-RSI/K-SES) beantwortet werden und Laufbelastungen schmerzfrei (und ohne synoviale Reaktion) sein.

Buckthorpe et al. beschreiben eine Optimierung der mittleren Rehabilitationsphase mit einer Unterteilung in eine frühe und eine späte Phase (Buckthorpe und Della Villa 2019). Schwerpunkte werden im Bereich Kraft (Knieextensoren, Knieflexoren, Triceps surae, gluteale Muskulatur, Adduktoren, Hüftflexoren, lumpolvine Kontrolle), Bewegungsqualität (Release-Techniken, Flexibilität, Balance und Propriozeption, Bewegungstraining) sowie der Wiederherstellung der allgemeinen physischen Fitness gelegt. Die in Tab. 3.13 dargestellten Assessments werden zur Beurteilung der Progression von der mittleren zur späten Rehabilitationsphase vorgeschlagen und entsprechen damit den Übergangskriterien (Buckthorpe und Della Villa 2019). Unter Berücksichtigung der aktuellen Return-to-Running-Kriterien erscheint eine Präzisierung der Übergangskriterien in dieser Form sinnvoll, auch wenn eine prospektive Testung „optimaler" Übergangskriterien bislang noch nicht erfolgt ist).

Tab. 3.13 Kriterien für die Progression von der mittleren zur späten Rehabilitation (Buckthorpe und Della Villa 2019)

Parameter	Test	Zielkriterien
Schwellung	Stroke Test	• Keine Schwellung in Ruhe • Minimale Schwellung nach Aktivität (<1 cm Unterschied)
Beweglichkeit	Prone hang-Test (Extension) Goniometer (Flexion)	• Volles Bewegungsausmaß
Kraft Knieextensoren/-flexoren	*Isokinet* (alternierend Knieextensoren/-flexoren): • 90° s^{-1} für 4 Wdh. • 120° s^{-1} für 20 Wdh.	• LSI >80 % für Flexoren und Extensoren • Ideal: >0,60 F/E-Verhältnis
Kraft CKC	*Beinpresse-Krafttest* • 90° Knieflexion, Sitzeinstellung in 45° • Bestimmung des höchsten Gewichtes, welches 8 ×bewegt werden kann *oder* *Isometrischer SL Kniebeuge-Test:* • SL Stand auf KMP, unter Hantelstange als Fixation, 60° Knieflexion	• Mindestens 125 % Körpergewicht für 8 Wdh. oder 1,5 x Körpergewicht des vorhergesagten 1RM • Maximalkraft >150 % Körpergewicht
Gluteale Muskel kapazität	*SL Bridge Test* • RL, 90° Knieflexion, Arme über Brust gekreuzt • Alternierendes Abheben des Beckens bis zur Nullstellung der Hüftgelenke und anschließendes Herunterlassen des Beckens zum Boden • Testende sobald 0-Stellung nicht mehr erreicht werden kann oder Aufgabe	• >20 Wdh./Seite • <5 Wdh. Unterschied im Seitenvergleich • Kein Krampf der Adduktoren oder der Hamstrings
Triceps surae Muskelkapazität	*SL Fersenheber-Test* • Stand auf Stufe, volles Bewegungsausmaß Plantarflexion/ Dorsalextension OSG • 1 Wdh. innerhalb 2 s • Testende sobald keine Bewegung über das volle Bewegungsausmaß mehr möglich ist oder die Kadenz nicht mehr erreicht wird/1 Wdh./2 s)	• >20 Wdh./Seite • <5 Wdh. Unterschied im Seitenvergleich

SL Balance	Testung Einbeinstand
	• Einbeinstand, Arme über Brust gekreuzt, anderes Bein abgehoben
	  a) Augen auf
	  b) Augen zu
	• Stoppen der Zeit, in der SL Stand gehalten werden kann
	• Abbruch, wenn Arme benutzt werden, Bewegung Standfuß, Bodenkontakt des kontralateralen Beines, nach Ablauf 45 s (Maximalzeit)
		a) Augen offen: Soll 43 s
		b) Augen zu: Soll 9 s (Normwert 18–39 Jahre)

Bewegungsqualität	*SL Kniebeuge* • Mindestens 60° Knieflexion • Minimale Rumpfbewegung • Minimale Beckenbewegung • Keine Hüftadduktion/Innenrotation	Gute Bewegungsqualität
Laufen	8–10 km h^{-1} Laufanalyse • Qualitative und/oder quantitative Laufmechanik mit guter Kontrolle in: • Frontalebene (minimale(r) dynamische(r) Knievalgus/Rumpfverlagerung/Beckenabsenkung) • Gute Belastungsaufnahmefähigkeit in Sagittalebene (optimale Flexionswinkel Hüfte/Knie/OSG, z. B. keine Entlastung des Kniegelenkes)	• Ausreichend normalisiertes Laufbild und Fähigkeit >10 min bei einer Geschwindigkeit 8 km h^{-1} zu laufen

KMP: Kraftmessplatte, RL: Rückenlage, SL: Unilateral, LSI: Limb Symmetry Index, OSG: Oberes Sprunggelenk, CKC: geschlossene kinetische Kette

Übergangskriterien zu Phase 3

Phase 2

Qualitativ korrekte Durchführung der Phase 1 Übungen (s.o.)

Kraft: Limb Symmetry Index (LSI) >80% für Quadriceps und Hamstrings

LSI >80% für Sprungtest-Batterie

Lineares Laufen (schmerzfrei und ohne Schwellung)

IKDC und/oder KOOS

Fragebogen Psyche (TSK-11, ACL-RSI, K-SES)

Mobilität

Erhalt tibiofemorales und patellofemorales Bewegungsausmaß

Kraft

BTB-Graft (z.B. Patellasehne):	Hamstring-Graft:
Training offene Kette **mit** Widerstand:	Training offene Kette **ohne** Widerstand:
• ab der 4.Woche: F/E 90-45-0°	• ab der 4.Woche: F/E 90-45-0°
• ab der 5. Woche: F/E 90-30-0°	• ab der 5. Woche: F/E 90-30-0°
• ab der 6.Woche: F/E 90-20-0°	• ab der 6.Woche: F/E 90-20-0°
• ab der 7.Woche: F/E 90-10-0°	• ab der 7.Woche: F/E 90-10-0°
• ab der 8.Woche: F/E frei	• ab der 8.Woche: F/E frei
	• Training OKC **mit Widerstand** ab 12.Woche

Intensivierung Quadriceps-Training in geschlossener und offener Kette
(„Surf the curve" = Gesamtes Spektrum der Kraft-Geschwindigkeits-Kurve berücksichtigen)

Zusätzlich unilaterales Training (z.B. Lunge, SL Kniebeuge, Split Squat)
(Isoliertes Quad.-Training aufgrund Kompensation Hüfte & exzentrisches Quad.-Training berücksichtigen)

Training Glutealmsk., Hamstrings und Triceps surae intensivieren

Wiederholungszahl reduzieren und Gewicht erhöhen
(Berücksichtigung von Spezifität/(Über-)Last/Progression im Krafttraining)

Berücksichtige: Koordinativer Ansatz vs. Traditioneller Ansatz

Intrarehabilitative Kraftmessungen durchführen
(erste Messung z.B. nach erstem Makrozyklus Krafttraining durchführen)

Neuromuskuläres Training

Progression
(Bilateral vor unilateral. Langsam vor schnell. Niedrig vor hoch. Kurz vor lang. Qualität über Quantität, Allgemein vor spezifisch. Körpergewicht vor Gewicht. Einzeln vor repetitiv. Linear vor multidirektional)

Motorisches Lernen fördern
(Deliberate Practice: Externer Fokus, Repräsentativität, Aufgabenschwierigkeit, Feedback, Fehler verstärken, CLA-Ansatz, differenziertes Lernen usw.)

Bewegungsqualität Rumpf und untere Extremität während Training
(Individuelles, verletzungsspezifisches Spektrum für Bewegungslösungen festlegen)

Plyometrie und Agilität
(Voraussetzung: Kraft Entwicklung✓ & Kraft-Aufnahme✓. Verletzungsspezifisches Periodisierungs-Schema)

Checkliste Rehabilitation (Phase 2) nach VKB-EPL. VKB-EPL: Ersatzplastik des vorderen Kreuzbandes

Sonstiges

Phase 2

Radfahren ab Beginn Phase 2

Ergometer Training oder Rudertraining als Therapiebestandteil aufnehmen

Aerobes kardiovaskuläres Training erschweren

Beginn Joggen ab ca. (10.)-12. Woche
Voraussetzung: RTR-Kriterien ✓

Return-to-Running-Kriterien

Freie Kniegelenkbeweglichkeit
(≥95% des Bewegungsausmaßes im Vergleich zur Gegenseite)

Schmerzkontrolle
(lokal <2/10 VAS)

Kraft unilateral in offener Kette
(LSI >70% für Kraft der Knie-Extensoren und der Knie-Flexoren)

Sprungtestung unilateral
(z.B. SL Hop for Distance, LSI >70% + gute Qualität)

Kraft unilateral in geschlossener Kette
(mindestens 1,5-faches Körpergewicht für 10 Wiederholungen (z.B. Beinpresse 90° Knieflexion, 45° Sitzposition)

Uni-/bilaterale Landetechniken
(gute Qualität)

Gluteale Muskelkapazität
(SL Bridge-Test >25 Wiederholungen, LSI<5 Wdh.)

Triceps surae Muskelkapazität
(SL Fersenheber >25 Wiederholungen, LSI<5 Wdh.)

SL Kniebeuge
(bis 90° Knieflexion, >10 Wiederholungen, LSI<5 Wdh., gute Qualität)

SL Aufsteiger/Absteiger
(Höhe 30cm, gute Qualität)

Star Excursion Balance Test
(anterior symmetrisch, posteromedial/posterolateral LSI <10%; Composite Score LSI<10%)

SL Balance
(18-39 Jahre: Augen geöffnet=43 Sek, Augen geschlossen=9 Sek)

Bilateraler Dropjump-Test
(Höhe 30cm, gute Qualität)

Phase 3

In der dritten Phase der Rehabilitation nach VKB-EPL erfolgt eine Intensivierung des Krafttrainings, auch unter sportartspezifischen Gesichtspunkten. Die Schwierigkeit der neuromuskulären Trainingsvarianten wird weiter erhöht. Dabei wird ein Fokus auf unilaterale Sprungvarianten und sportartspezifische Trainingsvarianten, unter Beachtung der Bewegungsqualität, gelegt. Generell wird in dieser Phase auf eine qualitativ korrekte Ausführung von Gehen, Laufen, Kraft-training und den spezifischen Trainingsvarianten geachtet. Volumen und Intensität von Joggen oder Ergometer-Training werden an die sportartspezifische notwendige Energiebereitstellung und die Trainingsumgebung (Rasen, Sporthalle, Straße usw.) angepasst. Volumen und Intensität des Agilitätstrainings werden gesteigert mit dem Ziel, das Training in der ursprünglichen Sportart wieder aufzunehmen. Wright et al. präzisieren die Inhalte der letzte Rehabilitationsphase insofern, als u. a. Intervalltraining, sportartspezifische Lauftechniken, Sprinten und Richtungswechsel trainiert werden sollten (Wright et al. 2015). Darüber hinaus wird eine Analyse dieser sportartspezifischen Fertigkeiten durch ein multidisziplinäres Team (Trainer, medizinisches Team) empfohlen.

Zuletzt wurden kriterienbasierte Rehabilitations-Modelle beschrieben, in denen die Komplexität sportartspezifischer Anforderungen deutlich stärker berücksichtigt wird. So unterteilt Buckthorpe die letzte Rehabilitations-Phase (Return-to-Sport-Phase) in fünf weitere Phasen mit dem Ziel, den Athleten wieder in das Mannschaftstraining einzugliedern (Buckthorpe 2019). In diesen fünf Phasen werden Intensität, Volumen, Komplexität und Spezifität des Trainings progressiv gesteigert. Der Schwerpunkt liegt in einer kontinuierlichen Steigerung von Aktivitäten auf dem Spielfeld (Variation von unterschiedlichen Laufintensitäten, Richtungswechsel, Abbremsen, kardiovaskuläres Training usw.), Biofeedback-Training sowie der des Krafttrainings. Taberner et al. beschreiben ein „Control-to-chaos Continuum"-Modell für die mittlere und späte Rehabilitation im Fußball (Taberner et al. 2019). Die kumulative Trainingsbelastung und die reaktiven neurokognitiven Anforderungen werden, unter Berücksichtigung der strukturspezifischen Regeneration, in diesem Modell über fünf Phasen fortlaufend gesteigert. Der Schwerpunkt liegt in der Progression von kontrollierten Bedingungen hin zu chaotischen Bedingungen im Rahmen von sportartspezifischen Aktivitäten (Sprinten, Beschleunigen/Abbremsen, Richtungswechsel usw.). Ziel ist die Re-Integration in das Mannschaftstraining nach einer Verletzung. Die fünf Phasen starten mit der Erhöhung von Volumen und Intensität linearer Laufbelastungen. Anschließend werden „kontrollierte Bedingungen" zu „chaotischen Bedingungen" gesteigert. Das heißt, während anfangs die Geschwindigkeit kontrolliert und die neurokognitive Anforderung gering gehalten wird, erfolgt in der fünften Phase ein Training mit hohen, variablen Anforderungen im Rahmen einer spielnahen kumulativen Gesamtbelastung (70 % der Zielintensität).

Die Kriterien der Praxisleitfäden für eine Rückkehr zum Sport fallen sehr unspezifisch aus,

sodass als Ergänzung auf den Abschnitt „Return to Sport" verwiesen wird.

Rückkehr zum Sport (Praxisleitfaden)[1]
- Kein Knieschmerz im Rahmen der sportspezifischen Aktivität
- Kein Giving-Way im Rahmen der sportspezifischen Aktivität
- Aktiv-dynamisches Gangbild, symmetrisches Joggen und korrekte Qualität in allen sportspezifischen Aktivitäten
- LSI >90 % für Quadrizeps- und Hamstring-Kraft
- LSI >90 % in Sprungtestung (Test-Batterie)
- Dropjump Video-Analyse (Minimum: Lateralflexion Rumpf, dynamischer Knievalgus, Knieflexionswinkel während Landung)
- Subjektiver Knie-Score (IKDC oder KOOS)
- Psychologischer Fragebogen (TSK-11, ACL-RSI, K-SES)

(Wright et al. 2015).

VKB: Nicht-operative Therapie
Protokolle für ein nicht-operatives Vorgehen in Verbindung mit einer langfristigen Ergebnisanalyse gibt es derzeit nur vereinzelt (Frobell et al. 2013). Frobell et al. untersuchten Patienten nach eine VKB-Ruptur („Kanon-Trial"), die operativ oder nicht-operativ behandelt wurden (Frobell et al. 2013). Sowohl postoperativ als auch im Rahmen der nicht-operativen Therapie wurde dasselbe Rehabilitations-Protokoll durchgeführt. Beide Gruppen zeigten ein vergleichbares 2-Jahres-Ergebnis, unabhängig davon, ob neben der Rehabilitation eine operative VKB-Ersatzplastik erfolgte. Basierend auf diesen Ergebnissen erscheint eine Unterscheidung des Vorgehens, mit oder ohne VKB-Ersatzplastik, vom klinischen Standpunkt nicht zwingend notwendig zu sein. Inwieweit die Rehabilitation basierend auf individueller Progression und Leistungsfähigkeit schneller durchlaufen werden kann, ist derzeit unklar. Weiler et al. berichten

---

[1]Wright et al. beschreiben vergleichbare Kriterien vor der Wiederaufnahme des Trainings. Ergänzend wird empfohlen, das Abbremsverhalten in einem Shuttle-Test zu beurteilen.

von einem Premier-League-Fußballer, der nach einer VKB-Ruptur und einer kriterienbasierten Rehabilitation innerhalb von 8 Wochen wieder in den regulären Spielbetrieb integriert werden konnte (Weiler et al. 2015).

Im Hinblick auf die fehlende Notwendigkeit einer Transplantateinheilung und dem Remodelling einer Sehne in eine ligamentäre Struktur kann möglicherweise die für VKB-EPL beschriebene Rehabilitation vollständig kriterienbasiert durchlaufen werden. Eine limitierende Leitstruktur gibt es insbesondere bei der Komplettruptur (inkl. Synovialschlauch) nicht. Bei MRT-morphologisch gesicherter Ruptur mit intaktem Synovialschlauch ist eine langsamere Rehabilitation gegenüber der Komplettruptur möglicherweise sinnvoll. Untersuchungen hierzu gibt es allerdings keine. Ausgehend von einer allgemeinen Proliferationsdauer des ligamentären Gewebes von 12–16 Wochen könnten während dieser Zeit die Belastungen entsprechend angepasst werden.

Partialrupturen

Partialrupturen des vorderen Kreuzbandes werden in der Literatur mit einer Häufigkeit von 5–27 % angegeben (Colombet et al. 2010; Temponi et al. 2015). Die Definition und die optimale Behandlung einer VKB-Partialläsion werden diskutiert (Temponi et al. 2015).

So können Anteile des posterolateralen (PL) Bündels des VKB oder des anteromedialen (AM) Bündels des VKB betroffen sein. Das AM-Bündel ist häufiger bei pivotierenden Be-wegungen in Flexion >45°, das PL-Bündel ist eher in Hyperextension oder pivotierenden Bewegungen extensionsnah betroffen (Colombet et al. 2010). Das Heilungspotenzial einer Partialläsion wird aufgrund verschiedener Faktoren (Blutversorgung, endogenes Remodelling) diskutiert (Koch et al. 2018). Neben der mechanischen Funktion des vorderen Kreuzbandes wurde in der Vergangenheit eine zunehmende propriozeptive Funktion des VKBs aufgezeigt. 1–2 % des VKBs werden Rezeptoren zugesprochen, die eine wichtige propriozeptive Funktion erfüllen. Möglicherweise trägt das Vorhandensein von Mechanorezeptoren bei Partialläsionen im Gegensatz zu Komplettrupturen oder auch nach einer operativen VKB-EPL zu einer höheren propriozeptiven Kapazität bei (Pujol et al. 2012; Li et al. 2018). Inwieweit eine beschleunigte Rehabilitation aufgrund der teilweise erhaltenen propriozeptiven Funktion und Stabilität durchlaufen werden kann, ist derzeit nicht klar. Ein Konsensus auf ein Nachbehandlungsschema nach VKB-Partialläsion besteht derzeit nicht. Um eine potenzielle Heilung einer Teilruptur nicht zu gefährden, erscheint es aus klinischer Perspektive sinnvoll, die Stressbelastung im Rahmen der Rehabilitation auf das VKB zu kontrollieren. Eine Limitation des Krafttrainings in der OKC auf F/E 90-45-0° erscheint zum Schutz des VKB möglicherweise von Vorteil. Evidenz für den Einsatz einer Orthese zur Vorbeugung einer Progression der Teil- zur Komplettruptur gibt es bislang nicht (DeFranco und Bach 2009).

Ziel | Phase 3 |

Return to Sport und Wiederaufnahme schwerere körperliche Arbeit

Mobilität

Erhalt tibiofemorales und patellofemorales Bewegungsausmaß

Kraft

Progression/Fortführung (sportspezifisches) Krafttraining
(auch im Sinne einer Prävention, z.B. Exzentrik für Adduktoren/Hamstrings)

Neuromuskuläres Training

Progression von Plyometrie und Agilität
(inklusive Ermüdungswiderstand)

Schwerpunkt auf sportartspezifischen Bewegungsmustern
(Sprinten, Richtungswechsel, Abbremsen, Beschleunigen usw.)

Progressives Training in sportartspezifischem Kontext
(sukzessiver Erhöhung der sportspezifischen Spezifität und der Komplexität
von Technik und Taktik)

Motorisches Lernen fördern
(Deliberate Practice: Externer Fokus, Repräsentativität, Aufgabenschwierigkeit, Feedback,
Fehler verstärken, CLA-Ansatz, differenziertes Lernen usw.)

Zielkriterien (Return to Sport)
CAVE: Return to Participation vs. Return to Sport vs. Return to Performance

Kein Knieschmerz im Rahmen der sportspezifischen Aktivität

Kein Giving-Way im Rahmen der sportspezifischen Aktivität

Kraft: LSI >90% (-100%) für Quadriceps und Hamstrings
(Für alle Kraftqualitäten)

LSI >90-95% in Sprungtestungen
(z.B. Counter Movement Jump, Dropjump und andere Sprungtestungen)

Dropjump Video-Analyse (kinetische und kinematische Analyse)
(Lateralflexion Rumpf, dynamischer Knievalgus, Knieflexionswinkel während Sprunglandung,
Kontaktzeit, Sprunghöhe usw.)

Komplettierung eines progressiven Rehabilitationsprogrammes
in sportartspezifischem Kontext

Vollständige Wiederherstellung der aeroben und anaeroben Ausdauer
(inklusive Ermüdungswiderstand)

Korrekte sportartspezifische Kinetik und Mechanik
(z.B. geplante/ungeplante Richtungswechsel-Manöver, Sprunglandungen,
Abbremsen, Beschleunigen, Sprint usw.)

Subjektiver Knie-Score (IKDC oder KOOS)

Psychologischer Fragebogen (TSK-11, ACL-RSI, K-SES)

Checkliste Rehabilitation (Phase 3) nach VKB-EPL. VKB-EPL: Ersatzplastik des vorderen Kreuzbandes

3.1.2 Meniskusverletzungen

Es sind verschiedene Formen von Meniskusläsionen beschrieben (Abb. 3.36) und man unterscheidet traumatische von degenerativen Verletzungen. Traumatische Meniskusläsionen können isoliert auftreten, oftmals liegt aber eine Kombination mit einer ligamentären Verletzung vor. Vertikale Läsionen (wie z. B. Längsrisse, Korbhenkelrisse und Radiärrisse) sowie Lappenrisse und Verletzungen der posterolateralen Meniskuswurzel werden zur Gruppe der Akutverletzungen gerechnet. Hingegen werden horizontale Läsionen, auch bei jüngeren Patienten, als nichttraumatisch (degenerativ) bewertet (Kopf et al. 2020).

Meniskusverletzungen können die Kinematik des Kniegelenkes beeinträchtigen. Auch Teilresektionen haben einen Einfluss auf die Stabilität des Gelenkes und können das Risiko einer Knorpeldegeneration erhöhen (Bedi et al. 2010; Thorlund et al. 2016). Zuletzt hat daher ein Paradigmenwechsel zu einer erhaltenden Meniskus-Chirurgie bei Verletzungen der Menisken (auch insbesondere im Zusammenhang mit VKB-Verletzungen) stattgefunden (DeFroda et al. 2020).

In der klinischen Diagnostik ist eine Vielzahl an Testungen im Zusammenhang mit Meniskusverletzungen beschrieben. Neben dem Gelenkspalt-Druckschmerz (Abb. 3.37) zählen hierzu der Mc-Murray-Test (Abb. 3.38), der Apley-Grinding-Test (Abb. 3.39) oder der Thessaly-Test. Es sollten mehrere Testungen kombiniert werden, da die Genauigkeit einzelner Tests nur sehr limitiert ist (Smith et al. 2015a).

Begleitverletzungen von Meniskus, Knorpel oder kapsuloligamentären Strukturen können die Rehabilitation nach einer VKB-EPL beeinflussen. Die Kombination einer VKB-Ruptur und einer Meniskusverletzung wird mit einer Prävalenz zwischen 42 % und 55 % angegeben, oftmals ist der Innenmeniskus betroffen (Mansori et al. 2018). Die postoperative Belastungsintensität und die Gelenkmobilisation führen zu einer Belastung, die in Abhängigkeit von verschiedenen Faktoren wie Morphologie oder der Lokalisation der Läsion (bzw. der Naht) die Heilungsrate möglicherweise negativ beeinflussen könnten (O'Donnell et al. 2017). Die Versager-Rate einer Meniskusnaht bei zeitgleicher VKB-EPL wird mit 9,7–16,7 % angegeben und liegt damit unter der von isolierten Meniskusnähten (16,5–20,7 %) (Wasserstein et al. 2013; Westermann et al. 2014; Sarraj et al. 2019). Die Heilung einer Meniskusnaht ist bei zeitgleich durchgeführter VKB-EPL erfolgreicher als bei isolierter Meniskusnaht (Toman et al. 2009). Bei einer Kombinationsverletzung mit einer nahtfähigen Meniskusläsion erfolgt daher die operative Versorgung in der Regel innerhalb derselben Operation. Andererseits ist beschrieben, dass die einzeitige operative Versorgung einer VKB- und Meniskusläsion zu einem gehäuften Auftreten von Asymmetrien der Kniefunktion 6 Monate postope-

Abb. 3.36 Einteilung von Meniskusläsionen

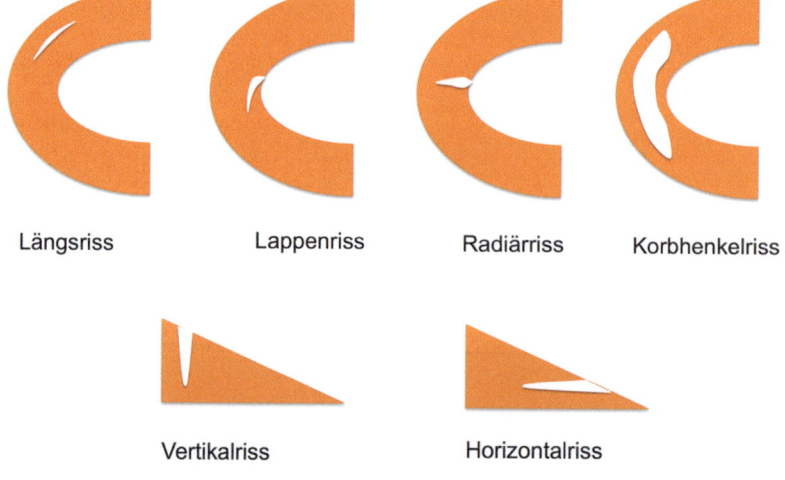

Längsriss Lappenriss Radiärriss Korbhenkelriss

Vertikalriss Horizontalriss

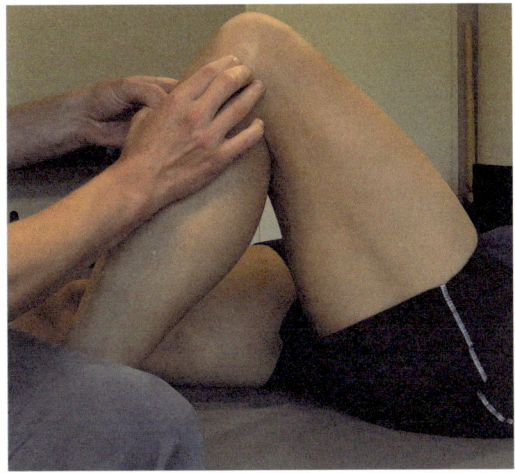

Abb. 3.37 Gelenkspalt-Empfindlichkeit. Patient in Rückenlage. Kniegelenk in 90° Flexion. Palpation des medialen und lateralen Gelenkspaltes durch den Untersuchenden. Ein Druckschmerz im Gelenkspalt kann auf eine Meniskusläsion hindeuten

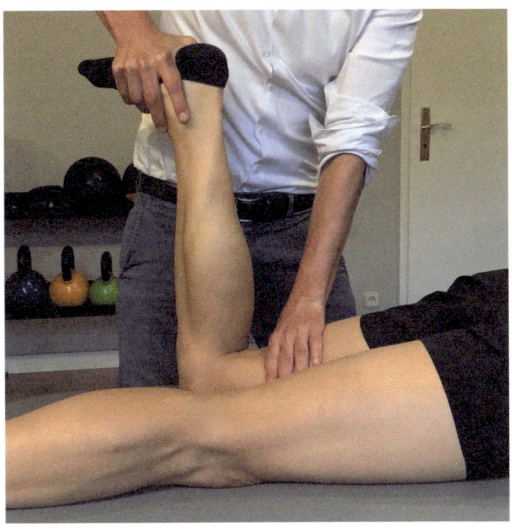

Abb. 3.39 Apley-Grinding-Test. Patient in Bauchlage. Kniegelenk in 90° Flexion und Fixation des Oberschenkels durch die Hand (oder Bein) des Untersuchenden auf der Unterlage. Rotation unter gleichzeitiger axialer Kompression. Eine Schmerzprovokation in Außenrotation kann durch eine Innenmeniskusläsion bedingt sein. Eine Schmerzprovokation in Innenrotation kann durch eine Außenmeniskusläsion bedingt sein

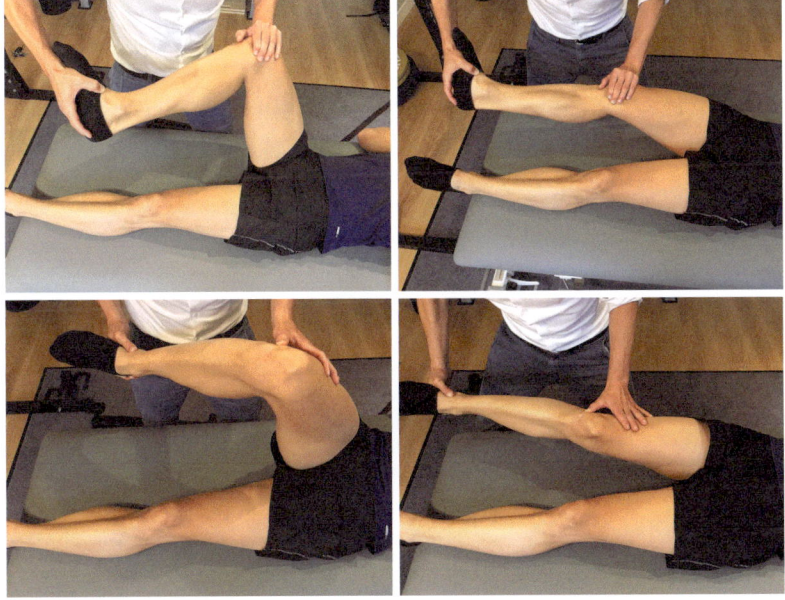

Abb. 3.38 McMurray-Test. Patient in Rückenlage. Kniegelenk in Flexion. Testung des Außenmeniskus (unteres Bild): Einstellung des Unterschenkels in Innenrotation und gleichzeitiger Valgusstress. Das Kniegelenk wird dann in eine Extension geführt. Testung des Innenmeniskus (oberes Bild): Einstellung des Unterschenkels in Außenrotation und gleichzeitiger Varusstress. Das Kniegelenk wird dann in eine Extension geführt*. *Es sind verschiedene Testausführungen des McMurray-Tests beschrieben

rativ führen kann (Innenmeniskusnaht oder Teilresektion) (Cristiani et al. 2019). Darüber hinaus kann eine Limitation der postoperativen Belastung nach VKB-EPL zur Muskelatrophie und persistierenden Kraftdefiziten führen (Henriksson et al. 2002). Unter diesen Gesichtspunkten erscheint eine progressive Rehabilitation mit möglichst früher Vollbelastung ohne Bewegungslimitation erstrebenswert. Andererseits sollten Belastung und Mobilität, mit dem daraus resultierenden „Meniskus-Stress", in Hinblick auf die Gewebeheilung möglichst effektiv kontrolliert werden. Bei Meniskusbegleitläsionen, die im Rahmen der VKB-Rekonstruktion teilreseziert werden, erscheint eine spezielle Anpassung der postoperativen Rehabilitation jedoch nicht notwendig (Adams et al. 2012). Bei Meniskusnähten im Rahmen einer VKB-EPL gibt es derzeit keinen Konsens in der Nachbehandlung hinsichtlich einer Limitation der Bewegung und/oder der Belastung.

Bei vertikalen Meniskusläsionen/-nähten (vertikale Naht = Naht einer vertikalen Läsion) trägt die axiale Belastung oder eine vermehrte Flexion möglicherweise zu einer Kompression und damit verbesserten Heilung im Bereich der Naht bei (Richards et al. 2005; McCulloch et al. 2016). Auch in vermehrter Knieflexion kommt es bei vertikalen Nähten (in-vitro) zu keiner Nahtdehiszenz (Ganley et al. 2000; Lin et al. 2013). Klinisch scheint eine sofortige Vollbelastung nach vertikaler Meniskusnaht das Therapieergebnis nicht negativ zu beeinflussen (Lind et al. 2013; Perkins et al. 2018). Progressive Nachbehandlungen (d. h. ohne Einschränkung der Beweglichkeit bei früher Vollbelastung) sind daher in erster Linie bei vertikalen Nähten beschrieben (Barber und Click 1997; Gill und Diduch 2002; Melton et al. 2011). Hingegen erscheint bei Radiärrissen aufgrund der fehlenden kollagenen Umschließung der Läsion und der Distraktion der Läsionsränder durch Belastung eine restriktivere Rehabilitation aus biomechanischer Perspektive sinnvoll (Bedi et al. 2012).

Die Rehabilitation nach Meniskusnaht wird, unabhängig von einer Belastungslimitierung oder Bewegungseinschränkung, mit einer 62–100 % Erfolgsrate beschrieben (O'Donnell et al. 2017). Der Großteil der Untersuchungen bezieht sich dabei allerdings auf Vertikalläsionen und nur einige wenige auf Radiärläsionen, sodass unklar ist, inwieweit eine progressive Rehabilitation bei diesen Läsionen zu einem vergleichbaren Ergebnis führen würde. Studien zu Nicht-Vertikalläsionen beinhalten regelhaft Restriktionen der Belastung und/oder Beweglichkeit (Choi et al. 2010; Tsujii et al. 2018). Der Fokus dieser Studien liegt allerdings auf der operativen Versorgung, vergleichende klinische Untersuchungen zu progressiven oder restriktiven Rehabilitationen (bei Nicht-Vertikalläsionen) sind bisher nicht beschrieben. In der Regel basieren klinische Limitationen dann lediglich auf den biomechanischen (in-vitro) Überlegungen/Modellen.

Flexion ja oder nein?

Es gibt derzeit keine klinische Evidenz, dass die Heilungsrate nach Meniskusnähten durch eine Limitation von Belastung oder Bewegung verbessert wird (Spang Iii et al. 2018). Jedoch wird eine erhöhte Meniskusbelastung in Knieflexionspositionen >90° diskutiert. Es wird angenommen, dass die Knieflexion unter tibiofemoraler Belastung zu vermehrten Scherkräften v. a. im Bereich des Hinterhorns führt (Becker et al. 2005). So stabilisiert das Innenmeniskus-Hinterhorn das Kniegelenk bereits ab 30° Flexion gegen dorsale Scherkräfte (Walker et al. 2015). Das Ausmaß der translatorischen Bewegungen im Rahmen der Flexion ist am Vorderhorn größer als am Hinterhorn (Amano et al. 2015). Die posteriore Translation des Außenmeniskus ist unter Flexionsbewegungen grundsätzlich größer als die des Innenmeniskus (Yao et al. 2008; Scholes et al. 2015). Basierend darauf erscheint eine restriktivere Rehabilitation v. a. bei Außenmeniskusläsion möglicherweise sinnvoll. Eine kapselnahe Läsion/Naht in der Zone 1 („Rot-Rote Zone") hat gegenüber einer kapselfernen Läsion (Zone 3) ein besseres Heilungspotenzial. Gute klinische Ergebnisse konnte für Nähte in der (Cooper-) Zone 1 und 2 (Ergebnisse für Zone 1 besser als für Zone 2) gezeigt werden. Zudem wird die Zone 3 (kapselfern) heutzutage nicht (mehr) als absolute Kontraindikation gesehen, sodass auch hier patientenabhängig Nahtrekonstruktionen durchgeführt werden (Kopf et al. 2020). Es erscheint sinnvoll, kapselferne Läsio-

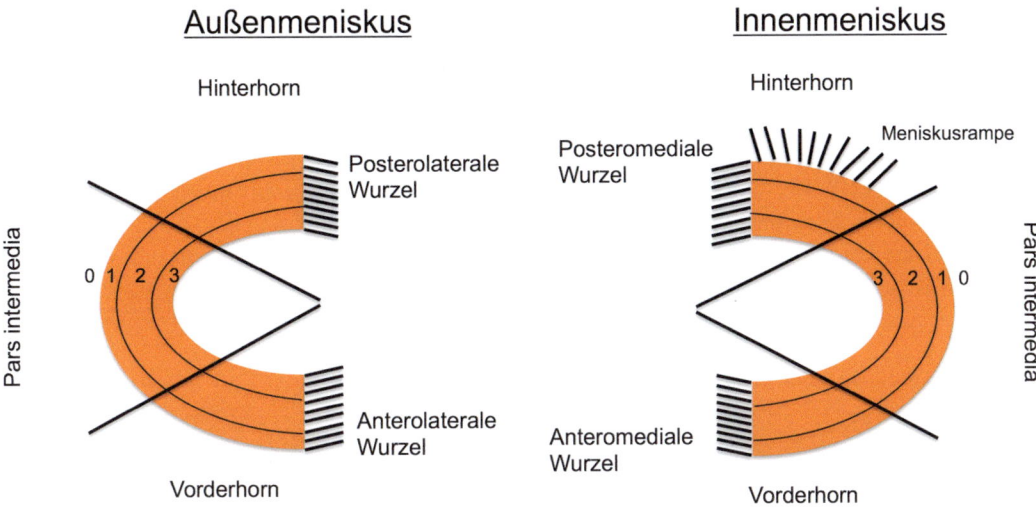

Abb. 3.40 Klassifikation für die Lokalisation von Meniskusläsionen (Expertenkonsensus) (Kopf et al. 2020)

nen in Bezug auf Belastung und Mobilisation restriktiver zu rehabilitieren als kapselnahe Läsionen/Nähte (Abb. 3.40).

▶ Die Lokalisation der Meniskusläsion muss bekannt sein. Das Heilungspotenzial kapselnaher Läsionen/Nähte ist größer als bei kapselfernen Läsionen.

Während in Untersuchungen in der Vergangenheit eine vermehrte Kompressionsbelastung unter zunehmender Flexion beobachtet wurde, zeigen neuere Untersuchungen, dass es (bei Vertikalläsionen) trotzdem nicht zur Dehiszenz bei Knieflexionswinkeln >90° kommen muss (Ganley et al. 2000, Lin et al. 2013). Bedacht werden muss jedoch, dass Faktoren wie die Vielzahl unterschiedlicher In-vivo-/In-vitro-Untersuchungsdesigns, die physiologische anatomische Variabilität (Gelenkflächen, Menisken, ligamentäre Verankerungen) sowie Testungen ohne Torsions- oder Scherkräfte zu einer sehr heterogenen Beschreibung der Meniskuskinematik führt (Amano et al. 2015; Scholes et al. 2015; Walker et al. 2015). So konnte beispielsweise gezeigt werden, dass Vertikalnähte (Innenmeniskus-Hinterhorn) auch in 135° Flexionsposition (in-vitro) ohne Dehiszenz belastbar sind (Lin et al. 2013). Grundsätzlich besteht eine Diskrepanz zwischen den biomechanischen Untersuchungen am Modell und der klinischen Kniegelenkfunktion, sodass die direkte Übertragung der Ergebnisse in die Rehabilitation stets kritisch betrachtet werden sollte (Spang Iii et al. 2018). So konnten etwa Lind et al. keinen nachteiligen Effekt einer progressiven Rehabilitation gegenüber einer restriktiven Rehabilitation feststellen (Lind et al. 2013).

Zusammenfassung
- Derzeit besteht kein Konsens zur Rehabilitation nach Meniskusnaht.
- Derzeit gibt es keine Evidenz, dass eine Limitation von Belastung und Beweglichkeit die Heilungsrate nach Meniskusnaht verbessert.
- Eine progressive Rehabilitation nach Meniskusnaht wird derzeit v. a. bei Vertikalläsionen durchgeführt (Sofortige Teil-/Vollbelastung, keine Limitation der Bewegung).
- Eine restriktive Rehabilitation nach Meniskusnaht wird derzeit v. a. bei Radiärläsionen und Verletzungen des Außenmeniskus (Entlastung/Teilbelastung, Limitation auf 60°–90° Kniegelenkflexion) durchgeführt.
- Die Heterogenität der Untersuchungen und die grundsätzliche Diskrepanz zwischen In-vivo-Untersuchungen und der komplexen In-vivo-Kniefunktion limitieren die Übertragbarkeit der In-vitro-Untersuchungen in die klinische Praxis.

Die Tab. 3.14, 3.15, 3.16 und 3.17 zeigen ein 4-Phasen-Rehabilitations-Protokoll nach isolierter Meniskusnaht (Sherman et al. 2020).

▶ **Wichtig** Das Protokoll basiert auf den Voraussetzungen:
- **A) Stabile Verletzungen (Vertikal-/ Korbhenkel-/Horizontal-Läsionen):**
  - 4 Wochen schmerzadaptierte Vollbelastung in Orthese* (Streckstellung)

- Im Anschluss Freigabe des Bewegungsausmaßes unter Belastung
- Weglassen der Orthese ab der 6. Woche postoperativ
- Freie *Mobilisation in Entlastung* (sofort postoperativ möglich)

- Ziel: 90° Flexion nach 4 Wochen
- Ziel: 120° Flexion nach 6 Wochen

Tab. 3.14 4-Phasen-Rehabilitation nach Meniskusnaht (Sherman et al. 2020)

Phase 1	
Frequenz	• Beginn innerhalb von 10–14 Tagen nach der Operation • 2–3 ×/Woche
Ziele	• Schutz des betroffenen Gewebes • Reduktion von Schmerz und Schwellung in Knie, Fuß und Sprunggelenk • Vollständige Knieextension wiederherstellen • Wiederherstellung der Aktivierung des Quadrizeps und der umgebenden Muskeln
Beachtung	• Maximaler Schutz des entzündeten Gelenkes • Kein Laufen, Springen oder plyometrische Aktivitäten • Modifizierte Belastung mit Unterstützung
Kontrolle der Entzündung	• TENS • Kryotherapie • Kompression • Elevation (gestrecktes Kniegelenk mit Unterstützung unter dem Sprunggelenk)
ROM Maßnahmen	• Patellamobilisation (superior/inferior/medial) • Vollständige passive endgradige Knieextension - Niedrig-intensive, langandauernde Dehnung (Sitz oder RL) - Mobilität des Hamstrings-/M. gastrocnemius-Weichteilgewebes - Dehnung des M. gastrocnemius • Knieflexion - Schwerkraft-unterstützte Knieflexion/CPM - PT unterstützt ohne Überdruck - Ergometer (hoher Sitz, kein oder geringer Widerstand) • Unterstützte Heel-Slides (RL oder an Wand mit Handtuch/Gurt)
PT Übungen	• Rumpf-Stabilisation (Aktivierung in RL) • Kräftigung Hüfte SLR (Extension/Abduktion/Adduktion) - Clam Shells • Quadrizeps-Ansteuerung ohne patellofemorale Schmerzen - Isometrische Quadrizeps-Sets - Endgradige Knieextension in BL (wenn VB freigegeben) - SLR • Gang (bei Freigabe VB) - Gewichtsverlagerung - Marschieren - Übertreten von Hürden/Hürdengang - Rückwärtsgehen/Seitschritte • DL Balance (bei Freigabe VB)
Kardiovask. Training	Nein
Progression	• Volle aktive Knieextension (wie kontralaterale Seite) • Normaler Gang ohne Kompensation (Anheben der Hüfte, angemessene Knieextension in mittlerer Standbeinphase) • Kein Erguss • Normale Patellamobilität (superior, inferior, medial) • Durchführung von 20 SLR ohne Durchsacken des Knies

Tab. 3.15 4-Phasen-Rehabilitation nach Meniskusnaht (Sherman et al. 2020)

Phase 2	
Frequenz	• 1–3 ×/Woche
Ziele	• Wiederherstellung des vollständigen Bewegungsausmaßes
	• Wiederherstellung der Bewegungen unter VB
	• Wiederherstellung des Gleichgewichtes der operierten/verletzten Extremität
	• Gangbild ohne Hilfsmittel normalisieren
	• Rückkehr zu leichter Arbeit/mittelschwerer Arbeit
	• Rückkehr zum Freizeitsport (Schwimmen, Radfahren, Walken, lineares Joggen 2 ×/Woche)
Beachtung	• Freigabe erforderlich für Laufen, Springen, plyometrische Aktivität
	• VB (mit Ausnahme von CKC-Trainings-Belastungen: <90° Knieflexion)
ROM Maßnahmen	• Knieextension erhalten
	• Progression der Knieflexion (in Abhängigkeit von den Restriktionen)
	- Ergometer
	- Manuelle Mobilisation
	• Aquatherapie nach Bedarf
PT Übungen	• Progression Rumpftraining
	• Training der hinteren Kette (Hamstrings, gluteale Muskulatur, M. gastrocnemius usw.)
	• DL Training in geschlossener Kette
	(symmetrische Gewichtsbelastung, Knie bleiben hinter den Zehen, Patella in einer Linie mit der zweiten Zehe, stabiler Rumpf, keine Schmerzen durch Bewegung)
	- Beinpresse
	- Kniebeuge-Progressionen
	- Kreuzheben
	- Bridge Progressionen
	- Fersenheber
	- Seitenschritte (mit/ohne Widerstand)
	- Split Squat/Lunge
	• SL Training in geschlossener Kette
	- Kniebeuge-Progressionen
	- Romanian Deadlift
	- Bridge Progressionen
	- Balance Progressionen
	- Fersenheber
	- Aufsteiger (vorwärts/seitlich)
	- Hip Hikes
	• Training in offener Kette
	- HS-Curls
	- SLR
	- Kniestrecker (kleines/großes Bewegungsausmaß ohne Gewicht)
	• Dual-Task-Aufgaben
Kardiovask. Training	• Schwimmen (ohne Brustschwimm-Beinschlag)
	• Ergometer ohne Widerstand
	• Ellipsentrainer ohne oder mit minimalem Widerstand
Progression	• Fähigkeit zum wechselseitigen Auf- und Absteigen 1 Treppenabschnitt ohne Kompensation
	• Schweregefühl im Knie nicht länger als 24 h nach der Aktivität anhaltend
	• Symmetrische Kniebeuge bis 75° Knieflexion ohne Schmerzen
	• Gutes Verständnis und Selbstkorrektur der technischen Ausführung
	• Einbeiniger Stand für 30 s ohne Gleichgewichtsverlust
	• Rückkehr zu linearen Lauftests/Modifizierte RTS-Testung (3 Monate)
	- Isokinetische Tests
	• ≥70 % Quadrizeps/Quadrizeps Kraft
	• ≥70 % Hamstrings/Hamstrings-Kraft
	• Lateraler Absteiger: nicht mehr als ein leichter dynamischer Valgus

Tab. 3.16 4-Phasen-Rehabilitation nach Meniskusnaht (Sherman et al. 2020)

Phase 3	
Frequenz	• 1–3 ×/Woche
Ziele	• Vollständiges Bewegungsausmaß des Knies erhalten • Wiederherstellung der normalen Kinematik unter VB • Wiederherstellung der Stabilität bei SL-Aktivitäten • Wiederherstellung der Propriozeption der unteren Extremität • Wiederherstellung des normalen Laufmusters • Rückkehr an den Arbeitsplatz/schwere Arbeit • Rückkehr zum Leistungsradsport, Freizeitsport (Tennis, • Skifahren, 5 ×/Woche Joggen)
Beachtung	• Keine pivotierenden Bewegungen/Richtungswechsel • Keine Plyometrie
PT Übungen	• Kraft/Ausdauer. Fortsetzung der Übungen der Phase II mit Progression: • Quadrizeps − Split Squat, Lunges − Laterale Absteiger − Squat Progressionen (>75° Knieflexion) • Hamstrings − SL RDL • Training laterale und hintere Kette • Multiplanares Gleichgewichts-/Stabilitäts-Training − Drücken/Ziehen − Kontrollierte Rotation − Progression instabiler Untergrund • Agilität (niedrige Geschwindigkeit, niedrige Amplitude) − Vorwärts-/Rückwärts-Skipping − Seitlicher Shuffle − Skaters/Carioca/Überkreuzen − Vorwärts/Rückwärts joggen − Flache DL-Sprunglandungen • Dual-Task-Aktivitäten − Kognition − Visuell − Balance
Kardio-vaskuläres Training	• Schwimmen (alle Beinschläge, schmerzfrei) • Ergometer mit Widerstand • Ellipsentrainer mit mäßigem Widerstand • Laufband/Gehen (Steigung/Gefälle) • Joggen/Laufen im tiefen Wasser (nur linear, keine Richtungswechsel/Drehen/Springen) • Stair Climber
Progression	• Schmerz VAS<2/10 bei Training unter VB • Freigabe Sprünge/Laufen/Joggen • Gute SL-Balance ohne dynamischen Valgus • Normale Jogging-Mechanik • Modifizierte RTS-Testung - Isokinetische Tests − • ≥75 % Quadrizeps/Quadrizeps Kraft − • ≥75 % Hamstrings/Hamstrings-Kraft • Lateraler Absteiger: nicht mehr als ein minimaler dynamischer Valgus

Tab. 3.17   4-Phasen-Rehabilitation nach Meniskusnaht (Sherman et al. 2020)

Phase 4	
Frequenz	• 1–2 ×/Woche
Ziele	• Progression durch Lauf-/Agility-Intervall-Programm
	• Seitengleiche Kontrolle in DL- und SL-Sprunglandungen ohne Kompensationen
	• Rückkehr zum Kontaktsport (Freizeitsport)
	• Rückkehr zum Leistungssport (Fußball, Football, Rugby, Ringen, Turnen, Hockey, Basketball, Leichtathletik, Laufen)
Beachtung	• Keine Schmerzen während Krafttraining oder plyometrischen Aktivitäten
	• Schmerzen, die länger als 24 h andauern, erfordern 1 Tag Ruhe (danach letzte Trainingseinheit wiederholen)
PT Übungen	• Kraft/Ausdauer. Fortsetzung der Übungen der Phase III inklusive:
	– Kreuzheben
	– Kniebeugen
	• Dynamische Progression für die hintere Kette
	• Kräftigung Hüfte (Prävention femorale Adduktion in Sprunglandung und Stand)
	• Progression Plyometrie/Agilität/Sprünge
	– DL zu SL
	– Uniplanar zu multiplanar
	– Hopping zu Plyometrie (mit angemessenem Sprunglandungsverhalten)
	– Skippings/Shuffle/Skaters/Carioca/Überkreuzen/Agility-Leiter
	• Power
	– Höhere Amplitude in DL und SL Sprunglandungstraining
	– Uniplanar zu multiplanar
	• Neuromuskuläres Training
	– Richtungswechsel (geplant/nicht geplant)
	– Training Balance und Proprizeption
	• Rumpfkraft und Stabilisation (Prävention von lateraler Rumpfbewegung in Sprunglandung und SL-Belastungen)
	• Sportspezifisches Training
Kardio-vaskuläres Training	• Intervall-Laufprogramm
	• Schwimmen
	• Radfahren
	• Ellipsentrainer/Stair Climber
	• Rudermaschine
Return to Sport Voraussetzungen	• Schmerz VAS 0/10 bei allen Aktivitäten
	• ACL-RSI Fragebogen ≥65 %
	• Keine Schwellung
	• Differenz Quadrizeps-Umfang <1,5 cm im Seitenvergleich
	• RTS-Testung
	- Isokinetische Tests
	– Seitengleiches Bewegungsausmaß
	– ≥90 % Quadrizeps/Quadrizeps Kraft
	– ≥90 % Hamstrings/Hamstrings-Kraft
	– ≥66 % Hamstrings/Quadrizeps-Kraft
	– Y-Balance Test
	– Anterior LSI ≤4 cm
	– Composite Score ≥90 % beidseits
	• Lateraler Absteiger: kein dynamischer Valgus
	• Hop-Testungen ≥90 % LSI und VAS≤2/10
	– 5-0-5 Test
	– Single Hop for Distance
	– Triple Hop for Distance
	– Triple Crossover Hop for Distance
	– 6 m Timed Hop

LSI: Limb Symmetry Index, SL: unilateral, DL: bilateral, VB: Vollbelastung, CKC: geschlossene kinetische Kette, OKC: offene kinetische Kette, SLR: Straight Leg Raise, HS: Hamstrings, RL: Rückenlage, CPM: Continous Passive Motion

- Beginn *Mobilisation unter Belastung*: ab der 4. Woche postoperativ
- Limitation tiefe Kniebeuge bis 90° für 3 Monate postoperativ
- **B) Instabile Verletzungen (Komplex-/Lappen-/Radiär-/Wurzel-Läsionen)**:
  - 4 Wochen Entlastung in Orthese (Streckstellung)
  - Im Anschluss schmerzadaptierte Vollbelastung
  - Freie *Mobilisation in Entlastung* (sofort postoperativ möglich)

    - 2 Wochen die Mobilisation einschränken bei schlechter intraoperativer Gewebequalität oder schwachem Nahtkonstrukt
    - Ziel: 90° Flexion nach 4 Wochen
    - Ziel: 120° Flexion nach 6 Wochen

  - Beginn *Mobilisation unter Belastung*: ab der 6. Woche postoperativ (Weglassen der Orthese dann sobald wie möglich)
  - Limitation tiefe Kniebeuge bis 90° für 3 Monate postoperativ

* Die Evidenz für den Nutzen einer Knie-Orthese nach Meniskusnaht ist derzeit sehr limitiert. In der Praxis wird postoperativ eine Orthese zur Einschränkung des Bewegungsausmaßes und zur Vermeidung von Belastungen in Knieflexion oftmals eingesetzt.

3.1.3 Return to Sport

In der Vergangenheit wurden der Rehabilitationsverlauf und die Sportfreigabe vor allem durch den Faktor Zeit bestimmt (van Grinsven et al. 2010; Burgi et al. 2019). Im Durchschnitt werden 6 Monate Dauer nach einer VKB-EPL angegeben, wobei auch kürzere Zeiträume möglich zu sein scheinen (Barber-Westin und Noyes 2011; Waldén et al. 2016). Auf der anderen Seite zeigen neuere Untersuchungen eine deutliche Reduktion der Verletzungswahrscheinlichkeit für jeden Monat, der bis zum 9. Monat postoperativ abgewartet wird (Grindem et al. 2016). Interessanterweise scheint ein frühzeitigeres Bestehen von Return to Sport (RTS)-Kriterien (<9 Monate) keinen Einfluss auf das spätere funktionelle Ergebnis zu haben. Jedoch geben die Athleten, die eine RTS-Testung frühzeitig bestehen, im späteren Verlauf subjektiv eine bessere Kniefunktion an (Sousa et al. 2017). Die Wahrscheinlichkeit einer Reruptur wird durch ein früheres Bestehen der RTS-Kriterien allerdings nicht beeinflusst (Sousa et al. 2017) oder ist sogar erhöht (Capin et al. 2017). Basierend darauf wird eine RTS-Freigabe (für Risikosportarten) frühestens 9 Monate postoperativ empfohlen (Dingenen und Gokeler 2017). Da die Verletzungswahrscheinlichkeit in den ersten 2 Jahren postoperativ am höchsten ist und funktionelle sowie biologische Defizite auch noch zu diesem Zeitpunkt nachweisbar sind, wird eine RTS-Freigabe sogar zu einem noch späteren Zeitpunkt diskutiert (Nagelli und Hewett 2017).

Heutzutage wird eine progressive und kriterienbasierte Rehabilitation gegenüber einer zeitbasierten Rehabilitation favorisiert (Davies et al. 2019). Zur Entscheidungsfindung für die Wiederaufnahme von sportlichen Aktivitäten werden RTS-Testbatterien, die in der Regel eine Kombination aus Kraftmessung, Sprungtestungen und anderen Assessments beinhalten, durchgeführt (Burgi et al. 2019; Losciale et al. 2019; Webster und Hewett 2019). Während in der Vergangenheit die RTS-Entscheidung häufig als isolierte Testung am Ende der Rehabilitation verstanden wurde, betrachtet man diese mittlerweile als einen kontinuierlichen Analyse- und Entscheidungsprozess (= RTS-Continuum) im Verlauf der gesamten Rehabilitation (Ardern et al. 2016). Im Rahmen des RTP-Continuums wurde ein Konsensus für eine gemeinsame Terminologie – „Return to Participation", „Return to Sport" und „Return to Performance" – vorgeschlagen (Abb. 3.41). „Return to Sport" und „Return to Play" wurden in der Literatur immer schon sehr heterogen verwendet (Ardern et al. 2016). „Return to Play" findet im RTS-Continuum keine Verwendung mehr. Während in einigen Arbeiten „Return to Sport" und „Return to Play" gleichzu-

Abb. 3.41 Die drei
Elemente des Return to
Sport-Continuum
(Ardern et al. 2016)

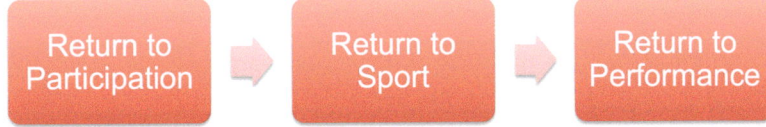

setzen sind mit „Return to Participation" (nach dem RTS-Continuum), werden beide Begriffe häufig auch für die Wiederaufnahme der Wettkampffähigkeit (=„Return to Performance" nach neuem RTS-Continuum) verwendet (Abb. 3.41).

RTS-Kriterien Die wissenschaftlichen Gütekriterien vieler RTS-Testungen sind nicht bekannt. Insbesondere Sprungtestungen werden im Hinblick auf ihre Validität immer wieder infrage gestellt. Gleiches gilt aber auch für viele andere RTS-Assessments und vor allen auch für den Vergleich von Testergebnissen der betroffenen Seite mit der Gegenseite (Limb Symmetry Index) (Hegedus et al. 2014; Davies et al. 2019; Patterson et al. 2020). Einfache Testungen lassen sich zwar gut standardisieren, sind aber kontextunspezifisch, d. h. der Transfer des Ergebnisses in den Zielsport bleibt unklar. Komplexere Testverfahren lassen sich hingegen oft schwer standardisieren oder sind nicht umsetzbar im infrastrukturellen Setting einer physiotherapeutischen Praxis (Chua et al. 2016). So können beispielsweise Hochgeschwindigkeitslaufen, Richtungswechsel usw. in den meisten Einrichtungen nicht realisiert werden und erfordern kostspieligeres Analyse-Equipment. Hinzu kommt, dass für Richtungswechsel, Abbremsverhalten usw. momentan noch aufwendige kinematische (oder zum Teil auch kinetische) Messverfahren notwendig sind. Hingegen konnten z. B. für lineares Sprinten und Sprungtestungen bereits kostengünstige Alternativen validiert werden.

Der optimale Zeitpunkt für die Durchführung der traditionellen Testungen (Sprungtestungen, Stabilometrie, Kraft usw.) hat sich in den letzten Jahren zunehmend verändert. Während diese Tests in der Vergangenheit v. a. am Ende der Rehabilitation eingefordert wurden, werden viele dieser Untersuchungen nun bereits in der frühen/

mittleren Rehabilitationsphase empfohlen (Chua et al. 2016; Dingenen und Gokeler 2017; Rambaud et al. 2018). Durch einen zunehmend vereinfachten Zugang zu Video-Analyse-Tools, Kraftmessplatten, Beschleunigungssensoren, Kraftmessgeräten usw. erleben wir derzeit zudem eine ständige Erweiterung der Analysemöglichkeiten. Einige dieser Hilfsmittel konnten bereits gegen kostenintensiveres Equipment validiert

> **Das Return to Sport (RTS)-Continuum**
>
> 1. **Return to Participation**
>   Der Athlet befindet sich in der Rehabilitation, Training (modifiziert/nicht-eingeschränkt) oder im Sport, aber auf einem niedrigeren Niveau. Der Athlet ist physisch aktiv, aber noch nicht bereit (medizinisch, physisch oder psychisch) für ein RTS.
> 2. **Return to Sport**
>   Der Athlet ist in seine ursprüngliche Sportart zurückgekehrt, jedoch noch nicht auf dem ursprünglichen Niveau.
> 3. **Return to Performance**
>   Der Athlet ist wieder auf gleichem oder höherem Niveau in seinem ursprünglichen Sport aktiv.

werden (Dingenen et al. 2015; Stanton et al. 2017). Wie bereits erwähnt können Aktivitäten wie Springen, lineares Laufen und Landeverhalten so nun auch außerhalb biomechanischer Labore umfangreicher analysiert werden. Diese erweiterten Analysemöglichkeiten der klassischen RTS-Testungen sind insofern von Vorteil, als sich Unterschiede des Bewegungsverhaltens zeigen, die ohne technische Hilfsmittel möglicherweise nicht objektivierbar wären (King et al. 2018b). Es erscheint sinnvoll, von diesen technischen Möglichkeiten Gebrauch zu machen. Trotzdem zeigt die Erfahrung, wie wichtig auch der „makroskopische" Blick von PT, Trainer etc. zur Beurteilung des Bewegungsverhaltens des Athleten ist.

Obwohl RTS-Batterien sehr populär geworden sind, besteht aktuell kein Konsens, welche Testungen am geeignetsten sind, um zukünftige Verletzungen zu reduzieren (Webster und Hewett 2019). Wir wissen, dass ein Großteil der Athleten RTS-Assessments am Ende der Rehabilitation nicht besteht (Herbst et al. 2015a). Interessanterweise erhöht sich dieser Anteil auch innerhalb derer nicht, die bereits wieder sportlich aktiv sind. Auch hier besteht nur ein Viertel der Athleten die RTS-Kriterien (Beischer et al. 2018). Es gibt Hinweise, dass durch das Bestehen einer RTS-Batterie zukünftige Knieverletzungen reduziert werden können (Grindem et al. 2016). Jedoch wird dies in der Literatur weiterhin sehr kontrovers diskutiert. So beschreiben Webster et al., dass nur 23 % aller Athleten die finalen RTS-Testbatterien bestehen und kein Zusammenhang zwischen dem Bestehen der RTS-Testbatterie und einer Reduktion von Folgeverletzungen besteht (die Methodik dieser Metaanalyse wird diskutiert) (Capin et al. 2019; Webster und Hewett 2020). Losciale et al. konnten ebenfalls keinen Zusammenhang zwischen dem Bestehen von (klassischen) RTS-Kriterien und einer zukünftigen Knieverletzung herstellen (Losciale et al. 2019). Jedoch weisen auch diese Autoren auf die heterogene Studienlage und die eingeschränkte Qualität der vorhandenen Studien hin. Diskutiert wird, ob das Bestehen bestimmter RTS-Kriterien möglicherweise auch altersabhängig ist, d. h. inwieweit jüngere Athleten RTS-Kriterien eher bestehen als ältere (Webster und Feller 2018). Möglicherweise können aber diejenigen, die eine entsprechende Testbatterie bestehen, eine Verbesserung des RTS-Ergebnisses erwarten (Webster und Hewett 2019). Die Durchführung einer Testbatterie wird vor der Wiederaufnahme sportlicher Aktivitäten daher

nach wie vor empfohlen (Grindem et al. 2016; van Melick et al. 2016; Capin et al. 2019).

Zusammenfassung

- Die Validität der RTS-Kriterien konnte bislang nicht ausreichend belegt werden.
- Ein großer Teil der Athleten besteht die derzeitigen RTS-Kriterien nicht.
- Es gibt keinen Konsensus, welche Kriterien eine RTS-Batterie enthalten sollte.
- Es ist derzeit nicht klar, ob durch das Bestehen der aktuellen RTS-Testbatterien (Kraft, Sprungtestungen, Bewegungsqualität usw.) zukünftige Knieverletzungen reduziert werden können.
- Möglicherweise können aber die Athleten, die eine RTS-Testbatterie bestehen, trotzdem eine Verbesserung des RTS-Ergebnisses erwarten.
- Eine RTS-Testbatterie wird daher vor der Wiederaufnahme sportlicher Aktivitäten empfohlen.

Return to Participation
Definition:

Der Athlet befindet sich in der Rehabilitation, Training (modifiziert/nicht eingeschränkt) oder im Sport, aber auf einem niedrigeren Niveau. Der Athlet ist physisch aktiv, aber noch nicht bereit (medizinisch, physisch oder psychisch) für eine vollständige Wiederaufnahme der Zielsports.

Laufen/Joggen ist in der Regel die erste sportliche Aktivität, die für viele Athleten relevant ist. In einer Untersuchung von Studien zwischen 1981 und 2016 war der Faktor Zeit (12 Wochen postoperativ) das Hauptkriterium für die Wiederaufnahme von Laufaktivitäten nach einer VKB-EPL (Rambaud et al. 2018).

Weniger als ein Fünftel der Studien führten zusätzlich Kriterien an, wie:

- Freie Kniegelenkbeweglichkeit (mind. 95 % des Bewegungsausmaßes im Vergleich zur Gegenseite)
- Schmerz lokal <2/10 VAS
- LSI >70 % für Kraft der Kniegelenk-Extensoren und Kniegelenk-Flexoren
- LSI >70 % für Sprungtestungen

Van Melick et al. empfehlen im klinischen Praxisleitfaden die Wiederaufnahme von Laufen/Joggen 10–12 Wochen postoperativ. Bedingung ist, dass das Kniegelenk nicht mit Schwellung, Schmerz oder Temperaturerhöhung reagiert. Zudem sollte das Laufen symmetrisch durchführbar sein (van Melick et al. 2016).

Buckthorpe et al. kritisieren diesen Ansatz als zu allgemein gehalten. Ihrer Ansicht nach handelt es sich um Progressionskriterien, die allenfalls für den Übergang von der frühen zur mittleren Rehabilitationsphase herangezogen werden sollten, aber dann immer noch zu wenig laufspezifisch sind (Buckthorpe und Della Villa 2019). Diese Kriterien berücksichtigen zudem keine Beurteilung der Kraft, der Funktion und der Bewegungsqualität (auch der angrenzenden Gelenke) in der für Laufaktivitäten wichtigen, geschlossenen kinetischen Kette. Die Autoren argumentieren, dass Laufbelastungen eine wiederholte Aufnahme von Belastungen des 2- bis 3-fachen Körpergewichtes erfordern, was durch die o. g. Kriterien nicht ausreichend abgebildet wird. In Bezug auf die Freigabe von Laufaktivitäten werden daher zu den o. g. Kriterien ergänzt:

- Kraft (SL, geschlossene Kette): mindestens 1,5 × Körpergewicht für 10 Wiederholungen (z. B. Beinpresse 90° Knieflexion, 45° Sitzposition)
- Gute Qualität in einbeinigen und beidbeinigen Landetechniken

Da für unilaterale Kniebelastungen während der Laufaktivitäten zudem eine ausreichende Kapazität der Hamstrings, der glutealen Muskulatur, des M. triceps surae sowie eine allgemeine Balance-Fähigkeit notwendig sind, erscheint es sinnvoll, auch diese Funktionen bereits vor der Wiederaufnahme von Laufaktivitäten zu testen (Herrington et al. 2013).

- Gluteale Muskelkapazität => SL Bridge Test mit kurzem Hebelarm (>25 Wdh., LSI <5 Wdh.)
- Hamstring Muskelkapazität => SL Bridge Test mit langem Hebelarm (>25 Wdh., LSI <5 Wdh.)
- M. triceps surae-Kapazität => SL Fersenheber (>25 Wdh., LSI <5 Wdh.)
- SL Kniebeuge bis 90° in guter Qualität (>10 Wdh., LSI <5 Wdh.)
- SL Aufsteiger/Absteiger (Höhe 30 cm) in guter Qualität
- Star Excursion Balance-Test (anterior symmetrisch, posteromedial/posterolateral LSI <10 %; Composite Score LSI <10 %)
- SL Balance (18–39 Jahre: Augen geöffnet = 43 s, Augen geschlossen = 9 s) (Springer et al. 2007)
- Gute Qualität im bilateralen Dropjump-Test (Höhe 30 cm)

▶ **Praxistipp** Kriterien für die Wiederaufnahme von Laufaktivitäten (Return-to-Running-Kriterien):
  - Freie Kniegelenkbeweglichkeit (mind. 95 % des Bewegungsausmaßes im Vergleich zur Gegenseite)
  - Schmerz lokal <2/10 VAS
  - LSI >70 % für Kraft der Knie-Extensoren und der Knie-Flexoren
  - LSI >70 % + gute Qualität für SL Sprungtestung (z. B. SL Hop for Distance-Test)
  - Kraft (SL, geschlossene Kette): mind. 1,5-faches Körpergewicht für 10 Wdh. (z. B. Beinpresse 90° Knieflexion, 45° Sitzposition)
  - Gute Qualität in einbeinigen und beidbeinigen Landetechniken
  - Gluteale Muskelkapazität => SL Bridge Test (>25 Wdh., LSI <5 Wdh.)
  - M. triceps surae-Kapazität => SL Fersenheber (>25 Wdh., LSI <5 Wdh.)
  - SL Kniebeuge bis 90° in guter Qualität (>10 Wdh., LSI <5 Wdh.)
  - SL Aufsteiger/Absteiger (Höhe 30 cm) in guter Qualität

- Star Excursion Balance-Test (anterior symmetrisch, posteromedial/posterolateral LSI <10 %; Composite Score LSI<10 %)
- SL Balance-Test (18–39 Jahre: Augen geöffnet = 43 s, Augen geschlossen = 9 s)
- Gute Qualität* im bilateralen Dropjump-Test (Höhe 30 cm)

*Kommentar: Qualität der Bewegung

Die Beurteilung von Bewegungsqualität ist ein traditioneller Bestandteil der Physiotherapie. Die Physiotherapie folgt seit dem 20. Jahrhundert einem normativen Ansatz mit einem stark biomechanisch geprägten Denkmodell, in dem die Bewegung des Individuums mit einer Idealvorstellung abgeglichen wird. Abweichungen von einer Norm werden in diesem Ansatz erfasst und dann im Rahmen der Therapie, mit dem Ziel eine Norm wiederherzustellen, „therapiert" (Nicholls 2018).

Die Analyse der Bewegungsqualität erfolgt meist anhand der Position von Becken, Femur, Rumpf, Knie und der Arme in verschiedenen Bewegungsebenen. Die Beurteilung wird in statischen und/oder dynamischen Bewegungsaufgaben durchgeführt. Oftmals wird dabei die Bewegung selbst auf bestimmte Gelenkbewegungen reduziert. Neben kinematischen Parametern werden dabei heutzutage auch zunehmend kinetische Parameter berücksichtigt (King et al. 2018b,c). Es gibt zudem eine Vielzahl an Bewegungsanalyse-Systemen, denen dieser traditionelle Ansatz (Abgleich des Bewegungsverhaltens mit einer optimalen Lösung) zugrunde liegt. Interessanterweise gibt es nur sehr wenige prospektive, biomechanische Analysen der Bewegungsqualität, die den tatsächlichen Zusammenhang dieser so gewonnenen Parameter mit einer VKB-Läsion untersucht haben. Nichtsdestotrotz geht man momentan davon aus, dass ein bestimmtes Bewegungsverhalten zu einer Erstverletzung bzw. Wiederverletzung des Kniegelenkes führen kann. So zeigten Paterno et al. in einer prospektiven Studie nach VKB-EPL, dass ein vermehrter Valgus des Kniegelenkes, eine reduzierte Hüftkontrolle in der Transversalebene, eine verminderte posturale Kontrolle und eine asymmetrische Knieextensorenwirkung im initialen Kontakt eines SL Dropjump-Tests im Zusammenhang mit einer erneuten Verletzung nach VKB-EPL stehen können (Paterno et al. 2010). Heutzutage wird zunehmend akzeptiert, dass das Kniegelenk nicht als isoliertes Gelenk funktioniert, sondern in sportartspezifischen Bewegungen mit vielen anderen Körperanteilen, die untereinander in multiplen Bewegungsebenen interagieren, arbeitet. Dabei ist unser derzeitiges Verständnis dieser multi-dimensionalen biomechanischen (zeitvariablen) Parameter durch die Reduktion und Interpretation einfacher Daten (z. B. isolierte Gelenkbeweglichkeit oder isolierte Gelenkwirkung) allerdings noch sehr limitiert (Dingenen und Gokeler 2017). Eine der größten Herausforderungen stellt die Festlegung einer validen und reliablen Referenz für eine normale oder optimale Bewegungsqualität dar.

Um Verletzungen und Über-/Fehlbelastungen zu vermeiden, wird bei einem Training mit hoher Gewichtsbelastung und/oder hohen Geschwindigkeiten eine technisch korrekte Ausführung eingefordert. Dies entspricht der Annahme, dass durch hohe Geschwindigkeiten extern und intern wirkende Kräfte potenziert werden (z. B. bei Aktivitäten wie Richtungswechsel, Abbremsen aus hohen Laufgeschwindigkeiten usw.) und demzufolge bestimmte Bewegungslösungen möglicherweise günstiger im Hinblick auf die Vermeidung von Verletzungen sein könnten. So spielen Rumpfposition, Knieflexionswinkel oder die Fußpositionierung in Relation zum Körperschwerpunkt möglicherweise eine Rolle, wie Kräfte in den angeführten Aktivitäten grundsätzlich entwickelt und aufgenommen werden können (King et al. 2018a). Für lineares Sprinten erscheinen Rumpfposition, Fußkontaktposition (im Verhältnis zum Rumpf/Körperschwerpunkt), der femorale Abstand bei Bodenkontakt und die Beckenkippung logische (kinematische) Faktoren, die einen Einfluss auf die Stressbelastung der Hamstrings haben. Das heißt, im Rahmen des Trainings oder der Rehabilitation würden sehr wahrscheinlich die meisten PTs, Trainer etc. eine

Optimierung der Laufkinematik im Hinblick auf diese Faktoren anstreben (ideale Technik).

Kritiker dieses Ansatzes argumentieren, dass der Organismus immer an die jeweilige Belastung (oder auch Bewegung) adaptiert, unabhängig davon, ob diese von uns als ideal/optimal bewertet wird. Die Adaptation ist in hohem Maße individuell und hängt neben den Kapazitäten des Athleten für den spezifischen Kontext (z. B. wie effektiv kann Kraft während eines 45° Richtungswechsels im Quadrizeps in der Interaktion mit anderen Körpersegmenten generiert werden) auch von einer Vielzahl anderer Faktoren ab. Ein viel diskutiertes Beispiel sind Laufaktivitäten. So gibt es derzeit keine (wissenschaftliche) Evidenz, die einen Zusammenhang zwischen einem optimalen Laufmuster (= Bewegungsqualität Laufen) und der Prävention von Verletzungen herstellt (Messier et al. 2018; Jauhiainen et al. 2020). Auch hier scheint es ein individuelles Spektrum mit Athleten-spezifischen Adaptationen zu geben. Diese komplexen und bisher nur eingeschränkt verstandenen Zusammenhänge stehen im Kontrast zum eingangs erwähnten linearen und reduktionistischen Ansatz der Physiotherapie. Selbst durch die Optimierung der Objektivierung von Testverfahren (durch 3-D-Kamera-Analysen, Kraftmessplatten, Beschleunigungssensoren, GPS usw.) können immer nur Teilaspekte/Ausschnitte eines sehr komplexen Systems betrachtet werden. Neben der kontextspezifischen individuellen Kapazität des Athleten (Kraft, stabilometrische Fertigkeiten, Flexibilität, Wahrnehmung, neuromuskuläres System etc.) bestimmen auch Erfahrung, Motivation, Ermüdung, Psyche und multiple andere Faktoren das Testergebnis (und damit die aufgabenspezifische Bewegungslösung des Athleten). Allein der Zeitpunkt und die Auswahl einer Testbewegung (z. B. Landung, Gang, Kniebeuge usw.) führen durch die Athleten-spezifische Interaktion multipler physiologischer und biomechanischer Faktoren zu einem individuellen und sehr variablen Spektrum der Bewegungslösung (Chua et al. 2016). Dies macht es schwer, eine allgemeingültige Definition einer „optimalen" oder „qualitativ hochwertigen" Bewegungsausführung/Lösung zu benennen.

▶ • Gibt es eine „normale" bzw. „optimale" Bewegung überhaupt?
• Oder sollten wir eher von einem individuellen, aufgaben- und kontextspezifischen Spektrum des Bewegungsverhaltens ausgehen?

Selbst bei aufwendigeren Testverfahren handelt es sich letzten Endes auch nur um Analysen im Rahmen eines reduktionistischen Ansatzes mit einem unklaren Transfer in den sportartspezifischen Kontext. Unter Berücksichtigung dieser Limitation können neuere Testmethoden trotzdem helfen, den Blickwinkel auf die Bewegungsqualität zu erweitern.

Mitunter liegen auch prätraumatische Untersuchungen vor, die dann im Falle einer Verletzung in der Wiederherstellung der ursprünglichen Bewegungsqualität genutzt werden können, idealerweise in Form von kinematischen und kinetischen Analysen (z. B. Sprintkinematik und Kraft-/Geschwindigkeitsprofil). Außerhalb des Leistungssports ist dies jedoch nur sehr selten der Fall. Hinzu kommt, dass das Erreichen einer generellen Norm der Bewegungsqualität die individuellen Eigenschaften des Athleten nicht berücksichtigt, was dann möglicherweise zu einem suboptimalen Rehabilitationsergebnis führen kann (Dingenen und Gokeler 2017). Im Falle einer Verletzung sollten prätraumatische Analysen der Bewegungsqualität auch als potenziell suboptimal diskutiert werden – denn das prätraumatische Bewegungsverhalten könnte möglicherweise überhaupt erst zur Verletzung geführt haben.

▶ • Die Bestimmung von „Normwerten" für die Bewegungsqualität ist bislang nicht gelungen.
• Wenn die „optimale" Bewegung nicht bekannt ist, woher wissen wir dann, was „falsch" ist?

So konnten Fox et al. zeigen, dass eine Bewegungsnorm durch eine Vielzahl von Faktoren (Geschlecht, Alter, individuelle Anatomie, Sportniveau, Vorverletzungen, natürliche Bewegungsvariabilität, Test-Art usw.) beeinflusst wird (Fox et al. 2014;

Chua et al. 2016). Ein normbasierter Ansatz zur Beurteilung der Bewegungsqualität erscheint demnach fraglich und ist aus wissenschaftlicher Perspektive derzeit nicht zu rechtfertigen. Dies erscheint nicht ganz unproblematisch, da sich die traditionelle Physiotherapie die Analyse von Normabweichungen und die Interpretation der Signifikanz dieser Abweichungen zum Grundsatz gemacht hat. Hier muss die Physiotherapie des 21. Jahrhunderts neue Ansätze finden. Ein erster Paradigmenwechsel zeigt sich bereits in der Aufnahme komplexer Systemtheorien im Zusammenhang mit Sportverletzungen (Pol et al. 2019).

Alternativen Statt einer Korrektur hin zu einer optimalen Bewegung, stellt eine Vergrößerung der Bewegungsvariabilität zur Erhöhung der Adaptation an (komplexe) sportspezifische Bedingungen möglicherweise eine alternative Herangehensweise dar. Ausgehend von der Annahme, dass es nicht nur eine „ideale" Bewegungslösung gibt, sondern diese immer höchst individuell und kontextabhängig ist, kann eine progressive Exposition in variablen Aufgaben dazu beitragen, die Adaptationsfähigkeit des Athleten zu erhöhen. Angestrebt wird eine möglichst große Widerstandsfähigkeit gegenüber variablen Bedingungen in der Rehabilitation als Vorbereitung für chaotische Bedingungen, insbesondere in den sogenannten „open-skill"-Sportarten (Fußball, Handball, Basketball etc.).

Im Unterschied zum beschriebenen reduktionistischen Ansatz mit einer „optimalen" Bewegung wird eine Bewegungslösung im Rahmen eines individuellen Spektrums akzeptiert. Zur Festlegung des individuellen Bewegungsspektrums für eine geforderte Bewegungslösung sollte die technisch ideale Durchführung in der Theorie trotzdem bekannt sein. Dies gilt insbesondere für Assessments im mittleren und späteren Rehabilitationsverlauf wie Abbremsen, Beschleunigen, Richtungswechsel usw. Statt der isolierten Testungen steht dann vielmehr der Rehabilitationsprozess als solcher (und die Exposition gegenüber multiplen variablen Bedingungen) im Vordergrund (Taberner et al. 2019). Bewegungslösungen können durch eine gezielte Manipulation unterschiedlicher Variablen (z. B. der Umgebung oder der Aufgabe) provoziert und trainiert werden. Die Be-

urteilung erfolgt holistisch unter Berücksichtigung möglichst vieler lösungsrelevanter, individueller und kontextassoziierter Faktoren (Pol et al. 2019). RTS-Testungen (im Sinne einer Isolation kontextunspezifischer Testungen der Bewegungsqualität, wie z. B. „Halten einer geraden Beinachse" im Einbeinstand oder Sprung-Test) als definierte Fixpunkte der Rehabilitation entfallen dann zum großen Teil bzw. werden durch eine kontinuierliche Reflexion der vom Athleten gezeigten Bewegungslösungen ersetzt. Dabei geht es indirekt zwar auch um eine Art der Qualitätsbeurteilung, die sich aber im Gegensatz zum traditionellen Modell an das Athleten-spezifische Spektrum (ausgehend von der idealen Technik) anlehnt.

Return to Sport
Definition:
Der Athlet ist in seine ursprüngliche Sportart zurückgekehrt, jedoch noch nicht auf dem ursprünglichen Niveau.

In den Praxisleitfäden[2] werden als RTS-Kriterien eine Kombination aus Krafttestungen, Sprungtestungen und eine Beurteilung der Bewegungsqualität empfohlen (van Melick et al. 2016):
- Kein Knieschmerz im Rahmen der sportspezifischen Aktivität
- Kein Giving-Way im Rahmen der sportspezifischen Aktivität
- Aktiv-dynamisches Gangbild, symmetrisches Joggen und korrekte Qualität in allen sportspezifischen Aktivitäten
- LSI >90 % für Quadrizeps- und Hamstring-Kraft
- LSI >90 % in Sprungtestungen (z. B. nach Gustavson + SL Hop-and-Hold-Test)
- Dropjump-Test mit Video-Analyse (Minimum: Beurteilung von Lateralflexion Rumpf, dynamischer Knievalgus, Knieflexionswinkel während Landung)
- Komplettierung subjektiver Knie-Score (IKDC oder KOOS)
- Komplettierung psychologischer Fragebogen (TSK-11, ACL-RSI, K-SES)

---

[2]Der MOON-Praxisleitfaden beinhaltet vergleichbare RTS-Kriterien. Ergänzend wird empfohlen, das Abbremsverhalten im Rahmen eines Shuttle-Tests zu analysieren (Wright et al. 2015).

Zu beachten ist, dass es sich bei den RTS-Kriterien in den Praxisleitfäden um den Abschluss der Rehabilitation handelt, d. h. darüber hinaus sind spezielle Assessments vor der Wiederaufnahme von Wettkämpfen nicht vorgesehen. Möglicherweise sind diese Kriterien im Hinblick auf die Anforderungen des Zielsports „unterdosiert". So werden beispielsweise Abbremsverhalten und Richtungswechsel als wichtige Faktoren für pivotierende Risikosportarten (Fußball, Handball) überhaupt nicht berücksichtigt.

Eine Optimierung der späten Rehabilitationsphase am Beispiel Fußball ist beschrieben (Buckthorpe 2019). Die Kriterien für die Wiederaufnahme des Mannschaftstrainings sind in Tab. 3.18 dargestellt.

Taberner et al. beschreiben in ihrem 5-Phasen-Modell der späten Rehabilitation (RTS-Phase) eine Progression der reaktiven neurokognitiven Anforderungen mit zunehmend sportartspezifischen

komplexeren Anforderungen (Taberner et al. 2019). Die Verlaufstestung basiert auf einem strukturspezifischen Ansatz bei Verletzungen des vorderen Kreuzbandes (Tab. 3.19).

Return to Performance
Definition:

Der Athlet ist wieder aktiv auf gleichem (oder höherem) Niveau in seinem ursprünglichen Sport.

Es gibt derzeit keinen Konsens für Return to Performance (RTP)-Kriterien. Die meisten Kriterien beziehen sich auf die Wiederherstellung der Trainingsfähigkeit (Teilnahme am regulären Mannschaftstraining), jedoch nicht mehr auf Testungen vor der Wiederaufnahme von Wettkämpfen. Für eine weiterführende RTP-Beurteilung (Wettkampffähigkeit) wäre eine Infrastruktur notwendig, die in der Regel in einer PT-Praxis nicht abbildbar ist. Während sich einige der appa-

Tab. 3.18 Beispiel für Testungen am Ende einer sportartspezifischen Rehabilitation (Fußball) zur Entscheidungsfindung für die Bereitschaft der Wiederaufnahme des Mannschaftstrainings (Buckthorpe 2019)

Bereich	Test und Kriterium
Neuromuskuläre Leitungsfähigkeit	• Vollständige Wiederherstellung der isolierten Quadrizeps- und Hamstringkraft (LSI 100 % isometrische oder isokinetische Testung) • Verhältnis der Kraft der Knieflexoren zu Knieextensoren >0,60 • Isometrische Explosivkraft-Testung der Knieextensoren und Knieflexoren (LSI >90 %) • Beinpresse/Kniebeuge Testung der isometrischen Explosivkraft (LSI >90 %) und Maximalkraft (LSI >90 %) • Leistung Sprungtestungen (Counter Movement Jump, Dropjump und/oder andere Sprungtestungen) LSI >95 %
Bewegungsqualität	• Bewegungsqualität hochbelasteter sportartspezifischer Basisbewegungen (in der Frontal- und Sagittalebene) • Sicherstellung korrekter Biomechanik (z. B. Dropjump, Sprungtestung, geplante/ungeplante Cut-Manöver) • Andere Testungen der Bewegungsqualität wie LESS • Qualitative Bewegungsanalyse während sportartspezifischer Belastungen
Körperliche Ausdauer	• Vollständige Wiederherstellung der aeroben und anaeroben Ausdauer und/oder Yo-Yo-Test • Vollständige Wiederherstellung der Geschwindigkeit (30 m-Beschleunigungstest, GPS für Maximalgeschwindigkeit) und Richtungswechseln (505-Test oder T-Test)
Technik und Taktiktraining	• Komplettierung eines schrittweisen Rehabilitationsprogrammes in sportartspezifischem Kontext („auf dem Platz") mit progressiver Erhöhung der sportartspezifischen Spezifität und Komplexität von Technik und Taktik
Trainingsbelastung	• Progressive Belastungssteigerung mit GPS-Monitoring und ACWR <1,5 für alle Variablen in der letzten Woche der Rehabilitation im sportartspezifischen Kontext mit 90 % der akuten Trainingsbelastung (7 Tage) mit der Mannschaft • Erreichen der notwendigen „chronischen" Trainingsbelastungen des Trainings und Wettkampfes (z. B. > 70 % der „chronischen" Trainingsbelastung in allen relevanten GPS und Herzfrequenzmessungen)

ACWR: Acute Chronic Workload Ratio, GPS: Global Positioning System, LESS: Landing Error Scoring System, LSI: Limb Symmetry Index

Tab. 3.19 Diagnostik (Maximalkraft/Schnellkraft) zur Progression innerhalb der RTS-Phase (Taberner et al. 2019)

Test	Parameter
DL Counter Movement Jump	Exzentrik/Konzentrik, Landekraft/Impuls Asymmetrie (KMP)
SL Counter Movement Jump	Sprunghöhe, Kraft, Impuls Asymmetrie (KMP)
DL/SL Dropjump	Reactive Strength Index (KMP)
Kniebeuge/Mid Thigh Pull	Isometrie, Maximalkraft, Explosivkraft (KMP)
Soleus/Gastrocnemius	Isometrie, Maximalkraft, Explosivkraft (KMP)
Dorsale Kette	Isometrie, Maximalkraft, Explosivkraft, Kraftausdauer (KMP)
Hamstrings	Exzentrische Maximalkraft
10–5 Sprungtestungen	n.n. (KMP)
Abduktoren/Adduktoren	Isometrische Maximalkraft

SL: unilateral, DL: bilateral, KMP: Kraftmessplatte

rativen Testungen in diese Einrichtungen verlagern lassen, erfordern andere Assessments einen sportartspezifischeren Kontext. Auch die aktuellen Expertenempfehlungen tendieren dazu, bereits vor der Wiederaufnahme des Trainings im Zielsport deutlich intensivere (sportspezifische) Trainings- und Testprogramme zu durchlaufen.

Derzeit gibt es erste Ansätze, die RTS-Phase (späte/letzte Phase der Rehabilitation) hinsichtlich der Intensitäten der Zielsportart anzupassen und die Leistungsfähigkeit anhand verschiedener Parameter zu beurteilen. Es gibt jedoch noch keinen Konsens für eine abschließende Beurteilung der Wettkampffähigkeit. In Anlehnung an das RTS-Continuum erscheint die kontinuierliche Progression der mittleren und späten Rehabilitationsphase mit Optimierung der Belastungsintensitäten (angepasst an Zielsportart) ein logischer Schritt zur Vorbereitung auf die Wettkampffähigkeit. Zur Festlegung finaler RTC-Kriterien bedarf es weiterer Untersuchungen. Inwieweit wir durch unsere Bemühungen überhaupt jemals in der Lage sein werden, geeignete Testungen für die Voraussage der Sport-/Wettkampffähigkeit zu treffen, ist derzeit unklar (Bahr 2016). Neben dem Wiedererlangen der Kniefunktion spielen auch psychologische Faktoren eine entscheidende Rolle, ob der ursprüngliche Sport tatsächlich wieder aufgenommen wird (Ardern et al. 2014). Dabei korrelieren die physiologische und psychologische Bereitschaft nicht zwangsläufig miteinander (O'Connor et al. 2020).

3.1.3.1 Richtungswechsel
In Sportarten wie Fußball, Rugby und Handball spielen Richtungswechsel (RW) unter hohen Geschwindigkeiten eine wichtige Rolle. Im Fußball

werden 700 RW pro Spiel, davon 600 mit RW-Winkeln zwischen 0–90° und ca. 50 RW unter maximaler Intensität durchgeführt (Bloomfield et al. 2007; Nygaard Falch et al. 2019). Diese dabei hohen, mehrdimensionalen Belastungen auf das Kniegelenk stellen einen potenziellen Risikofaktor für VKB-Verletzungen dar (Montgomery et al. 2018). Das „Cutting" wird definiert als Richtungswechsel mit einem Austrittswinkel bis zu 90° (Andrews et al. 1977). Es gibt verschiedene RW-Strategien (Side-Step Cut, Crossover, Split-Step Cut, Drehung) (Abb. 3.42, 3.43, 3.44 und 3.45). Diese sind abhängig von den individuellen physischen Voraussetzungen des Athleten (z. B. neuromuskuläre Kontrolle, Explosivität, Schnellkraft etc.) und dem sportspezifischen Kontext (z. B. offensive/defensive Agilität, geplant/ungeplantes RW-Manöver) (Dos'Santos et al. 2019b).

Ein Richtungswechsel lässt sich in vier verschiedene Phasen einteilen (Dos'Santos et al. 2019b):

1. Initiale Beschleunigung
2. Einleitendes Abbremsen
3. Cut oder Richtungswechsel
4. Erneute Beschleunigung

▶ **Praxistipp** Ein Richtungswechsel wird nicht als isolierte Aktion des letzten Bodenkontaktes betrachtet, sondern vielmehr als eine Sequenz, bestehend aus multiplen Schritten (Dos'Santos et al. 2019d). Dabei kommt bei hohen Geschwindigkeiten dem Abbremsverhalten über die letzten Schritte eine wichtige Bedeutung zu – vor allem wenn der Austrittswinkel groß ist. Bei Austrittswinkeln ≥60°

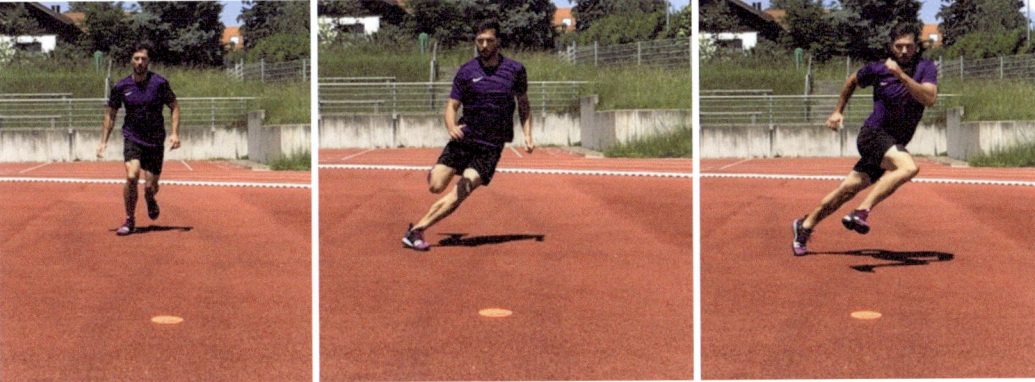

Abb. 3.42 Crossover Cut: Ipsilateraler Fußaufsatz zur neuen Bewegungsrichtung (oder ipsilaterale mediale Positionierung zur Körpermittellinie). Überkreuzen des kontralateralen Beines vor dem Körper in die neue Bewegungsrichtung

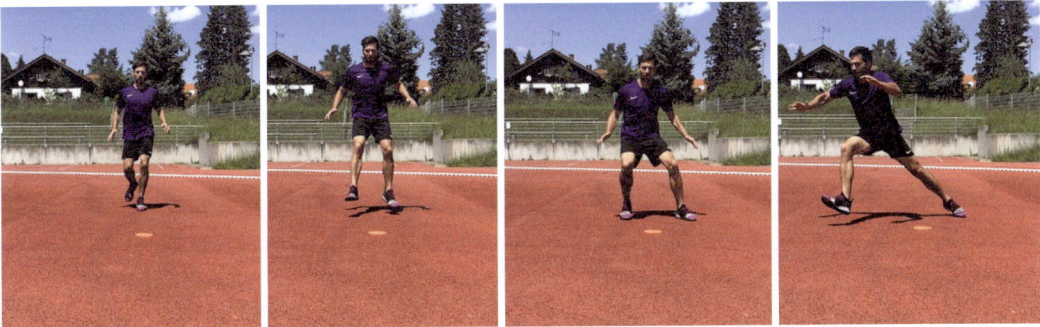

Abb. 3.43 Split Step. Bilateraler Sprung vor Abdruck (Push-off). Landung beidbeinig. Schulterbreit oder breiterer Fußaufsatz. Bei Landung Abdruck (Push-Off) durch kontralaterales Bein in die neue (kontralaterale) Bewegungsrichtung

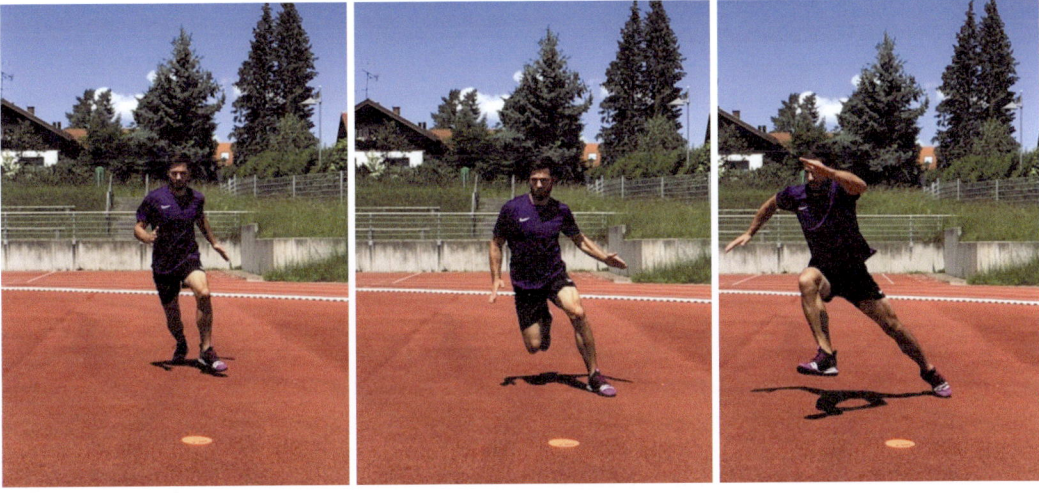

Abb. 3.44 Side Step: Kontralateraler Fußaufsatz zur neuen Bewegungsrichtung. Propulsiver Impuls in neue Bewegungsrichtung. Rumpf in neue Bewegungsrichtung rotiert. Beschleunigung in die entgegengesetzte Richtung zum Standbein

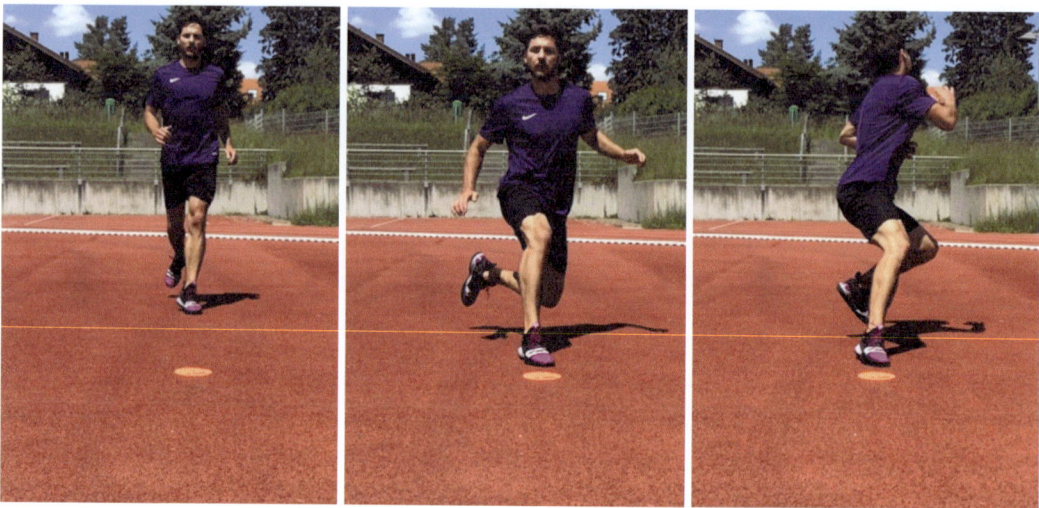

Abb. 3.45 Richtungswechsel mit (Pivot) Dreh-Strategie. Drehung auf einem Fuß bei Bodenkontakt (typischerweise bei Richtungsänderungen ≥135°)

wurde zuletzt auch der vorletzte Fußkontakt analysiert (Dos'Santos et al. 2019d). Je besser der Athlet im vorletzten Schritt abbremsen kann, desto besser ist auch seine Leistungsfähigkeit im Richtungswechsel (Dos'Santos et al. 2017). Dabei hat sich gezeigt, dass sich der vorletzte Schritt bei „geplanten" von dem bei „nicht-geplanten" Richtungswechseln unterscheidet: ist dieser ungeplant (d. h. die neue Richtung ist vorher nicht bekannt), wird der Fuß häufiger lateral zum Körpermittelpunkt platziert, während bei geplanten Richtungswechseln der Fuß medial aufgesetzt wird. Zudem kommt es zu weniger Kopfrotation und einer vermehrten Gegenrotation zur neuen Richtung des Rumpfes während eines nicht-geplanten Richtungswechsels (Dos'Santos et al. 2019d). Dieses Verhalten gilt es v. a. im Rahmen von Assessments von Richtungswechseln zu berücksichtigen.

Die Evidenz ist derzeit nicht eindeutig, inwieweit durch eine Analyse des Landeverhaltens in Sprungtestungen Athleten mit auffälligem Richtungswechsel-Verhalten identifiziert werden können (Kristianslund und Krosshaug 2013). Eine Möglichkeit zur Beurteilung des Richtungswechsels ist daher der „Cutting Movement Assessment Score (CMAS)" (Dos'Santos et al. 2019a). Dabei werden im Rahmen einer 2-D-Camera-Analyse

verschiedene Parameter während eines 90°-RW beurteilt (Tab. 3.20). Es hat sich gezeigt, dass eine VKB-Risikokinematik bei CMAS ab etwa 7 Punkten vorliegt, hingegen liegt der CMAS bei Athleten ohne VKB-Risikokinematik durchschnittlich nur bei etwa 3 Punkten.

Richtungswechsel mit Ausgangswinkeln bis 90° sind charakterisiert durch eine höhere Geschwindigkeit (= geschwindigkeitsorientiert) mit kürzerer Bodenkontaktzeit (Abb. 3.46) während RW-Ausgangswinkel >90° eher kraftorientiert sind (Exzentrik in Abbremsphase/Konzentrik in Beschleunigungsphase) (Nygaard Falch et al. 2019) (Tab. 3.21).

▶ Ein Richtungswechsel aus verletzungspräventiver Sicht korreliert nicht mit einem schnelligkeitsoptimierten Richtungswechsel.

Während die Rumpfrotation und die Rumpfpositionierung in die angestrebte Bewegungsrichtung sowie der Vorfußkontakt im letzten Fußkontakt sowohl aus Perspektive der Leistungs- als auch Verletzungsprävention günstig beschrieben sind, führen verletzungspräventive Strategien (z. B. Erhöhung der Knieflexion bei Fußkontakt, Reduktion der Standbreite) zu einer Reduktion der Schnelligkeit (Fox 2018). Unter diesen Gesichtspunkten erscheint eine verletzungspräventive Instruktion eines Richtungswechsels schwer

Tab. 3.20 Cutting Movement Assessment Score Tool (Dos'Santos et al. 2019a)

Kamera	Variable		Wert
seitl./45°	*Vorletzter Fußkontakt* Klare Abbremsstrategie im vorletzten Kontakt (in IC) • Posteriore Inklination des Rumpfes • Großer Abstand Körperschwerpunkt zu Druckpunkt Fuß anterior • Effektives Abbremsen. Fersenkontakt in vorletztem Kontakt	j/n	j = 0/n = 1
vorne/45° vorne/45° vorne/45° alle 3 vorne/45°	*Letzter Fußkontakt* • Fußaufsatz weit lateral in IC (>0,35 m in Abhängigkeit von Anthropometrie) • Hüfte in Innenrotation in IC • Knievalgus-Position in IC • Fuß in IR oder AR und nicht in Neutralposition (in Bezug zur Ausgangsrichtung)	j/n j/n j/n j/n	j = 2/n = 0 j = 1/n = 0 j = 1/n = 0 j = 1/n = 0

seitl./45°
seitl./45°
vorne/45°
	• Rumpfposition im Verhältnis zur Zielrichtung:
	  - Lateral (L)/zum Standbein rotiert (TR)
	  - Aufrecht (U)
	  - Medial (M)
		L/TRU
		M
		j/n
		j/n
		j/n
			= 2
			= 1
			= 0
			j = 1/n = 0
			j = 1/n = 0
			j = 1/n = 0

	• Rumpf aufrecht oder nach posterior gelehnt in IC • Keine Knieflexion unter Belastungsaufnahme (<30°) • Exzessive Knievalgus-Bewegung im Kontakt (während Gewichtsübernahme)		

IC: Initial Contact, j: ja, n: nein

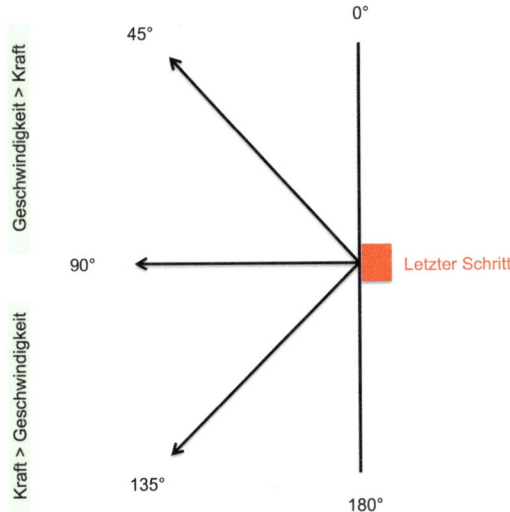

Abb. 3.46 Darstellung der dominierenden Determinanten in Abhängigkeit vom Austrittswinkel bei Richtungswechseln (Nygaard Falch et al. 2019)

realisierbar, da Athleten wahrscheinlich eine Strategie, unter Hinnahme einer Leistungsminderung, nicht umsetzen würden. Nichtsdestotrotz könnte eine Technikmodifikation (der RW) unter Berücksichtigung der folgenden Faktoren potenziell einer VKB-Risikokinematik entgegenwirken (Dos'Santos et al. 2019c):

• Reduktion der Lateralflexion des Rumpfes
• Reduktion des lateralen Fußabstands (bei Kontakt letzter Schritt) im Verhältnis zur Körpermitte
• Erhöhung der Knieflexion im Standbein
• Früheres Abbremsen im vorletzten Schritt

Tab. 3.22 gibt eine Übersicht über mögliche technische Anpassungen für Richtungswechsel (Dos'Santos et al. 2019b).

Auch ein Balance-Training hat möglicherweise einen positiven Effekt auf das RW-Verhalten bei ei-

Tab. 3.21 Technische Anforderung in Abhängigkeit vom Austrittswinkel bei Richtungswechseln (Dos'Santos et al. 2018)

0–45° Austrittswinkel	45–60° Austrittswinkel	60–180° Austrittswinkel
• Erhalt Geschwindigkeit entscheidend • Geringe Abbremsbelastung => vorletzter Schritt ist daher weniger wichtig vor Abdruck (Push-Off) • Crossover Cut schneller als Side-Step	• Moderates Abbremsen vor Abdruck (Push-Off) notwendig • Vorletzter Schritt spielt möglicherweise eine Rolle • Side-Step-Strategie empfohlen	• Abbremsen im vorletzten Schritt (oder Schritten) vor Abdruck (Push-Off) absolut notwendig • Side-Step-Strategie oder Dreh-Strategie empfohlen

Tab. 3.22 Side-Step Cutting Leitfaden (Dos'Santos et al. 2019b)

Einleitendes Abbremsen vor Richtungswechsel

- Absenken des Körperschwerpunktes und Betonung einer möglichst weit nach anterior zum Körperschwerpunkt ausgerichteten vorderen Fußposition, um eine nach hinten gerichtete Bremskraft sowie eine nach hinten gerichtete Rumpfneigung zu erzeugen
- Regelrechtes Alignement von Sprunggelenk, Knie und Hüfte in der Frontalebene, um zu große Kraftmomente in der Frontalebene zu vermeiden
- Ein gewisses Maß an (vorausgehender) Rotation des Beckens und des Rumpfes kann auftreten, um die Ausrichtung in die neue, vorgesehene Richtung zu ermöglichen

„Plant and Cut"	
Visus	Aufmerksamkeit in die beabsichtigte Bewegungsrichtung richten, um:
	• Die Ganzkörperdrehung und (Neu-)Ausrichtung zu erleichtern
	• Frühzeitiges visuelles „Scannen" zu fördern
Rumpf und Becken	• Aufrechte Rumpfposition während der Gewichtsübernahme und des Abdrückens einzunehmen
	• Rumpfneigung und -rotation in die neue Bewegungsrichtung
	• Das Becken kann ebenfalls in die neue Richtung gedreht werden
	• Die Rumpfneigung und Drehung in die beabsichtigte Bewegungsrichtung führen zu einem schnelleren Richtungswechsel
	• Eine Minimierung der Lateralflexion des Rumpfes über den Kontaktfuß verringert eine potenziell gefährdende Belastung des Kniegelenkes
Untere Extremität	• Körperschwerpunkt durch Hüftflexion, Knieflexion und Sprunggelenk-Dorsalextension senken, um die Stabilität zu erhöhen
	• Regelrechtes Alignement von Sprunggelenk, Kniegelenk und Hüftgelenk in der Frontalebene sicherstellen, um eine effektive Kraftübertragung zu gewährleisten und die Belastung des Kniegelenkes zu verringern
	• Vermeidung einer Innenrotation des Hüftgelenkes, Abduktion (= Valgus) des Kniegelenkes und einer innenrotierten Fußhaltung, um die Belastung des Kniegelenkes zu verringern
	• Weite, laterale Fußpositionierung (durch Hüftabduktion und neutrale Fußposition) für effektive, propulsive mediolaterale Kraft-/Impuls- und Geschwindigkeitsentwicklung in die neue vorgesehene Richtung
	(Cave: Konflikt Leistung und Verletzung! Eine weite, laterale Fußpositionierung erhöht die Kniebelastung.)
	Aus diesem Grund ist es unerlässlich, dass Athleten über die körperliche Leistungsfähigkeit (neuromuskuläre Kontrolle, Fähigkeit zur schnellen Kraftausübung und Muskelkokontraktion) und eine optimale Biomechanik verfügen, wenn sie diese Technik anwenden.
	• „Aktives" Bein während der weit-lateralen Fußpositionierung
	• Vermeidung einer Knieextension $\leq 30°$
	• Schneller Übergang von Gewichtsaufnahme („Triple Flexion") zu Abdrücken („Triple Extension") => Minimierung der Bodenkontaktzeit und Optimierung des Dehnreflexes in Dehnungs-Verkürzungs-Zyklus
	• Hohes Maß an Kraft und Energieerzeugung der Muskulatur der unteren Extremitäten (Sprunggelenk, Knie und Hüfte) sind wichtige biomechanische Faktoren, die mit einer schnelleren Richtungswechsel-Leistung zusammenhängen
	Daher: Athlet ermutigen, sich kraftvoll vom Boden abzudrücken, bei einem gleichzeitigen kraftvollen Armantrieb für einen kraftvollen Beinantrieb

ner Risikokinematik (Dos'Santos et al. 2019c). Interessanterweise scheinen Präventionsprogramme, wie das F-MARC 11+-Programm, Kniebelastungen in Side-Step-Cutting-Manövern nicht reduzieren zu können (Thompson et al. 2017). Auch im Zusammenhang mit Leistenbeschwerden wurde ein Trainingsprogramm zur Optimierung der intersegmentalen Kontrolle bei RW beschrieben (King et al. 2018a). Grundsätzlich scheinen sowohl Krafttrainingsvarianten als auch ein plyometrisches Training geeignet zu sein, um die Leistungsfähigkeit in RW zu trainieren (Nygaard Falch et al. 2019). In Abhängigkeit von dominierenden sportspezifischen Anforderungen (Anzahl der RW, Ausgangswinkel usw.) kann ein entsprechender Schwerpunkt im Training gesetzt werden. Aus praktischer Sicht empfiehlt sich die Kombination mit kontextbezogenen Faktoren (Gegner, Untergrund, Spielsituation, Ermüdung usw.), da RW an sich keine eigenständige (kontextunabhängige) Fertigkeit darstellen, sondern vielmehr eine individuelle situative Bewegungslösung, die von weitaus mehr Faktoren bestimmt wird.

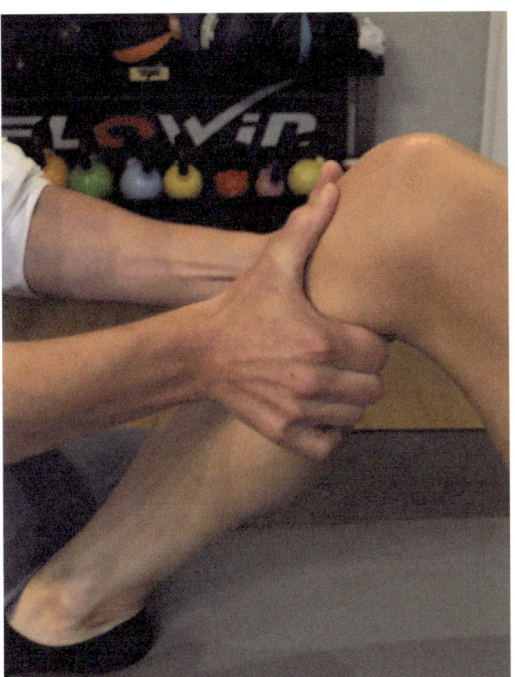

Abb. 3.47 Hinterer Schubladen-Test. Patient in Rückenlage. Kniegelenk in 90° Flexion eingestellt, Fuß durch Untersuchenden fixiert. Daumen des Untersuchenden auf dem Tibiaplateau. Testung der Relativbewegung des Tibiaplateaus gegenüber den Femurkondylen. Einteilung: Grad 1: 0–5 mm posteriore Schublade. Grad 2: 6–10 mm posteriore Schublade. Grad 3: >10 mm posteriore Schublade

3.1.4   Verletzungen des hinteren Kreuzbandes, der posterolateralen Ecke und multiligamentäre Knieverletzungen

Verletzungen des hinteren Kreuzbandes (HKB) treten häufiger in Kombination mit anderen Knieverletzungen als isoliert auf (Petrigliano und McAllister 2006). Oftmals finden sich HKB-Verletzungen im Zusammenhang mit multiligamentären Knieverletzungen (z. B. nach Kniegelenkluxation) (Becker et al. 2013). Als Unfallmechanismus wird eine direkte Krafteinwirkung auf die Tibia in flektierter Knieposition (z. B. ein Sturz) oder auch ein Hyperextensionstrauma beschrieben (Wang et al. 2018). Die Unterscheidung zwischen einer isolierten HKB-Verletzung oder einer Kombinationsverletzung des HKB und der posterolateralen Ecke hat eine Relevanz für die anschließende Planung einer konservativen oder operativen Therapie. Aufgrund der guten intrinsischen Heilung scheint eine konservative Therapie v. a. bei isolierten HKB-Verletzungen zu einem akzeptablen Ergebnis zu führen (Wang et al. 2018). Hingegen werden Kombinationsverletzungen oftmals operativ versorgt.

Diagnostik
Abb. 3.47 und 3.48

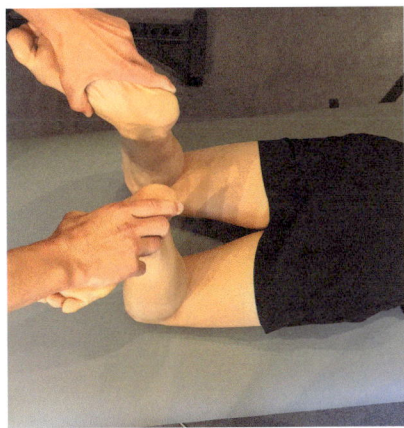

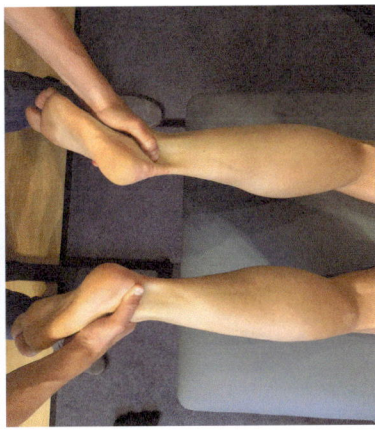

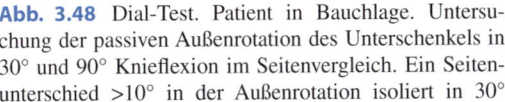

Abb. 3.48 Dial-Test. Patient in Bauchlage. Untersuchung der passiven Außenrotation des Unterschenkels in 30° und 90° Knieflexion im Seitenvergleich. Ein Seitenunterschied >10° in der Außenrotation isoliert in 30° Knieflexion deutet auf eine Verletzung des HKB hin. Ein Seitenunterschied >10° in der Außenrotation in 30° und in 90° Knieflexion deutet auf eine Verletzung des HKB und der posterolateralen Ecke hin

Therapie

Es gibt derzeit keinen Konsensus bzgl. der postoperativen Therapie oder der nicht-operativen Therapie hinterer Kreuzbandverletzungen. Eine prospektive Gegenüberstellung unterschiedlicher Protokolle ist bislang nicht erfolgt.

Nicht-operative Therapie (isolierte HKB-Läsion) Eine Orthesen-Versorgung mit einem Tibia-Vorschub (z. B. PCL-Jack, PTS-Orthese) kann in der frühen Phase einer posterioren Translation der Tibia entgegenwirken und so möglicherweise die Heilung günstig beeinflussen (LaPrade et al. 2015). Ein mögliches nicht-operatives Vorgehen nach isolierter HKB-Läsion ist in Tab. 3.23 und 3.24 dargestellt (Pierce et al. 2013) (Abb. 3.49, 3.50, 3.51 und 3.52).

Tab. 3.23 Nicht-operatives Rehabilitationsprotokoll nach HKB-Läsion: Phase 1 und 2 (Pierce et al. 2013)

	Phase 1	Phase 2
	0.–6. Woche	6.–12. Woche
Ziele	• Kontrolle Schwellung • Reaktivierung Quadrizeps • ROM im Rahmen der Freigabe • Normalisierung Gang	• Volles Bewegungsausmaß • Verbesserung der Propriozeption (Wang et al. 2018)
Limitationen	• Keine Hyperextension (12 Wochen) • Keine posteriore tibiale Translation (12 Wochen) • Kein isoliertes HS-Training (12 Wochen)	• Kein isoliertes HS-Training (12 Wochen) • Keine posteriore tibiale Translation (12 Wochen)
Belastung	• 2 Wochen Teilbelastung	• Vollbelastung
ROM	• 90°-0°-0° in Bauchlage (passiv) für 2 Wochen, dann Progression zu fROM (Wang et al. 2018) • Geringster HKB-Stress in 40–90° Knieflexion (Wang et al. 2018) • CKC-Training <70° Knieflexion	• Volles Bewegungsausmaß
Orthese	• HKB-Orthese (für 12 Wochen tagsüber + nachts)	• HKB-Orthese (für 12 Wochen tagsüber + nachts)
Inhalte	• Patella Mobilisation • Passive Mobilisation in Bauchlage • Quadrizeps-Aktivierung • SLR sobald eine Fixation in der Extension durch den Quadrizeps möglich ist (ohne Lag) • Stretching Gastrocnemius • Ergometer sobald Flexion >115° • Gewichtsverlagerungen als Vorbereitung für VB • Aquatraining (Gehen) • Wadenheber und SL Balance sobald ohne UAGST möglich • Training der oberen Extremität und Rumpf	• Fortführung der Übungen aus Phase 1 • Gastrocnemius Stretching • Leichtes HS-Stretching • Beinpresse (70°-0°-0°) • Progression Kniebeuge (Kniebeuge→Kniebeuge mit Fersenhebung→Kniebeuge mit Gewichtsverlagerung) • Lunge statisch • HS-Bridges (auf Ball mit Extension Knie) • Ergometertraining steigern • Gehen auf Laufband mit 7–12 % Steigung • SL Kreuzheben (Stiff Knee) • Propriozeptions- und Balancetraining

(f)ROM: (volles) Bewegungsausmaß, SLR: Straight Leg Raise, HS: Hamstrings, VB: Vollbelastung, SL: unilateral, DL: bilateral, CKC: geschlossene kinetische Kette

Abb. 3.49 Bridging auf Ball. Startposition und Endposition. Beide Fersen in den Ball drücken und Becken abheben, 5 s halten (Pierce et al. 2013)

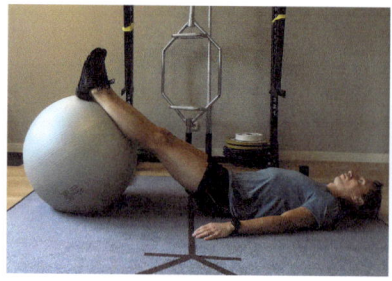 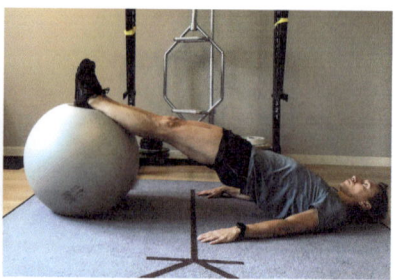

Tab. 3.24 Nicht-operatives Rehabilitationsprotokoll nach HKB-Läsion: Phase 3 und 4 (Pierce et al. 2013)

	Phase 3	Phase 4
	13.–18. Woche	Ab Woche 19
Ziele	• Vorbereitung für sportspezifische Aktivitäten	• RTS
Limitationen	-	-
Belastung	• Vollbelastung	• Vollbelastung
ROM	• Volles Bewegungsausmaß	• Volles Bewegungsausmaß
Orthese	• Keine Orthese	• Keine Orthese

Inhalte	• Maximalkraft-orientiertes Training
	• Isoliertes HS-Training nach 12 Wochen möglich
	• Krafttraining mit Bewegungsausmaß über 70° Flexion hinaus
	• DL Beinpresse zu SL Beinpresse
	• Balance Kniebeuge
	• SL Kreuzheben
	• SL Bridging ab der 16. Woche
	• Fortführung Laufband- und Ergometer-Training
	• Beginn progressives Laufprogramm:
	  - *Woche 1:* 4 min Gehen, 1 min Joggen für insg. 15–20 min
	  - *Woche 2:* 3 min Gehen, 2 min Joggen für insg. 20 min
	  - *Woche 3:* 2 min Gehen, 3 min Joggen für insg. 20 min
	  - *Woche 4:* 1 min Gehen, 4 min Joggen für insg. 20 min
	• Sobald Laufprogramm beendet => Beginn mit Agilität (erst monoplanar, dann multiplanar)
		• Schnellkraft-orientiertes Training (3 × 4–8 Wdh.)
		• Fortführung der Übungen aus Phase 3
		• Training der sportartspezifischen Agilität
		RTS-Kriterien:
		• Volles aktives Bewegungsausmaß
		• >85–90 % Quadrizeps-Kraft
		• Keine Instabilität oder Giving-way
		• >90 % RTS-Testung
		• Mentale Bereitschaft für RTS

RTS: Return to Sport, SL: unilateral, DL: bilateral, HS: Hamstrings

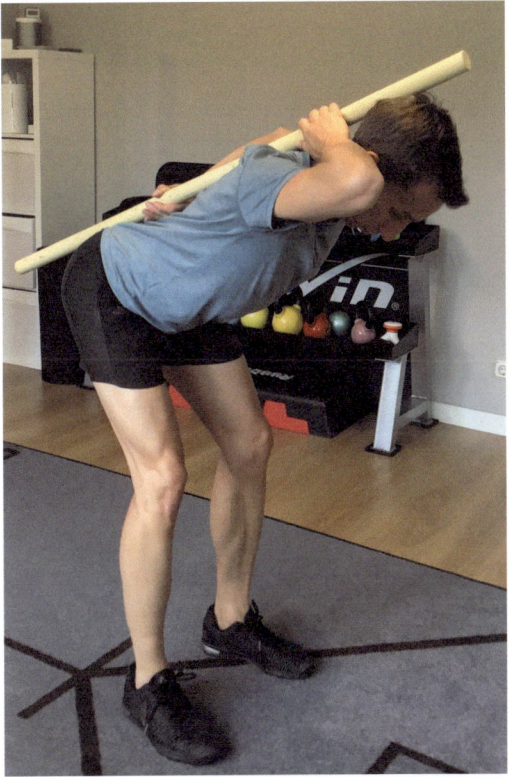

Abb. 3.50 Kreuzhebe-Bewegung (ohne Gewicht). Stand auf dem betroffenen Bein. Das nicht-betroffene Bein und der Rücken werden gerade gehalten. Hinge-Bewegung in der Hüfte nach vorne, zurückbewegen in Startposition über Hamstrings und gluteale Muskulatur (Pierce et al. 2013)

Abb. 3.51 Unilaterale Balance-Kniebeuge. **A)** Startposition. **B)** Endposition. Der Fuß der nicht-betroffenen Extremität berührt die Box. Kniebeuge bis 70° Flexion im betroffenen Bein und Vermeidung einer vollen Extension bei Rückkehr in die Startposition (Pierce et al. 2013)

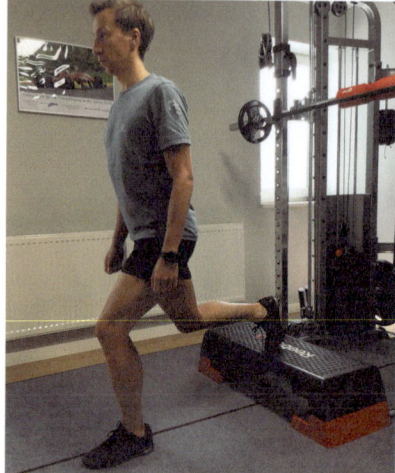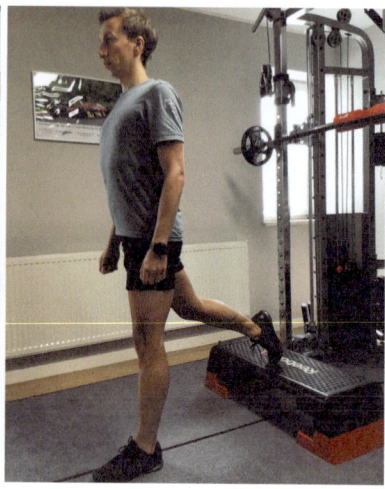

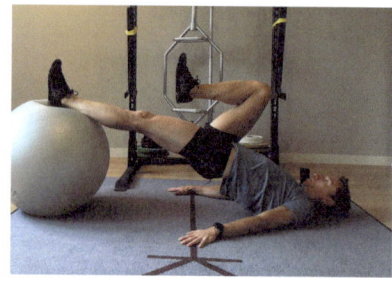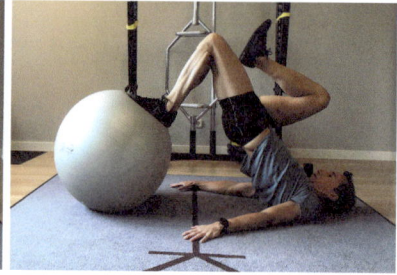

Abb. 3.52 Progressives unilaterales Bridging mit Bein-Curl (ca. 12.–16. Woche): **A)** Rückenlage, Druck mit Ferse in Ball, neutrale Position der Wirbelsäule. **B)** Abheben des unteren Rückens vom Boden. **C)** Ball vor- und zurückrollen, neutrale Position der Wirbelsäule. (Wang et al. 2018)

Ziele (Woche 0.-6. Woche)

Phase 1

- Kontrolle Schwellung

- Reaktivierung Quadriceps

- Erreichen Bewegungsausmaß im Rahmen der Freigabe

- Normalisierung Gang

CAVE
- Keine Hyperextension (12 Wochen)

- Keine posteriore tibiale Translation (12 Wochen)

- Kein isoliertes Hamstrings-Training (12 Wochen)

- Passive Mobilisation in Bauchlage

- Multiligamentäre Knieverletzungen erfordern eine Modifikation der Rehabilitation

Mobilisation

- 2 Wochen Teilbelastung

- HKB-Orthese (für 24 Wochen tagsüber + nachts)

- 90°-0°-0° in Bauchlage (passiv) für 2 Wochen, dann Progression zum vollen

  Bewegungsausmaß (geringster HKB-Belastung in 40-90° Knieflexion)

  <u>Wichtig: Passive Mobilisation in Bauchlage</u>

- Patella-Mobilisation (medial-lateral/inferior-superior)

- Ergometer sobald Flexion >115°

- Gewichtsverlagerungen als Vorbereitung für Vollbelastung

- Aquatraining (Gehen)

- Flexibilität M. gastrocnemius optimieren

Kraft

Neuromuskuläre elektrische Stimulation (NMES)

Okklusionstraining erwägen
(sobald das Kniegelenk reizlos ist, keine Antikoagulation. Berücksichtige Kontraindikationen)

Kryostimulation und Isometrie bei AMI Quadriceps

Training in geschlossener Kette < 70° Knieflexion

Wadenheber und SL Balance sobald keine Gehhilfe mehr nötig

Training der oberen Extremität und Rumpf

Checkliste Rehabilitation nach HKB-Läsion. HKB: Hinteres Kreuzband

Ziele   (Woche 6.-12. Woche)   **Phase 2**

- Erreichen der vollen Beweglichkeit

- Verbesserung der Propriozeption

- Keine forcierte passive Flexionsmobilisation

CAVE

- Keine posteriore tibiale Translation (12 Wochen)

- Kein isoliertes Hamstring-Training (12 Wochen)

Mobilisation

- Vollbelastung

- HKB-Orthese (für 24 Wochen tagsüber + nachts)

- Volles Bewegungsausmaß (in BL/RL nach 6 Wochen)

- Ergometer sobald Flexion >115°

- Aquatraining (Gehen)

- Flexibilität M. gastrocnemius optimieren

- Leichtes Dehnen der Hamstrings

Kraft

- Kraftausdauer-orientiertes Training (3x20 Wdh.)

- Training geschlossene Kette F/E 70°-0°-0°

Checkliste Rehabilitation nach HKB-Läsion. HKB: Hinteres Kreuzband

Ziele (Woche 13.-18. Woche)   **Phase 3**

- Gangbild
- Progressives Training unter Belastung

CAVE

- Isoliertes HS-Training nach 16 Wochen möglich
- F/E 70°-0°-0° in geschlossener Kette während Training bis zur 16.Woche

Mobilisation

- Vollbelastung
- HKB-Orthese (für 24 Wochen tagsüber + nachts)
- Volles Bewegungsausmaß

Kraft

- Progression
- Unilaterales Bridging ab der 16.Woche
- Bilateral (0°-70°) zu Unilateral (z.B. Beinpresse)

Phase 4

Ziele (Woche 19.-24. Woche)

- Fortführung Kraftaufbau und Kraftausdauer (auch für SL)
- Schnellkraft/Explosivität
- Beginn sportspezifisches Training am Ende dieser Phase

Phase 5

Ziele (Woche 25.-36. Woche)

- Fortführung des Krafttrainings
- Progressives Laufprogramm
- Training Agilität sobald progressives Laufprogramm beendet (monoplanar zu multiplanar)

Checkliste Rehabilitation nach HKB-Läsion. HKB: Hinteres Kreuzband

Postoperative Therapie (isolierte HKB-Läsion) Die Tab. 3.25, 3.26 und 3.27 geben einen Überblick über die Rehabilitation nach operativer Therapie einer HKB-Läsion.

Postoperative Rehabilitation nach Verletzungen der posterolateralen Ecke Die Anatomie des posterolateralen Kniegelenkes ist komplex und mitunter variabel. Eine Einteilung in eine oberflächliche, mittlere und tiefe Schicht ist möglich (Nannaparaju et al. 2018). Wichtige Strukturen sind u. a. das laterale Kollateralband, der Popliteus-Sehnen-Komplex, das laterale Retinakulum und die posterolaterale Gelenkkapsel (Nannaparaju et al. 2018).

Verletzungen der posterolateralen Ecke (Posterolateral Corner = PLC) treten oftmals in Zusammenhang mit HKB-Verletzungen auf und führen zu einer vergleichsweise größeren Instabilität des Kniegelenkes. Im Rahmen der klinischen Untersuchung sollte daher neben einer hinteren Instabilität auch die Varus- und Rotationsstabilität des Kniegelenkes (z. B. durch den Dial-Test) mitbeurteilt werden (Chahla et al. 2019). Um Rekonstruktionen in diesem Bereich zu schützen, sollte in der initialen Heilungsphase keine exzessive Hyperextensions-Mobilisation, kein Varus-Stress und keine kraftvollen Kontraktionen des M. biceps femoris und/oder des M. gastrocnemius durchgeführt werden (Lynch et al. 2017). Insbesondere in Bereichen >20–30° Knieflexion kann es zu einer vermehrten dorsalen tibialen Translation kommen (Lutz et al. 1993). Aufgrund des engen Zusammenhanges von PLC und HKB ergeben sich vergleichbare postoperative Limitationen (Tab. 3.28).

Tab. 3.25 Postoperatives Rehabilitationsprotokoll nach isolierter HKB-Läsion: Phase 1 und 2 (Pierce et al. 2013)

	Phase 1	Phase 2
	0.–6. Woche postoperativ	6.–12. Woche postoperativ
Ziele	• Kontrolle Schwellung • Reaktivierung Quadrizeps • Verbesserung passives Bewegungsausmaß • Gangtraining (mit UAGST)	• Fortführung Verbesserung des Bewegungsausmaßes wie toleriert • Gangtraining
Limitationen	• Keine Hyperextension (12 Wochen) • Keine posteriore tibiale Translation (12 Wochen) • Kein isoliertes HS-Training (16 Wochen)	• Kein isoliertes HS-Training (12 Wochen) • Keine posteriore tibiale Translation (12 Wochen) • Keine forcierte passive Flexionsmobilisation
Belastung	• 6 Wochen Entlastung	• Progression zur schmerzadaptierten Vollbelastung
ROM	• 90°-0°-0° in BL (passiv) für 2 Wochen, dann Progression zu fROM	• Volles Bewegungsausmaß (in BL/RL nach 6 Wochen)
Orthese	• 3 Tage Immobilisation in Extensions-Orthese • HKB-Orthese (für 24 Wochen tagsüber + nachts)	• HKB-Orthese (für 24 Wochen tagsüber + nachts)
Inhalte	• PRICE-Protokoll • Patella Mobilisation • Passive Mobilisation in BL • Quadrizeps-Aktivierung • SLR sobald eine Fixation in der Extension durch den Quadrizeps möglich ist (ohne „Durchsacken" des Kniegelenkes) • Stretching Gastrocnemius • Training Hüft-Abduktion/-Adduktion • Training der oberen Extremität und Rumpf	• Fortführung der Übungen aus Phase 1 • Kraftausdauer-orientiertes Training (3 × 20 Wdh.) • Gastrocnemius Stretching • Leichtes HS-Stretching • DL Beinpresse (70°-0°-0°) • Progression Kniebeuge (Kniebeuge→Kniebeuge mit Fersenhebung→Kniebeuge mit Gewichtsverlagerung) • HS-Bridges (auf Ball mit Extension Knie) • Ergometertraining wenn Knieflexion >115° • Aquatraining (Gang)

(f)ROM: (volles) Bewegungsausmaß, BL: Bauchlage, RL: Rückenlage, HS: Hamstrings, VB: Vollbelastung, SL: unilateral, DL: bilateral, SLR: Straight Leg Raise, PRICE: Protection/Rest/Ice/Compression/Elevation, UAGST: Unterarmgehstützen

Tab. 3.26 Postoperatives Rehabilitationsprotokoll nach isolierter HKB-Läsion: Phase 3 und 4 (Pierce et al. 2013)

	Phase 3	Phase 4
Ziele	13.–18. Woche postoperativ • Gangbild • Progressives Training unter Belastung	19.–24. Woche postoperativ • Fortführung Kraftaufbau und Kraftausdauer (auch für SL) • Schnellkraft • Beginn sportspezifisches Training am Ende dieser Phase
Limitationen	• Isoliertes HS-Training nach 16 Wochen möglich • F/E 70°-0°-0° in CKC-Training bis zur 16. Woche	-
Belastung	• Vollbelastung	• Vollbelastung
ROM	• Volles passives Bewegungsausmaß	• Volles Bewegungsausmaß
Orthese	• HKB-Orthese (für 24 Wochen tagsüber + nachts)	• HKB-Orthese (für 24 Wochen tagsüber + nachts)
Inhalte	• DL Beinpresse (0°–70°) zu SL Beinpresse • Balance Kniebeuge • SL Kreuzheben • Kniebeuge Progression • SL Bridging ab der 16. Woche • Propriozeptionstraining • Progression Ergometer-Training mit Widerstand	• Progression des Trainings in OKC und CKC • Beginn sportspezifisches Training am Ende dieser Phase

OKC: Offene kinetische Kette, CKC: geschlossene kinetische Kette, SL: unilateral, DL: bilateral

Tab. 3.27 Postoperatives Rehabilitationsprotokoll nach isolierter HKB-Läsion: Phase 5 (Pierce et al. 2013)

	Phase 5
Ziele	25.–36. Woche postoperativ • Progression der Wiederaufnahme von Aktivitäten
Limitationen	-
Belastung	• Vollbelastung
ROM	• Volles Bewegungsausmaß
Orthese	• Abgewöhnung Orthese nach 24. Woche
Inhalte	• Fortführung des Krafttrainings in OKC/CKC • Beginn progressives Laufprogramm: - *Woche 1:* 4 min Gehen, 1 min Joggen für insg. 15–20 min - *Woche 2:* 3 min Gehen, 2 min Joggen für insg. 20 min - *Woche 3:* 2 min Gehen, 3 min Joggen für insg. 20 min - *Woche 4:* 1 min Gehen, 4 min Joggen für insg. 20 min • sobald Laufprogramm beendet => Beginn mit Agilität (erst monoplanar, dann multiplanar)

OKC: offene kinetische Kette, CKC: geschlossene kinetische Kette

Postoperative Rehabilitation nach multiligamentären Knieverletzungen Lynch et al. beschreiben ein rehabilitatives Vorgehen nach multiligamentären Knieverletzungen (Lynch et al. 2017). Zu berücksichtigen ist, dass es derzeit kein einheitliches Rehabilitationsprotokoll gibt und Faktoren wie Bewegungseinschränkung und Belastungsfreigabe oftmals abhängig vom Operateur sind. Grundsätzlich gilt es, die individuelle Reaktion des Kniegelenkes (Schmerz, Schwellung) im Zusammenhang mit den durchgeführten Belastungen zu beobachten. So werden Prinzipien genannt, die während des Trainings/ der Therapie berücksichtigt werden sollten:

▶ • Schmerz ≤3/10 VAS während aller Trainings-/Therapieinhalte
  • Bei Schmerz ≥5/10 VAS, andauernd über >24 h nach Training, Ruheschmerz
    => Reduktion oder Modifikation der Aktivitäten

Tab. 3.28 Skalierung von Entzündungen des Kniegelenkes (Lynch et al. 2017)

Level	Schwellung	Schmerz	ROM	Sonstiges
Hoch	Mindestens 2+ im Sweep Test*	Moderat bis stark (>6/10 VAS)	Schmerzbedingt eingeschränkt vor Bewegungsende	Erhöhte Hauttemperatur
Moderat	Stabil 1+ oder niedriger im Sweep Test	Mildes und stabiles Schmerzniveau (3–5/10 VAS)	Schmerz im Bereich des endgradigen Bewegungsausmaßes	–
Niedrig	„Spur" oder 0 im Sweep Test	Kein Ruheschmerz oder Schmerz während ADL	Möglicherweise Schmerzen bei Überdruck am Bewegungsende	–

ADL: Alltagsaktivitäten, ROM: Bewegungsausmaß. *entspricht der Durchführung des Stroke-Tests (Abb. 3.53) (Sturgill et al. 2009)

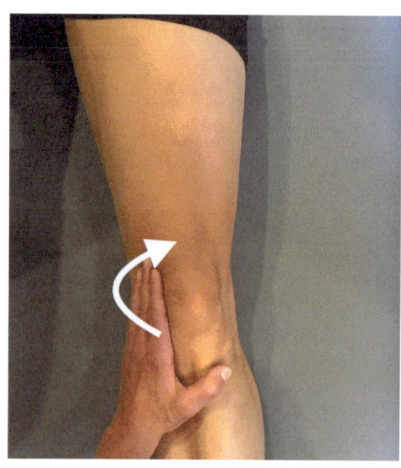 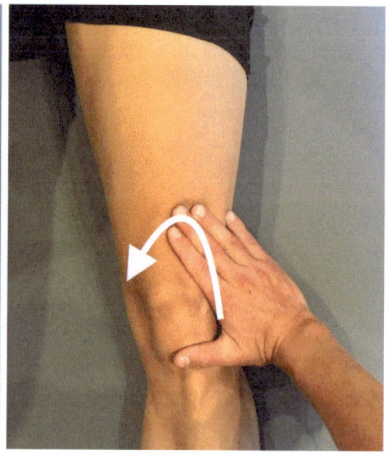

Abb. 3.53 Stroke-Test. Patient in Rückenlage mit Knieextension. Der Untersuchende streicht den medialen Recessus ausgehend von knapp unterhalb des medialen Gelenkspaltes 2- bis 3mal nach proximal aus und versucht so eventuell vorhandene i. a. Flüssigkeit in den Recessus suprapatellaris zu mobilisieren. Anschließend streicht der Untersuchende von lateral (oberhalb des Recessus suprapatellaris) nach distal in Richtung des lateralen Kniegelenkspaltes aus. Ergibt sich durch die zurückmobilisierte Flüssigkeit eine kleine Welle/Erhebung medial am Knie, wird der Test positiv bewertet. *Beurteilung* (Sturgill et al. 2009). 0 => keine Flüssigkeitswelle beim Abwärtsstreichen. Spur => kleine Erhebung am medialen Knieaspekt. 1+=> größere Erhebung medial. 2+ => die Flüssigkeit gelangt ohne laterales Streichen nach medial zurück. 3+ => exzessive Flüssigkeitsansammlung und kein mediales Ausstreichen möglich

- Kontinuierliche Überprüfung auf Entzündungszeichen als Signal einer Belastung außerhalb der aktuellen Kapazität

Das aktuelle reaktive Niveau des Gelenkes kann orientierend anhand der Kriterien in Tab. 3.28 eingeschätzt werden.

Tab. 3.29 gibt eine Übersicht über die Inhalte der Rehabilitation nach multiligamentären Knieverletzungen.

▶ Die Rehabilitation bei multiligamentären Knieverletzungen richtet sich nach den betroffenen Strukturen (Tab. 3.30).

3.1.5 Verletzungen des medialen Kollateralbandes

Das mediale Kollateralband (MCL) gehört zu den medial stabilisierenden Kniestrukturen und besteht aus einem oberflächlichen und einem tiefen Anteil. MCL-Verletzungen entstehen durch einen Knievalgus-Mechanismus, Tibia-Außenrotation oder einer Kombination aus Valgus und Außenrotation. Häufig treten MCL-Verletzungen in Sportarten wie Fußball, Eishockey und Ski auf (Roach et al. 2014; Lundblad et al. 2019). Diese Sportarten erfordern regelhaft Kombinationsbewegungen mit

Tab. 3.29   Rehabilitations-Inhalte nach operativer Versorgung multiligamentärer Knieverletzungen (Lynch et al. 2017)

	Rehabilitation
Ziele	• Wiederherstellung der Beweglichkeit ohne Überforderung der rekonstruierten Gewebeanteile • Vermeidung von Muskelatrophie • Wiederherstellung des Ganges • Aktivierung des Quadrizeps • Prävention patellofemorale Fibrose
ROM	• Schmerz bei Mobilisation < 3/10 VAS • Vermeidung aggressiver Mobilisation der Flexion für 4 Wochen (kein Überdruck, kein Stretching usw.) • Keine Hyperextension für 6 Wochen (keine aggressive Mobilisation mit Hyperextension in dieser Phase) => Beginn mit aggressiverer Mobilisation, wenn Extension <0° und/oder Knieflexion <60° bis 4 Wochen postoperativ • Patellamobilisation • Berücksichtigung der verletzungsspezifischen Limitationen (Tab. 3.30) • Bei Extensionsdefizit >10° nach der 6. Woche, Nichterreichen einer 90°-Knieflexion bis zur 12. Woche oder progressiver postoperativer ROM-Verlust => Wiedervorstellung beim Operateur • Ergometer ohne Widerstand (Vermeidung einer exzessiven HS-Aktivierung) sobald 90° Knieflexion (nicht vor 3. Woche) => keine Klickpedale
Belastung	• Belastung adaptiert an Schmerz und Schwellung (UAGST für 6 Wochen) • Anfangs Belastung in Orthese in Streckstellung
Training	• Quadrizeps-Aktivierung (ohne Gewichtsbelastung) • NMES-Therapie • Kein HS-Training mit Widerstand für 12 Wochen bei Rekonstruktion PCL, PLC oder Meniskus • Start (leichtes) unilaterales Krafttraining unter Belastung frühestens 3 Wochen postoperativ • Fortgeschrittenes unilaterales Krafttraining unter Belastung frühestens 6 Wochen postoperativ • Progression von isometrischem Training zu dynamischem Training und Quadrizepsausdauer zu Quadrizepskraft
Gang/ Orthese	**Gang mit entriegelter Orthese *mit* zwei UAGST sobald:** • ROM F/E 60-0-0° • <5° Lag in SLR **Gang mit entriegelter Orthese *ohne* UAGST sobald:** • ROM F/E 90-0-0° • <3° „Durchsacken" in SLR • Aufsteiger (5 Wdh./Seite) ohne Kompensation **Gang ohne Orthese ohne UAGST sobald:** • ROM F/E 120-0-0° • <3° „Durchsacken" in SLR • Auf-/Absteiger (10 Wdh./Seite) ohne Kompensation • Alternierendes Treppensteigen möglich => sobald Gang ohne UAGST und Orthese möglich, ist ein Laufband-Training (Gehen) möglich • Steigerung Geschwindigkeit/Distanz nicht mehr als 10–20 % pro Woche unter Monitoring Schwellung und Schmerz

PLC = Posterolaterale Ecke, PCL = Hinteres Kreuzband, UAGST = Unterarmgehstützen, ROM = Bewegungsausmaß (Range of Motion), HS = Hamstrings, SLR = Straight Leg Raise, NMES: neuromuskuläre elektrische Stimulation

Knieflexion und Knievalgus und/oder Unterschenkel-Außenrotation. Meist treten isolierte MCL-Verletzungen ohne Begleitverletzungen des Meniskus- oder des Knorpels im Rahmen von Kontaktsituationen auf (Lundblad et al. 2019).

Das oberflächliche MCL ist die wichtigste mediale Kniestruktur und hat eine femorale und zwei tibiale Verankerungen. Der femorale Anteil beginnt etwas posterior der medialen Femurkondyle. Ca. 1 cm unterhalb des Gelenkspaltes ist das oberflächliche MCL durch Bindegewebe mit der Tibia und ca. 6 cm unterhalb des medialen Gelenkspaltes durch einen zweiten, direkten Ansatz mit der knöchernen Tibia verbunden (in unmittelbarer Nähe zur Bursa des Pes anserinus) (LaPrade und Wijdicks 2012). Der proximale Anteil des oberflächlichen MCL dient der Valgus-

Tab. 3.30 Verletzungsspezifische Modifikationen der Rehabilitation bei multiligamentären Knieverletzungen in Abhängigkeit von der verletzten Struktur (Lynch et al. 2017)

Verletzte Struktur	Modifikation der Rehabilitation
Vorderes Kreuzband	Keine

Hinteres Kreuzband	Protektion der posterioren Femur-Translation für 6 Wochen:
	• Anteriores tibiales Gleiten in Knieflexion
	• Vermeidung dorsales Gleiten (Tibia/Femur) durch Schwerkraft
	Protektion der Hamstrings-Aktivität:
	• Woche 0–8: Keine aktive Hamstrings-Kontraktionen
	• Passive Flexionsmobilisation nur mit Unterstützung an der posterioren Tibia für 6 Wochen
	• Woche 8–12: Aktive Hamstrings-Kontraktionen ohne Widerstand
	Unter der Voraussetzung „keine posteriore Translation bei Hamstring-Aktivierung":
	  - Aktives Hamstrings-Training (Heel Slides, Knieflexion in Bauchlage, Knieflexion unter Belastung)
	  - Leichte Dehnung der Hamstrings
	• Ab Woche 12: Hamstrings-Training mit Widerstand (Voraussetzung: keine posteriore Translation bei Hamstring-Aktivierung)

Posterolaterale Ecke	Limitation der Extension auf 0° (keine Hyperextension) Protektion der posterioren Femur-Translation für 6 Wochen: • Anteriores tibiales Gleiten in Knieflexion • Vermeidung dorsales Gleiten (Tibia/Femur) durch Schwerkraft Vermeidung exzessive Varus-Kräfte auf das Kniegelenk Hamstrings-Restriktionen wie bei hinterem Kreuzband
Mediales Kollateralband	ROM-Training mit Fuß in Innenrotation Vermeidung exzessiver Valgus-Kräfte auf das Kniegelenk
Meniskus (Rekonstruktion)	Orthese in Streckstellung für 4 Wochen mit schmerzadaptierter Belastung Vermeidung von unilateraler Knieflexion unter Belastung für 4 Wochen (jegliches Bewegungsausmaß) Vermeidung bilateraler Knieflexion >30° unter Belastung für 4 Wochen Limitation der Knieflexion ohne Belastung: 90° für 4 Wochen
Meniskuswurzel	4 Wochen Entlastung Protektion der Hamstring-Aktivität: • Woche 0–6: Keine aktive HS-Kontraktionen • Passive Flexionsmobilisation nur mit Unterstützung an der posterioren Tibia für 6 Wochen • Woche 6–12: Aktive Hamstrings-Kontraktionen ohne Widerstand Unter der Voraussetzung „kein hinterer Knieschmerz auf OP-Seite bei Hamstrings-Aktivierung": - Aktives Hamstrings-Training (Heel Slides, Knieflexion in Bauchlage, Knieflexion unter Belastung) • Ab Woche 12: Hamstrings-Training mit Widerstand (Unter der Voraussetzung „kein hinterer Knieschmerz auf OP-Seite bei Hamstrings-Aktivierung")

PLC = Posterolaterale Ecke, PCL = Hinteres Kreuzband, UAGST = Unterarmgehstützen, ROM = Bewegungsausmaß (Range of Motion), HS = Hamstrings, SLR = Straight Leg Raise, NMES: neuromuskuläre elektrische Stimulation

Stabilität, während der distale Anteil wichtig für die Außenrotations-Stabilität ist. Das oberflächliche MCL ist der primäre (statische) Stabilisator gegen Valgus-Stress, aber auch die meniskofemoralen und meniskotibialen Anteile des tiefen MCL tragen bei Verletzungen des oberflächlichen MCL zur Valgusstabilisation bei (Griffith et al. 2009a). Der primäre Stabilisator gegen Außenrotation in Flexion ist der distale tibiale Ansatz des oberflächlichen MCL. Bei Verletzungen des distalen oberflächlichen MCL stabilisieren der proximale oberflächliche MCL-Anteil, der meniskofemorale Anteil des tiefen MCL und der hintere schräge Bandanteil des MCL (POL) sekundär die Außenrotation (Griffith et al. 2009a; LaPrade und Wijdicks 2012). Beim tiefen Anteil des MCL handelt es sich um eine Verdickung der Gelenkkapsel. Die femorale Insertion liegt ca. 1 cm distal der Insertion des oberflächlichen MCL, von dort verläuft es zum medialen Meniskus (meniskofemoraler Anteil), um dann 3–4 mm unterhalb des medialen Gelenkspaltes an der

Tibia zu inserieren (meniskotibialer Anteil) (LaPrade und Wijdicks 2012).

Beim POL handelt es sich um eine Verdickung der posteromedialen Gelenkkapsel, ausgehend von der Semimembranosus-Sehne hin zu einem femoralen Ansatz, die v. a. in Kniestreckung gegen die Innenrotation stabilisiert (LaPrade und Wijdicks 2012). Außer dem POL tragen auch Anteile des oberflächlichen und tiefen MCL zur Stabilisation der Innenrotation bei (Griffith et al. 2009b).

Zusammenfassung

- Das oberflächliche MCL wird durch seine zwei tibialen Verankerungen in zwei funktionell unterschiedliche Einheiten geteilt (proximal/distal).
- Der proximale tibiale Ansatz des oberflächlichen MCL ist bindegewebig und damit weniger statisch als der distale tibiale Ansatz.
- In-vitro führt eine Durchtrennung des proximalen oberflächlichen MCL zu einer Umverteilung der Kräfte auf das tiefe MCL und das VKB (und nicht auf den distalen Ansatz des oberflächlichen MCL).
- Das POL trägt zur medialen Kniestabilität bei.
- Wenn das POL im Rahmen einer MCL-Verletzung betroffen ist, liegt meist eine höhergradige (Rotations-)Instabilität des Kniegelenkes vor.

Während in der Vergangenheit gezeigt werden konnte, dass die Spannung des lateralen Kollateralbandes in Extension am höchsten ist und mit zunehmender Flexion abnimmt, ist die Kinematik des MCL komplexer (Hosseini Nasab et al. 2020). Es gibt derzeit nicht viele Untersuchungen zur In-vivo-Kinematik des MCL unter Belastung. Hosseini et al. untersuchten das Verhalten der Kollateralbänder unter einer einbeinigen Kniebeuge-Belastung (SL Lunge) (Hosseini et al. 2015). Dabei teilten sie das oberflächliche und tiefe MCL in jeweils drei Anteile ein (vorderer/mittlerer/hinterer Teil). Der vordere Anteil des oberflächlichen MCL erreichte

die größte Spannungszunahme bei 60° Knieflexion, danach kam es zu einer Verkürzung. Beim mittleren und hinteren Anteil (des oberflächlichen MCL) kam es ausgehend von 0° zu einer sukzessiven Verkürzung in steigender Knieflexion.

Der mittlere Anteil des tiefen MCL verhält sich nahezu isometrisch von der Extension in die Flexion, der vordere Anteil des tiefen MCL zeigt eine Verlängerung v. a. bis 90° Flexion. Der hintere Anteil des tiefen MCL verkürzt sich kontinuierlich von voller Extension bis 120° Flexion, um dann zwischen 120 –145° wieder leicht zu elongieren. In 145° Flexion ist die Spannung aller drei oberflächlichen Anteile (im Vergleich zur Extension) reduziert, dabei am meisten im hinteren Anteil, gefolgt vom mittleren und vorderen Anteil (oberflächliches MCL). Basierend auf diesen Ergebnissen kommt es v. a. im vorderen Anteil des MCL im Rahmen einer belasteten Knieflexion zu einer Verlängerung, mit der größten Verlängerung im oberflächlichen Anteil bei 60° und im tiefen Anteil bei 90° Flexion (Hosseini et al. 2015).

Die gleichen Autoren konnten zeigen, dass die Elongation des MCL auch abhängig von der jeweiligen Aktivität zu sein scheint, was möglicherweise durch die kombinierte Rotationskinematik bedingt sein könnte (Hosseini Nasab et al. 2020). Berücksichtigt werden muss jedoch, dass bei jeder Untersuchung zum Elongationsverhalten von Bindegewebe ein „Nullwert" der Belastung der kollagenen Fasern nicht bekannt ist (Hosseini Nasab et al. 2020). Zudem gibt es bislang auch keine Untersuchungen, zu welchen Zugbelastungen es im Rahmen sportartspezifischer Bewegungen kommt (Hosseini Nasab et al. 2016).

Zusammenfassung

- Die In-vivo-Kinematik der Kollateralbänder in belasteter Knieflexion (SL Lunge) zeigt eine Elongation vornehmlich der vorderen Anteile des oberflächlichen MCL und tiefen MCL.
- Der vordere Anteil des oberflächlichen MCL erfährt dabei eine Längenzunahme v. a. bis 60° Flexion, der vordere Anteil des tiefen MCL bis 90° Knieflexion.

Diagnostik

Aus der Anamnese oder der Beobachtung des Unfallherganges können bereits wichtige Informationen gewonnen werden. Eine MCL-Läsion ist Folge eines Valgus-Stresses auf das Kniegelenk im Rahmen von Landungen, Tackling-Manövern oder Richtungswechseln. Das tiefe MCL ist v. a. bei einer Kombination aus Valgus-Stress und/oder Außenrotations-Stress betroffen (Griffith et al. 2009a). Neben dem MCL sollten immer Verletzungen der Menisken und der Kreuzbänder ausgeschlossen werden. In der Palpation lässt sich bei einer akuten Verletzung der betroffene Bandanteil des MCL häufig lokalisieren. Verletzungen im mittleren Bandanteil können, da sie auf Höhe des Gelenkspaltes liegen, mit einer Innenmeniskusverletzung verwechselt werden. Aufgrund der Nähe der tibialen Insertion zur Bursa am Pes anserinus, sollte eine Verletzung in diesem Bereich nicht mit einer Bursitis verwechselt werden. Das oberflächliche MCL wird durch die Valgusstabilität des Kniegelenkes in 0° Knieextension und 20–30° Knieflexion beurteilt. In 20–30° Knieflexion ist die synergistische Stabilisation durch das tiefe MCL, die Kreuzbänder und das POL reduziert (Kim et al. 2016). Bei einer isolierten Grad-3-Verletzung des MCL sollte der mediale Gelenkspalt nicht mehr als 1–2 mm im Vergleich zur Gegenseite aufklappbar sein – lässt sich dieser deutlich weiter aufklappen, kann zusätzlich eine POL oder Kreuzbandverletzung vorliegen (Chen et al. 2008; Griffith et al. 2009a). Bei großen Athleten kann der Oberschenkel auf der Untersuchungsliege platziert werden, während der Unterschenkel herunterhängt und am Fuß/Sprunggelenk durch den Untersuchenden fixiert wird (Abb. 3.54) (Chen et al. 2008). Auch das Endgefühl im Valgus-Stresstest

sollte mitbeurteilt werden (Wijdicks et al. 2010). Untersuchungen der Rotationsstabilität des Kniegelenkes dienen der Unterscheidung zwischen einer oberflächlichen MCL-Verletzung und einer tiefen MCL- bzw. POL-Verletzung. Im anteriomedialen Schubladentest wird das Knie in 80–90° Flexion mit 10–15° Außenrotation des Fußes eingestellt und die anteriomediale tibiale Rotation geprüft. Im Dial-Test wird v. a. die posterolaterale Kniegelenkstabilität beurteilt, aber auch isolierte MCL-Verletzungen können hier zu einem positiven Testergebnis führen. Daher wird der Dial-Test auch bei MCL-Verletzungen (in Kombination mit einem anteriomedialen Schubladentest) empfohlen (LaPrade und Wijdicks 2012). Die (mediale) Rotationsstabilität kann zudem durch den Swain-Test untersucht werden. Der Swain-Test kann möglicherweise auch als prognostischer Faktor für die Wiederaufnahme von sportlichen Aktivitäten (Return to Sport) eine Rolle spielen (Marchant et al. 2011; Kim et al. 2016).

Einteilung Es existieren unterschiedliche Klassifikationssysteme zur Einteilung einer MCL-Verletzung. Die Klassifikation nach Hughston basiert auf der Verletzungsschwere (Grad 1–3) und der medialen Laxizität (1+, 2+, 3+) in 30° Kniegelenkflexion. In diesem Klassifikationssystem werden Grad-1- und Grad-2-Verletzungen als stabile Partialläsionen ohne Aufklappbarkeit in 30° Kniegelenkflexion beschrieben (Hughston 1994). Bei Grad-3-Verletzungen handelt es sich um eine Komplettruptur des MCL mit Valgus-Aufklappbarkeit (Instabilität), die weiter definiert wird: 1+: 3–5 mm, 2+: 6–10 mm, 3+: >10 mm. Die Nomenklatur für MCL-Verletzungen der „American Medical Association" basiert gleichermaßen auf der Aufklapp-

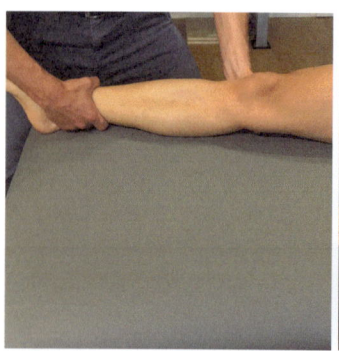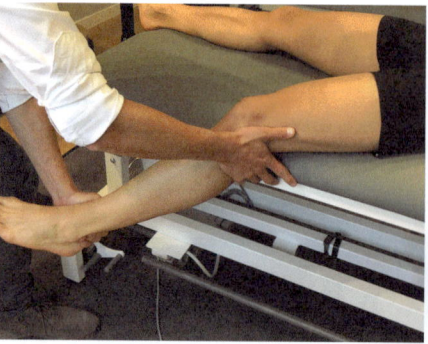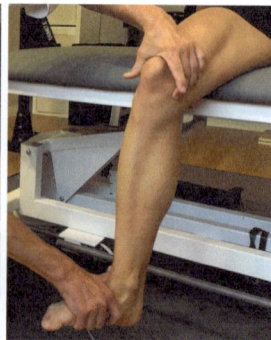

Abb. 3.54 Untersuchung des medialen Kollateralbandes

barkeit des medialen Gelenkspaltes (Grad 1: <5 mm, Grad 2: 5–10 mm, Grad 3: >10 mm).

In der Klassifikation nach Fetto et al. wird eine MCL Grad-1-Verletzung definiert als stabil in der Valgus-Stresstestung in 0° und 30° Knieflexion, eine Grad-2-Verletzung als instabil in 30° und stabil in 0° sowie eine Grad-3-Verletzung als instabil in 0° und in 30° Knieflexion (Fetto und Marshall 1978).

Aus klinischer Perspektive ist eine Differenzierung basierend auf Unterschieden in der Aufklappbarkeit im Millimeter-Bereich schwierig, zudem erscheint aufgrund der zuvor genannten biomechanischen Ausführungen neben einer Stabilitätsprüfung in Flexion auch immer eine Testung in der Knie-Extension sinnvoll (zum Ausschluss von Begleitverletzungen des VKB oder des POL). Andererseits müssen die Unterschiede der verschiedenen Klassifikationssysteme bei Grad-3-Verletzungen berücksichtigt werden. Bei Fetto et al. liegt neben einer Instabilität in 30° Flexion auch eine Instabilität in 0° vor, während in den anderen Klassifikationen bei einer Grad-3-Verletzung zwar eine Instabilität in 30° ohne Endgefühl vorliegt, jedoch ist nicht klar, ob eine zusätzliche Instabilität in 0° besteht. Eine Instabilität in 0°-Stellung deutet immer auch auf Begleitverletzungen hin (z. B. des vorderen Kreuzbandes mit posteromedialer Instabilität) und würde potenziell eine operative Therapie erfordern.

> **Zusammenfassung**
>
> - Es existieren verschiedene Klassifikationssysteme für MCL-Verletzungen.
> - Aus klinischer Perspektive erscheint eine Klassifikation basierend auf einer Valgus-Stabilitätsprüfung in 0° und 30° Knieflexion vorteilhaft (Fetto und Marshall 1978):
>   - MCL-Läsion Grad 1: Stabil in 0° und 30° (Valgus-Stresstestung)
>   - MCL-Läsion Grad 2: Instabil in 30° und stabil in 0° (Valgus-Stresstestung)
>   - MCL-Läsion Grad 3: Instabil in 30° und in 0° (Valgus-Stresstestung)
> - Valgus-Instabilitäten in 0° deuten auf Begleitverletzungen (z. B. VKB-Läsion) hin.

Therapie

Das physiologische Selbstheilungspotenzial von MCL-Verletzungen ist groß, daher hat eine konservative Therapie großes Potenzial bei MCL-Verletzungen (Duffy und Miyamoto 2010; Marchant et al. 2011). Eine operative Therapie kommt v. a. bei persistierenden chronischen Instabilitäten nach Versagen einer konservativen Therapie oder bei multiligamentären Verletzungen infrage (Duffy und Miyamoto 2010; LaPrade und Wijdicks 2012). Die Therapieentscheidung bei Grad-3-Verletzungen hängt davon ab, ob es sich um eine isolierte MCL-Läsion oder eine Kombinationsverletzung mit Beteiligung anderer Strukturen (z. B. bei Kniegelenkluxation) handelt. Grundsätzlich kommt zwar auch für isolierte Grad-3-Verletzungen eine nicht-operative Therapie infrage, ein solches Vorgehen wird jedoch auch diskutiert (Marchant et al. 2011; LaPrade und Wijdicks 2012).

Es existiert derzeit kein Konsensus für die Verwendung einer Knieorthese im Rahmen einer MCL-Verletzung (LaPrade und Wijdicks 2012). Oftmals wird diese in der Frühphase in Form einer „langen" Orthese und dann ggf. auch im Sport als „klassische" Orthese eingesetzt (Kim et al. 2016). Ein präventiver Effekt einer solchen Orthese im Sport (bzgl. der Reduktion von Valgus-Stress und MCL-Verletzungen) ist nicht eindeutig belegt. Bei Grad-2-Verletzungen wird die Ausfallzeit des Athleten durch eine Knieorthese möglicherweise sogar verlängert (Lundblad et al. 2019).

▶ - Eine Re-Evaluation der medialen Stabilität wird im Valgus-Stresstest nach 4 Wochen durchgeführt. Bei persistierender Instabilität kann die Tragedauer der Orthese dann verlängert werden (Kim et al. 2016).
- Da die medialen Kniestrukturen in enger Verbindung mit dem M. semimembranosus und dem M. vastus medialis stehen, erscheint es sinnvoll, in der Frühphase exzessiven Stress auf diese Strukturen zu vermeiden (Marchant et al. 2011).

Aktive Bewegung reduziert die Laxizität und erhöht die Festigkeit des oberflächlichen MCL und stellt damit im Rahmen einer frühzeitigen Mobilisation nach MCL-Verletzung einen wichtigen Bestandteil der nicht-operativen Therapie dar (Marchant et al. 2011). In der Literatur sind verschiedene nicht-operative Therapieprotokolle nach akuten medialen Knieverletzungen beschrieben, alle mit einem vergleichbaren guten Therapieergebnis (Ballmer und Jakob 1988; Reider et al. 1994; LaPrade und Wijdicks 2012).

Die Ausfalldauer nach einer MCL-Verletzung wird von Verletzungsschwere, Begleitverletzungen, Sportart und Spielposition sowie einer Vielzahl anderer Faktoren bestimmt (Kim et al. 2016).

Mit einem kriterienbasierten Vorgehen wird eine Wiederaufnahme der ursprünglichen Sportaktivität bei MCL-Läsion beschrieben (Kim et al. 2016):

– **Grad 1**: ca. 1–2 Wochen
– **Grad 2**: ca. 3–4 Wochen
– **Grad 3**: ca. 5–7 Wochen

Die tatsächliche Dauer bis zur Wiederaufnahme des Sports ist dabei von einer Vielzahl individueller Faktoren abhängig. Es sind verschiedene Protokolle für eine nicht-operative Therapie und postoperative Therapie nach MCL-Verletzungen beschrieben (Reider et al. 1994; LaPrade und Wijdicks 2012; Kim et al. 2016). Es gibt bislang keine prospektiven Untersuchungen oder einen Konsensus für eine optimale nicht-operative bzw. postoperative Therapie von MCL-Verletzungen. Ein mögliches nicht-operatives sowie ein postoperatives Vorgehen nach MCL-Läsionen sind in Abb. 3.55 und 3.56 dargestellt.

Kim et al. beschrieben als Kriterien vor der Wiederaufnahme von Sport (Kim et al. 2016):

- Keine Symptome beim Sprinten
- Keine Symptome im Rahmen sportartspezifischer, multidirektionaler (plyometrischer) Belastungen
- Regelrechte Leistung in körperlichen Assessments (z. B. Quadriceps/HS Kraft 90 % LSI)
- Erreichen eines adäquaten Leistungsniveau für die jeweilige Zielsportart und Position

Da diese Kriterien nur sehr unspezifisch sind, können zusätzlich die zuvor beschriebenen RTS-

	Phase 1	Phase 2	Phase 3	Phase 4
Zeitraum	1.-2.Woche	3.-4.Woche	5.Woche	6.Woche
Ziele	• Frühzeitiges, schmerzfreies volles Bewegungsausmaß • Minimaler Verlust Kraft Quadriceps • Heilung medialer Komplex ohne Instabilität			
Belastung	• Schmerzadaptierte Belastung an UAGST (Bodenkontakt=>TB=>1 kontralaterale UAGST=>VB sobald normaler Gang möglich	• Schmerzadaptierte Vollbelastung	• Vollbelastung	• Vollbelastung
Orthese	• E/F 0-0-90°	• E/F 0-0-90°	• Gang mit Orthese unter schrittweiser Freigabe aller Bewegungslimitationen	• Gang ohne Orthese • Ggf. Orthese außerhalb Haus • Orthese für 3 Monate im Wettkampf
Beweglichkeit	• Volles Bewegungsausmaß anstreben • Progression Knieflexion wie toleriert	• Volle Extension • Progression Knieflexion wie toleriert	• Vollständiges, symmetrisches Bewegungsausmaß	• Vollständiges, symmetrisches Bewegungsausmaß
Physiotherapie/Training	• Quadricepsaktivierung (30Wdh, 10x täglich) • SLR (kein Gewicht, wenn Knie nicht in 0° aktiv gesichert werden kann (kein Durchsacken) => Durchführung mit Orthese in 0°-Einstellung • Hüfte (F im Sitz/Abd in SL/E im Stand: 10x10 täglich) • HS-Curls im Stand (solange schmerzfrei) • Ergometer sobald wie möglich (Start mit 10-20min, geringer Widerstand) • Training der OE	• Fortführung aller Phase 1 Varianten mit 2-4kg • Progression des Ergometer-Trainings (20min täglich, Widerstand schmerzadaptiert erhöhen. Wichtigstes Training!) • Start mit Krafttrainingsvarianten unter Limitation F/E 90-0-0° mit Orthese: • SL/DL Leg Press • Step Ups • HS-Curls	• Fortführung Ergometertraining mind. 20min/Tag (Erhöhung Widerstand) • Progression Krafttraining • Progression zu SL Balance Training • Progression Gehen-Laufen (nach klinischer Kontrolle)	• Fortführung Ergometer (mind. 20 Min- täglich)bis 12 Wochen posttraumatisch • Progression sportspezifisches Training

Abb. 3.55 Nicht-operative Therapie bei Verletzungen des medialen Kollateralbandes (Grad 3) (LaPrade und Wijdicks 2012). UAGST: Unterarmgehstützen, TB: Teilbelastung, VB: Vollbelastung, SL: Seitlage, HS: Hamstrings, OE: obere Extremität, SL: unilateral, DL: bilateral, F: Flexion, E: Extension, SLR: Straight Leg Raise

	Phase 1	Phase 2	Phase 3	Phase 4
Zeitraum	0.-2. Woche	2.-6.Woche	6.-8.Woche	8.-12.Woche
Ziele	• Kontrolle Schwellung und Schmerz • 90° Knieflexion • Erhalt volle Extension • Aktivierung Quadriceps • SLR ohne Durchhängen (Hyperextension) • Patellofemorale Mobilität	• Knieflexion ≥115° • Erhalt der vollen Extension • SLR ohne Durchsacken Knie	• Normalisierung Gangbild • Volles Bewegungsausmaß	• Normalisierung Gangbild • Normalisierung Treppensteigen • Normalisierung Gehgeschwindigkeit und Distanz • ≥ 45°SL Squat mit normaler Mechanik
Belastung	• Entlastung	• Entlastung	• Schmerzadaptierte Vollbelastung an UAGST	• Vollbelastung
Orthese	Ja: • 0-0-90°	Ja: • 0-0-90°	Ja: • schrittweise Freigabe der Bewegungslimitation	Optional: • Ggf. Orthese außerhalb Haus • Ohne Limitation ROM
Mobilisation	• Volle Extension anstreben • Knieflexion bis 90°	• Volle Extension • Progression Knieflexion wie toleriert	• Vollständiges, symmetrisches Bewegungsausmaß	• Vollständiges, symmetrisches Bewegungsausmaß
Physiotherapie/Training	• Kryotherapie • Quadriceps und Hamstrings-Kräftigung • Allgemeines Bewegungstraining	• Fortführung aller Phase 1 Varianten • **Beginn des Ergometer-Trainings ab 4.Woche ohne Widerstand** • HS-Curls (Stand/BL. Aktive Flex/Passive Ext) • Rumpf-/Hüfttraining	• **Beginn DL CKC Training mit≤70° Knieflexion** • **Beginn bilaterales einfaches Propriozeptionstraining** • Progression Rumpf-/Hüfttraining	• **Progression von DL CKC Training zu SL CKC Training** • Beginn leichtes kardiovaskuläres Ergometertraining • **Progression Propriozeptions-/Balance-Training von DL zu SL**
Sonstiges	• Vermeidung von Valgus-/Rotationsbelastungen im Kniegelenk	• Vermeidung von Valgus-/Rotationsbelastungen im Kniegelenk	• CKC Squats ≤70° Knieflexion • Keine Drehbewegungen auf Standbein • Auf Alignement Knie/Hüfte in CKC achten • Auf Schwellung achten	• Kein Knieextensions-Trainer (OKC)

	Phase 5	Phase 6	Phase 7
Zeitraum	12.-16.Woche	16.-20.Woche	Ab 20.Woche
Ziele	• ≥ 60°SL Squat mit normaler Mechanik	• gute Selbstwahrnehmung für Alignement der UE bei Belastungs-/CKC-Training	• eigenständige Fortführung Training • gute Selbstwahrnehmung für Alignement in intensiveren Belastungen
Belastung	• Vollbelastung	• Vollbelastung	• Vollbelastung
Orthese	Nein, ggf. bei dynamischen Aktivitäten	Nein, ggf. bei dynamischen Aktivitäten	Nein, nur im Sport
Mobilisation	• Vollständiges, symmetrisches Bewegungsausmaß	• Vollständiges, symmetrisches Bewegungsausmaß	• Vollständiges, symmetrisches Bewegungsausmaß
Physiotherapie /Training	• Fortführung Trainingsvarianten aus Phase 4 • Progression kardiovaskuläres Training (Rad/Elipsentrainer/Gehen/Schwimmen mit • Progression Krafttraining zu SL-Varianten • Progression Propriozeptions-/Balance-Training	• Lunges (direktional) • **Laufen (Intervalle, linear, ohne Steigung)** • **Beginn Agilität (Basis+Fußarbeit)** • **Beginn DL Plyometrie** • Dynamische und direktionale Herausforderungen im Propriozeptions-/Balancetraining	• Fortführung Krafttraining • Progression Plyometrie • Progression Intensität/Geschwindigkeit Agilitätstraining • **Beginn mit Richtungswechseln/Cutting** • Beginn sportspezifisches Training
Sonstiges	• gute Kontrolle in konzentrischer und exzentrischer Durchführung Krafttraining • Gutes Alignement der UE in Propriozeptions-/Balancetraining und CKC-Training	• Gutes Alignement im CKC-Training • Kontrolle Schwellung bei Einführung der Stoßaktivitäten in dieser Phase	• Vermeidung dynamischer Valgus Kniegelenk in Richtungswechseln, Abbremsen oder Sprungtraining

Abb. 3.56 Postoperative Therapie bei Verletzungen des medialen Kollateralbandes (LaPrade und Wijdicks 2012). OKC: Offene kinetische Kette, CKC: geschlossene kineti- sche Kette, UE: untere Extremität, DL: bilateral, SL: unilateral, BL: Bauchlage

Phase 1 (1.-2. Woche)

- Kontrolle Schmerz/Schwellung (POLICE/PEACE Schema)
- Orthese F/E 90-0-0° (anfangs lange Version erwägen, dann Umstellung auf kürzere Ausführung)
- Schmerzadaptierte Belastung

CAVE: Belastungen des M. vastus medialis und M. semimembranosus in Frühphase reduzieren

- Quadricepsaktivierung
- Volle Extension anstreben
- Progression Knieflexion wie toleriert
- Ergometer sobald wie möglich

Phase 2 (3.-4. Woche)

- Orthese F/E 90-0-0°
- Vollbelastung
- Volle Extension
- Progression Knieflexion wie toleriert
- Progression des Ergometer-Trainings (20min/Tag, Widerstand schmerzadaptiert erhöhen. Wichtigstes Training!)
- Start mit Krafttrainingsvarianten unter Limitation F/E 90-0-0° mit Orthese

Phase 3 (5. Woche)

Wichtig:

Re-Evaluation der medialen Kniestabilität nach 4 Wochen

=> bei Instabilität Verlängerung Tragedauer der Orthese

- Vollbelastung mit Orthese unter schrittweiser Freigabe aller Bewegungslimitationen
- Fortführung Ergometertraining mind. 20min/Tag (Erhöhung Widerstand)
- Progression Krafttraining, Progression zu SL Balance Training
- Progression von Gehen zu Laufen

Phase 4 (6. Woche)

- Gang ohne Orthese (ggf. noch außerhalb Haus)
- Orthese für 3 Monate im Wettkampf
- Fortführung Ergometer (mind. 20min/Tag) bis 12 Wochen posttraumatisch
- Progression sportspezifisches Training

Kriterien nach Kniegelenk-Verletzungen eine Hilfe zur Beurteilung der Kniefunktion sein.

3.1.6 Luxation der Patella

Die Stabilität der Patella wird durch eine Vielzahl von Faktoren gewährleistet. Hierzu zählen u. a. die ossäre Gelenkanatomie, die weichteilige Stabilisation und die neuromuskuläre Kontrolle. Das mediale patellofemorale Ligament (MPFL) ist ein wichtiger weichteiliger Stabilisator, insbesondere zwischen 0°–30° Kniegelenkflexion, gegen eine Lateralisierung der Patella. Das MPFL verläuft segelförmig vom medialen Femurkondylus zum medialen Rand der Patella.

Mechanismen, die zu einer Luxation der Patella führen können, sind eine direkt tangential einwirkende Kraft auf die Patella oder eine Bewegung in Knieflexion in Kombination mit einer Valgisierung des Kniegelenkes (dann häufig unter distaler Fixation der Extremität). Häufig berichten die Athleten über das Gefühl, dass etwas „rausgesprungen" sei, meist in Kombination mit einem akustischen Phänomen. Sowohl Unfallhergang als auch die vom Patienten berichteten Phänomene überschneiden sich mit der Symptomatik einer VKB-Ruptur, die es dann differenzialdiagnostisch abzugrenzen gilt. Auch eine generalisierte Hyperlaxizität der bindegewebigen Strukturen, eine Patella alta, eine Trochleadysplasie oder eine übermäßige femorale Rotation können eine Luxation begünstigen. Die Erstluxation der Patella führt fast immer zu einer Läsion des MPFL (Hilber et al. 2019). In einem Expertenkonsensus wurde nach einer Erstluxation ohne osteochondrales Fragment oder dem Vorliegen eines freien Gelenkkörpers (wodurch eine chirurgische Entfernung indiziert sein könnte) ein konservativer Therapieversuch als gerechtfertigt beschrieben (Liu et al. 2018). Letzten Endes hängt die Entscheidung hinsichtlich der Notwendigkeit einer operative Therapie und der operativen Methode aber von vielen Faktoren ab. Ob unter bestimmten Voraussetzungen eine operative Therapie bei Erstluxation der konservativen Therapie überlegen ist oder eine konservative Therapie zu gleichwertigen Ergebnissen führen kann, wird weiterhin diskutiert. Eine isolierte Erstluxation ohne osteochondrale Begleitverletzungen scheint Potenzial für den Erfolg einer konservativen Therapie zu haben (Smith et al. 2015b; Xing et al. 2020).

Im Rahmen einer operative Stabilisation nach akuter Luxation oder bei chronischer Instabilität hängt die Art der operativen Versorgung auch wieder von bestimmten Faktoren ab. Eine der häufigsten Operationen zur Stabilisation der Patella ist eine Rekonstruktion des MPFL. Es gibt derzeit keinen Konsens für die Nachbehandlung nach einer MPFL-Rekonstruktion. Oftmals lehnt sich die Rehabilitation nach einer MPFL-Rekonstruktion an die postoperativen Protokolle der Rekonstruktion des vorderen Kreuzbandes an oder basiert auf Expertenmeinungen (Manske und Prohaska 2017; McGee et al. 2017).

In einer Untersuchung postoperativer Protokolle nach MPFL-Rekonstruktion zeigte sich eine große Variabilität einzelner Rehabilitations-Parameter, insbesondere zum Zeitpunkt des optimalen Beginns der Durchführung eines Krafttrainings, Propriozeptionstrainings und eines kardiovaskulären Trainings (Lightsey et al. 2018). 97 % der eingeschlossenen Nachbehandlungs-Protokolle nach MPFL-Rekonstruktion sehen eine postoperative Knieorthese vor, 67 % eine Vollbelastung, 23 % Teilbelastung und lediglich 7 % eine Entlastung nach der Operation. 97 % der Protokolle empfehlen das Erreichen einer Knieflexion von 90° innerhalb von durchschnittlich 1,4 Wochen, jedoch mit einer großen Bandbreite zwischen 0 und 6 Wochen (Lightsey et al. 2018).

Tab. 3.31 zeigt exemplarisch ein zeitbasiertes* Rehabilitations-Schema nach MPFL-Rekonstruktion (Saper et al. 2019). Abb. 3.57 zeigt ein Rehabilitations-Schema nach MPFL-Rekonstruktion, welches auch Übergangskriterien der einzelnen Phasen beinhaltet.

Auch zur konservativen Therapie nach einer Patellaluxation gibt es derzeit keinen Konsens hinsichtlich der Parameter der Rehabilitation. Initial wird oftmals eine Immobilisation für einen

Tab. 3.31 Rehabilitation nach MPFL-Rekonstruktion (Saper et al. 2019)

Phase	Zeitpunkt	Ziele
1	Woche 1–2	• Wiederherstellung der endgradigen Knieextension (passiv) • Wiederherstellung der Quadrizeps-Kontrolle • Schrittweise Wiederherstellung der Knieflexion • Verringerung von Schmerz und Entzündung
2	Woche 3–6	• Erhalt der symmetrischen Knieextension • Normalisierung der Patella-Mobilität • Progression des Bewegungsausmaßes des Kniegelenkes • Verbesserung der muskulären Kontrolle und Aktivierung • Wiederherstellung der neuromuskulären/propriozeptiven Kontrolle
3	Woche 7–12	• Verbesserung der Muskelkraft und der Ausdauer • Wiederherstellung des vollen Bewegungsausmaßes • Verbesserung von Balance und neuromuskulärer/propriozeptiver Kontrolle
4	Monat 3–6	• Normalisierung der Kraft der unteren Extremität • Verbesserung Kraft und Ausdauer • Beginn funktioneller Aktivitäten
5	Monat 7–9	• Erreichen der Maximalkraft und Ausdauer • Progression des funktionellen Trainings • Progression der Propriozeption und Balance • Progression der Schnellkraft • Schrittweise Wiederaufnahme sportlicher Aktivitäten

*In der evidenzbasierten Therapie hat zuletzt das „kriterienbasierte" Vorgehen ein „zeitbasiertes" Vorgehen in der Rehabilitation abgelöst. Bislang gibt es jedoch noch keinen Konsens zu einem kriterienbasierten Vorgehen nach MPF-Rekonstruktion (Zaman et al. 2018).

Phase	Ziele	Beachte	Progression
1 (W 0-2)	• Schutz des operierten Kniegelenkes • Entzündungs-Kontrolle • Minimierung der Immobilisations-Effekte • Erreichen der vollen Knieextension	• Orthese in Streckstellung verriegelt (bei Aktivitäten in VB) • Progression von Teil- zu Vollbelastung in Orthese • Vermeidung der aktiven Extension • Kein Autofahren	• Sicherer Gang mit UAGST und verriegelter Orthese • Abgeklungene Entzündungszeichen • F/E 90°-0°-0°
2 (W 2-6)	• SL Kontrolle • Gute Kontrolle+ kein Schmerz bei funktionellen Bewegungen mit reduziertem Bewegungsausmaß (Schritte, Teil-Kniebeuge) • Gute Quadricepskontrolle • Wenn möglich=>Entfernung Orthese und Unterarmgehstützen	• Vermeidung einer übermäßigen Fixierung, indem Bewegungen der geschlossenen Kette in einem eingeschränkten Bewegungsbogen begonnen werden (Nutzung von Anti-Schwerkraft-Laufband oder Pool) • Vermeidung Schwellung nach Aktivität • Orthese entfernen wenn gute SL Kontrolle und gute Quadricepskraft	• Normaler Gang auf ebenen Flächen • Gute willkürliche Quadricepskontrolle mit terminaler Knieextension (ohne „Durchsacken" Knie) • Verbesserte oder normalisierte Patella-Mobilität • SL Balance >15s
3 (W 6-12)	• Erreichen normaler Gang • Verbesserung Quadriceps-Kraft • Verbesserung neuromuskuläre Kontrolle proximal (Hüfte) und distal (Fuß/Sprunggelenk) • Verbesserung Balance und Propriozeption • Beginn mit Ellipsen-Trainer oder Laufband (joggen)	• Vermeidung von CKC Training über 90° Flexion • Vermeidung Schwellung nach Aktivität	• Volles Bewegungsausmaß • Negativer Apprehension Test • SL Balance in 30° Flexion >15 s • Gute Kontrolle und kein Schmerz in Kniebeuge/Lunges • Ärztliche Freigabe für Beginn sportspezifische Progression
4 (W ≥12)	• Gute exzentrische/konzentrische dynamische multiplanare, neuromuskuläre Kontrolle (inkl. Plyometrie)	• Vermeidung Schmerzhaftigkeit nach Aktivität (sollte innerhalb 24h abgeklungen sein) • Minimale bis keine Schwellung nach Aktivität	• Toleranz Progressionen von funktioneller Aktivitäten ohne Symptom Verstärkung • Keine Schwellung • Volles Bewegungsausmaß • MVIC Quadriceps ≥90% LSI • Hop Tests ≥80% LSI

Abb. 3.57 Rehabilitation nach Rekonstruktion des medialen patellofemoralen Ligaments (MPFL) (McGee et al. 2017). SL: unilateral, DL: bilateral, VB: Vollbelastung, CKC: Geschlossene kinetische Kette, UAGST: Unterarmgehstützen, LSI: Limb Symmetry Index, MVIC: maximal willkürliche isometrische Kontraktion

Tab. 3.32 Return-to-Sport-Checkliste nach operativer Therapie bei Patellainstabilität (White et al. 2020)

Der Athlet muss sieben (sechs bei weichteiliger Stabilisation) der folgenden acht Kriterien vor Wiederaufnahme sportlicher Aktivitäten erfüllen:
1. **Negativer Apprehension Test**
2. **Radiologische Knochenheilung (wenn z. B. Tuberositas-Versatz erfolgt)**
3. **Normalisierung Gangbild**
4. **Ausreichende Kniestabilität**
   • SL Stand (kein Fehler* über 60 s)
   • Seitlicher Hop-Test (1 Fehler in 60 s, betroffene Seite mit LSI <10 % zur Gegenseite)
   • Y-Balance-Test (3 Messungen jede Seite, betroffene Seite im Vergleich innerhalb von maximal 5 % Differenz der Reichweite der jeweiligen Richtung der Gegenseite)
5. **Ausreichende Muskelkraft und Muskelausdauer**
   • SL Squat (innerhalb maximal 10 % Unterschied der Anzahl der Wiederholungen im Vergleich zur Gegenseite. Nicht mehr als 1 Fehler* in diesen Wiederholungen)
   • Step-Down (20 cm Stufe, 180 s, Metronom mit 30 BPM, nicht mehr als 3 Fehler auf betroffener Seite)
6. **Ausreichende Kraft der unteren Extremität**
   • SL Hop (Distanz innerhalb von maximal 10 % Unterschied zur Gegenseite)
7. **Beweglichkeit**
   • Weniger als 5° Knieextensionsverlust (im Vergleich zur Gegenseite)
   • Weniger als 10° Knieflexionsverlust (im Vergleich zur Gegenseite)
8. **≥90 % in IKDC-Score**
*Fehler: Beckenkippung in Frontalebene, Valgusbewegung Knie, Berührung mit Hand während der Durchführung

Zeitraum von 2–3 Wochen mit einer schmerzadaptierten Limitation der Knieflexion von 15–30° durchgeführt (Duthon 2015). Grundsätzlich ist die Studienlage heterogen. Einerseits wird von einigen Autoren eine restriktive Mobilisation zur Vermeidung einer Rezidivluxation empfohlen (Frosch et al. 2011), andererseits sind auch die frühzeitige Vollbelastung und eine progressive Mobilisation beschrieben (Duthon 2015). Die Wiederaufnahme von Laufaktivitäten nach Patellaluxation wird mit 5–6 Wochen nach Luxation angegeben (Hinton und Sharma 2003). Return to Sport (RTS)-Kriterien, die vor einer Wiederaufnahme sportlicher Aktivitäten erfüllt werden sollten, sind derzeit nach Patellaluxation nicht standardisiert. Zaman et al. untersuchten

die RTS-Kriterien nach MPFL-Rekonstruktion und konnten zeigen, dass in der aktuellen Literatur v. a. der Faktor „Zeit" ausschlaggebend für eine Sportfreigabe ist (Zaman et al. 2018). Funktionelle Testungen sind hingegen selten und nicht einheitlich beschrieben.

Tab. 3.32 zeigt beispielhaft eine RTS-Checkliste nach operativer Therapie einer Patellainstabilität basierend auf Expertenmeinungen (White et al. 2020).

Die RTS-Rate nach MPFL-Rekonstruktion wird mit 60–90 % angegeben (Saper et al. 2019).

3.2 Beschwerden im medialen, lateralen, vorderen und hinteren Kniegelenkbereich

Abb. 3.64 zeigt eine Reihe möglicher Ursachen für Beschwerden des Kniegelenkes.

3.2.1 Vorderer Knieschmerz

Die Bezeichnung „vorderer Knieschmerz" wird unterschiedlich verwendet und bezieht sich im Allgemeinen auf Beschwerden im vorderen Kniebereich (Witvrouw et al. 2005). Der vordere Knieschmerz ist ein häufiges Problem im Sport.

Als Ursache kommen beispielsweise eine Tendinopathie der Patellasehne oder patellofemorale Beschwerden in Betracht (Tab. 3.33). Die Beschwerden werden oftmals als unspezifisch peripatellar und/oder retropatellar oder selten auch als Instabilitätsgefühl angegeben (Werner 2014).

In der klinischen Untersuchung (Tab. 3.34) können die Beschwerden oftmals reproduziert werden, dabei können Schmerzlokalisation und Provokationstestungen einen wichtigen Hinweis auf die potenzielle Ursache der Beschwerden geben. Die wissenschaftlichen Gütekriterien der klinischen Testverfahren (insbesondere zur Diagnostik patellofemoraler Schmerzen) sind nicht ausreichend, eine Kombination verschiedener Tests erhöht möglicherweise die diagnostische Genauigkeit (Cook et al. 2010; Cook et al. 2012) (Abb. 3.58, 3.59 und 3.60).

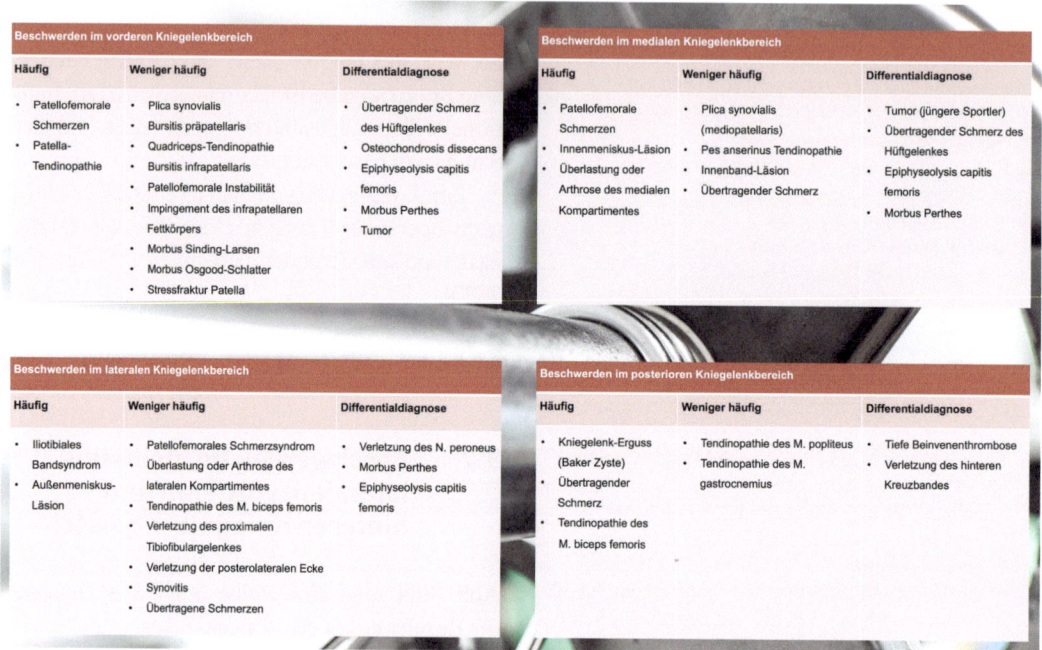

Abb. 3.58 Potenzielle Ursachen für Kniebeschwerden. In Anlehnung an (Brukner und Khan 2016)

Tab. 3.33 Untersuchung des Patellofemoralgelenkes (PFG). UE: untere Extremität, DE: Dorsalextension, SL: unilateral, DL: bilateral

Inspektion	Palpation	Mobilität PFG	Andere
• Beinachse (Valgus/Varus) • Beckenkippung (Sagittal-/Frontalebene) • Femur (Exzessive Adduktion und/oder Innenrotation) • Fußstellung (Hyperpronation)	• Patellafacette (medial/lateral) • Laterales/mediales Retinakulum • Patella-Sehne (Royal London Hospital-Test, • Hoffa Fettkörper • Tuberositas Tibiae • Erguss (z. B. Stroke Test)	• Medial/lateral/kranial/kaudal • Tracking der Patella in Flexion/Extension (J-Sign) • Patella Tilt-Test *Instabilität:* • Apprehension- Test	*Flexibilität, Kraft und Funktion der Muskulatur der UE* • Gluteale Muskulatur • Quadrizeps • Hamstrings • Iliotibiales Band • M. gastrocnemius • M. soleus *Untersuchung der Gelenke der UE* • Bewegungsausmaß (belastete DE) *Funktion* • DL/SL Kniebeuge (inkl. Kniebeuge auf Schrägfläche) • Auf-/Absteiger • DL/SL Sprungtestungen

Tab. 3.34 Vergleich der klinischen Symptomatik bei patellofemoralen Beschwerden und der Tendinopathie der Patellasehne (Brukner und Khan 2016)

Symptome	Patellofemorale Schmerzen	Patellasehnen-Tendinopathie
Beginn	• Laufen, Treppen • Alle Bewegungen mit Knieflexion unter Belastung	• Aktivitäten wie Springen und/oder Richtungswechsel
Schmerz	• Unspezifisch, diffus • Medial, lateral und/oder infrapatellar • Schmerzverstärkung durch Aktivitäten, die das PFG belasten	• Fokal an der inferioren Patella lokalisiert • Schmerzverstärkung durch Aktivitäten, die Energiespeicherung/Abgabe erfordern (Sprünge)
Druckdolenz	• Mediale/laterale Fazette und/oder infrapatellar • Ggf. kein Druckschmerz provozierbar	• Lokalisiert am unteren Patella-Pol (Cave: Druckschmerz am unteren Pol besteht häufig auch bei asymptomatischen Athleten mit Sprungsportbelastung)
Schwellung	• Ggf. wenig Schwellung supra-/infrapatellar	• Kein i. a. Erguss • Ggf. Verdickung der Sehne
Krepitationen	• Ggf. subpatellar	• Nein

PFG: Patellofemoralgelenk, i. a.: intraartikulär

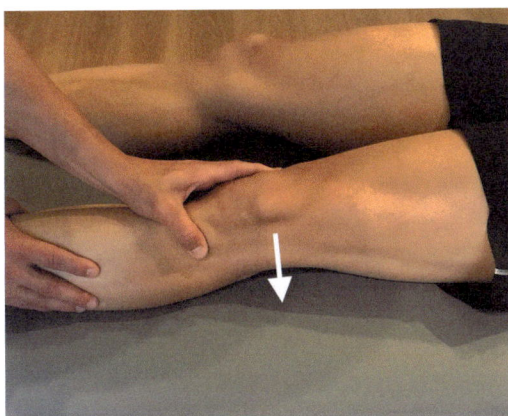

Abb. 3.59 Apprehension-Test. Es kommt zur Abwehrspannung des Quadrizeps durch den Patienten bei Lateralisation der Patella (Angst vor Luxation)

3.2.1.1 Tendinopathie der Patellasehne

Aufgrund der häufigen Assoziation zu Sprungsportarten (Volleyball, Basketball, Weitsprung, Hochsprung usw.) bezeichnet man Beschwerden am ansatznahen Patellasehnen-Bereich traditionell als „Jumper's Knee", wenngleich auch Athleten aus Nicht-Sprungsportarten davon betroffen sein können (Lian et al. 2005). Richtungswechsel, Sprünge und Landungen erfordern eine schnelle Energiespeicherung/-abgabe der Patellasehne, was wiederum eine wichtige Grundlage für Leistungsfähigkeit und Bewegungseffizienz darstellt (Malli-

aras et al. 2015). Auf der anderen Seite scheinen genau diese Aktivitäten in Zusammenhang mit der Entwicklung einer Tendinopathie zu stehen. Charakteristisch für eine Tendinopathie der Patellasehne ist ein lokalisierter Schmerz am inferioren Pol der Patella. Die Tendinopathie der mittleren oder distalen Patellasehne ist dagegen weitaus seltener. Es werden intrinsische und extrinsische Risikofaktoren im Zusammenhang mit einer Tendinopathie beschrieben (van der Worp et al. 2011). Zu den intrinsischen Faktoren zählt man beispielsweise Fußstellung, Sprunggelenkmobilität (Einschränkung der Dorsalextension) und Kraft-/Flexibilitätsdefizite (Quadrizeps und Hamstrings) an der unteren Extremität (Witvrouw et al. 2001; Abat et al. 2017). Als potenzielle extrinsische Risikofaktoren gelten Bodenbelag, ungeeignete Trainingsausstattung und hochintensives Training mit exzessiven repetitiven Belastungen (Hagglund et al. 2011; Abat et al. 2017; Morton et al. 2017). Auch das (horizontale) Landeverhalten nach Sprüngen („Stiff Knee"- Strategie) wird als Risikofaktor diskutiert (Van der Worp et al. 2014). Histomorphologisch ist die Tendinopathie charakterisiert durch eine Tenozyten-Proliferation, eine Erhöhung der Grundsubstanz und Neovaskularisationen (Abate et al. 2009). Im betroffenen Sehnenbereich ist die Sehnensteifigkeit erhöht (Zhang et al. 2014).

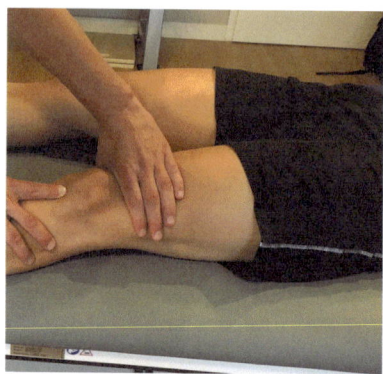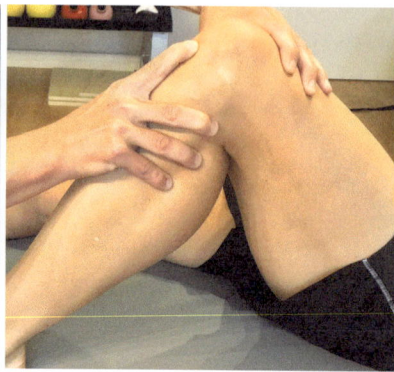

Abb. 3.60 The Royal London Hospital-Test. Ausgangsstellung: Rückenlage. Palpation der Patellasehne in Knieextension und Aufsuchen der druckschmerzhaften Lokalisation am unteren Patella-Pol. Dann erneute Palpation der gleichen Stelle in 90° Knieflexion. Ist der Druckschmerz in 90° Knieflexion nicht mehr vorhanden (oder deutlich reduziert), gilt der Test als positiv (Bestätigung der Diagnose einer Patellasehnen-Tendinopathie)

Diagnostik

Die Patellasehnen-Tendinopathie ist eine von vielen möglichen Ursachen des vorderen Knieschmerzes (Malliaras et al. 2015). Insbesondere die Abgrenzung zu patellofemoralen Schmerzen fällt mitunter schwer. Beschwerden, die von der Patellasehne ausgehen, sind i. d. R. fokal lokalisiert, während patellofemorale Beschwerden oftmals eine „diffusere" Ausbreitung im vorderen Kniebereich haben.

Hauptunterschiede der Patellasehnen-Tendinopathie im Gegensatz zu patellofemoralen Beschwerden sind:
1. Lokalisierter Schmerz am unteren Pol der Patella
2. Belastungsabhängiger Schmerz, der mit Beanspruchung der Knieextensoren zunimmt (v. a. bei Aktivitäten, die eine Energiespeicherung/Abgabe in der Patellasehne erfordern)

Tab. 3.34 zeigt eine Gegenüberstellung der Unterschiede in der klinischen Symptomatik von patellofemoralen Beschwerden und Beschwerden bei Patellasehnen-Tendinopathie.

Die allgemeinen Zeichen einer Tendinopathie (Morgensteifigkeit, Schmerzreduktion unter Belastung = Aufwärm-Phänomen, dosisabhängiger Schmerz[3] usw.) finden sich auch bei der Tendinopathie der Patellasehne.

In Hinblick auf begünstigende Faktoren der Patellasehnen-Tendinopathie sollte neben der lokalen Untersuchung auch eine Funktionsuntersuchung der unteren Extremität durchgeführt werden. Möglicherweise steht das Landeverhalten nach Sprüngen im Zusammenhang mit Beschwerden im Bereich der Patellasehne. Bei einer „Stiff-Knee = Kniefixations-Strategie" wird während der Sprunglandung das Kniegelenk nur wenig flektiert. Prädisponierend für Beschwerden sind dabei v. a. horizontale Sprunglandungen (Van der Worp et al. 2014). Die Untersuchung der Fußstellung (Hyperpronation) und der Sprunggelenkbeweglichkeit (Einschränkung der belasteten Dorsalextension = z. B. im Knee to Wall-Test) wird in die Untersuchung miteinbezogen. Unterschenkel/Oberschenkel/Hüfte/Becken werden im Hinblick auf eine effiziente Muskelfunktion zur Energieabsorption beurteilt. Als orientierendes Testverfahren können beispielsweise die Funktionstestungen des Return to Running-Assessments eingesetzt werden.

In Hinblick auf eine lokale Druckdolenz der Patellasehne am unteren Patellapol muss berücksichtigt werden, dass hier auch häufig bei asymptomatischen Sprungsportathleten eine Druckschmerzhaftigkeit bestehen kann (Cook et al. 2012). Im Verlauf der Rehabilitation scheint ein lokaler Druckschmerz ohnehin kein verlässliches Kriterium zu sein, da oftmals auch noch lange nach Ende der Beschwerden eine lokale Druckdolenz der Sehne bestehen bleiben kann. Der London

---

[3]Z. B. Schmerzprogression bei niedriger zu großer Sprunghöhe.

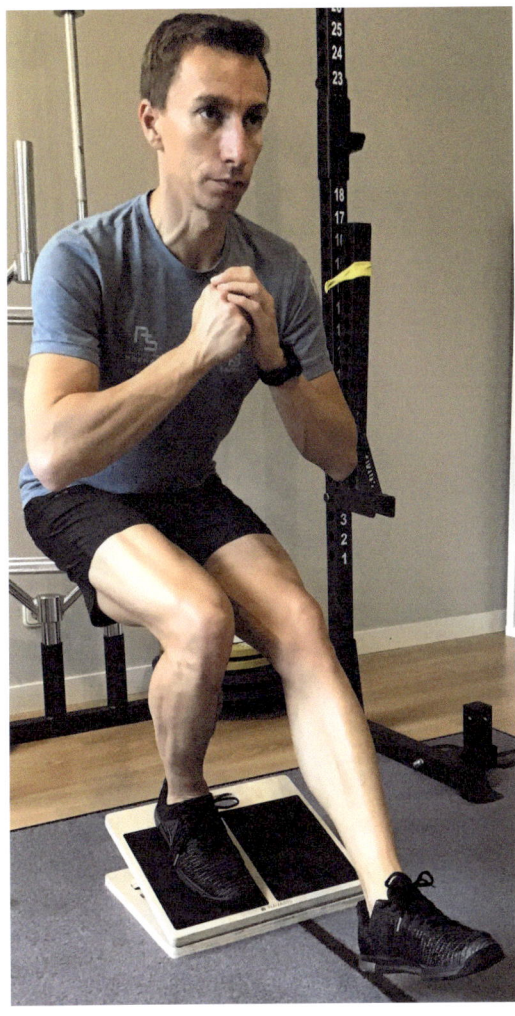

Abb. 3.61 Unilaterale Kniebeuge auf Schrägfläche (Decline Squat)

Hospital-Test (Abb. 3.61) kann ergänzend zur Palpation durchgeführt werden (Maffulli et al. 2017).

Therapie
Zu Beginn der Rehabilitation einer Tendinopathie sollte die Irritabilität der aktuellen Beschwerden bestimmt werden. Hierbei wird die Dauer der Symptome nach einem Sehnen-belastenden Training (Energiespeicherung/-Abgabe) ermittelt. Sistieren die durch Trainingsreize induzierten Beschwerden 24 h nach der Belastung, ist der Zustand der Sehne aller Wahrscheinlichkeit nach nur wenig irritativ (akzeptables Schmerzniveau während der Belastung sowie 24 h nach der Belastung: VAS ≤5/10). Anhaltende Beschwerden über 24 h nach

der Belastung deuten auf ein reaktives Stadium der Tendinopathie hin (Malliaras et al. 2015). Die Kontrolle der Reaktion auf Belastung im 24-h-Verhalten kann durch einen standardisierten Belastungstest (z. B. abschüssige unilaterale Kniebeuge) erfolgen. Grundsätzlich empfiehlt es sich, den Athleten über eine realistische Dauer der Rehabilitation aufzuklären (Monate) und in die „Management-Strategie" einzubeziehen. Dabei sollte der Athlet eine Einschätzung der Belastungsintensität in Zusammenhang mit der 24-h-Schmerzreaktion und den daraus resultierenden Trainingsanpassungen selbstständig durchführen können. Hierfür eignet sich das Schmerz-Monitoring-Modell.

Bei reaktiver Tendinopathie steht zunächst die Schmerzkontrolle im Vordergrund. Es erfolgt eine Belastungsmodifikation unter Reduktion (oder Pausieren) aller schmerzprovokativen (energiespeichernden) Trainingsreize (Sprünge, Sprints usw.). Ergänzend kann ein isometrisches oder isotonisches Trainingsprogramm für den Quadrizeps begonnen werden (van Ark et al. 2016). Möglicherweise ist ein isoliertes isometrisches[4] Training (des Quadrizeps) für einige Wochen in der akut-irritativen Situation zunächst günstiger. Dabei sollte dieses weder zu leicht noch zu schwer sein (keine Faszikulationen während der Durchführung) (Malliaras et al. 2015).

Es gibt bislang keine Evidenz für die Effektivität einer lokalen Friktionsbehandlung der Sehne (Stasinopoulos und Stasinopoulos 2004; Loew et al. 2014). Im Zusammenhang mit der Pathophysiologie ist eine lokale Friktionsbehandlung bei tendinopathischen Beschwerden grundsätzlich kritisch zu hinterfragen (Joseph et al. 2012). Schmerzen und Funktion der Sehne können über die „Victorian Institute of Sport Assessment-Patella Scale (VISA-P)" ermittelt werden (Minimal klinisch signifikanter Unterschied = 13 Punkte). Malliaras et al. empfehlen die Anwendung des VISA-P alle 4 Wochen, da dieser Score nicht sensitiv genug für kleinere Veränderungen (bei einer sich oftmals nur sehr langsam verbessernden Symptomatik) ist (Malliaras et al. 2015). Eine Vali-

---

[4]In der Rehabilitation wurde in den vergangenen Jahren ein isometrisches (Quadrizeps-)Training bei einer Tendinopathie der Patellasehne als analgetisch beschrieben. Auch wenn ein solcher Effekt nicht durchgehend bei allen Formen der Tendinopathie erzielt werden kann, kann ein isometrisches Training die Rehabilitation trotzdem ergänzen.

dierung einer deutschsprachigen Version des VISA-P liegt bereits vor (Lohrer und Nauck 2011).

Malliaras et al. 2015 beschreiben eine Rehabilitation bei Patellasehnen-Tendinopathie in vier Stufen (Abb. 3.61) mit dazugehörigen intrarehabilitativen Progressionskriterien (Tab. 3.35).

In der Rehabilitation wurde in den vergangenen Jahren ein isometrisches (Quadriceps-)Training bei einer Tendinopathie der Patellassehne als analgetisch beschrieben. Auch wenn ein solcher Effekt nicht durchgehend bei allen Formen der Tendinopathien erzielt werden, kann ein isometrisches Training die Rehabilitation trotzdem ergänzen. Ein Vorteil könnte in dem geringeren Ermüdungseffekt im Vergleich zu einem klassischen Krafttraining gesehen werden. Andererseits bietet diese Form des Trainings die Möglichkeit, eine explosive Muskelaktivierung in sportartrelevanten Positionen zu generieren. Die Diskussion über die Rolle einer isometrischen Muskelaktion vs. einer exzentrischen Muskelkontraktion in hohen Laufgeschwindigkeiten wird weiterhin geführt. Nachvollziehbar erscheint, dass hohe Geschwindigkeiten eine ausreichende Steifigkeit in den Gelenken der unteren Extremität (und damit einhergehende explosive isometrische Muskelkontraktionen) erfordern. In der Vergangenheit wurden daher laufspezifische (explosive) isometrische Trainingsvarianten beschrieben (Abb. 3.62):

In der Rehabilitation werden bei Tendinopathien meist nur Iso-Hold-Varianten durchgeführt (z. B. Knieextensoren bei Patellasehnen-Tendinopathie). Die Intensitäten liegen dabei dann bei 5 × 45 s und 70 % der maximalen (willkürlichen) Kontraktionsfähigkeit. Die Push/Switch/Catch-Varianten werden mit höherer Intensität und kürzerer Kontraktionszeit beschrieben (Abb. 3.63).

Behandlungsalternativen Eine Unterscheidung ist auch möglich zwischen der Therapie (Brukner und Khan 2016):

- **„innerhalb einer laufenden Saison"** => „der Athlet nimmt weiter an Training/Wettkampf teil"
- **„außerhalb der Saison"** => keine Wettkampfbelastung/keine oder reduzierte Trainingsbelastung => Fokus auf Rehabilitationstraining

Der Unterschied der beiden Vorgehensweisen besteht v. a. in der Implementation des progressiven Belastungstrainings (inklusive exzentrischer Trainingsvarianten) erst **„außerhalb der Saison"** (wenn die Belastungen der Patellasehne durch Pausierung von Training und Wettkampf ohnehin geringer ausfallen).

„Innerhalb der laufenden Saison"

- Modifikation der Belastung (Reduktion Sprung-/Sprintbelastung wie möglich)

Tab. 3.35 Rehabilitationsstadien und Progressionskriterien (Malliaras et al. 2015)

Stufe	Beginn	Dosierung
1: Isometrische Belastung	• Schmerz >3/10 VAS unter isotonischer Belastung	• 5 × 45 s • 2–3 ×/Tag • Schmerzadaptierte Progression auf 70 % der maximal willkürlichen Kontraktion
2: Isotonische Belastung	• Schmerz ≤3/10 VAS unter isotonischer Belastung	• 3–4 × 15RM-6RM • Jeden 2. Tag • bis zur Ermüdungsgrenze
3: Energiespeicherung	A) Ausreichende (symmetrische) Kraft: z. B. 150 % KG (4 × 8) B) Belastungstoleranz mit initialen energiespeichernden Trainingsvarianten (Schmerz ≤3/10 VAS während Training und Normalisierung innerhalb 24 h in Belastungstest*)	• Erst Volumen und dann Intensität (der sportspezifischen, energiespeichernden Trainingsvarianten) • Progressiv steigern
4: Return to Sport	• Belastungstoleranz in sportartspezifischen Progressionen der energiespeichernden Trainingsvarianten*	• Progressive Trainingsbelastung • Wettkampfbelastung, wenn Trainingsbelastung toleriert wird

RM: Wiederholungsmaximum, KG: Körpergewicht. *Trainingsvarianten sind abhängig von Zielsportart

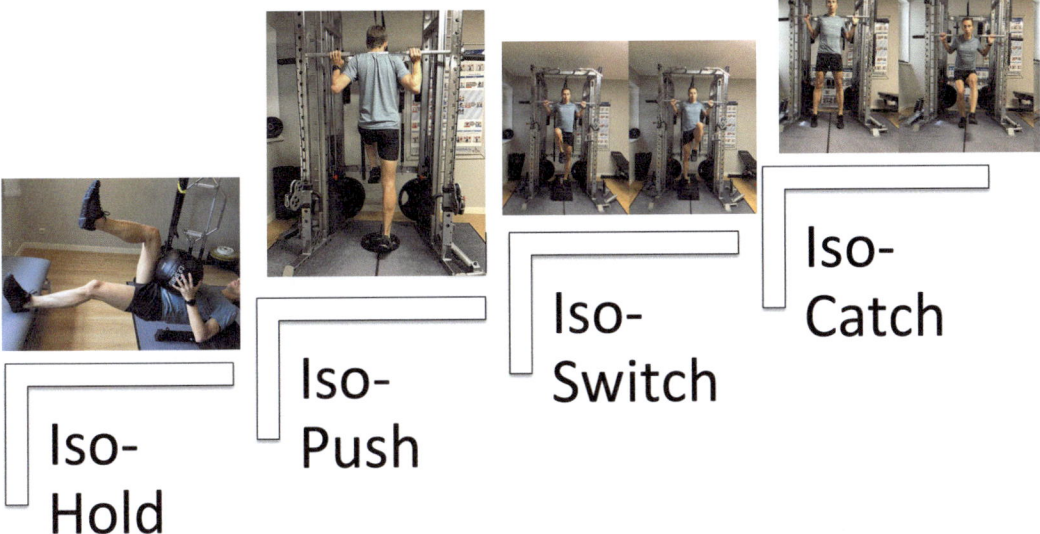

Abb. 3.62 4-Stufen-Isometrie Continuum (nach A. Natera)

- Optimierung der Biomechanik (Erhöhung der Kapazität für Energieabsorption durch Verbesserung der Landetechnik = Vorfußlande-Strategie, Adressierung Muskelflexibilität und Muskelkraft von Hamstrings und M. triceps surae)
- Isometrie (70 % der maximal willkürlichen Kontraktionsfähigkeit, 45 s, 5 Wdh., 2 min Pause. In Midrange-Positionen des Quadrizeps)
- Kräftigung der Muskulatur der kinetischen Kette (v. a. M. triceps surae und gluteale Muskulatur)
- Weichteiltherapie (Quadrizeps, Hamstrings, M. triceps surae)

Das Vorgehen „außerhalb der Saison" entspricht im Wesentlichen den bereits dargestellten Inhalten.

> **Zusammenfassung**
>
> - Bestimmung der individuellen Belastungstoleranz/Kapazität der Sehne
> - Bestimmung des Stadiums der Tendinopathie (akut reaktiv vs. chronisch)

- Schmerz-Monitoring-Modell für Belastung (während und danach) einführen
- Isometrie bei akut-reaktiver Tendinoapthie und „in der Saison" erwägen
- Progression zu dynamisch konzentrischem/exzentrischem Training
- (Prinzip „Time under Tension" => Kontraktionsdauer wichtiger als Kontraktionsform)
- Plyometrie trainieren
- (Periodisierung plyometrisches Training erwägen)
- Exzentrisches Training „außerhalb der Saison" erwägen

3.2.1.2 Patellofemorale Beschwerden

Patellofemorale Beschwerden sind ein häufiges Problem bei aktiven Sportlern und manifestieren sich oftmals in Form von chronischen Beschwerden (Smith et al. 2018; Davis et al. 2020). Schmerzen in diesem Bereich können Athleten lange beeinträchtigen und sind oftmals nicht selbstlimitierend (Rathleff et al. 2016).

Die Ätiologie von patellofemoralen Beschwerden ist bislang nicht geklärt und auch die auslö-

Abb. 3.63 Progressive Rehabilitation bei Patellasehnen-Tendinopathie (Malliaras et al. 2015). DL: bilateral, SL: unilateral. *Stufe 1*: **a)** Isometrische Knieextension zwischen 30–60° Knieflexion **b)** Spanish Squat zwischen 70–90° Knieflexion. *Stufe 2*: A) Isotonische Knieextension, B) Beinpresse, C) Split Squat (Der Unterschenkel bleibt bei der Durchführung vertikal, das vordere Knie bleibt hinter den Zehen. Dadurch Knieflexion <90°). Alle Trainingsvarianten werden zwischen 10–60° Knieflexion durchgeführt (mit schmerzadaptierter Progression auf 90° Knieflexion)

Stufe 1: Isometrische Trainingsvarianten

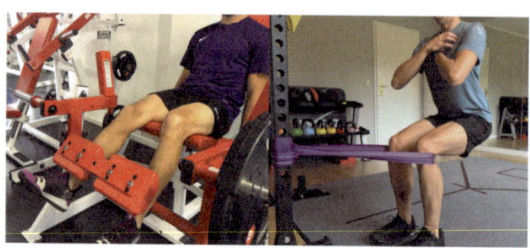

Stufe 2: Isotonische Trainingsvarianten

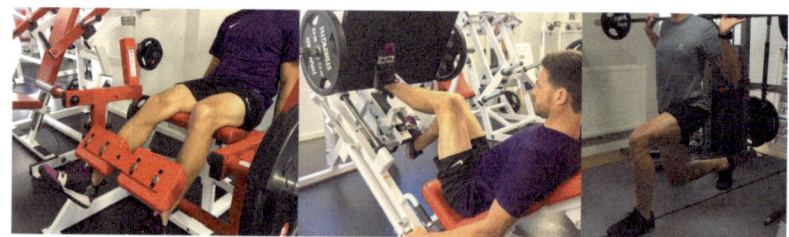

Stufe 3: Trainingsvarianten zur Energiespeicherung
- Sprünge (z.B. DL Sprünge, Vorwärtssprünge, Split Jumps)
- Beschleunigung (z.B. Sprint aus Stand über relevante Strecke)
- Abbremsen (z.B. Plötzliches (DL/SL) Abbremsen aus Lauf)
- Richtungswechsel (z.B. Laufen und 70° Richtungswechsel)

Stufe 4: Progressives Return to Sport
- Sportspezifisches Training

sende Struktur der Beschwerden konnte bisher nicht identifiziert werden. So könnten verschiedene Strukturen wie z. B. das laterale Retinakulum, der infrapatellare Fettkörper oder die Synovia Beschwerden verursachen oder zu diesen beitragen (Biedert und Sanchis-Alfonso 2002). Der Knorpel scheint hingegen als primärer Schmerzauslöser weniger relevant zu sein (Dye et al. 1998). Möglicherweise führt aber eine Knorpelläsion zu einer sekundären Irritation der Synovia oder zu einem sekundären Knochenmarködem, woraus dann Beschwerden resultieren könnten.

Der Beginn der Beschwerden ist meistens ohne einen Zusammenhang mit einer traumatischen Ursache und mitunter sind die Schmerzen wenig beeinflussbar durch biomechanische Behandlungsansätze. Hinzu kommt die hohe Prävalenz dauerhafter Beschwerden, sodass eine rein periphere nozizeptive Ursache der Beschwerden diskutiert wird (Maclachlan et al. 2017; Vicenzino et al. 2019).

Chronisch repetitive Überlastungen oder eine akute Überlastung könnten potenziell durch eine Beeinträchtigung der Gewebe-Homöostase

Beschwerden auslösen (Capin und Snyder-Mackler 2018). Interessanterweise konnte ein solcher Zusammenhang bislang noch nicht in prospektiven Untersuchungen bestätigt werden. Ob Mechanismen, wie eine vermehrte patellofemorale Belastung, zur Entstehung der Beschwerden beitragen können, ist derzeit nicht klar.

Abb. 3.64 gibt einen Überblick über Faktoren, die im Zusammenhang mit patellofemoralen Beschwerden in der Literatur beschrieben sind (Powers et al. 2017). Die Interaktion der einzelnen Faktoren im Hinblick auf die Entstehung von Beschwerden ist derzeit nicht klar. Wahrscheinlich besteht ein komplexes Zusammenspiel verschiedener anatomischer, biomechanischer, psychologischer sowie verhaltensassoziierter Faktoren (Powers et al. 2017). Insbesondere für potenzielle Zusammenhänge chronischer patellofemoraler Beschwerden und psychologischer Faktoren wie Depression, Bewegungsangst und Katastrophisierung bedarf es weiterer Untersuchungen (Maclachlan et al. 2017).

Die Studienlage zu den meisten der biomechanischen Faktoren im Zusammenhang mit patellofemoralen Beschwerden ist heterogen. Einerseits konnte eine vermehrte Hüftgelenk-Innenrotation bei Betroffenen beobachtet werden (Souza und Powers 2009; McKenzie et al. 2010), andere Untersuchungen zeigen wiederum eine vermehrte Hüftgelenk-Außenrotation bei Betroffenen (Willson and Davis 2008a; Noehren et al. 2012). Ähnlich kontroverse Beobachtungen gibt es auch für die Kraft im Hüftgelenkbereich. Traditionell ist die Ansicht einer Schwäche der glutealen Muskulatur bei patellofemoralen Beschwerden verbreitet (Souza und Powers 2009). Andere Untersuchungen fanden im Gegensatz dazu eine erhöhte Kraft im Hüftgelenkbereich bei betroffenen Patienten (Herbst et al. 2015b; Neal et al. 2019).

Diagnostik
Eine Reihe wichtiger Faktoren kann durch eine Anamnese bereits erschlossen werden. Tab. 3.36 zeigt eine Zusammenstellung der Inhalte einer Patientenanamnese in Bezug auf patellofemorale Beschwerden.

Bei Angabe einer traumatischen Ursache der Beschwerden, Giving-way-Episoden und/oder Blockadephänomenen müssen alternative Ursachen (z. B. ligamentäre Verletzungen, Meniskusverletzungen) ausgeschlossen werden. Ergänzend wird die Durchführung einer lumbalen Wirbelsäulenuntersuchung zum Ausschluss einer Radikulopathie empfohlen (Capin und Snyder-Mackler 2018). Hüftgelenkpathologien können sich insbesondere bei Kindern und älteren Patienten auch auf den Kniebereich projizieren.

Tab. 3.37 gibt eine Übersicht über die klinische Diagnostik zur Untersuchung des patellofemoralen Gelenkes. Wie bei vielen klinischen Assessments sind die Gütekriterien der gängigen patellofemoralen Assessments nicht ausreichend. Im klinischen Alltag sollten daher bei patellofemoralen Beschwerden immer verschiedene Testungen miteinander kombiniert werden. In einer aktuellen klinischen Leitlinie werden Assessments empfohlen, die zu einer Erhöhung der retropatellaren Belastung insbesondere in Kniegelenk-Flexionspositionen führen. Hierzu zählen Kniebeugen sowie funktionelle Aktivitäten wie Treppengehen (hoch/runter) oder längeres Sitzen (Willy et al. 2019).

Durch eine Quermessung im Mittelfußbereich kann eine Einschätzung der durch eine Gewölbeunterstützung (mittels Einlage oder Tape) zu erwartenden Effekte auf die Beschwerden erfolgen (Vicenzino et al. 2010; Cornwall und McPoil 2011). Kommt es unter Belastung zu einer Verbreiterung >11 mm im Mittelfußbereich, kann eine Unterstützung des Fußgewölbes möglicherweise hilfreich sein (Abb. 3.65). Prinzipiell kann auch eine testweise Anlage eines Tapes (Low-Dye Tape) erfolgen, um dann in Provokationstestungen (z. B. Kniebeuge) den Effekt des Fuß-Tapes auf das Kniegelenk zu beurteilen. Zu berücksichtigen hierbei ist, dass grundsätzlich eine sehr große physiologische und individuelle Fußmobilität in der Dynamik (Gang) besteht (Nester et al. 2014). Als Vereinfachung kann

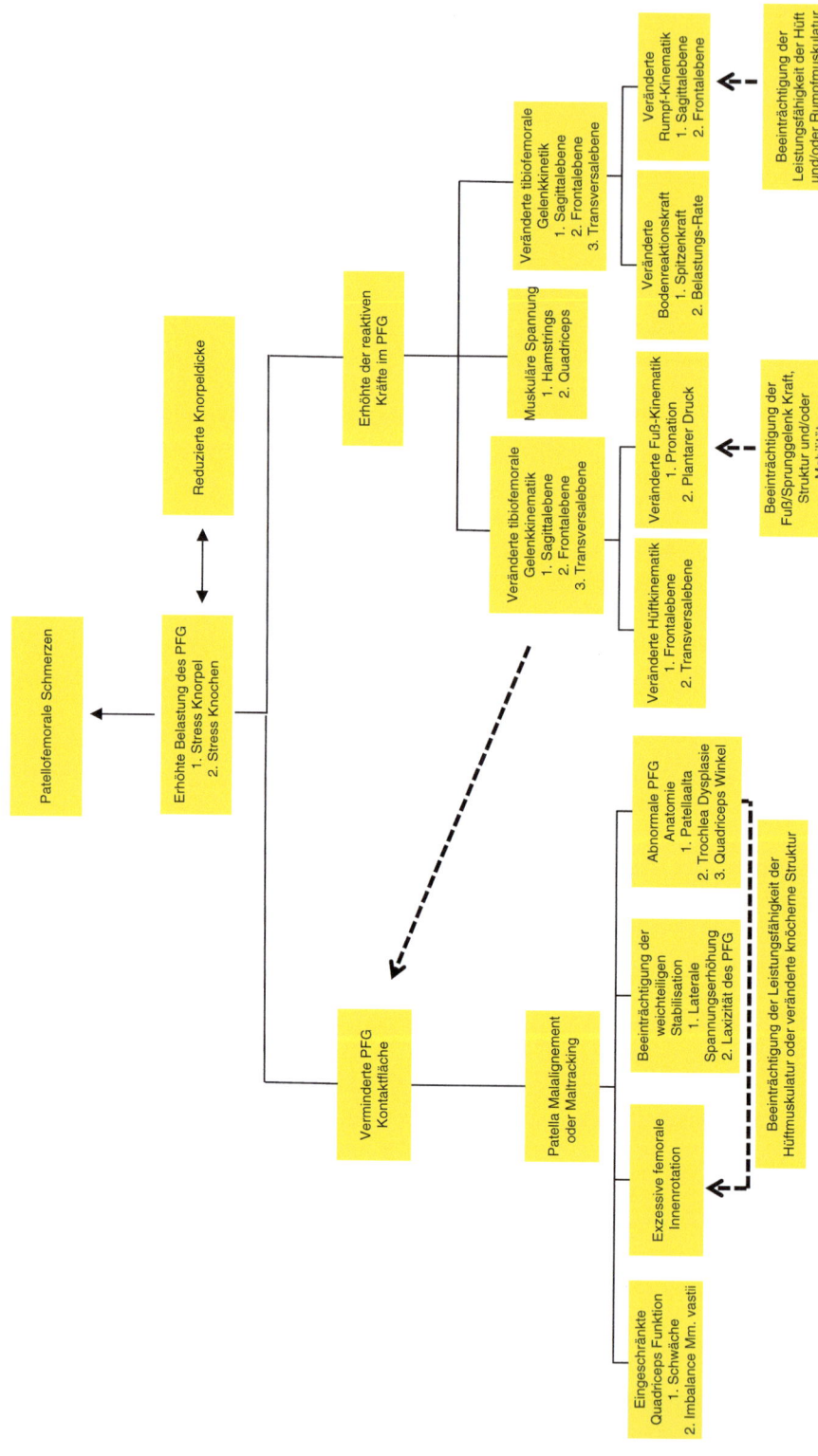

Abb. 3.64 Schematische Übersicht möglicher Wege, die zu einer Erhöhung der Stressbelastung* im patellofemoralen Gelenk (PFG) führen können (Powers et al. 2017). *Eine erhöhte Stressbelastung im PFG trägt möglicherweise zur Entstehung von patellofemoralen Beschwerden bei

Tab. 3.36 Inhalte einer Patientenanamnese bei patellofemoralen Beschwerden (Capin und Snyder-Mackler 2018)

Anamnese

- Zeitpunkt Beginn der Beschwerden
- Verletzungsmechanismus (traumatisch vs. atraumatisch)

Wenn atraumatisch:

- Plötzlicher oder schleichender Beginn?
- Welche Faktoren führten zu Symptomen

(z. B. Veränderungen des Aktivitätsniveaus, Training, Schuhwerk, Stress, Schlafgewohnheiten, Ernährung, Körpergewicht)?

Wenn traumatisch:

- Beschreibung des Verletzungsmechanismus
- Kam es zur Schwellung?
- Zeitpunkt der Schwellung?

- Hauptbeschwerden (Lokalisation und Schmerzqualität)

- Verstärkende Faktoren (z. B. Treppen, Kniebeuge)
- Lindernde Faktoren (z. B. Kälte, Wärme, Pause, Stretching)

- Andere Symptome vorhanden? Wenn ja:

- Giving Way, Blockierungen, Klickphänomene, Krepitus, Steifigkeit vorhanden?

- Relevante Krankheitsgeschichte

(z. B. Vorverletzungen am Kniegelenk, Rückenbeschwerden mit/ohne Radikulopathie)

- Bisherige Behandlung
- Anforderungen am Arbeitsplatz
- Freizeitaktivitäten (Limitationen?)
- Schuhwerk und Einlagenversorgung (wenn vorhanden)
- Ziele der Rehabilitation

auch die statische Fußform beurteilt werden. Untersuchungen zeigen, dass möglicherweise eine Assoziation zwischen einer vermehrten Pronationsstellung des Fußes und patellofemoralen Beschwerden besteht (Barton et al. 2012). Capin et al. beschreiben die Anwendung eines Patella-Tapes (medialer Glide), wenn dadurch die Beschwerden bzw. das Bewegungsausmaß in einer unilateralen Kniebeuge gesteigert werden können (Capin und Snyder-Mackler 2018).

Zur Beurteilung der Aktivitätseinschränkung werden folgende Ergebnismessungen empfohlen (Willy et al. 2019):

- Anterior Knee Pain Scale (AKPS)
- Patellofemoral pain and osteoarthritis subscale of the Knee injury and Osteoarthritis Outcome Score (KOOS-PF)
- Visual Analog Skala (VAS)*
- Eng and Pierrynowski Questionnaire (EPQ)

*Zusätzlich Beurteilung des schlimmsten Schmerz- und des gewöhnlichen Schmerzniveaus durch die VAS

Vicenzino et al. empfehlen eine Betrachtungs- und Herangehensweise bei patellofemoralen Beschwerden (vergleichbar den derzeitigen Therapieprinzipien bei unspezifischen Rückenschmerzen) mit einem stärkeren Fokus auf Ansätzen aus der Schmerzforschung unter Berücksichtigung psychologischer Faktoren (Vicenzino et al. 2019). Ein

Tab. 3.37 Untersuchung bei patellofemoralen Schmerzen

Palpation	Spezielle Untersuchungen	Flexibilität	Funktion
• Mediale/Laterale Facette der Patella	• Quadrizepsfunktion	• Parapatellar laterale Weichteile	• DL/SL Kniebeuge • SL abschüssige Kniebeuge
• Patellasehne	Patellamobilität • Gleiten nach superior/inferior • Gleiten nach medial/lateral	• Quadrizeps • Hamstrings	• Auf-/Absteiger • Lunge
• Tuberositas tibia	• Apprehension-Test	• Iliotibialband	• Sprungtestungen
• Intraartikulärer Erguss	• Patella „Tracking" in passiver Knieflexion/ Extension	• Gastrocnemius • Soleus	Kraft • Hüft-Abduktion • AR-Hüfte

RL: Rückenlage, SL: Seitlage, BL: Bauchlage, AR: Außenrotation, DL: bilateral, SL: unilateral

Abb. 3.65 Zur Messung des Mittelfußes wird die Fußbreite auf 50 % der Fußlänge unter Entlastung und unter Belastung gemessen. Bei einer Zunahme von >11 mm der Breite unter Belastung profitieren Patienten mit patellofemoralen Beschwerden möglicherweise von einer Unterstützung des Fußgewölbes (Vicenzino et al. 2010)

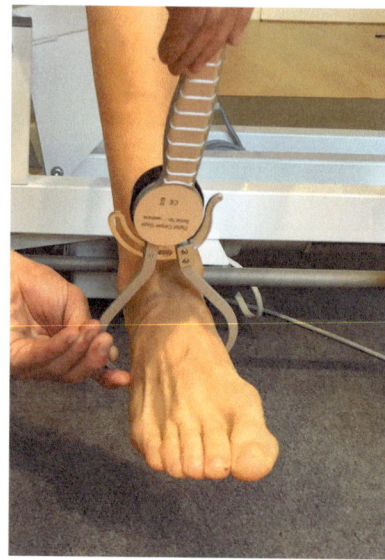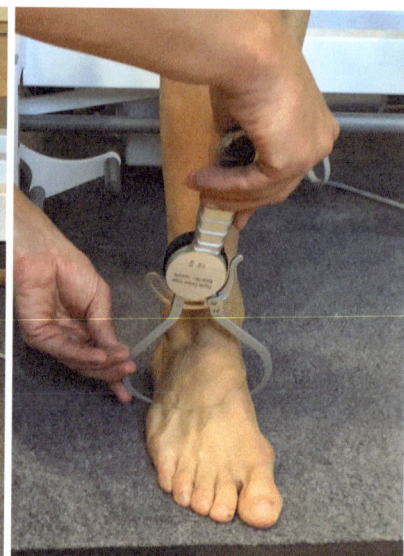

Screening psychologischer Faktoren kann über Erhebungsmethoden durchgeführt werden:

- OSPRO Yellow Flag Assessment Tool (OSPRO-YF)
- Fear-Avoidance Beliefs Questionnaire (FABQ)
- Pain Catastrophizing Scale

Therapie

In der Vergangenheit wurde ein laterales Patella-Tracking mit einer reduzierten (oder verzögerten) M.-vastus-medialis-Aktivierung und dadurch bedingten patellofemoralen Beschwerden in Verbindung gebracht (Cowan et al. 2001; Stephen et al. 2020). Basierend darauf wurde der Kräftigung des M. vastus medialis eine zentrale Rolle bei patellofemoralen Beschwerden zugeschrieben. Neuere Untersuchungen konnten diese Hypothese allerdings nicht mehr bestätigen, zumal nicht nur isolierte Anteile des Quadrizeps, sondern der ganze Muskel bei patellofemoralen Beschwerden betroffen zu sein scheint (Giles et al. 2015).

Grundsätzlich kann ein (nicht nur auf einzelne Anteile differenziertes) Krafttraining des Quadrizeps Beschwerden lindern und wird in den aktuellen Leitlinien auch empfohlen (Chiu et al. 2012; Willy et al. 2019).

Prinzipiell wird bei patellofemoralen Beschwerden eine Strategie verfolgt, die ein Kraft-training der Muskulatur der unteren Extremität sowie eine kinematische Korrektur (insbesondere der Hüftgelenkinnenrotation und Adduktion) beinhaltet (Stephen et al. 2020). Die derzeitigen klinischen Ergebnisse deuten jedoch darauf hin, dass viele Betroffene trotz eines solchen Ansatzes oftmals weiterhin auch langfristig unter Beschwerden leiden (Rathleff et al. 2016). Möglicherweise berücksichtigt ein solcher Ansatz die individuellen Patientencharakteristika nicht ausreichend bzw. ist nicht für verschiedene Subkategorien patellofemoraler Beschwerden geeignet.

In einem aktuellen klinischen Leitfaden bei patellofemoralen Beschwerden wird daher eine Klassifikation in vier Subkategorien vorgeschlagen (Willy et al. 2019). Basierend auf der Zuordnung in einer dieser Subkategorien könnten Therapiestrategien möglicherweise stärker individualisiert werden.

Definitionen der Subkategorien (Willy et al. 2019):

1) Überbeanspruchung/Überlastung ohne weitere Beeinträchtigung Diese Kategorie beschreibt patellofemorale Beschwerden, die hauptsächlich auf Überbeanspruchung/Überlastung zurückzuführen sind. Die Zuordnung in diese Kategorie erfolgt, wenn es in der Anamnese Hinweise gibt, die auf eine Zunahme der Intensität und/oder Häufigkeit der patellofemoralen Belastung hinweist, wodurch die individuelle Regenerationsfähigkeit der Strukturen des Patellofemoralgelenkes überschritten wurde.

2) Defizit der Muskelleistung Diese Kategorie beschreibt Betroffene, die positiv auf Hüft- und Kniekrafttraining reagieren. Die Zuordnung in diese Kategorie erfolgt, wenn Defizite der Muskelleistung der unteren Extremität im Bereich der Hüftmuskulatur und Quadrizepsmuskulatur nachweisbar sind.

3) Defizit der Bewegungskoordination Diese Kategorie beschreibt Betroffene, die positiv auf ein Gangmodifikations- und Bewegungsmodifikations-Training reagieren. Die Verbesserungen der Kinematik und der Schmerzen an der unteren Extremität in dieser Gruppe deuten darauf hin, dass es wichtig ist, die dynamische Valgisierung des Kniegelenkes während der Bewegung zu beurteilen.

Die Zuordnung in diese Kategorie erfolgt, wenn während einer Aktivität eine übermäßige oder schlecht kontrollierbare Valgisierung des Kniegelenkes besteht, welche jedoch nicht unbedingt mit einer Schwäche der Muskulatur der unteren Extremitäten assoziiert sein muss.

4) Beeinträchtigung der Mobilität Diese Kategorie beschreibt Betroffene, die Beeinträchtigungen aufweisen, die entweder auf hypermobile oder hypomobile Strukturen zurückzuführen sind.

Die Zuordnung in diese Kategorie erfolgt, wenn eine größere als normale Fußmobilität und/oder ein Flexibilitätsdefizit von einer oder mehrerer der folgenden Strukturen besteht:
- Hamstrings
- Quadrizeps
- M. gastrocnemius
- M. soleus
- Laterales Retinakulum
- Iliotibiales Band

Basierend darauf werden folgende Therapiemaßnahmen empfohlen (Willy et al. 2019):

- Schwerpunkt der Therapie sollte eine kombinierte Trainingstherapie der Kniegelenk- und Hüftgelenkmuskulatur (posterolateral) sein.
- Das Training des Quadrizeps sollte in offener und geschlossener Kette mit Widerstand erfolgen.
- In der frühen (akuten) Phase sollte ein Beginn mit einem Training der Hüftgelenkmuskulatur erwogen werden (und erst danach Beginn mit Training des Quadrizeps).
- Andere Therapiemaßnahmen wie Taping, Einlagen, Mobilisation der Patella, Stretching sollten bei patellofemoralen Beschwerden nicht isoliert, sondern in Kombination mit einer Trainingstherapie durchgeführt werden.
- Ultraschall, Kryotherapie, Iontophorese, Elektrotherapie und Laser werden zur Behandlung patellofemoraler Beschwerden nicht empfohlen.
- Ein Okklusionstraining des Quadrizeps kann unter Berücksichtigung des Nebenwirkungsprofils erwogen werden.
- Eine Patientenaufklärung über das Belastungsmanagement, etwaige Notwendigkeit der Reduktion des Körpergewichts, die Behandlungsmethoden und biomechanische Faktoren, die möglicherweise zu Beschwerden beitragen, kann durchgeführt werden.

▶ **Praxistipp**
- Untersuchungen zeigen, dass ein Quadrizepstraining in offener kinetischer Kette zwischen 50–90° Kniegelenkflexion und in geschlossener kinetischer Kette zwischen 0–45° Kniegelenkflexion möglicherweise günstiger in der frühen Rehabilitationsphase patellofemoraler Beschwerden sein kann (Powers et al. 2014).
- Eine Reihenfolge verschiedener Trainingsvarianten basierend auf einer progredienten retropatellaren Druckbelastung ist beschrieben (van Rossom et al. 2018): Gang→Hinsetzen→Treppen hochsteigen→Aufstehen→Gewichtsaufnahme im einbeinigen Sprung→Squat→Lunge vorwärts→Treppen absteigen→Lunge seitlich →Einbeiniges Abstoßen im Sprung

Modifikation der Lauftechnik bei patellofemoralen Beschwerden

Eine vermehrte Hüftadduktion wurde in der Vergangenheit immer wieder in Zusammenhang mit Kniegelenkbeschwerden bei Läufern gebracht. Auch bei patellofemoralen Beschwerden spielt die Adduktion möglicherweise eine Rolle, wenngleich sich die Evidenz diesbezüglich sehr unterschiedlich darstellt (Neal et al. 2016). Anders gesagt gibt es sehr viele Läufer mit vermehrter Hüftadduktion, die vollkommen beschwerdefrei laufen. Vermutet wurde lange Zeit eine Schwäche der exzentrischen muskulären Kontrolle der glutealen Muskulatur, die dann sekundär zu einer vermehrten femoralen Adduktion und Innenrotation (= dynamischer Valgus im Kniegelenk) und einer Erhöhung der patellofemoralen Belastung führt (Ireland et al. 2003, Dierks et al. 2008, Willson and Davis 2008b). In der Konsequenz wurde dann ein Krafttraining der Hüftgelenk-Abduktoren und Hüftgelenk-Außenrotatoren empfohlen, mit dem Ziel, den dynamischen Valgus im Kniegelenk und damit die patellofemorale Belastung zu reduzieren.

Oftmals lassen sich so Beschwerden am Knie auch lindern, jedoch kommt es durch ein solches Krafttraining in der Regel nicht zu einer Veränderung der Adduktions-Kinematik im Laufen selbst (Ferber et al. 2011). Das bedeutet, die Effektivität eines Krafttrainings der Hüftgelenkmuskulatur lässt sich sehr wahrscheinlich nicht über eine kinematische Veränderung der femoralen Adduktion/Innenrotation (= Verminderung des dynamischen Valgus) erklären, kann aber über andere, bisher nicht eindeutig geklärte Mechanismen trotzdem zu einer Beschwerdelinderung am Knie führen.

Es gibt neuere Hinweise, dass einerseits eine Schwäche der Quadrizepsmuskulatur möglicherweise zu patellofemoralen Beschwerden führen kann, andererseits eine Schwäche der Hüftabduktoren aber nicht in Zusammenhang mit späteren patellofemoralen Beschwerden steht (Neal et al. 2019).

Trotzdem ist die Veränderung der Laufkinematik ein Ziel der therapeutischen Bemühungen bei patellofemoralen Beschwerden geblieben. Soll die Adduktions-Kinematik im Hüftgelenk im Laufen beeinflusst werden, scheint ein Laufmuster-Modifikations-Training hierfür besser geeignet zu sein als ein proximales Krafttraining (Neal et al. 2016). Mittlerweile etablieren sich daher Trainingsvarianten, in denen versucht wird, das Laufmuster direkt durch Veränderungen während des Laufens zu beeinflussen. Im Zusammenhang mit dem Auftreten patellofemoraler Beschwerden bei Läufern kann eine solche „direkte" Adressierung des Laufmusters einen positiven Einfluss auf die Beschwerden haben, insbesondere während der Laufaktivitäten selbst (Davis et al. 2020). Mögliche Strategien zur Beeinflussung des Laufmusters im Zusammenhang mit patellofemoralen Beschwerden beinhalten eine Erhöhung der Kadenz (typischerweise 5–10 %), eine Vergrößerung der Spurbreite und/oder die Umstellung auf eine Vorfußlauftechnik (Willy et al. 2019).

Im Hinblick auf die Koordination von Bewegungsmustern ist in der Literatur auch bei patellofemoralen Beschwerden ein Training der Dissoziation von Bewegungssegmenten beschrieben (Stephen et al. 2020).

Annahme ist, dass durch einen Fokus im Training auf die Positionierung bestimmter Körpersegmente (z. B. Beckenpositionierung in Bezug zur Funktion und zum Muskel-Längen-Verhältnis des Gluteus medius) weniger effiziente, kompensatorische Muskelstrategien und daraus sekundär resultierende, unphysiologische Gelenkbelastungen reduziert werden könnten. Evidenz für einen positiven Effekt dieses Ansatzes hierzu gibt es bei patellofemoralen Beschwerden nur sehr eingeschränkt. Stephen et al. berichten über eine erfolgreiche Behandlung einer Gruppe von Patienten mit therapieresistenten vorderen Kniebeschwerden (Stephen et al. 2020).Trotzdem erscheint aus klinischer Perspektive dieser Ansatz v. a. dann besonders relevant zu sein, wenn mit höherer Gewichtsbelastung und/oder hohen Geschwindigkeiten trainiert wird. Unterschieden werden sollte, ob es sich bei der Unfähigkeit der Dissoziation bestimmter Bewegungssegmente um ein rein koordinatives Problem handelt, oder ob die individuellen Kapazitäten das geforderte Bewegungsmuster nicht zulassen (z. B. durch eine Limitation der Beweglichkeit, Kraft, Stabilität usw.).

Prinzipiell erscheint es sinnvoll, ein Spektrum einer akzeptablen Bewegungslösung für den jeweiligen Athleten festzulegen (ausgehend von einem hypothetischen „technischen" Idealbild). Das akzeptable Spektrum muss individuell bewertet werden, und dieses ist immer abhängig von der Trainingsvariante bzw. Zielsetzung einer Bewegungsaufgabe (z. B. Richtungswechsel). So könnte beispielsweise das akzeptable Spektrum für die Durchführung einer Kniebeuge mit hohem Gewicht deutlich „enger" definiert sein als das Spektrum für eine niedrigbelastete Trainingsvariante (Plank, Einbeinstand). Das Spektrum bei Belastungen mit Gewicht und/oder höherer Geschwindigkeit sollte womöglich daher immer sehr viel „enger" gesetzt werden als das bei niedrigdosierten Trainingsvarianten. Bei niedrigdosierten Trainingsvarianten könnte der Fokus auf einer Exposition gegenüber einem möglichst großen Bewegungsspektrum liegen, auch wenn dieses nicht immer biomechanisch und/oder qualitativ optimal ist. Natürlich lässt sich das Spektrum im Falle akuter oder reaktiver Beschwerden entsprechend modifizieren („enger setzen").

Als Beispiel könnte in der akut-irritativen Phase patellofemoraler Beschwerden ein Fokus auf die Einhaltung der Beinachse in der Frontalebene und die Kontrolle der symmetrischen Gelenkbewegungen in der Sagittalebene im Rahmen von Alltagsbewegungen erfolgen, um so nur möglichst „günstige" Gewebebelastungen zuzulassen. Dadurch können intrinsische (z. B. Effizienz der Muskulatur) und extrinsische Faktoren (z. B. Bodenreaktionskraft) möglicherweise vorübergehend besser kontrolliert werden. Für sportartspezifische Aktivitäten erfolgt dann nach der akut-irritativen Phase eine progressive Exposition in zunehmend kontextspezifischeren/-relevanteren Aufgaben, in denen der Athlet eigenständig eine Bewegungslösung finden muss. Dabei können durch den PT die potenziell noch beschwerdeprovozierenden Positionen durch die Manipulation/Einschränkung bestimmter Variablen (Aufgabe, Umgebung, Individuum) limitiert werden.

Zusammenfassung

- Subkategorien bei PFP berücksichtigen und in die Rehabilitation einbeziehen
- Schwerpunkt der Therapie sollte eine kombinierte Trainingstherapie der Kniegelenk- und Hüftgelenkmuskulatur (posterolateral) sein
- Quadrizepstraining in offener kinetischer Kette zwischen 50–90° Kniegelenkflexion und in geschlossener kinetischer Kette zwischen 0–45° Kniegelenkflexion in der frühen Rehabilitationsphase erwägen
- Position der Beschwerdereproduktion in Rehabilitation berücksichtigen (Knieflexionswinkel)
- Modifikation der Laufmechanik erwägen

3.2.1.3 Impingement des infrapatellaren Fettkörpers

Beim infrapatellaren Fettkörper (IFK) handelt es sich um intrakapsuläres und extrosynoviales Fettgewebe im anterioren Kniegelenkbereich (Abb. 3.66; Tab. 3.38).

Die Funktion des IFK ist bislang noch nicht eindeutig geklärt. Einerseits scheint der IFK eine biomechanische Aufgabe zu haben, andererseits spielt er möglicherweise auch eine Rolle für die mesenchymale Stammzellspeicherung und Proliferation (Dragoo et al. 2012; Hannon et al. 2016). Der IFK ist eine mobile Struktur, die Form, Position und Volumen während der Kniegelenkbewegung ändert (Hannon et al. 2016). So kommt es im Rahmen einer Kniegelenkextension zu einer anterioren Verlagerung des IFK (Okita et al. 2020). Zudem führen Kniegelenkwinkel >100° und <20° zu einer erhöhten Druckbelastung des IFK (Bohnsack et al. 2005). Möglicherweise trägt der IFK so zur Stabilisation der Patella bei (Bohnsack et al. 2005). Eine eingeschränkte Mobilität des IFK (z. B. durch Adhäsionen) kann zu einer sekundären Bewegungseinschränkung des Kniegelenkes führen (Bohnsack

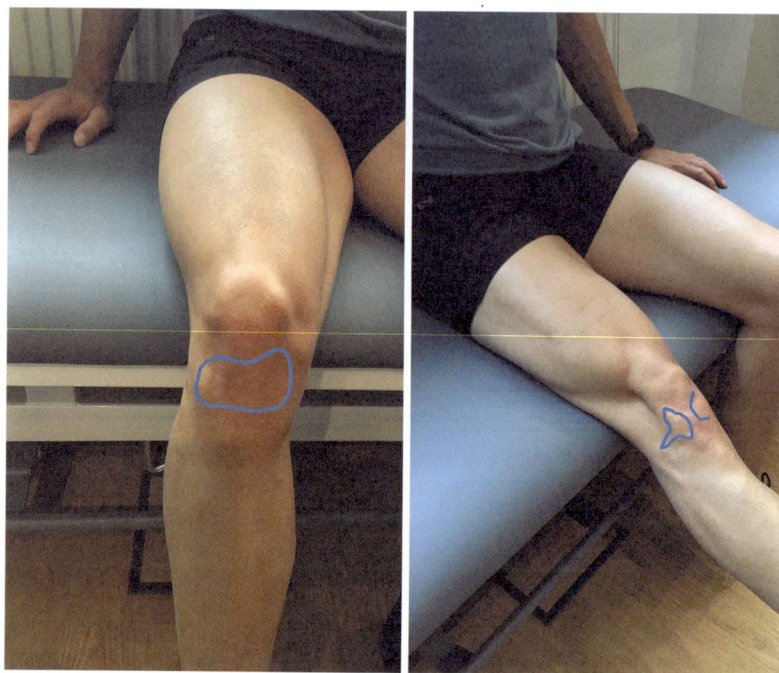

Abb. 3.66 Oberflächenanatomie des infrapatellaren Fettkörpers

Tab. 3.38 Begrenzung des infrapatellaren Fettkörpers
(Genin et al. 2017)

Begrenzung	Struktur
Anterior	Patellasehne, Gelenkkapsel
Superior	Inferiorer Pol der Patella
Inferior	Proximale Tibia, Bursa infrapatellaris (tiefer Anteil)
Posterior	Synovia des Gelenkes

et al. 2004). In der Literatur sind verschiedene Beschwerden, die mit dem IFK in Zusammenhang stehen, beschrieben. Hierzu zählen z. B. das Fettkörper-Impingement, das Hoffa-Syndrom und das infrapatellare Fettkörper-Kontraktursyndrom (Okita et al. 2020). Aufgrund der guten Innervation des IFK kann dieser für eine Schmerzsymptomatik im vorderen Kniebereich verantwortlich sein. Im Vergleich zu den anderen Kniegelenkstrukturen ist der IFK stark innerviert und damit möglicherweise deutlich schmerzsensibler als andere peri-/retropatellare Strukturen (Dye et al. 1998).

Als mögliche Ursache für eine Irritation des IFK kommt ein tibiofemorales oder (laterales) patellofemorales Impingement infrage. Auch eine Inflammation mit potenzieller Adhäsion im posterioren Anteil des IFK angrenzend zur Tibia/Lig. transversum wird beschrieben (Dragoo et al. 2012). Adhäsionen des IFK sind im Rahmen von Mikrotraumatisierungen, Patellaluxation, VKB-Ruptur, Impingement oder iatrogen nach arthroskopischen Kniegelenkeingriffen beschrieben (Tang et al. 2000; Dragoo et al. 2012). Durch Adhäsionen des IFK kommt es möglicherweise auch zu einer Veränderung der patellofemoralen Kinematik und daraus resultierenden Beschwerden (Ahmad et al. 1998).

Diagnostik

Anamnestisch bestehen Beschwerden im vorderen Kniebereich in voller (statischer oder dynamischer) Extension oder auch in anhaltenden Flexionspositionen (Dragoo et al. 2012; Hannon et al. 2016; Genin et al. 2017).

Palpatorisch kann eine Schmerzhaftigkeit infrapatellar und direkt medial/lateral zur Patellasehne bestehen. Mitunter lässt sich eine Schwellung des IFK angrenzend an die Patellasehne beobachten. Die Patellamobilität kann im Seitenvergleich eingeschränkt sein (insbesondere nach kranial). Häufig lassen sich die Beschwerden in Extensions-Provokationstestungen reproduzieren, hierzu kann eine passive Hyperextension des Kniegelenkes durchgeführt werden. Beschrieben sind auch Untersuchungen zur Verschieblichkeit der Patella und des IFK (Hannon et al. 2016) (Abb. 3.67, 3.68 und 3.69).

Therapie

In der reaktiven Phase wird eine Entlastung des betroffenen Bereiches beschrieben (Dragoo et al. 2012). Auch wenn es derzeit keine Evidenz für die Effektivität eines IFP-Tapes gibt, profitieren einige Patienten hinsichtlich einer Reduktion der Schmerzsymptomatik (Abb. 3.70). Inwieweit durch ein Tape eine Korrektur der Patellaposition tatsächlich möglich ist, erscheint fraglich. Nichtsdestotrotz kann hierdurch möglicherweise die Aufnahme einer aktiven Therapie beschleunigt werden. Eine eigenständige Anlage ist im Sitzen möglich. Therapeutische Maßnahmen zielen

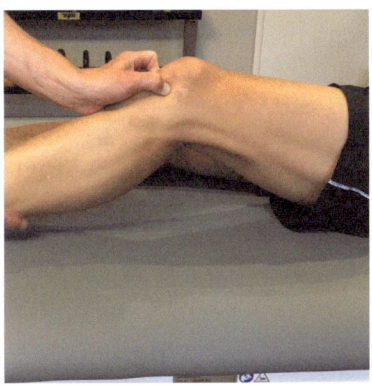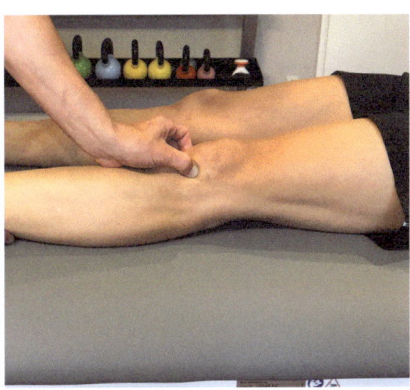

Abb. 3.67 Hoffa-Test. Rückenlage, Palpation und Kompression des Hoffa (medial und lateral) in 30–60° Knieflexion. Dann Durchführung einer passiven vollen Extension des Kniegelenkes. Positiver Test im Falle der Reproduktion der Beschwerden bzw. Verstärkung der Beschwerden in Extension

Abb. 3.68 Mediales und laterales Gleiten des infrapatellaren Fettkörpers

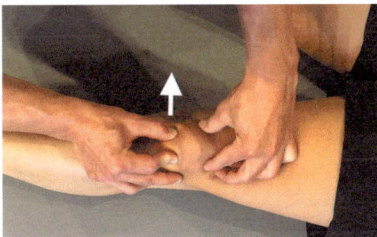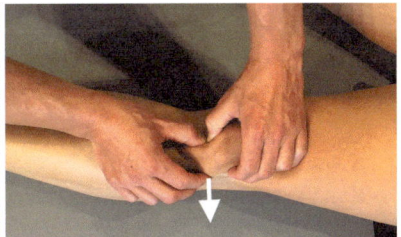

Abb. 3.69 Patella Tilt-Test in 60° Knieflexion (der inferiore Pol der Patella sollte nach ventral vom vorderen Knieintervall abheben) und Gleiten der Patella nach superior

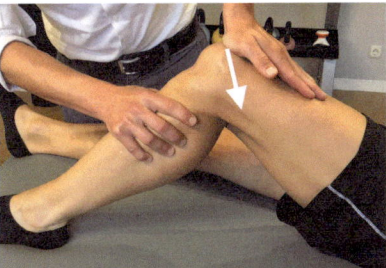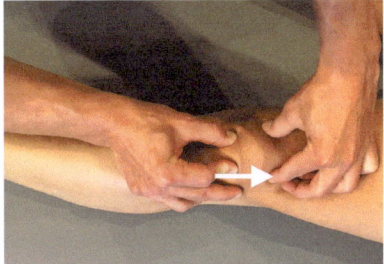

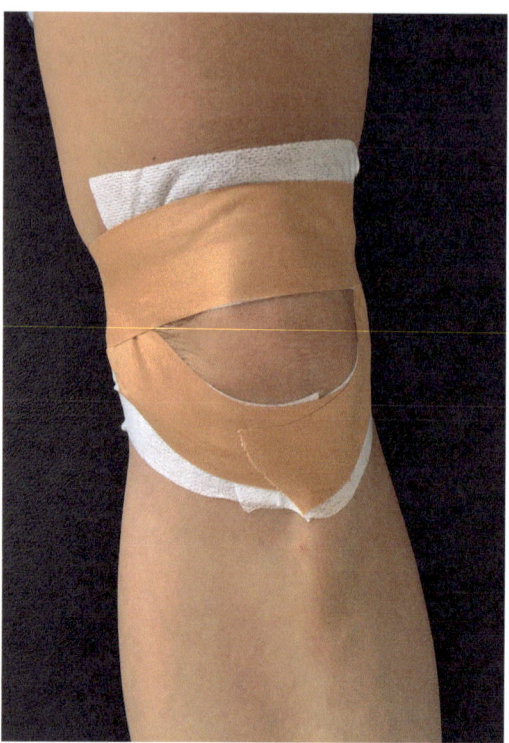

Abb. 3.70 Entlastungs-Tape für den infrapatellaren Fettkörper (Dragoo et al. 2012)

grundsätzlich auf eine Beeinflussung des Patella-Trackings durch aktives Training und Optimierung der intermuskulären Koordination von Quadrizeps und der Muskulatur im Hüftgelenk/Beckenbereich ab (Dragoo et al. 2012):

- Minimierung von Kniegelenk-Hyperextensions-Bewegungen/Positionen zur Symptomkontrolle
- Training des Quadrizeps in geschlossener Kette (z. B. Kniebeuge mit schmerzadaptierter Limitation des Bewegungsausmaßes, z. B. bis F/E 30-5-0°)
- Progression durch Training in Standbeinphase und Gang
- Treppen-Training
- Später: Laufen und Plyometrie
- Training der Glutealmuskulatur zur Optimierung der femoralen Innenrotations-Kontrolle (M. gluteus medius)
- Verbesserung der Außenrotations-Flexibilität des Hüftgelenkes

3.2.1.4 Tendinopathie der Quadrizepssehne

Die Tendinopathie der Patellasehne oder der Quadrizepssehne wird auch als „Jumper's Knee" bezeichnet (Blazina et al. 1973). King et al. beschreiben eine Verteilung der Tendinopathien im Bereich des Kniestreckapparates mit 65–70 % am Ursprung der Patellasehne, in 20–25 % an der superioren Patella und in 5–10 % an der Tuberositas tibiae (King et al. 2019).

Die Quadrizepssehne wird gebildet (individuell variabel) aus mehreren Anteilen, ausgehend vom M. rectus femoris (oberflächliche Schicht), M. vastus medialis und M. vastus lateralis (mittlere Schicht) und M. vastus intermedius (tiefe Schicht) (Andrikoula et al. 2006). Durch die unterschiedliche Zugrichtung der einzelnen muskulären Anteile entstehen inhomogene Belastungen und Scherkräfte im Bereich der Sehne (Sprague et al. 2019). Die Quadrizepssehne selbst stellt die Verbindung zwischen Quadrizeps und Patella dar. Diese Verbindung zweier unterschiedlicher Strukturen (Muskulatur und Knochen) spiegelt sich auch in der Steifigkeit der Sehne wider (niedrigere Steifigkeit muskelnah/höhere Steifigkeit knochennah) (Sprague et al. 2019). Inwieweit sich dadurch eine Konsequenz für die Rehabilitation bei Beschwerden der Sehne ergibt, ist derzeit noch unklar. Eine größere Sehnensteifigkeit im Bereich des myotendinösen Übergangs führt möglicherweise zu einer Erhöhung des Verletzungsrisikos. Im Zusammenhang mit einer Tendinopathie der Quadrizepssehne ist, anders als bei der Patellasehne, eine verminderte Steifigkeit im betroffenen Sehnenbereich beschrieben (Klauser et al. 2014).

Diagnostik

Die Tendinopathie der Quadrizepssehne ist eine klinische Diagnose und ist charakterisiert durch einen belastungsabhängigen Schmerz im Bereich der superioren Patella (King et al. 2019). Betroffene Athleten berichten über Beschwerden, die v. a. in tiefer Kniegelenkflexion auftreten. Möglicherweise kann der Beginn der Beschwerden anamnestisch mit einer plötzlichen exzentrischen

Belastung des Quadrizeps (z. B. Landung nach Sprung) in Zusammenhang gebracht werden (Sprague et al. 2019).

Therapie

Aufgrund eines belastungsassoziierten Zusammenhanges der Tendinopathie im Allgemeinen erscheint eine Belastungsmodifikation auch in der Behandlung der Quadrizepssehnen-Tendinopathie sinnvoll. Es sind folgende Überlegungen zur Behandlung bei einer Tendinopathie der Quadrizepssehne beschrieben (Sprague et al. 2019):

- Belastungsmodifikation sowie kontrollierte Belastungssteuerung
- Durchführung eines progressiven Belastungsprogramms, insbesondere in Knieflexionspositionen (größere Belastung der Sehne in höhergradigen Flexionspositionen)
- Individuelle Modifikation des Trainings durch verschiedene Tibiarotationspositionen (hierdurch individuelle Be-/Entlastung der unterschiedlichen Sehnenanteile)
- Kombination von Hüftextension und Knieflexionspositionen (Adressierung der oberflächlichen Schicht)
- Schmerzintensität 5/10 VAS während und nach Training akzeptabel (individuelle Anpassung je nach Irritierbarkeit der Beschwerden)
- 24-h-Schmerzverhalten: Rückgang auf Ausgangsniveau. Keine progressive „Schmerzdynamik" von Woche zu Woche
- NMES-Therapie aller Quadrizepsanteile (Vermeidung/Unterbelastung oder Stress-Shielding* der Sehne)

*Stress-Shielding: Reduktion des typischen mechanischen Stresses auf die Sehne durch Veränderung des Kraftverlaufs

Als exzentrisch betonte Trainingsvariante für die Kniegelenkextensoren ist eine umgekehrte Variante des Nordic Hamstring Curls beschrieben (Alonso-Fernandez et al. 2019). Inwieweit sich hierdurch tendinopathische Beschwerden am Extensorenapparat beeinflussen lassen, ist derzeit noch unklar. (Für weitere Trainingsvarianten siehe auch Kap. 1)

3.2.2 Tendinopathie des M. popliteus

Die Anatomie im posterolateralen Kniegelenkbereich ist komplex.

Die posterolaterale Ecke (Posterolateral Corner = PLC) beinhaltet verschiedene Strukturen, dabei spielen zur Stabilisation v. a. die Popliteus-Sehne, das laterale Kollateralband (LCL) und das Lig. popliteofibulare (PFL) eine wichtige Rolle (Wood et al. 2020). Das LCL und PFL werden als primäre statische Stabilisatoren des hinteren Kreuzbandes beschrieben (Kang et al. 2019). Die Popliteus-Sehne wird im Zusammenhang mit ihrer Stabilisationsfunktion für das Knie auch als „5. Ligament" bezeichnet (LaPrade et al. 2010).

Die Popliteus-Sehne wirkt als primärer Stabilisator gegen Außenrotation im Kniegelenk und ist zudem beteiligt an der Varusstabilisation sowie der Limitation der femoralen anterioren und posterioren Translation (LaPrade et al. 2010; Chahla et al. 2018). Neuere Untersuchungen zeigen, dass durch eine Insuffizienz der posterolateralen Ecke (und v. a. der Popliteus-Sehne) sowohl das vordere Kreuzband als auch das hintere Kreuzband eine vermehrte Belastung erfahren (Kang et al. 2019). Eine Flexions-/Extensionsfunktion des M. popliteus wird diskutiert (LaPrade et al. 2003; Soda et al. 2016). Vermutet wird eine exzentrische Funktion zur Verhinderung der tibialen Außenrotation und tibialen Translation (Schutz des hinteren Kreuzbandes) bzw. eine konzentrische Innenrotationsfunktion gekoppelt mit tibialer Translation (Schutz des vorderen Kreuzbandes). Da der muskulotendinöse Popliteus-Komplex eine hohe Dichte an Mechanorezeptoren aufweist, wird ihm zudem eine kinästhetische Funktion (insbesondere bei Bewegungen in der Transversalebene) zugeschrieben. Es wird vermutet, dass durch die Nähe seiner Ansatzpunkte zum medialen und lateralen kollateralen Band, Veränderungen der medialen und lateralen tibiofemoralen Gelenkkinematik erfasst und notwendige Reaktionen eingeleitet werden können (Nyland et al. 2005).

Akute Verletzungen des M. popliteus bzw. der Popliteus-Sehne treten oftmals im Zusammenhang mit einer hinteren Kreuzbandverletzung auf und können dann zu einer posterolateralen Instabilität des Kniegelenkes führen (Wood et al. 2020). Eher selten wird die Tendinopathie der Popliteus-Sehne beschrieben (Mohile et al. 2020).

Diagnostik
- Lokale Palpation im Muskelverlauf
- Aktive/Passive Untersuchung der Innenrotation der Tibia
- Bauchlage: Aktive Kniegelenk-Innenrotation und Flexion gegen Widerstand
- Innenrotations-Provokationstestung: Rückenlage, 90° Kniegelenkflexion, Innenrotation im Knie. Der Untersuchende bewegt den Unterschenkel in Außenrotation => der Patient versucht den Außenrotations-Impuls durch eine aktive Innenrotation zu verhindern (Abb. 3.71)
- Untersuchung auf eine posterolaterale Instabilität => Dial-Test, LCL-Varusstress-Testung

Therapie
Für die Therapie von Beschwerden im Bereich des M. popliteus wird ein Training der tibialen Innenrotation sowie ein Quadrizeps-Training (zur Entlastung des M. popliteus) beschrieben (Brukner und Khan 2016; Soda et al. 2016). Dabei kann die

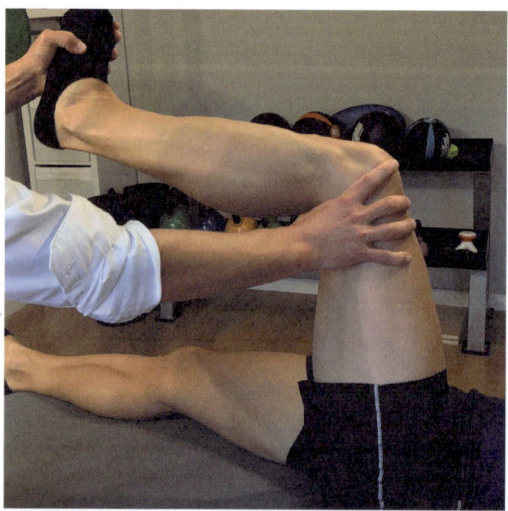

Abb. 3.71 Provokationstestung M. popliteus

günstigere Hebelwirkung des M. popliteus in 30–50° Knieflexion (in 70–90° haben die anderen Kniegelenk-Rotatoren eine günstigere Wirkung) in die Trainingsplanung miteinbezogen werden. Da Abstopp-Bewegungen und Richtungswechsel oftmals in diesem Bereich durchgeführt werden, spielt der M. popliteus hier eine wichtige Rolle (Nyland et al. 2005). Es sind Trainingsvarianten für den Popliteus-Komplex in der offenen und geschlossenen kinetischen Kette beschrieben (Abb. 3.72 und 3.73). Sobald eine adäquate Kontrolle von Becken, Rumpf und der unteren Extremität (femoral und tibial) erreicht wurde, kann eine Progression des Trainings in der geschlossenen Kette auch auf instabilen Untergründen durchgeführt und Sprungvarianten in das Training aufgenommen werden. Aufgrund der synergistischen Funktion des M. popliteus mit dem Quadrizeps sollte dieser im Rahmen eines Krafttrainings miteinbezogen werden.

3.2.3 Iliotibiales Bandsyndrom

Eine der häufigsten Ursachen für laterale Kniebeschwerden bei Läufern ist das iliotibiale Bandsyndrom (Baker und Fredericson 2016). Als Ursache wurde ursprünglich von einer Friktions-bedingten Entzündungsreaktion des distalen Anteils des Tractus iliotibialis (ITB) am lateralen Femurkondylus ausgegangen. Beim ITB handelt es sich um einen verdickten Anteil der Fascia lata, die den Oberschenkel vollständig umschließt. Das ITB ist durch fibröse (Enthesen-ähnliche) Verankerungen mit dem distalen Femur verbunden, die eine Bewegung des ligamentären Anteils in a.p-Richtung über der Femurkondyle verhindern. Als Ursache der Beschwerden wird daher mittlerweile von einer lokalen Hyperkompression des vaskularisierten und stark innervierten Fettgewebes unterhalb des distalen ITB-Ansatzes (und nicht mehr von einer Friktion am Femurkondylus) ausgegangen (van der Worp et al. 2012). In diesem Bereich steht die vaskularisierte und stark innervierte Fettschicht in enger Verbindung mit der ITB-Verankerung (Fairclough et al. 2006). Diese Kombination aus Fettgewebe im fibrösen Ansatzbereich des ITB erscheint vergleichbar mit anderen Enthesen,

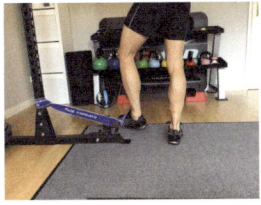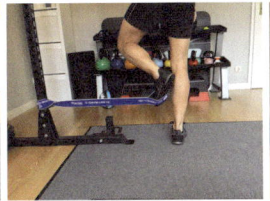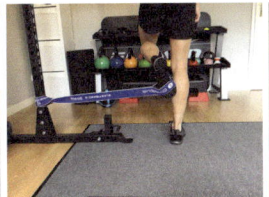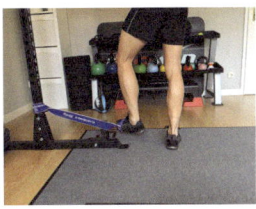

Abb. 3.72 Training des muskulotendinösen Popliteus-Komplex in der offenen kinetischen Kette (Nyland et al. 2005). A) Startposition mit einem am Vorderfuß der nicht-belasteten Extremität befestigten Widerstandsband. B) Die nicht-belastete Extremität führt eine Hüftaußenrotation und Knieflexion hinter dem Standbein aus. C) Die nicht-belastete Seite bewegt sich mit zunehmender Innenrotation der Tibia weiter hinter das Standbein. D) Abschluss der konzentrischen Muskelaktionsphase: Die Rückkehr in die Ausgangsposition bewirkt eine exzentrische Muskelaktion

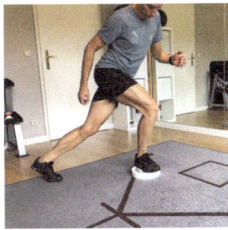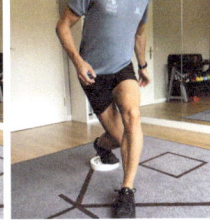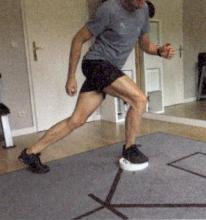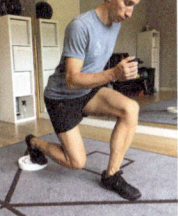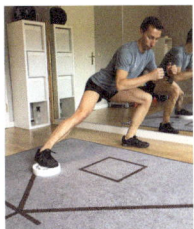

Abb. 3.73 Training des muskulotendinösen Popliteus-Komplexes in der geschlossenen kinetischen Kette (Nyland et al. 2005). (**A**) Einleitung der drei Schrittvarianten mit dem betroffenen Bein auf einer 5 cm Erhöhung (dadurch ca. 20–40° Knieflexion im Standbein). Das kontralaterale Bein ist nach posterolateral hinter dem Standbein positioniert. (**B**) Erster von drei aufeinanderfolgenden schnellen Belastungs- und Entlastungsschritten (diagonal-anterior). (**C**) Rückkehr in die Ausgangsstellung. (**D**) Zweiter von drei aufeinanderfolgenden schnellen Belastungs- und Entlastungsschritten (vorwärts). (**E**) Letzter von drei aufeinanderfolgenden schnellen Belastungs- und Entlastungsschritten (diagonal-seitlich)

soass ein ITB-Syndrom auch mit einer Enthesiopathie verglichen wird (Fairclough et al. 2006).

Das ITB hat zwei Ansatzbereiche: einerseits besteht eine bandartige Verbindung zum lateralen Femurkondylus und andererseits eine ligamentäre Insertion am Gerdy-Tuberkulum an der Tibia (Baker et al. 2011). Darüber hinaus besteht eine Vielzahl weiterer distaler Verbindungen (M. biceps femoris, M. vastus lateralis, Patella, laterales Retinakulum) zur anterolateralen Stabilisation des Kniegelenkes (Baker et al. 2011; Baker und Fredericson 2016). Mechanorezeptoren im Fettgewebe dienen dabei möglicherweise der lokalen Propriozeption und könnten so die proximale Muskelaktivität beeinflussen (Baker und Fredericson 2016). Proximal besteht eine oberflächliche Verbindung des ITB zur Faszie des M. gluteus maximus und von dort zur Lumbalfaszie, was eine Funktion des ITB in der Interaktion von LWS, Hüfte, Oberschenkel und Knie vermuten lässt (Baker und Fredericson 2016).

Bei einem ITB-Syndrom treten die Beschwerden typischerweise im Bereich der sogenannten „Impingement-Zone" zwischen 25° und 35° Kniegelenkflexion (während der Standbeinphase) bei Läufern auf (Orchard et al. 1996; Baker und Fredericson 2016). Aktivitäten, die einen Kniegelenkflexionswinkel in dieser Impingement-Zone erfordern (z. B. Downhill-Running, Treppen absteigen usw.), können ein ITB-Syndrom potenziell begünstigen (Orchard et al. 1996).

Neben der Impingement-Zone (Sagittalebene) sind auch kinematische Faktoren in der Frontal- und/oder Transversalebene beschrieben, die zur Entstehung von ITB-Beschwerden führen können (Baker und Fredericson 2016).

So steht in der Transversalebene die Innenrotationsbewegung der Tibia im Zusammenhang mit Beschwerden, wobei die Insertion des ITB am Gerdy-Tuberkulum eine Rolle spielen könnte (Baker et al. 2011). Durch eine vermehrte Innenrotation der Tibia kommt es hier möglicherweise zu einer vermehrten lokalen Kompression des ITB gegen den lateralen Femurkondylus (Noehren et al. 2007). Kritik in diesem Zusammenhang besteht darin, dass dieser Innenrotations-Unterschied (zu Nicht-Betroffenen) nur sehr klein ist (3,7°) und eine Messung der Tibiarotation in der klinischen Praxis nur schwer durchführbar ist (Ceyssens et al. 2019). Neben der vermehrten Innenrotation der Tibia sind möglicherweise auch eine vermehrte Adduktion des Kniegelenkes und/oder die Eversion des Kalkaneus Risikofaktoren für die Entwicklung eines ITB-Syndroms (Noehren et al. 2007; Ceyssens et al. 2019; Mousavi et al. 2019).

Grundsätzlich ist die Evidenz für den Zusammenhang biomechanischer (Lauf-)Parameter und Laufverletzungen jedoch weiterhin sehr limitiert und stark abhängig von der jeweils untersuchten Population bzw. der spezifischen Verletzung (Ceyssens et al. 2019). Auch wenn in der Vergangenheit potenzielle biomechanische Risikofaktoren identifiziert werden konnten, ist bislang nicht klar, wo der „Grenzwert" hinsichtlich eines erhöhten Verletzungsrisikos liegt. Ein globaler Ansatz zur Interpretation des Bewegungsverhaltens erscheint daher ungeeignet (Ceyssens et al. 2019). Darüber hinaus bedeutet die Identifikation (biomechanischer) Risikofaktoren nicht, dass ein perfekter biomechanischer Laufstil überhaupt existiert (Dingenen et al. 2018). So ist derzeit nicht klar, ob Veränderungen der Laufkinematik Ursache oder Folge von ITB-Beschwerden sind (van der Worp et al. 2012).

Ähnlich kontrovers wie die Diskussion zu biomechanischen Risikofaktoren werden auch muskuläre Risikofaktoren diskutiert. Bei Läufern mit ITB-Beschwerden konnte eine vermehrte Innenrotation des Hüftgelenkes gezeigt werden, jedoch ohne Korrelation zur Kraft der Hüftaußenrotatoren (Noehren et al. 2014). Möglicherweise spielt die Kraftausdauer der Gluteamuskulatur im Hinblick auf ITB-Beschwerden hier eine Rolle (Brown et al. 2019). Auch bei unerfahrenen Läufern wurden Laufmuster mit einer vermehrten Innenrotation im Hüftgelenk und einer Veränderung der Rumpfkinematik (nach einer bestimmtem Laufzeit) beobachtet, ohne dass eine Schwä-

che der Hüftmuskulatur nachgewiesen werden konnte. Vielleicht ist hier die neuromuskuläre Koordination letztlich relevanter als die isolierte Kraft einer einzelnen Muskelgruppe (Schmitz et al. 2014). Interessanterweise scheinen koordinative Muster von Hobbyläufern auch bei Laufintensitäts-Veränderungen, ausgehend von der individuellen „Wohlfühl"-Geschwindigkeit (±15 %), relativ konstant zu bleiben (Floria et al. 2019). Bei patellofemoralen Beschwerden geht man mittlerweile davon aus, dass im Falle einer Schwäche der periartikulären Hüftgelenkmuskulatur diese eher Folge und nicht Ursache der Beschwerden ist (Rathleff et al. 2014). Vergleichbare Untersuchungen zum ITB-Syndrom gibt es derzeit zwar noch nicht, die Zusammenhänge könnten aber ähnlich sein. Darüber hinaus stehen Faktoren wie Belastungsumfang und plötzliche Belastungssteigerungen potenziell im Zusammenhang mit ITB-Beschwerden (Messier et al. 1995).

Diagnostik
Die Diagnose ITB-Syndrom wird basierend auf Anamnese und klinischer Untersuchung gestellt. Betroffene berichten über Beschwerden auf der Außenseite des Kniegelenkes, die sich unter Belastung verschlimmern. Aktivitäten, die eine repetitive Knieflexion erfordern (z. B. Downhill-Running), können die Beschwerden intensivieren (Orchard et al. 1996). Ein auslösendes Trauma liegt nicht vor, möglicherweise ist eine plötzliche Belastungssteigerung erinnerlich (Messier et al. 1995). Oftmals treten die Beschwerden erst ab einer bestimmten Laufdistanz auf. Der (modifizierte) Noble-Kompressions-Test (Abb. 3.74) kann positiv sein (van der Worp et al. 2012). Der Ober-Test kann positiv sein, was aber möglicherweise durch M. gluteus medius/minimus und/oder die Hüftgelenkkapsel (und weniger durch einen „verkürzten" Tractus iliotibiales) bedingt ist (van der Worp et al. 2012; Willett et al. 2016).

In der Laufanalyse zeigt sich möglicherweise eine vermehrte Hüftadduktion, eine vermehrte Hüftinnenrotation, eine Beckenkippung zur Schwungbeinseite oder eine enge Spurbreite (bzw. Kombinationen) (Noehren et al. 2007;

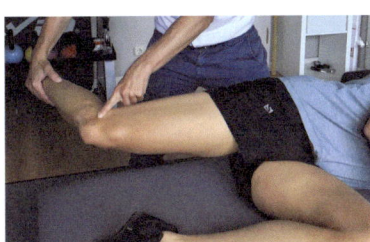 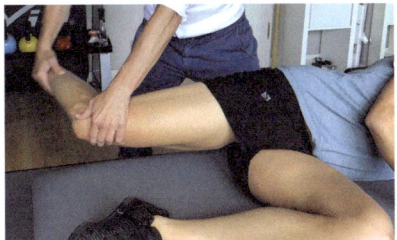

Abb. 3.74 Noble-Test*: Das Knie des Probanden wird auf 90° flektiert. Unter manuellem Druck auf den lateralen Femurepikondylus (oder 1–2 cm proximal davon) wird dann das Knie allmählich extendiert. Bei 30° Flexion klagt der Patient über eine Symptomreproduktion (ähnlich den Beschwerden beim Laufen) im Bereich der lateralen Femur-Epikondyle. Modifizierter Noble-Kompressionstest*: Modifikationen des Testes durch die Kombination mit einer Tibia-Innenrotation, Medialisierung der Patella oder unter Belastung sind beschrieben (Rosenthal 2008). *Validität und Reliabilität der Tests sind nicht bekannt

Meardon et al. 2012; Noehren et al. 2014; Baker und Fredericson 2016).

Aus den bereits erwähnten Gründen sollte eine „vorsichtige Interpretation" biomechanischer Auffälligkeiten erfolgen, da nicht jeder Athlet mit einem nicht-optimalen Bewegungsmuster auch zwangsläufig Beschwerden entwickelt.

Therapie

Derzeit existiert kein Konsensus für ein Behandlungsprotokoll bei ITB-Beschwerden. Passive Behandlungstechniken, wie Triggerpunkt-Therapie werden zwar von einigen Autoren in der akuten Phase empfohlen, (prospektive) Untersuchungen zum Nutzen gibt es derzeit nicht (Baker und Fredericson 2016). Möglicherweise kann der Effekt eines aktiven Trainingsprogrammes durch passive Intervention potenziert werden.

Grundsätzlich scheint ein aktives Trainingsprogramm geeignet zu sein, um akute oder überlastungsbedingte Sportverletzungen zu reduzieren (Lauersen et al. 2014; Lauersen et al. 2018). Demnach sollte dies auch im Vordergrund bei ITB-Beschwerden stehen. Da in der akuten Phase ein Training häufig nicht möglich ist, kann vorübergehend eine Belastungsmodifikation erfolgen (Fredericson und Wolf 2005). Eine vollständige Einstellung aller Aktivitäten ist dabei, auch vor dem Hintergrund einer notwendigen Mechanotransduktion zur Gewebeheilung, in der Regel nicht notwendig (Khan und Scott 2009). Belastungen in der Impingement-Zone können in der akuten Phase durch Bewegungslimitationen (Vermeidung von 25–35° Kniegelenk-flexions-Positionen) kontrolliert werden. Aktivitäten unter Anpassung an diesen Bewegungsbereich (z. B. Ergometer mit tiefer Sitzposition, aufwärtsorientiertes Gehen/Laufen auf dem Laufband, Aqua-Therapie usw.) ermöglichen einen Erhalt der Grundkapazität und die Mechanotransduktion selbst in dieser akuten Phase. In der Akutphase kann zudem eine Aufklärung (ggf. mit Start eines Feedback-Trainings) potenzieller biomechanischer Faktoren, die zu den Beschwerden beigetragen haben könnten, erfolgen (Baker und Fredericson 2016). Inwieweit ein Transfer eines solchen Feedback-Trainings (z. B. Beckenkontrolle im Gang) dann auch einen Transfer in dynamischere Aktivitäten wie Laufen hat, ist unklar. Eine (spätere) Alternative für den Läufer könnten einfach umsetzbare Veränderungen des Laufmusters, z. B. durch eine Erhöhung der Schrittfrequenz (Kadenz) oder der Spurbreite (s. u.) sein.

Bereits in der frühen akuten Phase kann ein Training mit isometrischen Trainingsvarianten für die periartikuläre Hüftmuskulatur begonnen werden. Mögliche Varianten können dabei z. B. zunächst die Abduktoren-Muskulatur isoliert adressieren. Die Auswahl der Trainingsvariante ist grundsätzlich individuell, eine Ausrichtung anhand des Aktivierungsprofils für die Zielmuskulatur kann in der Entscheidungsfindung hilfreich sein. Die Aktivierungsprofile[5] verschiedener

---

[5]Zu berücksichtigen sind in diesem Zusammenhang die allgemeinen Limitationen von EMG-Untersuchungen (Vigotsky et al. 2017).

Trainingsvarianten für die gluteale Muskulatur sind beschrieben (Reiman et al. 2012).

Basierend darauf könnte ein Training in der Frühphase des M. gluteus medius z. B. zunächst in der Seitlage erfolgen und dann später als Lunge in der Sagittalebene, Lunge in der Transversalebene/Frontalebene und zuletzt als unilaterale Kniebeuge intensiviert werden. Zur Einbeziehung des ITB (mit Kombination Kniegelenkflexion bei gleichzeitiger Hüftgelenkextension) können Varianten von SL Bridging und SL Split-Kniebeuge (mit Betonung der hinteren Extremität = betroffene Extremität) durchgeführt werden.

▶ **Praxistipp**
- Krafttraining planen (z. B. erst lokales Training, dann intersegmentale Koordination: Isoliertes Hüftabduktionstraining, dann Split-Kniebeuge/Lunge/Kniebeuge-Varianten)
- Allgemeine Kriterien zum Aufbau eines Krafttrainings berücksichtigen (Spezifität, Periodisierung usw.)
  - Alternativ: Training in Form von Heavy Slow Resistance (HSR) durchführen:
  - 3 ×/Woche
  - 3 s konzentrisch + 2 s isometrisch halten + 3 s exzentrisch
  - 4 Sätze mit 2–3 min Satzpause
  - *Intensität:*
  - 1. Woche: 15RM
  - 2.–3. Woche: 12RM
  - 4.–5. Woche: 10RM
  - 6.–8. Woche: 8RM
  - 9.–12. Woche: 6RM
    RM: Wiederholungsmaximum
- Explosivkraft und Schnellkraft können nützliche Variationen des Trainings sein
- Variabilität im Training fördern (Geschwindigkeit, Bewegungsausmaß usw.)

In den folgenden Phasen der Rehabilitation wird über eine progressive (individuelle) Belastungssteigerung die neuromuskuläre Kapazität für die Zielaktivität wieder aufgebaut. Anstelle der initialen lokalen Trainingsvarianten einzelner Muskeln oder Bewegungsrichtungen können Krafttrainingsvarianten integriert werden, die eine höhergradige intersegmentale Koordination erfordern (Kniebeuge, Kreuzheben usw.).

Zur weiteren Planung der Rehabilitation ist eine Berücksichtigung der Zielbelastung hilfreich. Da vom ITB-Syndrom weniger Athleten aus Sportarten mit Richtungswechseln betroffen sind, sondern eher Athleten mit linearen Laufbelastungen, sollten diese individuellen Anforderungen der Zieldistanz (Volumen) und der Geschwindigkeit (Intensität) in der Planung früh berücksichtigt werden. Das heißt, kumulative Belastungen können im Vorfeld geplant/gesteuert werden. Berücksichtigt werden sollte dabei auch die Wiederherstellung der Energiespeicherung/-Abgabe des ITB durch ein plyometrisches Training im späteren Rehabilitationsverlauf. Modifikationen des Laufstils sollten einfach umsetzbar sein und ein direktes Feedback an den Athleten ermöglichen (Davis 2018).

Schrittlänge (Boyer und Derrick 2015), erhöhte Spurbreite (Meardon et al. 2012), exzessive kontralaterale Beckenabkippung in der Standbeinphase mit Lateralflexion des Rumpfes (Mousavi et al. 2019) und Knieflexion in der Impingement-Zone wären potenziell adressierbare Faktoren bei Läufern im Zusammenhang mit ITB-Beschwerden. Durch eine Erhöhung der Schrittfrequenz/Minute (Kadenz) können die Hüftadduktion reduziert, die Spurbreite vergrößert und die Knieflexion vermindert werden (reduzierte Belastung in der Impingement-Zone) (Bramah et al. 2019). Typischerweise werden Kadenzanpassungen in einem Bereich von +5–10 %, ausgehend von der ursprünglichen Schrittfrequenz, durchgeführt. Eine Kontrolle der Kadenz kann durch einen Schrittzähler (Uhr, Brustgurt) erfolgen, das direkte Feedback im Training in einem entsprechenden Kadenzbereich ist durch ein Metronom oder die Integration der Zielfrequenz in Musik („Beats per Minute") möglich. Die Spurbreite kann durch eine Instruktion „Kniegelenke dürfen sich nicht berühren!" kontrolliert werden. Eine Aufnahme der Laufaktivitäten wird empfohlen, sobald alle Trainingsvarianten in offener/geschlossener kinetischer Kette schmerzfrei und kontrolliert durchgeführt werden können. Dabei sollte auf Downhill-Laufen anfangs verzichtet werden und die Geschwindigkeit eher schnell als langsam sein (dadurch zusätzliche Vermeidung der Impingement-Zone durch mehr Knie-Extension) (Fredericson und Weir 2006). Denkbar wäre es, einen Return to Running-Assessment wie bei anderen Knieverletzungen in die Entscheidungsfindung einzubeziehen.

Ein standardisiertes Programm zur Wiederaufnahme von Laufaktivitäten nach ITB-Beschwerden ist in der Literatur nicht beschrieben. Tab. 3.39 zeigt ein Return to Running-Programm, welches im Rahmen einer Achillessehnen-Tendinopathie beschrieben ist (Silbernagel und Crossley 2015). Unter den oben genannten Überlegungen müssten die Jogging-Tage anfangs möglicherweise individuell mit höheren Geschwindigkeiten durchgeführt werden.

Tab. 3.39 Return to Running-Programm (Silbernagel und Crossley 2015)

Tag	Aktivität
Tag 1	Joggen (30 min) + Rehabilitations-Training
Tag 2, 3	Gehen (70 min) + Rehabilitations-Training
Tag 4	Laufen 85 % (20 min) + Rehabilitations-Training
Tag 5, 6, 7	Gehen (70 min) + Rehabilitations-Training
Tag 8	Laufen 85 % (20 min) + Rehabilitations-Training
Tag 9, 10, 11	Gehen (70 min) + Rehabilitations-Training
Tag 12	Joggen (30 min) + Rehabilitations-Training
Tag 13, 14	Gehen (70 min) + Rehabilitations-Training
Tag 15	Laufen 85 % (20 min) + Rehabilitations-Training
Tag 16, 17, 18	Gehen (70 min) + Rehabilitations-Training
Tag 19	Laufen 85 % (20 min) + Rehabilitations-Training
Tag 20, 21	Gehen (70 min) + Rehabilitations-Training

Zusammenfassung

- Das Krafttraining sollte, auch im Hinblick auf die Prävention, fortgeführt werden.
  Dabei erscheinen v. a. Trainingsvarianten, die eine intersegmentale Koordination erfordern (zwischen Rumpf, Beckengürtel und unterer Extremität), sinnvoll.
- Ergänzend kann ein lokales Training der Hüftabduktoren/Außenrotatoren hilfreich sein.
- Vor der Wiederaufnahme eines einfachen linearen Laufprogrammes kann z. B. ein Return to Running-Assessment durchgeführt werden.
- Plyometrische Trainingselemente sollten in die spätere Rehabilitation integriert werden.
- Die Laufbiomechanik kann durch eine Erhöhung der Kadenz (i. d. R. +5–10 %) und/oder der Spurbreite modifiziert werden.
- Die Korrektur der Laufbiomechanik sollte einfach sein und ein unmittelbares Feedback ermöglichen:
  - *Kadenz* => Schrittzähler Uhr, BPM-Timer mit/ohne Musik
  - *Spurbreite* => „Kniegelenke sollen sich nicht berühren während des Laufs!"
- Die Laufgeschwindigkeit kann anfangs erhöht werden, um die Knieflexion in der Impingement-Zone zu reduzieren.
- Da Belastungsumfang und plötzliche Belastungssteigerungen potenziell im Zusammenhang mit ITB-Beschwerden stehen, erscheint ein generelle Steuerung der Belastung grundsätzlich sinnvoll („Load Management").
- Ein Training des Sprunggelenkes/Fuß zur Optimierung der Energieaufnah-

me/-Abgabe während des Laufens kann hilfreich sein.

- Die Notwendigkeit einer lokalen Therapie des ITB mit Kompression (z. B. manuelle Kompression, Friktion, Faszienrollen, Faszientherapie usw.) sollte unter Berücksichtigung des derzeitigen Verständnisses der Pathoanatomie (Hyperkompressions-Theorie) kritisch hinterfragt werden.
- Kumulative (Lauf-)Belastungen können im Rahmen eines individuell geplanten, progressiven Programmes wiederhergestellt werden (zu Beginn auch mit Alternativ-Training z. B. Ergometer oder Crosstrainer). Als Planungsgrundlage dienen Zielintensität und Zielvolumen.

3.2.4 Verletzungen des proximalen Tibiofibulargelenkes

Das proximale Tibiofibulargelenk (PTFG) wird gebildet aus der runden (oder ovalen) Gelenkfläche der proximalen Fibula und einer posterolateralen Gelenkfacette am lateralen Tibiakondylus. Das Gelenk ist von einer fibrösen Kapsel und zwei Ligamenten umgeben (Lig. capitis fibulae anterius/posterius). Beide Ligamente und die Membrana interossea spielen eine wichtige Rolle für die Rotationsstabilität des PTFG (Alves-da-Silva et al. 2019).

Das PTFG übernimmt die Funktionen (Ogden 1974a, 1974b):

- Verteilung/Aufnahme von auf das Sprunggelenk einwirkenden Rotationskräften
- Verteilung/Aufnahme von varisierenden Kräften auf die Tibia
- Zugbelastung unter Gewichtsbelastung

Demnach führen Bewegungen des Kniegelenkes oder des Sprunggelenkes auch zu Bewegungen im PTFG: bei einer Dorsalextension des Sprunggelenkes kommt es zu einer Außenrotation des PTFG, eine Kniegelenkextension führt

zu einer posterioren Bewegung des Caput fibulae (Alves-da-Silva et al. 2019).

Verletzungen des PTFG sind eine seltene Ursache für laterale Kniebeschwerden. Eine Verletzung der proximalen kapsuligamentären Strukturen resultiert aus einer plötzlichen Innenrotation und Plantarflexion des Fußes in Kombination mit einer Tibiaaußenrotation und Kniegelenkflexion (Baumann et al. 2018). Ursache kann ein Kniegelenk-Verdrehtrauma (Kombination aus Rotation und Knieflexion) nach einer Landung aus dem Sprung oder während eines Richtungswechsels sein (Ogden 1974a,b; Nieuwe Weme et al. 2014).

Die Luxation des PTFG ist sehr selten und wird mit weniger als 1 % Anteil aller Kniegelenkverletzungen beschrieben (Nieuwe Weme et al. 2014). Verletzungen des PTFG können neben der Verursachung von lateralen Kniebeschwerden auch die Knie- und Sprunggelenkfunktion beeinflussen. Zudem ist immer eine Kombination mit Verletzungen der Popliteus-Sehne oder der posterolateralen Ecke des Kniegelenkes möglich (Forster et al. 2007).

Bei einer PTFG-Instabilität werden vier Typen unterschieden (Ogden 1974b):

- Typ I: Subluxation
- Typ II: Anterolaterale Dislokation
- Typ III: Posteromediale Dislokation
- Typ IV: Superiore Dislokation

Am häufigsten liegt eine Typ-II-Instabilität mit Affektion des N. peroneus vor (van Wulfften Palthe et al. 2015; Baumann et al. 2018).

Klinisch bestehen Schmerzen und ggf. eine Schwellung im Bereich der Knieaußenseite nach einer akuten Sportverletzung (Nieuwe Weme et al. 2014; Baumann et al. 2018). Die Kniegelenkbeweglichkeit kann eingeschränkt sein, und es kann zu einer knöchernen Protusion (Prominenz) im Bereich der proximalen Fibula kommen. Bewegungen des Sprunggelenkes können Beschwerden im PTFG verstärken (Forster et al. 2007; Nieuwe Weme et al. 2014). Die Funktion des N. peroneus muss aufgrund seiner Nähe zum PTFG mitbeurteilt werden.

Es gibt nur wenig Evidenz für die Behandlung einer PTFG-Instabilität. Die Reposition des Gelenkes wird in einer Kniegelenkflexion (90–110°) und Außenrotation des Fußes mit direktem Druck über dem Caput fibulae durchgeführt (Nieuwe Weme et al. 2014). In der Literatur sind sowohl Entlastungsphasen von bis zu 6 Wochen (O'Rourke und McManus 1982) als auch direkte frühfunktionelle Behandlungen mit einer Kompressionsbandage beschrieben (Nieuwe Weme et al. 2014). Aufgrund der Insertion des M. biceps femoris an der proximalen Fibula kann die Aktivität dieses Muskels anfangs limitiert werden. Anschließend erscheint ein Training der Hamstrings zur Rotationskontrolle des Kniegelenkes sinnvoll. Potenziell Verletzungs-prädisponierende (distale) Faktoren (Hyperpronation Sprunggelenk => Tibiarotation) können im Rahmen der Therapie ebenfalls adressiert werden.

Im Falle einer operativen Stabilisation bei PTFG-Instabilität ist die anschließende Nachbehandlung mit einem modifizierten VKB-EPL-Protokoll (Verlängerung der Entlastungsphase, Restriktion von Hamstring-Aktivitäten) beschrieben (Baumann et al. 2018).

Literatur

Abat F, Alfredson H, Cucchiarini M, Madry H, Marmotti A, Mouton C, Oliveira JM, Pereira H, Peretti GM, Romero-Rodriguez D, Spang C, Stephen J, van Bergen CJA, de Girolamo L (2017) Current trends in tendinopathy: consensus of the ESSKA basic science committee. Part I: biology, biomechanics, anatomy and an exercise-based approach. J Exp Orthop 4(1):18

Abate M, Silbernagel KG, Siljeholm C, Di Iorio A, De Amicis D, Salini V, Werner S, Paganelli R (2009) Pathogenesis of tendinopathies: inflammation or degeneration? Arthritis Res Ther 11(3):235

Abbott JH, Chapple CM, Fitzgerald GK, Fritz JM, Childs JD, Harcombe H, Stout K (2015) The incremental effects of manual therapy or booster sessions in addition to exercise therapy for knee osteoarthritis: a randomized clinical trial. J Orthop Sports Phys Ther 45:975–983

Adams D, Logerstedt DS, Hunter-Giordano A, Axe MJ, Snyder-Mackler L (2012) Current concepts for anterior cruciate ligament reconstruction: a criterion-based rehabilitation progression. J Orthop Sports Phys Ther, JOSPT, Inc. JOSPT, Alexandria 22134–1540(42): 601–614

Ahmad CS, Kwak SD, Ateshian GA, Warden WH, Steadman JR, Mow VC (1998) Effects of patellar tendon adhesion to the anterior tibia on knee mechanics. Am J Sports Med 26(5):715–724

Almeida GPL, Albano TR, Melo AKP (2019) Hand-held dynamometer identifies asymmetries in torque of the quadriceps muscle after anterior cruciate ligament reconstruction. Knee Surg Sports Traumatol Arthrosc, Springer Berlin Heidelberg 27:2494–2501

Alonso-Fernandez D, Fernandez-Rodriguez R, Abalo-Nunez R (2019) Changes in rectus femoris architecture induced by the reverse nordic hamstring exercises. J Sports Med Phys Fitness 59(4):640–647

Alshewaier S, Yeowell G, Fatoye F (2017) The effectiveness of pre-operative exercise physiotherapy rehabilitation on the outcomes of treatment following anterior cruciate ligament injury: a systematic review. Clinical Rehabilitation, SAGE PublicationsSage UK: London 31:34–44

Alves-da-Silva T, Guerra-Pinto F, Matias R, Pessoa P (2019) Kinematics of the proximal tibiofibular joint is influenced by ligament integrity, knee and ankle mobility: an exploratory cadaver study. Knee Surg Sports Traumatol Arthrosc 27(2):405–411

Amano H, Iwahashi T, Suzuki T, Mae T, Nakamura N, Sugamoto K, Shino K, Yoshikawa H, Nakata K (2015) Analysis of displacement and deformation of the medial meniscus with a horizontal tear using a three-dimensional computer model. Knee Surg Sports Traumatol Arthrosc, Springer Berlin Heidelberg 23:1153–1160

American College of Sports, M (2009) American College of Sports Medicine position stand. Progression models in resistance training for healthy adults. Med Sci Sports Exerc 41(3):687–708

Andrade R, Pereira R, van Cingel R, Staal JB, Espregueira-Mendes J (2019) How should clinicians rehabilitate patients after ACL reconstruction? A systematic review of clinical practice guidelines (CPGs) with a focus on quality appraisal (AGREE II). Br J Sports Med, BMJ Publishing Group Ltd and British Association of Sport and Exercise Medicine 54(9):512–519. https://doi.org/10.1136/bjsports-2018-100310

Andrews JR, McLeod WD, Ward T, Howard K (1977) The cutting mechanism. Am J Sports Med 5(3):111–121

Andrikoula S, Tokis A, Vasiliadis HS, Georgoulis A (2006) The extensor mechanism of the knee joint: an anatomical study. Knee Surg Sports Traumatol Arthrosc 14(3):214–220

Angelozzi M, Madama M, Corsica C, Calvisi V, Properzi G, McCaw ST, Cacchio A (2012) Rate of force development as an adjunctive outcome measure for return-to-sport decisions after anterior cruciate ligament reconstruction. J Orthop Sports Phys Ther 42(9):772–780

Ardern CL, Taylor NF, Feller JA, Webster KE (2013) A systematic review of the psychological factors associated with returning to sport following injury. Br J Sports Med, BMJ Publishing Group Ltd and British Association of Sport and Exercise Medicine 47: 1120–1126

Ardern CL, Taylor NF, Feller JA, Webster KE (2014) Fifty-five per cent return to competitive sport following anterior cruciate ligament reconstruction surgery: an updated systematic review and meta-analysis including aspects of physical functioning and contextual factors. Br J Sports Med, BMJ Publishing Group Ltd and British Association of Sport and Exercise Medicine 48(21):1543–52. https://doi.org/10.1136/bjsports-2013-093398

Ardern CL, Glasgow P, Schneiders A, Witvrouw E, Clarsen B, Cools A, Gojanovic B, Griffin S, Khan KM, Moksnes H, Mutch SA, Phillips N, Reurink G, Sadler R, Silbernagel KG, Thorborg K, Wangensteen A, Wilk KE, Bizzini M (2016) 2016 Consensus statement on return to sport from the First World Congress in Sports Physical Therapy, Bern. Br J Sports Med, BMJ Publishing Group Ltd and British Association of Sport and Exercise Medicine 50:853–864

van Ark M, Cook JL, Docking SI, Zwerver J, Gaida JE, van den Akker-Scheek I, Rio E (2016) Do isometric and isotonic exercise programs reduce pain in athletes with patellar tendinopathy in-season? A randomised clinical trial. J Sci Med Sport 19(9):702–706

Bahr R (2016) Why screening tests to predict injury do not work-and probably never will …: a critical review. Br J Sports Med 50(13):776–780

Baker RL, Fredericson M (2016) Iliotibial band syndrome in runners: biomechanical implications and exercise interventions. Phys Med Rehabil Clin N Am 27:53–77

Baker RL, Souza RB, Fredericson M (2011) Iliotibial band syndrome: soft tissue and biomechanical factors in evaluation and treatment. PM R 3(6):550–561

Ballmer PM, Jakob RP (1988) The non operative treatment of isolated complete tears of the medial collateral ligament of the knee. A prospective study. Arch Orthop Trauma Surg, Springer 107:273–276

Barber FA, Click SD (1997) Meniscus repair rehabilitation with concurrent anterior cruciate reconstruction. Arthroscopy 13:433–437

Barber-Westin SD, Noyes FR (2011) Factors used to determine return to unrestricted sports activities after anterior cruciate ligament reconstruction. Arthroscopy 27:1697–1705

Bartlett HL, Ting LH, Bingham JT (2014) Accuracy of force and center of pressure measures of the Wii Balance Board. Gait Posture 39:224–228

Barton CJ, Levinger P, Crossley KM, Webster KE, Menz HB (2012) The relationship between rearfoot, tibial and hip kinematics in individuals with patellofemoral pain syndrome. Clin Biomech (Bristol, Avon) 27(7):702–705

Baumann E, Rice W, Selhorst M (2018) Rehabilitation considerations for an uncommon injury of the knee: a case report. Int J Sports Phys Ther 13(3):511–519

Becker EH, Watson JD, Dreese JC (2013) Investigation of multiligamentous knee injury patterns with associated injuries presenting at a level I trauma center. J Orthop Trauma 27(4):226–231

Becker R, Wirz D, Wolf C, Göpfert B, Nebelung W, Friederich N (2005) Measurement of meniscofemoral con-tact pressure after repair of bucket-handle tears with biodegradable implants. Arch Orthop Trauma Surg, Springer 125:254–260

Bedi A, Kelly NH, Baad M, Fox AJ, Brophy RH, Warren RF, Maher SA (2010) Dynamic contact mechanics of the medial meniscus as a function of radial tear, repair, and partial meniscectomy. J Bone Joint Surg Am 92(6):1398–1408

Bedi A, Kelly N, Baad M, Fox AJS, Ma Y, Warren RF, Maher SA (2012) Dynamic contact mechanics of radial tears of the lateral meniscus: implications for treatment. Arthroscopy 28:372–381

Beischer S, Hamrin Senorski E, Thomeé C, Samuelsson K, Thomeé R (2018) Young athletes return too early to knee-strenuous sport, without acceptable knee function after anterior cruciate ligament reconstruction. Knee Surg Sports Traumatol Arthrosc, Springer Berlin Heidelberg 26:1966–1974

Benjaminse A, Gokeler A, Dowling AV, Faigenbaum A, Ford KR, Hewett TE, Onate JA, Otten B, Myer GD (2015) Optimization of the anterior cruciate ligament injury prevention paradigm: novel feedback techniques to enhance motor learning and reduce injury risk. J Orthop Sports Phys Ther 45:170–182

Biedert RM, Sanchis-Alfonso V (2002) Sources of anterior knee pain. Clin Sports Med 21(3):335–347, vii

Blanchard S, Glasgow P (2014) A theoretical model to describe progressions and regressions for exercise rehabilitation. Phys Ther Sport 15:131–135

Blanchard S, Glasgow P (2019) A theoretical model for exercise progressions as part of a complex rehabilitation programme design. Br J Sports Med 53(3):139–140

Blazina ME, Kerlan RK, Jobe FW, Carter VS, Carlson GJ (1973) Jumper's knee. Orthop Clin North Am 4(3):665–678

Bloomfield J, Polman R, O'Donoghue P (2007) Physical demands of different positions in FA Premier League Soccer. J Sports Sci Med 6(1):63–70

Bohannon RW, Kindig J, Sabo G, Duni AE, Cram P (2012) Isometric knee extension force measured using a handheld dynamometer with and without belt-stabilization. Physiother Theory Pract 28:562–568

Bohnsack M, Wilharm A, Hurschler C, Ruhmann O, Stukenborg-Colsman C, Wirth CJ (2004) Biomechanical and kinematic influences of a total infrapatellar fat pad resection on the knee. Am J Sports Med 32(8):1873–1880

Bohnsack M, Hurschler C, Demirtas T, Ruhmann O, Stukenborg-Colsman C, Wirth CJ (2005) Infrapatellar fat pad pressure and volume changes of the anterior compartment during knee motion: possible clinical consequences to the anterior knee pain syndrome. Knee Surg Sports Traumatol Arthrosc 13(2):135–141

Boyer ER, Derrick TR (2015) Select injury-related variables are affected by stride length and foot strike style during running. Am J Sports Med 43(9):2310–2317

Bramah C, Preece SJ, Gill N, Herrington L (2019) A 10 % increase in step rate improves running kinematics and clinical outcomes in runners with patellofemoral pain at 4 weeks and 3 months. Am J Sports Med 47(14):3406–3413

Brearley S, Bishop C (2019) Transfer of training. How specific should we be? Strength Conditioning J 41(3):97–109

Brown AM, Zifchock RA, Lenhoff M, Song J, Hillstrom HJ (2019) Hip muscle response to a fatiguing run in females with iliotibial band syndrome. Hum Mov Sci 64:181–190

Brukner P, Khan K (2016) Brukner's & Khan's clinical sports medicine. Injuries, 5. Aufl. McGraw-Hill Education, North Ryde

Buchanan TS, Kim AW, Lloyd DG (1996) Selective muscle activation following rapid varus/valgus perturbations at the knee. Med Sci Sports Exerc 28:870–876

Buckthorpe M (2019) Optimising the late-stage rehabilitation and return-to-sport training and testing process after ACL reconstruction. Sports Med, Springer International Publishing 49:1043–1058

Buckthorpe M, Della Villa F (2019) Optimising the „Mid-Stage"; Training and testing process after ACL reconstruction. Sports Med, Springer International Publishing 46:531–522

Buckthorpe M, Roi GS (2017) The time has come to incorporate a greater focus on rate of force development training in the sports injury rehabilitation process. Muscles Ligaments Tendons J 7(3):435–441

Buckthorpe M, La Rosa G, Villa FD (2019) Restoring knee extensor strength after anterior cruciate ligament reconstruction: a clinical commentary. Int J Sports Phys Ther 14(1):159–172

Burgi CR, Peters S, Ardern CL, Magill JR, Gomez CD, Sylvain J, Reiman MP (2019) Which criteria are used to clear patients to return to sport after primary ACL reconstruction? A scoping review. Br J Sports Med, BMJ Publishing Group Ltd and British Association of Sport and Exercise Medicine 53(18):1154–1161. https://doi.org/10.1136/bjsports-2018-099982

Calmbach WL, Hutchens M (2003) Evaluation of patients presenting with knee pain: Part I. History, physical examination, radiographs, and laboratory tests. Am Fam Physician 68(5):907–912

Capin JJ, Snyder-Mackler L (2018) The current management of patients with patellofemoral pain from the physical therapist's perspective. Ann Jt 3. https://doi.org/10.21037/aoj.2018.04.11

Capin JJ, Khandha A, Zarzycki R, Manal K, Buchanan TS, Snyder-Mackler L (2017) Gait mechanics and second ACL rupture: implications for delaying return-to-sport. J Orthop Res, Wiley 35:1894–1901

Capin JJ, Snyder-Mackler L, Risberg MA, Grindem H (2019) Keep calm and carry on testing: a substantive reanalysis and critique of 'what is the evidence for and validity of return-to-sport testing after anterior cruciate ligament reconstruction surgery? A systematic review and meta-analysis'. Br J Sports Med, BMJ Publishing Group Ltd and British Association of Sport and Exercise Medicine 53:1444–1446

Cavanaugh JT, Powers M (2017) ACL rehabilitation progression: where are we now? Curr Rev Musculoskelet Med, Springer 10:289–296

Centner C, Zdzieblik D, Roberts L, Gollhofer A, Konig D (2019) Effects of blood flow restriction training with protein supplementation on muscle mass and strength in older men. J Sports Sci Med 18(3):471–478

Ceyssens L, Vanelderen R, Barton C, Malliaras P, Dingenen B (2019) Biomechanical risk factors associated with running-related injuries: a systematic review. Sports Med 49(7):1095–1115

Chaabene H, Behm DG, Negra Y, Granacher U (2019) Acute effects of static stretching on muscle strength and power: an attempt to clarify previous caveats. Front Physiol 10:1468

Chahla J, James EW, Cinque ME, LaPrade RF (2018) Midterm outcomes following anatomic-based popliteus tendon reconstructions. Knee Surg Sports Traumatol Arthrosc 26(3):812–818

Chahla J, Murray IR, Robinson J, Lagae K, Margheritini F, Fritsch B, Leyes M, Barenius B, Pujol N, Engebretsen L, Lind M, Cohen M, Maestu R, Getgood A, Ferrer G, Villascusa S, Uchida S, Levy BA, Von Bormann R, Brown C, Menetrey J, Hantes M, Lording T, Samuelsson K, Frosch KH, Monllau JC, Parker D, LaPrade RF, Gelber PE (2019) Posterolateral corner of the knee: an expert consensus statement on diagnosis, classification, treatment, and rehabilitation. Knee Surg Sports Traumatol Arthrosc 27(8):2520–2529

Chen L, Kim PD, Ahmad CS, Levine WN (2008) Medial collateral ligament injuries of the knee: current treatment concepts. Curr Rev Musculoskelet Med, Humana Press Inc 1:108–113

Chiu JK, Wong YM, Yung PS, Ng GY (2012) The effects of quadriceps strengthening on pain, function, and patellofemoral joint contact area in persons with patellofemoral pain. Am J Phys Med Rehabil 91(2):98–106

Choi NH, Kim TH, Son KM, Victoroff BN (2010) Meniscal repair for radial tears of the midbody of the lateral meniscus. Am J Sports Med 38(12):2472–2476

Chua EN, Yeung MY, Fu SC, Yung PSH, Zhang Y, Feng H, Chan KM (2016) Motion task selection for kinematic evaluation after anterior cruciate ligament reconstruction: a systematic review. Arthroscopy 32:1453–1465

Colombet P, Dejour D, Panisset J-C, Siebold R, Society FA (2010) Current concept of partial anterior cruciate ligament ruptures. Orthop Traumatol Surg Res 96:S109–S118

Constantinescu DS, Campbell MP, Moatshe G, Vap AR (2019) Effects of perioperative nonsteroidal anti-inflammatory drug administration on soft tissue healing: a systematic review of clinical outcomes after sports medicine orthopaedic surgery procedures. Orthop J Sports Med, SAGE Publications Sage CA: Los Angeles 7:2325967119838873

Cook C, Hegedus E, Hawkins R, Scovell F, Wyland D (2010) Diagnostic accuracy and association to disability of clinical test findings associated with patellofemoral pain syndrome. Physiother Can 62(1):17–24

Cook C, Mabry L, Reiman MP, Hegedus EJ (2012) Best tests/clinical findings for screening and diagnosis of patellofemoral pain syndrome: a systematic review. Physiotherapy 98(2):93–100

Cornwall MW, McPoil TG (2011) Relationship between static foot posture and foot mobility. J Foot Ankle Res 4:4

Cowan SM, Bennell KL, Hodges PW, Crossley KM, Mc-Connell J (2001) Delayed onset of electromyographic activity of vastus medialis obliquus relative to vastus lateralis in subjects with patellofemoral pain syndrome. Arch Phys Med Rehabil 82(2):183–189

Cristiani R, Mikkelsen C, Forssblad M, Engström B, Stålman A (2019) Only one patient out of five achieves symmetrical knee function 6 months after primary anterior cruciate ligament reconstruction. Knee Surg Sports Traumatol Arthrosc, Springer Berlin Heidelberg 45:596–510

Culvenor AG, Barton CJ (2018) ACL injuries: the secret probably lies in optimising rehabilitation. Br J Sports Med, BMJ Publishing Group Ltd and British Association of Sport and Exercise Medicine 52(22):1416–1418. https://doi.org/10.1136/bjsports-2017-098872

Davies WT, Myer GD, Read PJ (2019) Is it time we better understood the tests we are using for return to sport decision making following ACL reconstruction? A critical review of the hop tests. Sports Med, Springer International Publishing 7:224–211

Davis I (2018) Optimising the efficacy of gait retraining. Br J Sports Med 52(10):624–625

Davis IS, Tenforde AS, Neal BS, Roper JL, Willy RW (2020) Gait retraining as an intervention for patellofemoral pain. Curr Rev Musculoskelet Med 13(1):103–114

Décary S, Ouellet P, Vendittoli P-A, Roy J-S, Desmeules F (2017) Diagnostic validity of physical examination tests for common knee disorders: an overview of systematic reviews and meta-analysis. Phys Ther Sport 23:143–155

DeFranco MJ, Bach BR (2009) A comprehensive review of partial anterior cruciate ligament tears. J Bone Joint Surg Am 91:198–208

DeFroda SF, Yang DS, Donnelly JC, Bokshan SL, Owens BD, Daniels AH (2020) Trends in the surgical treatment of meniscal tears in patients with and without concurrent anterior cruciate ligament tears. Phys Sportsmed 48(2):229–235

Delaloye J-R, Murar J, Sánchez MG, Saithna A, Ouanezar H, Thaunat M, Vieira TD, Sonnery-Cottet B (2018) How to rapidly abolish knee extension deficit after injury or surgery: a practice-changing video pearl from the Scientific Anterior Cruciate Ligament Network International (SANTI) Study Group. Arthrosc Tech 7:e601–e605

Diekfuss JA, Grooms DR, Yuan W, Dudley J, Barber Foss KD, Thomas S, Ellis JD, Schneider DK, Leach J, Bonnette S, Myer GD (2019) Does brain functional connectivity contribute to musculoskeletal injury? A preliminary prospective analysis of a neural biomarker of ACL injury risk. J Sci Med Sport 22(2):169–174

Dierks TA, Manal KT, Hamill J, Davis IS (2008) Proximal and distal influences on hip and knee kinematics in runners with patellofemoral pain during a prolonged run. J Orthop Sports Phys Ther 38(8):448–456

Dingenen B, Gokeler A (2017) Optimization of the return-to-sport paradigm after anterior cruciate ligament reconstruction: a critical step back to move forward. Sports Med, Springer International Publishing 47:1487–1500

Dingenen B, Malfait B, Nijs S, Peers KHE, Vereecken S, Verschueren SMP, Staes FF (2015) Can two-dimensional video analysis during single-leg drop vertical jumps help identify non-contact knee injury risk? A one-year prospective study. Clin Biomech (Bristol, Avon) 30:781–787

Dingenen B, Blandford L, Comerford M, Staes F, Mottram S (2018) The assessment of movement health in clinical practice: a multidimensional perspective. Phys Ther Sport 32:282–292

Dos'Santos T, Thomas C, Jones PA, Comfort P (2017) Mechanical determinants of faster change of direction speed performance in male athletes. J Strength Cond Res 31(3):696–705

Dos'Santos T, Thomas C, Comfort P, Jones PA (2018) The effect of angle and velocity on change of direction biomechanics: an angle-velocity trade-off. Sports Med 48(10):2235–2253

Dos'Santos T, McBurnie A, Donelon T, Thomas C, Comfort P, Jones PA (2019a) A qualitative screening tool to identify athletes with 'high-risk' movement mechanics during cutting: the cutting movement assessment score (CMAS). Phys Ther Sport 38:152–161

Dos'Santos T, McBurnie A, Thomas C, Comfort P, Jones PA (2019b) Biomechanical comparison of cutting techniques: a review and practical applications. Strength Conditioning J 41:40–54

Dos'Santos T, Thomas C, Comfort P, Jones PA (2019c) The effect of training interventions on change of direction biomechanics associated with increased anterior cruciate ligament loading: a scoping review. Sports Med 49(12):1837–1859

Dos'Santos T, Thomas C, Comfort P, Jones PA (2019d) Role of the penultimate foot contact during change of direction: implications on performance and risk of injury. Strength Conditioning J 41:87–104

Dragoo JL, Johnson C, McConnell J (2012) Evaluation and treatment of disorders of the infrapatellar fat pad. Sports Med, Springer International Publishing 42(1):51–67

Dubois B, Esculier J-F (2019) Soft-tissue injuries simply need PEACE and LOVE. Br J Sports Med, BMJ Publishing Group Ltd and British Association of Sport and Exercise Medicine:bjsports-2019-101253 54:72–73

Duffy PS, Miyamoto RG (2010) Management of medial collateral ligament injuries in the knee: an update and review. Phys Sportsmed, Taylor & Francis 38:48–54

Dunn WR, Spindler KP, Consortium M (2010) Predictors of activity level 2 years after anterior cruciate ligament reconstruction (ACLR): a Multicenter Orthopaedic

Outcomes Network (MOON) ACLR cohort study. Am J Sports Med 38:2040–2050

Duthon VB (2015) Acute traumatic patellar dislocation. Orthop Traumatol Surg Res 101(1 Suppl):S59–S67

Dye SF, Vaupel GL, Dye CC (1998) Conscious neurosensory mapping of the internal structures of the human knee without intraarticular anesthesia. Am J Sports Med 26(6):773–777

Ebert JR, Edwards P, Yi L, Joss B, Ackland T, Carey-Smith R, Buelow J-U, Hewitt B (2018) Strength and functional symmetry is associated with post-operative rehabilitation in patients following anterior cruciate ligament reconstruction. Knee Surg Sports Traumatol Arthrosc, Springer Berlin Heidelberg 26:2353–2361

van Eck CF, van den Bekerom MPJ, Fu FH, Poolman RW, Kerkhoffs GMMJ (2013) Methods to diagnose acute anterior cruciate ligament rupture: a meta-analysis of physical examinations with and without anaesthesia. Knee Surg Sports Traumatol Arthrosc, Springer Berlin Heidelberg 21:1895–1903

Elkin JL, Zamora E, Gallo RA (2019) Combined anterior cruciate ligament and medial collateral ligament knee injuries: anatomy, diagnosis, management recommendations, and return to sport. Curr Rev Musculoskelet Med, Springer 12:239–244

Failla MJ, Logerstedt DS, Grindem H, Axe MJ, Risberg MA, Engebretsen L, Huston LJ, Spindler KP, Snyder-Mackler L (2016) Does extended preoperative rehabilitation influence outcomes 2 Years after ACL reconstruction? A comparative effectiveness study between the MOON and Delaware-Oslo ACL Cohorts. Am J Sports Med, American Orthopaedic Society for Sports Medicine 44:2608–2614

Fairclough J, Hayashi K, Toumi H, Lyons K, Bydder G, Phillips N, Best TM, Benjamin M (2006) The functional anatomy of the iliotibial band during flexion and extension of the knee: implications for understanding iliotibial band syndrome. J Anat, Wiley 208:309–316

Ferber R, Kendall KD, Farr L (2011) Changes in knee biomechanics after a hip-abductor strengthening protocol for runners with patellofemoral pain syndrome. J Athl Train 46(2):142–149

Fetto JF, Marshall JL (1978) Medial collateral ligament injuries of the knee: a rationale for treatment. Clin Orthop Relat Res (132):206–18

Filbay SR (2019) Early ACL reconstruction is required to prevent additional knee injury: a misconception not supported by high-quality evidence. Br J Sports Med, BMJ Publishing Group Ltd and British Association of Sport and Exercise Medicine 53:459–461

Filbay SR, Grindem H (2019) Evidence-based recommendations for the management of anterior cruciate ligament (ACL) rupture. Best Pract Res Clin Rheumatol 33(1):33–47

Filbay SR, Culvenor AG, Ackerman IN, Russell TG, Crossley KM (2015) Quality of life in anterior cruciate ligament-deficient individuals: a systematic review and meta-analysis. Br J Sports Med, BMJ Publishing Group Ltd and British Association of Sport and Exercise Medicine 49:1033–1041

Fisher KM, Fairbrother JT (2020) Seeing is believing: blind putting drills confer no advantage to the novice golfer. Res Q Exerc Sport 91(2):335–345

Fitzgerald GK, Fritz JM, Childs JD, Brennan GP, Talisa V, Gil AB, Neilson BD, Abbott JH (2016) Exercise, manual therapy, and use of booster sessions in physical therapy for knee osteoarthritis: a multi-center, factorial randomized clinical trial. Osteoarthr Cartil 24:1340–1349

Floria P, Sanchez-Sixto A, Harrison AJ, Ferber R (2019) The effect of running speed on joint coupling coordination and its variability in recreational runners. Hum Mov Sci 66:449–458

Forster BB, Lee JS, Kelly S, O'Dowd M, Munk PL, Andrews G, Marchinkow L (2007) Proximal tibiofibular joint: an often-forgotten cause of lateral knee pain. AJR Am J Roentgenol 188(4):W359–W366

Fox AS (2018) Change-of-direction biomechanics: is what's best for anterior cruciate ligament injury prevention also best for performance? Sports Med, Springer International Publishing 48:1799–1807

Fox AS, Bonacci J, McLean SG, Spittle M, Saunders N (2014) What is normal? Female lower limb kinematic profiles during athletic tasks used to examine anterior cruciate ligament injury risk: a systematic review. Sports Med, Springer International Publishing 44:815–832

Fredericson M, Weir A (2006) Practical management of iliotibial band friction syndrome in runners. Clin J Sport Med 16(3):261–268

Fredericson M, Wolf C (2005) Iliotibial band syndrome in runners: innovations in treatment. Sports Med 35(5):451–459

Frobell RB, Roos HP, Roos EM, Roemer FW, Ranstam J, Lohmander LS (2013) Treatment for acute anterior cruciate ligament tear: five year outcome of randomised trial. BMJ, British Medical Journal Publishing Group 346:f232–f232

Frosch S, Balcarek P, Walde TA, Schuttrumpf JP, Wachowski MM, Ferleman KG, Sturmer KM, Frosch KH (2011) The treatment of patellar dislocation: a systematic review. Z Orthop Unfall 149(6):630–645

Galvin CR, Perriman DM, Newman PM, Lynch JT, Smith PN, Scarvell JM (2018) Squatting, lunging and kneeling provided similar kinematic profiles in healthy knees-A systematic review and meta-analysis of the literature on deep knee flexion kinematics. Knee 25:514–530

Ganley T, Arnold C, McKernan D, Gregg J, Cooney T (2000) The impact of loading on deformation about posteromedial meniscal tears. Orthopedics 23: 597–601

Garrison JC, Bothwell JM, Wolf G, Aryal S, Thigpen CA (2015) Y balance test™ anterior reach symmetry at three months is related to single leg functional performance at time of return to sports following anterior cruciate ligament reconstruction. Int J Sports Phys

Ther, The Sports Physical Therapy Section of the American Physical Therapy Association 10:602–611

Genin J, Faour M, Ramkumar PN, Yakubek G, Khlopas A, Chughtai M, Mont MA, King D (2017) Infrapatellar fat pad impingement: a systematic review. J Knee Surg 30(7):639–646

Giles LS, Webster KE, McClelland JA, Cook J (2015) Atrophy of the quadriceps is not isolated to the vastus medialis oblique in individuals with patellofemoral pain. J Orthop Sports Phys Ther 45(8):613–619

Gill SS, Diduch DR (2002) Outcomes after meniscal repair using the meniscus arrow in knees undergoing concurrent anterior cruciate ligament reconstruction. Arthroscopy 18:569–577

Glogovac G, Schumaier AP, Grawe BM (2019) Return to sport following revision anterior cruciate ligament reconstruction in athletes: a systematic review. Arthroscopy 35:2222–2230

Gokeler A, Neuhaus D, Benjaminse A, Grooms DR, Baumeister J (2019) Principles of motor learning to support neuroplasticity after ACL injury: implications for optimizing performance and reducing risk of second ACL injury. Sports Med, Springer International Publishing 49:853–865

Griffith CJ, LaPrade RF, Johansen S, Armitage B, Wijdicks C, Engebretsen L (2009a) Medial knee injury: Part 1, static function of the individual components of the main medial knee structures. Am J Sports Med, SAGE Publications Sage CA: Los Angeles 37:1762–1770

Griffith CJ, Wijdicks CA, LaPrade RF, Armitage BM, Johansen S, Engebretsen L (2009b) Force measurements on the posterior oblique ligament and superficial medial collateral ligament proximal and distal divisions to applied loads. Am J Sports Med, SAGE Publications Sage CA: Los Angeles 37:140–148

Grindem H, Granan LP, Risberg MA, Engebretsen L, Snyder-Mackler L, Eitzen I (2015) How does a combined preoperative and postoperative rehabilitation programme influence the outcome of ACL reconstruction 2 years after surgery? A comparison between patients in the Delaware-Oslo ACL Cohort and the Norwegian National Knee Ligament Registry. Br J Sports Med, BMJ Publishing Group Ltd and British Association of Sport and Exercise Medicine 49:385–389

Grindem H, Snyder-Mackler L, Moksnes H, Engebretsen L, Risberg MA (2016) Simple decision rules can reduce reinjury risk by 84 % after ACL reconstruction: the Delaware-Oslo ACL cohort study. Br J Sports Med, BMJ Publishing Group Ltd and British Association of Sport and Exercise Medicine 50:804–808

Grindem H, Arundale AJ, Ardern CL (2018a) Alarming underutilisation of rehabilitation in athletes with anterior cruciate ligament reconstruction: four ways to change the game. Br J Sports Med, BMJ Publishing Group Ltd and British Association of Sport and Exercise Medicine 52:1162–1163

Grindem H, Wellsandt E, Failla M, Snyder-Mackler L, Risberg MA (2018b) Anterior cruciate ligament injury-who succeeds without reconstructive surgery? The Delaware-Oslo ACL Cohort Study. Orthop J Sports Med, SAGE Publications Sage CA: Los Angeles 6. https://journals.sagepub.com/doi/full/10.1177/2325967118774255

van Grinsven S, van Cingel REH, Holla CJM, van Loon CJM (2010) Evidence-based rehabilitation following anterior cruciate ligament reconstruction. Knee Surg Sports Traumatol Arthrosc 18:1128–1144

Grooms DR, Page SJ, Onate JA (2015) Brain activation for knee movement measured days before second anterior cruciate ligament injury: neuroimaging in musculoskeletal medicine. J Athl Train 50(10):1005–1010

Grooms DR, Page SJ, Nichols-Larsen DS, Chaudhari AM, White SE, Onate JA (2017) Neuroplasticity associated with anterior cruciate ligament reconstruction. J Orthop Sports Phys Ther 47(3):180–189

Gupte C, St Mart JP (2013) The acute swollen knee: diagnosis and management. J R Soc Med 106(7):259–268

Hagglund M, Zwerver J, Ekstrand J (2011) Epidemiology of patellar tendinopathy in elite male soccer players. Am J Sports Med 39(9):1906–1911

Hägglund M, Waldén M, Thomeé R (2015) Should patients reach certain knee function benchmarks before anterior cruciate ligament reconstruction? Does intense 'prehabilitation' before anterior cruciate ligament reconstruction influence outcome and return to sports? Br J Sports Med, BMJ Publishing Group Ltd and British Association of Sport and Exercise Medicine 49:1423–1424

Hannon J, Bardenett S, Singleton S, Garrison JC (2016) Evaluation, Treatment, and Rehabilitation Implications of the Infrapatellar Fat Pad. Sports Health 8(2):167–171

Hansen EM, McCartney CN, Sweeney RS, Palimenio MR, Grindstaff TL (2015) Hand-held dynamometer positioning impacts discomfort during quadriceps strength testing: a validity and reliability study. Int J Sports Phys Ther, The Sports Physical Therapy Section of the American Physical Therapy Associatio 10:62–68

Harput G, Ulusoy B, Yildiz TI, Demirci S, Eraslan L, Turhan E, Tunay VB (2019) Cross-education improves quadriceps strength recovery after ACL reconstruction: a randomized controlled trial. Knee Surg Sports Traumatol Arthrosc, Springer Berlin Heidelberg 27:68–75

Hauger AV, Reiman MP, Bjordal JM, Sheets C, Ledbetter L, Goode AP (2018) Neuromuscular electrical stimulation is effective in strengthening the quadriceps muscle after anterior cruciate ligament surgery. Knee Surg Sports Traumatol Arthrosc, Springer Berlin Heidelberg 26(2):399–410

Hegedus EJ, McDonough S, Bleakley C, Cook CE, Baxter GD (2014) Clinician-friendly lower extremity physical performance measures in athletes: a systematic review of measurement properties and correlation with injury, part 1. The tests for knee function including the hop tests. Br J Sports Med, BMJ Publishing Group Ltd and British Association of Sport and Exercise Medicine 49:bjsports-2014-094094-094648

Henriksson M, Rockborn P, Good L (2002) Range of motion training in brace vs. plaster immobilization after anterior cruciate ligament reconstruction: a prospective randomized comparison with a 2-year follow-up. Scand J Med Sci Sports 12:73–80

Herbst E, Hoser C, Hildebrandt C, Raschner C, Hepperger C, Pointner H, Fink C (2015a) Functional assessments for decision-making regarding return to sports following ACL reconstruction. Part II: clinical application of a new test battery. Knee Surg Sports Traumatol Arthrosc, Springer Berlin Heidelberg 23:1283–1291

Herbst KA, Barber Foss KD, Fader L, Hewett TE, Witvrouw E, Stanfield D, Myer GD (2015b) Hip strength is greater in athletes who subsequently develop patellofemoral pain. Am J Sports Med 43(11):2747–2752

Herrington L, Myer G, Horsley I (2013) Task based rehabilitation protocol for elite athletes following Anterior Cruciate ligament reconstruction: a clinical commentary. Phys Ther Sport 14:188–198

Hickey JT, Hickey PF, Maniar N, Timmins RG, Williams MD, Pitcher CA, Opar DA (2018) A novel apparatus to measure knee flexor strength during various hamstring exercises: a reliability and retrospective injury study. J Orthop Sports Phys Ther 48:72–80

Hilber F, Pfeifer C, Memmel C, Zellner J, Angele P, Nerlich M, Kerschbaum M, Popp D, Baumann F, Krutsch W (2019) Early functional rehabilitation after patellar dislocation-What procedures are daily routine in orthopedic surgery? Injury 50(3):752–757

Hinton RY, Sharma KM (2003) Acute and recurrent patellar instability in the young athlete. Orthop Clin North Am 34(3):385–396

Hofbauer M, Muller B, Murawski CD, van Eck CF, Fu FH (2014) The concept of individualized anatomic anterior cruciate ligament (ACL) reconstruction. Knee Surg Sports Traumatol Arthrosc, Springer Berlin Heidelberg 22:979–986

Hohmann E, Tetsworth K, Bryant A (2011) Physiotherapy-guided versus home-based, unsupervised rehabilitation in isolated anterior cruciate injuries following surgical reconstruction. Knee Surg Sports Traumatol Arthrosc, Springer 19:1158–1167

Hosseini A, Qi W, Tsai TY, Liu Y, Rubash H, Li G (2015) In vivo length change patterns of the medial and lateral collateral ligaments along the flexion path of the knee. Knee Surg Sports Traumatol Arthrosc 23(10): 3055–3061

Hosseini Nasab SH, List R, Oberhofer K, Fucentese SF, Snedeker JG, Taylor WR (2016) Loading patterns of the posterior cruciate ligament in the healthy knee: a systematic review. PLoS ONE 11:e0167106

Hosseini Nasab SH, Smith CR, Schütz P, Damm P, Trepczynski A, List R, Taylor WR (2020) Length-change patterns of the collateral ligaments during functional activities after total knee arthroplasty. Ann Biomed Eng, Springer International Publishing 25:13–11

Hughes L, Patterson SD, Haddad F, Rosenblatt B, Gissane C, McCarthy D, Clarke T, Ferris G, Dawes J, Paton B (2019a) Examination of the comfort and pain experienced with blood flow restriction training during post-surgery rehabilitation of anterior cruciate liga-

ment reconstruction patients: a UK National Health Service trial. Phys Ther Sport 39:90–98

Hughes L, Rosenblatt B, Haddad F, Gissane C, McCarthy D, Clarke T, Ferris G, Dawes J, Paton B, Patterson SD (2019b) Comparing the effectiveness of blood flow restriction and traditional heavy load resistance training in the post-surgery rehabilitation of anterior cruciate ligament reconstruction patients: a UK National Health Service randomised controlled trial. Sports Med 49(11):1787–1805

Hughes L, Rosenblatt B, Haddad F, Gissane C, McCarthy D, Clarke T, Ferris G, Dawes J, Paton B, Patterson SD (2019c) Comparing the effectiveness of blood flow restriction and traditional heavy load resistance training in the post-surgery rehabilitation of anterior cruciate ligament reconstruction patients: a UK National Health Service randomised controlled trial. Sports Med, Springer International Publishing 19:7–19

Hughston JC (1994) The importance of the posterior oblique ligament in repairs of acute tears of the medial ligaments in knees with and without an associated rupture of the anterior cruciate ligament. Results of long-term follow-up. J Bone Joint Surg 76:1328–1344

Hwang PS, Willoughby DS (2019) Mechanisms behind blood flow-restricted training and its effect toward muscle growth. J Strength Cond Res 33(Suppl 1):S167–S179

Ireland ML, Willson JD, Ballantyne BT, Davis IM (2003) Hip strength in females with and without patellofemoral pain. J Orthop Sports Phys Ther 33(11):671–676

Ishøi L, Hölmich P, Thorborg K (2019) Measures of hip muscle strength and rate of force development using a fixated handheld dynamometer: intra-tester intra-day reliability of a clinical set-up. Int J Sports Phys Ther 14:715–723

Janssen RPA, van Melick N, van Mourik JBA, Reijman M, van Rhijn LW (2018) ACL reconstruction with hamstring tendon autograft and accelerated brace-free rehabilitation: a systematic review of clinical outcomes. BMJ Open Sport Exerc Med, BMJ Specialist Journals 4:e000301

Jauhiainen S, Pohl AJ, Äyrämö S, Kauppi J-P, Ferber R (2020) A hierarchical cluster analysis to determine whether injured runners exhibit similar kinematic gait patterns. Scand J Med Sci Sports, Wiley sms.13624 30(4):732–740. https://doi.org/10.1111/sms.13624. Epub 2020 Jan 22

Joseph MF, Taft K, Moskwa M, Denegar CR (2012) Deep friction massage to treat tendinopathy: a systematic review of a classic treatment in the face of a new paradigm of understanding. J Sport Rehabil 21(4):343–353

Kang KT, Koh YG, Nam JH, Jung M, Kim SJ, Kim SH (2019) Biomechanical evaluation of the influence of posterolateral corner structures on cruciate ligaments forces during simulated gait and squatting. PLoS One 14(4):e0214496

Khan KM, Scott A (2009) Mechanotherapy: how physical therapists' prescription of exercise promotes tissue repair. Br J Sports Med 43(4):247–252

Kim C, Chasse PM, Taylor DC (2016) Return to play after medial collateral ligament injury. Clin Sports Med 35:679–696

Kim KM, Croy T, Hertel J, Saliba S (2010) Effects of neuromuscular electrical stimulation after anterior cruciate ligament reconstruction on quadriceps strength, function, and patient-oriented outcomes: a systematic review. J Orthop Sports Phys Ther 40(7):383–391

King D, Yakubek G, Chughtai M, Khlopas A, Saluan P, Mont MA, Genin J (2019) Quadriceps tendinopathy: a review-part 1: epidemiology and diagnosis. Ann Transl Med 7(4):71

King E, Franklyn-Miller A, Richter C, O'Reilly E, Doolan M, Moran K, Strike S, Falvey É (2018a) Clinical and biomechanical outcomes of rehabilitation targeting intersegmental control in athletic groin pain: prospective cohort of 205 patients. Br J Sports Med 52:1054–1062

King E, Richter C, Franklyn-Miller A, Daniels K, Wadey R, Jackson M, Moran R, Strike S (2018b) Biomechanical but not timed performance asymmetries persist between limbs 9 months after ACL reconstruction during planned and unplanned change of direction. J Biomech 81:93–103

King E, Richter C, Franklyn-Miller A, Daniels K, Wadey R, Moran R, Strike S (2018c) Whole-body biomechanical differences between limbs exist 9 months after ACL reconstruction across jump/landing tasks. Scand J Med Sci Sports, Wiley/Blackwell 91:2242

Klauser AS, Miyamoto H, Bellmann-Weiler R, Feuchtner GM, Wick MC, Jaschke WR (2014) Sonoelastography: musculoskeletal applications. Radiology 272(3):622–633

Koch M, Mayr F, Achenbach L, Krutsch W, Lang S, Hilber F, Weber J, Pfeifer CG, Woehl R, Eichhorn J, Zellner J, Nerlich M, Angele P (2018) Partial anterior cruciate ligament ruptures: advantages by intraligament autologous conditioned plasma injection and healing response technique-midterm outcome evaluation. Biomed Res Int, Hindawi 2018:3204869–3204869

Konrath JM, Vertullo CJ, Kennedy BA, Bush HS, Barrett RS, Lloyd DG (2016) Morphologic Characteristics and Strength of the Hamstring Muscles Remain Altered at 2 Years After Use of a Hamstring Tendon Graft in Anterior Cruciate Ligament Reconstruction. Am J Sports Med, SAGE PublicationsSage CA: Los Angeles 44:2589–2598

Kopf S, Beaufils P, Hirschmann MT, Rotigliano N, Ollivier M, Pereira H, Verdonk R, Darabos N, Ntagiopoulos P, Dejour D, Seil R, Becker R (2020) Management of traumatic meniscus tears: the 2019 ESSKA meniscus consensus. Knee Surg Sports Traumatol Arthrosc 28(4):1177–1194

Kosy JD, Mandalia VI (2018) Anterior cruciate ligament mechanoreceptors and their potential importance in remnant-preserving reconstruction: a review of basic science and clinical findings. J Knee Surg 31(8):736–746

Kremen TJ, Polakof LS, Rajaee SS, Nelson TJ, Metzger MF (2018) The effect of hamstring tendon autograft harvest on the restoration of knee stability in the set-

ting of concurrent anterior cruciate ligament and medial collateral ligament injuries. Am J Sports Med, SAGE Publications Sage CA: Los Angeles 46:163–170

Kristianslund E, Krosshaug T (2013) Comparison of drop jumps and sport-specific sidestep cutting: implications for anterior cruciate ligament injury risk screening. Am J Sports Med 41(3):684–688

Krogsgaard MR, Fischer-Rasmussen T, Dyhre-Poulsen P (2011) Absence of sensory function in the reconstructed anterior cruciate ligament. J Electromyogr Kinesiol 21:82–86

Kummel J, Kramer A, Giboin LS, Gruber M (2016) Specificity of balance training in healthy individuals: a systematic review and meta-analysis. Sports Med 46(9):1261–1271

LaPrade RF, Wijdicks CA (2012) The management of injuries to the medial side of the knee. J Orthop Sports Phys Ther 42:221–233

LaPrade RF, Ly TV, Wentorf FA, Engebretsen L (2003) The posterolateral attachments of the knee: a qualitative and quantitative morphologic analysis of the fibular collateral ligament, popliteus tendon, popliteofibular ligament, and lateral gastrocnemius tendon. Am J Sports Med 31(6):854–860

LaPrade RF, Wozniczka JK, Stellmaker MP, Wijdicks CA (2010) Analysis of the static function of the popliteus tendon and evaluation of an anatomic reconstruction: the „fifth ligament" of the knee. Am J Sports Med 38(3):543–549

LaPrade RF, Smith SD, Wilson KJ, Wijdicks CA (2015) Quantification of functional brace forces for posterior cruciate ligament injuries on the knee joint: an in vivo investigation. Knee Surg Sports Traumatol Arthrosc 23(10):3070–3076

Lauersen JB, Bertelsen DM, Andersen LB (2014) The effectiveness of exercise interventions to prevent sports injuries: a systematic review and meta-analysis of randomised controlled trials. Br J Sports Med 48(11):871–877

Lauersen JB, Andersen TE, Andersen LB (2018) Strength training as superior, dose-dependent and safe prevention of acute and overuse sports injuries: a systematic review, qualitative analysis and meta-analysis. Br J Sports Med 52(24):1557–1563

Leblanc M-C, Kowalczuk M, Andruszkiewicz N, Simunovic N, Farrokhyar F, Turnbull TL, Debski RE, Ayeni OR (2015) Diagnostic accuracy of physical examination for anterior knee instability: a systematic review. Knee Surg Sports Traumatol Arthrosc, Springer Berlin Heidelberg 23:2805–2813

Lesnak J, Anderson D, Farmer B, Katsavelis D, Grindstaff TL (2019) Validity of hand-held dynamometry in measuring quadriceps strength and rate of torque development. Int J Sports Phys Ther 14:180–187

Li B, Wang Y-T, Bai L-H, Wen Y (2018) Changes of mechanoreceptors in different-state remnants of ruptured anterior cruciate ligament. Int Orthop, Springer Berlin Heidelberg 42:2613–2618

Lian OB, Engebretsen L, Bahr R (2005) Prevalence of jumper's knee among elite athletes from different sports: a cross-sectional study. Am J Sports Med 33(4):561–567

Lightsey HM, Wright ML, Trofa DP, Popkin CA, Ahmad CS, Redler LH (2018) Rehabilitation variability following medial patellofemoral ligament reconstruction. Phys Sportsmed 46(4):441–448

Lim JM, Cho JJ, Kim TY, Yoon BC (2019) Isokinetic knee strength and proprioception before and after anterior cruciate ligament reconstruction: a comparison between home-based and supervised rehabilitation. J Back Musculoskelet Rehabil 32(3):421–429

Lin C-WC, Donkers NAJ, Refshauge KM, Beckenkamp PR, Khera K, Moseley AM (2012) Rehabilitation for ankle fractures in adults. Cochrane Database Syst Rev, Wiley 11:CD005595

Lin DL, Ruh SS, Jones HL, Karim A, Noble PC, McCulloch PC (2013) Does high knee flexion cause separation of meniscal repairs? Am J Sports Med, SAGE Publications Sage CA: Los Angeles 41:2143–2150

Lind M, Nielsen T, Faunø P, Lund B, Christiansen SE (2013) Free rehabilitation is safe after isolated meniscus repair: a prospective randomized trial comparing free with restricted rehabilitation regimens. Am J Sports Med, American Orthopaedic Society for Sports Medicine 41:2753–2758

Liu JN, Steinhaus ME, Kalbian IL, Post WR, Green DW, Strickland SM, Shubin Stein BE (2018) Patellar instability management: a survey of the international patellofemoral study group. Am J Sports Med 46(13):3299–3306

Loew LM, Brosseau L, Tugwell P, Wells GA, Welch V, Shea B, Poitras S, De Angelis G, Rahman P (2014) Deep transverse friction massage for treating lateral elbow or lateral knee tendinitis. Cochrane Database Syst Rev 11:CD003528

Logerstedt D, Lynch A, Axe MJ, Snyder-Mackler L (2013) Pre-operative quadriceps strength predicts IKDC2000 scores 6 months after anterior cruciate ligament reconstruction. Knee 20:208–212

Logerstedt DS, Scalzitti D, Risberg MA, Engebretsen L, Webster KE, Feller J, Snyder-Mackler L, Axe MJ, McDonough CM (2017) Knee stability and movement coordination impairments: Knee Ligament Sprain Revision 2017. J Orthop Sports Phys Ther 47(11):A1–A47

Lohrer H, Nauck T (2011) Cross-cultural adaptation and validation of the VISA-P questionnaire for German-speaking patients with patellar tendinopathy. J Orthop Sports Phys Ther 41(3):180–190

Lorenz DS, Reiman MP, Walker JC (2010) Periodization: current review and suggested implementation for athletic rehabilitation. Sports Health 2(6):509–518

Losciale JM, Zdeb RM, Ledbetter L, Reiman MP, Sell TC (2019) The association between passing return-to-sport criteria and second anterior cruciate ligament injury risk: a systematic review with meta-Analysis. J Orthop Sports Phys Ther, JOSPT, Inc. JOSPT, Alexandria 49:43–54

Lundblad M, Hägglund M, Thomeé C, Hamrin Senorski E, Ekstrand J, Karlsson J, Waldén M (2019) Medial collateral ligament injuries of the knee in male professional football players: a prospective three-season study of 130 cases from the UEFA Elite Club Injury Study. Knee Surg Sports Traumatol Arthrosc, Springer Berlin Heidelberg 27:3692–3698

Lutz GE, Palmitier RA, An KN, Chao EY (1993) Comparison of tibiofemoral joint forces during open-kinetic-chain and closed-kinetic-chain exercises. J Bone Joint Surg Am 75(5):732–739

Lynch AD, Chmielewski T, Bailey L, Stuart M, Cooper J, Coady C, Sgroi T, Owens J, Schenck R, Whelan D, Musahl V, Irrgang J, Investigators ST (2017) Current concepts and controversies in rehabilitation after surgery for multiple ligament Knee injury. Curr Rev Musculoskelet Med, Springer 10:328–345

Maclachlan LR, Collins NJ, Matthews MLG, Hodges PW, Vicenzino B (2017) The psychological features of patellofemoral pain: a systematic review. Br J Sports Med 51(9):732–742

Maestroni L, Read P, Bishop C, Turner A (2020) Strength and power training in rehabilitation: underpinning principles and practical strategies to return athletes to high performance. Sports Med 50(2):239–252

Maffulli N, Oliva F, Loppini M, Aicale R, Spiezia F, King JB (2017) The Royal London Hospital Test for the clinical diagnosis of patellar tendinopathy. Muscles Ligaments Tendons J 7(2):315–322

Magnussen R, Reinke EK, Huston LJ, M. K. Group, Andrish JT, Cox CL, Dunn WR, Flanigan DC, Hewett T, Jones MH, Kaeding CC, Lorring D, Matava MJ, Parker RD, Pedroza A, Preston E, Richardson B, Schroeder B, Smith MV, Wright RW, Spindler KP (2019) Anterior and rotational knee laxity does not affect patient-reported knee function 2 years after anterior cruciate ligament reconstruction. Am J Sports Med, SAGE Publications Sage CA: Los Angeles 47:2077–2085

Malliaras P, Cook J, Purdam C, Rio E (2015) Patellar tendinopathy: clinical diagnosis, load management, and advice for challenging case presentations. J Orthop Sports Phys Ther 45(11):887–898

Mangine GT, Hoffman JR, Wang R, Gonzalez AM, Townsend JR, Wells AJ, Jajtner AR, Beyer KS, Boone CH, Miramonti AA, LaMonica MB, Fukuda DH, Ratamess NA, Stout JR (2016) Resistance training intensity and volume affect changes in rate of force development in resistance-trained men. Eur J Appl Physiol 116(11–12):2367–2374

Manske RC, Prohaska D (2017) Rehabilitation following medial patellofemoral ligament reconstruction for patellar instability. Int J Sports Phys Ther 12(3):494–511

Mansori AE, Lording T, Schneider A, Dumas R, Servien E, Lustig S (2018) Incidence and patterns of meniscal tears accompanying the anterior cruciate ligament injury: possible local and generalized risk factors. Int Orthop, Springer Berlin Heidelberg 42:2113–2121

Marchant MH, Tibor LM, Sekiya JK, Hardaker WT, Garrett WE, Taylor DC (2011) Management of medialsided knee injuries, part 1: medial collateral ligament. Am J Sports Med, SAGE Publications Sage CA: Los Angeles 39:1102–1113

Mariani PP, Laudani L, Rocchi J, Giombini A, Macaluso A (2019) Is there any relationship between preoperative and early postoperative maximal isometric strength in patients who underwent ACL reconstruction with patellar tendon? J Sport Rehabil 16:1–19. https://doi.org/10.1123/jsr.2018-0276

Martimbianco ALC, Gomes da Silva BN, de Carvalho APV, Silva V, Torloni MR, Peccin MS (2014) Effectiveness and safety of cryotherapy after arthroscopic anterior cruciate ligament reconstruction. A systematic review of the literature. Phys Ther Sport 15:261–268

McCulloch PC, Jones HL, Hamilton K, Hogen MG, Gold JE, Noble PC (2016) Does simulated walking cause gapping of meniscal repairs? J Exp Orthop, SpringerOpen 3:11

McGee TG, Cosgarea AJ, McLaughlin K, Tanaka M, Johnson K (2017) Rehabilitation after medial patellofemoral ligament reconstruction. Sports Med Arthrosc Rev 25(2):105–113

McKenzie K, Galea V, Wessel J, Pierrynowski M (2010) Lower extremity kinematics of females with patellofemoral pain syndrome while stair stepping. J Orthop Sports Phys Ther 40(10):625–632

Meardon SA, Campbell S, Derrick TR (2012) Step width alters iliotibial band strain during running. Sports Biomech 11(4):464–472

van Melick N, van Cingel RE, Brooijmans F, Neeter C, van Tienen T, Hullegie W, Nijhuis-van der Sanden MW (2016) Evidence-based clinical practice update: practice guidelines for anterior cruciate ligament rehabilitation based on a systematic review and multidisciplinary consensus. Br J Sports Med, BMJ Publishing Group Ltd and British Association of Sport and Exercise Medicine 50(24):1506–1515. bjsports-2015-095898

Melton JTK, Murray JR, Karim A, Pandit H, Wandless F, Thomas NP (2011) Meniscal repair in anterior cruciate ligament reconstruction: a long-term outcome study. Knee Surg Sports Traumatol Arthrosc, Springer 19:1729–1734

Mentiplay BF, Perraton LG, Bower KJ, Adair B, Pua Y-H, Williams GP, McGaw R, Clark RA (2015) Assessment of lower limb muscle strength and power using handheld and fixed dynamometry: a reliability and validity study. PLoS ONE, Public Libr Sci 10:e0140822

Messer DJ, Shield AJ, Williams MD, Timmins RG, Bourne MN (2019) Hamstring muscle activation and morphology are significantly altered 1–6 years after anterior cruciate ligament reconstruction with semitendinosus graft. Knee Surg Sports Traumatol Arthrosc, Springer Berlin Heidelberg 45:97–99

Messier SP, Edwards DG, Martin DF, Lowery RB, Cannon DW, James MK, Curl WW, Read HM Jr, Hunter DM (1995) Etiology of iliotibial band friction syndrome in distance runners. Med Sci Sports Exerc 27(7):951–960

Messier SP, Martin DF, Mihalko SL, Ip E, DeVita P, Cannon DW, Love M, Beringer D, Saldana S, Fellin RE, Seay JF (2018) A 2-year prospective cohort study of overuse running injuries: The Runners and Injury Longitudinal Study (TRAILS). Am J Sports Med 46:2211–2221

Mohile N, Perez J, Rizzo M, Emerson CP, Foremny G, Allegra P, Greditzer HG t, Jose J (2020) Chronic lower leg pain in athletes: overview of presentation and management. HSS J 16(1):86–100

Montgomery C, Blackburn J, Withers D, Tierney G, Moran C, Simms C (2018) Mechanisms of ACL injury in professional rugby union: a systematic video analysis of 36 cases. Br J Sports Med 52(15):994–1001

Moradi J, Movahedi A, Salehi H (2014) Specificity of learning a sport skill to the visual condition of acquisition. J Mot Behav 46(1):17–23

Morton R, Colenso-Semple L, Phillips S (2019) Training for strength and hypertrophy: an evidence-based approach. Curr Opin Physio 10:90–95

Morton S, Williams S, Valle X, Diaz-Cueli D, Malliaras P, Morrissey D (2017) Patellar tendinopathy and potential risk factors: an international database of cases and controls. Clin J Sport Med 27(5):468–474

Mousavi SH, Hijmans JM, Rajabi R, Diercks R, Zwerver J, van der Worp H (2019) Kinematic risk factors for lower limb tendinopathy in distance runners: a systematic review and meta-analysis. Gait Posture 69:13–24

Nagelli CV, Hewett TE (2017) Should return to sport be delayed until 2 years after anterior cruciate ligament reconstruction? Biological and functional considerations. Sports Med, Springer International Publishing 47:221–232

Nannaparaju M, Mortada S, Wiik A, Khan W, Alam M (2018) Posterolateral corner injuries: epidemiology, anatomy, biomechanics and diagnosis. Injury 49(6):1024–1031

Neal BS, Barton CJ, Gallie R, O'Halloran P, Morrissey D (2016) Runners with patellofemoral pain have altered biomechanics which targeted interventions can modify: a systematic review and meta-analysis. Gait Posture 45:69–82

Neal BS, Lack SD, Lankhorst NE, Raye A, Morrissey D, van Middelkoop M (2019) Risk factors for patellofemoral pain: a systematic review and meta-analysis. Br J Sports Med 53(5):270–281

Needle AR, Lepley AS, Grooms DR (2017) Central nervous system adaptation after ligamentous injury: a summary of theories, evidence, and clinical interpretation. Sports Med 47(7):1271–1288

Nester CJ, Jarvis HL, Jones RK, Bowden PD, Liu A (2014) Movement of the human foot in 100 pain free individuals aged 18–45: implications for understanding normal foot function. J Foot Ankle Res 7(1):51

Neto T, Sayer T, Theisen D, Mierau A (2019) Functional brain plasticity associated with ACL injury: a scoping review of current evidence. Neural Plast 2019:3480512

Nicholls D (2018) The end of physiotherapy. Routledge/Taylor & Francis Group, London/New York

Nieuwe Weme RA, Somford MP, Schepers T (2014) Proximal tibiofibular dislocation: a case report and review of literature. Strateg Trauma Limb Reconstr 9(3):185–189

Noehren B, Davis I, Hamill J (2007) ASB clinical biomechanics award winner 2006 prospective study of the biomechanical factors associated with iliotibial band syndrome. Clin Biomech (Bristol, Avon) 22(9):951–956

Noehren B, Pohl MB, Sanchez Z, Cunningham T, Lattermann C (2012) Proximal and distal kinematics in female runners with patellofemoral pain. Clin Biomech (Bristol, Avon) 27(4):366–371

Noehren B, Schmitz A, Hempel R, Westlake C, Black W (2014) Assessment of strength, flexibility, and running mechanics in men with iliotibial band syndrome. J Orthop Sports Phys Ther 44(3):217–222

Nygaard Falch H, Guldteig Raedergard H, van den Tillaar R (2019) Effect of different physical training forms on change of direction ability: a systematic review and meta-analysis. Sports Med Open 5(1):53

Nyland J, Lachman N, Kocabey Y, Brosky J, Altun R, Caborn D (2005) Anatomy, function, and rehabilitation of the popliteus musculotendinous complex. J Orthop Sports Phys Ther 35(3):165–179

O'Connor RF, King E, Richter C, Webster KE, Falvey ÉC (2020) No relationship between strength and power scores and anterior cruciate ligament return to sport after injury scale 9 months after anterior cruciate ligament reconstruction. Am J Sports Med, SAGE PublicationsSage CA: Los Angeles 48:78–84

O'Donnell K, Freedman KB, Tjoumakaris FP (2017) Rehabilitation protocols after isolated meniscal repair: a systematic review. Am J Sports Med, SAGE PublicationsSage CA: Los Angeles 45:1687–1697

Ogden JA (1974a) The anatomy and function of the proximal tibiofibular joint. Clin Orthop Relat Res (101):186–191. PMID: 4837930

Ogden JA (1974b) Subluxation and dislocation of the proximal tibiofibular joint. J Bone Joint Surg Am 56(1):145–154

Okita Y, Oba H, Miura R, Morimoto M, Gamada K (2020) Movement and volume of infrapatellar fat pad and knee kinematics during quasi-static knee extension at 30 and 0 degrees flexion in young healthy individuals. Knee 27(1):71–80

Opar DA, Piatkowski T, Williams MD, Shield AJ (2013) A novel device using the Nordic hamstring exercise to assess eccentric knee flexor strength: a reliability and retrospective injury study. J Orthop Sports Phys Ther, JOSPT, Inc. JOSPT, Alexandria 43:636–640

Orchard JW, Fricker PA, Abud AT, Mason BR (1996) Biomechanics of iliotibial band friction syndrome in runners. Am J Sports Med 24(3):375–379

O'Rourke SK, McManus F (1982) Dislocation of the proximal tibio-fibular joint – a soccer injury? Ir J Med Sci 151(2):53–54

Otte F, Millar S, Klatt S (2019) Skill training periodization in „Specialist" sports coaching – an introduction of the „PoST" framework for skill development. Front Sports Active Living 1. https://www.readcube.com/articles/10.3389/fspor.2019.00061

Paterno MV, Schmitt LC, Ford KR, Rauh MJ, Myer GD, Huang B, Hewett TE (2010) Biomechanical measures during landing and postural stability predict second anterior cruciate ligament injury after anterior cruciate ligament reconstruction and return to sport. Am J Sports Med, SAGE Publications Sage CA: Los Angeles 38:1968–1978

Patterson B, Crossley K, Perraton L, Avnish S, King M, Heerey J, Barton C, Culvenor A (2020) Limb symmetry index on a functional test battery improves between one and five years after anterior cruciate ligament reconstruction, primarily due to worsening contralateral limb function. Phys Ther Sport 44(July 2020):67–74

Patterson SD, Hughes L, Warmington S, Burr J, Scott BR, Owens J, Abe T, Nielsen JL, Libardi CA, Laurentino G, Neto GR, Brandner C, Martin-Hernandez J, Loenneke J (2019) Blood flow restriction exercise: considerations of methodology, application, and safety. Front Physiol 10:533

Perkins B, Gronbeck KR, Yue RA, Tompkins MA (2018) Similar failure rate in immediate post-operative weight bearing versus protected weight bearing following meniscal repair on peripheral, vertical meniscal tears. Knee Surg Sports Traumatol Arthrosc, Springer Berlin Heidelberg 26:2245–2250

Perriman A, Leahy E, Semciw AI (2018) The effect of open- versus closed-kinetic-chain exercises on anterior tibial laxity, strength, and function following anterior cruciate ligament reconstruction: a systematic review and meta-analysis. J Orthop Sports Phys Ther 48:552–566

Petrigliano FA, McAllister DR (2006) Isolated posterior cruciate ligament injuries of the knee. Sports Med Arthrosc Rev 14(4):206–212

Pfeiffer SJ, Spang J, Nissman D, Lalush D, Wallace K, Harkey MS, Pietrosimone LS, Schmitz R, Schwartz T, Blackburn T, Pietrosimone B (2019) Gait mechanics and T1ρ MRI of tibiofemoral cartilage 6 months after ACL reconstruction. Med Sci Sports Exerc 51:630–639

Pierce CM, O'Brien L, Griffin LW, Laprade RF (2013) Posterior cruciate ligament tears: functional and postoperative rehabilitation. Knee Surg Sports Traumatol Arthrosc 21(5):1071–1084

Pol R, Hristovski R, Medina D, Balague N (2019) From microscopic to macroscopic sports injuries. Applying the complex dynamic systems approach to sports medicine: a narrative review. Br J Sports Med, BMJ Publishing Group Ltd and British Association of Sport and Exercise Medicine 53:1214–1220

Powers CM, Ho KY, Chen YJ, Souza RB, Farrokhi S (2014) Patellofemoral joint stress during weight-bearing and non-weight-bearing quadriceps exercises. J Orthop Sports Phys Ther 44(5):320–327

Powers CM, Witvrouw E, Davis IS, Crossley KM (2017) Evidence-based framework for a pathomechanical model of patellofemoral pain: 2017 patellofemoral pain consensus statement from the 4th International Patellofemoral Pain Research Retreat, Manchester, UK: part 3. Br J Sports Med 51(24):1713–1723

Pujol N, Colombet P, Cucurulo T, Graveleau N, Hulet C, Panisset J-C, Potel J-F, Servien E, Sonnery-Cottet B, Trojani C, Djian P, F. A. S. (SFA) (2012) Natural history of partial anterior cruciate ligament tears: a systematic literature review. Orthop Traumatol Surg Res 98:S160–S164

Rambaud AJM, Ardern CL, Thoreux P, Regnaux J-P, Edouard P (2018) Criteria for return to running after anterior cruciate ligament reconstruction: a scoping review. Br J Sports Med, BMJ Publishing Group Ltd and British Association of Sport and Exercise Medicine 52:1437–1444

Rathleff MS, Rathleff CR, Crossley KM, Barton CJ (2014) Is hip strength a risk factor for patellofemoral pain? A systematic review and meta-analysis. Br J Sports Med 48(14):1088

Rathleff MS, Rathleff CR, Olesen JL, Rasmussen S, Roos EM (2016) Is knee pain during adolescence a self-limiting condition? Prognosis of patellofemoral pain and other types of knee pain. Am J Sports Med 44(5):1165–1171

Reider B, Sathy MR, Talkington J, Blyznak N, Kollias S (1994) Treatment of isolated medial collateral ligament injuries in athletes with early functional rehabilitation. A five-year follow-up study. Am J Sports Med, SAGE Publications 22:470–477

Reiman MP, Lorenz DS (2011) Integration of strength and conditioning principles into a rehabilitation program. Int J Sports Phys Ther 6(3):241–253

Reiman MP, Bolgla LA, Loudon JK (2012) A literature review of studies evaluating gluteus maximus and gluteus medius activation during rehabilitation exercises. Physiother Theory Pract 28(4):257–268

Richards DP, Barber FA, Herbert MA (2005) Compressive loads in longitudinal lateral meniscus tears: a biomechanical study in porcine knees. Arthroscopy 21:1452–1456

Roach CJ, Haley CA, Cameron KL, Pallis M, Svoboda SJ, Owens BD (2014) The epidemiology of medial collateral ligament sprains in young athletes. Am J Sports Med, SAGE Publications Sage CA: Los Angeles 42:1103–1109

Rosenthal MD (2008) Clinical testing for extra-articular lateral knee pain. A modification and combination of traditional tests. N Am J Sports Phys Ther 3(2):107–109

van Rossom S, Smith CR, Thelen DG, Vanwanseele B, Van Assche D, Jonkers I (2018) Knee joint loading in healthy adults during functional exercises: implications for rehabilitation guidelines. J Orthop Sports Phys Ther 48(3):162–173

Rousseau R, Labruyere C, Kajetanek C, Deschamps O, Makridis KG, Djian P (2019) Complications after anterior cruciate ligament reconstruction and their relation to the type of graft: a prospective study of 958 cases. Am J Sports Med 47:2543–2549

Roy JS, Bouyer LJ, Langevin P, Mercier C (2017) Beyond the joint: the role of central nervous system reorganizations in chronic musculoskeletal disorders. J Orthop Sports Phys Ther 47(11):817–821

Ryan S, Kempton T, Pacecca E, Coutts AJ (2019) Measurement properties of an adductor strength-assessment system in professional Australian footballers. Int J Sports Physiol Perform 14:256–259

Saper MG, Fantozzi P, Bompadre V, Racicot M, Schmale GA (2019) Return-to-sport testing after medial patellofemoral ligament reconstruction in adolescent athletes. Orthop J Sports Med 7(3):2325967119828953

Sarraj M, Coughlin RP, Solow M, Ekhtiari S, Simunovic N, Krych AJ, MacDonald P, Ayeni OR (2019) Anterior cruciate ligament reconstruction with concomitant meniscal surgery: a systematic review and meta-analysis of outcomes. Knee Surg Sports Traumatol Arthrosc, Springer Berlin Heidelberg 41:2333–2312

Schmitz A, Russo K, Edwards L, Noehren B (2014) Do novice runners have weak hips and bad running form? Gait Posture 40(1):82–86

Schoenfeld BJ, Wilson JM, Lowery RP, Krieger JW (2016) Muscular adaptations in low- versus high-load resistance training: a meta-analysis. Eur J Sport Sci 16(1):1–10

Schoenfeld BJ, Grgic J, Ogborn D, Krieger JW (2017) Strength and hypertrophy adaptations between low- vs. high-load resistance training: a systematic review and meta-analysis. J Strength Cond Res 31(12):3508–3523

Scholes C, Houghton ER, Lee M, Lustig S (2015) Meniscal translation during knee flexion: what do we really know? Knee Surg Sports Traumatol Arthrosc, Springer Berlin Heidelberg 23:32–40

Scott BR, Loenneke JP, Slattery KM, Dascombe BJ (2015) Exercise with blood flow restriction: an updated evidence-based approach for enhanced muscular development. Sports Med 45(3):313–325

Sherman SL, DiPaolo ZJ, Ray TE, Sachs BM, Oladeji LO (2020) Meniscus injuries: a review of rehabilitation and return to play. Clin Sports Med 39(1):165–183

Sigward SM, Chan M-SM, Lin PE, Almansouri SY, Pratt KA (2018) Compensatory strategies that reduce knee extensor demand during a bilateral squat change from 3 to 5 months following anterior cruciate ligament reconstruction. J Orthop Sports Phys Ther 48:713–718

Silbernagel KG, Crossley KM (2015) A proposed return-to-sport program for patients with midportion achilles tendinopathy: rationale and implementation. J Orthop Sports Phys Ther 45(11):876–886

Sims JI, Chau MT, Davies JR (2020) Diagnostic accuracy of the Ottawa Knee Rule in adult acute knee injuries: a systematic review and meta-analysis. Eur Radiol 30(8):4438–4446. https://doi.org/10.1007/s00330-020-06804-x

Singh DP, Barani Lonbani Z, Woodruff MA, Parker TJ, Steck R, Peake JM (2017) Effects of topical icing on inflammation, angiogenesis, revascularization, and myofiber regeneration in skeletal muscle following contusion injury. Front Physiol 8:93

Smith BE, Thacker D, Crewesmith A, Hall M (2015a) Special tests for assessing meniscal tears within the knee: a systematic review and meta-analysis. Evid Based Med 20(3):88–97

Smith BE, Selfe J, Thacker D, Hendrick P, Bateman M, Moffatt F, Rathleff MS, Smith TO, Logan P (2018) Incidence and prevalence of patellofemoral pain: a systematic review and meta-analysis. PLoS One 13(1):e0190892

Smith TO, Donell S, Song F, Hing CB (2015b) Surgical versus non-surgical interventions for treating patellar dislocation. Cochrane Database Syst Rev 2:CD008106

Soda N, Fujihashi Y, Aoki T (2016) In vivo ultrasound imaging of the popliteus muscle: investigation of functional characteristics. J Phys Ther Sci 28(3):979–982

Sonnery-Cottet B, Saithna A, Quelard B, Daggett M, Borade A, Ouanezar H, Thaunat M, Blakeney WG (2019) Arthrogenic muscle inhibition after ACL reconstruction: a scoping review of the efficacy of interventions. Br J Sports Med, BMJ Publishing Group Ltd and British Association of Sport and Exercise Medicine 53:289–298

Sousa PL, Krych AJ, Cates RA, Levy BA, Stuart MJ, Dahm DL (2017) Return to sport: does excellent 6-month strength and function following ACL reconstruction predict midterm outcomes? Knee Surg Sports Traumatol Arthrosc, Springer Berlin Heidelberg 25:1356–1363

Souza RB, Powers CM (2009) Differences in hip kinematics, muscle strength, and muscle activation between subjects with and without patellofemoral pain. J Orthop Sports Phys Ther 39(1):12–19

Spang Iii RC, Nasr MC, Mohamadi A, DeAngelis JP, Nazarian A, Ramappa AJ (2018) Rehabilitation following meniscal repair: a systematic review. BMJ Open Sport Exerc Med, BMJ Specialist Journals 4:e000212

Spector P, Laufer Y, Elboim Gabyzon M, Kittelson A, Stevens Lapsley J, Maffiuletti NA (2016) Neuromuscular electrical stimulation therapy to restore quadriceps muscle function in patients after orthopaedic surgery: a novel structured approach. J Bone Joint Surg Am 98(23):2017–2024

Sprague A, Epsley S, Silbernagel KG (2019) Distinguishing quadriceps tendinopathy and patellar tendinopathy: semantics or significant? J Orthop Sports Phys Ther 49(9):627–630

Springer BA, Marin R, Cyhan T, Roberts H, Gill NW (2007) Normative values for the unipedal stance test with eyes open and closed. J Geriatr Phys Ther 30:8–15

Stanton R, Wintour S-A, Kean CO (2017) Validity and intra-rater reliability of MyJump app on iPhone 6s in jump performance. J Sci Med Sport 20:518–523

Stark T, Walker B, Phillips JK, Fejer R, Beck R (2011) Hand-held dynamometry correlation with the gold standard isokinetic dynamometry: a systematic review. PM R, Wiley 3:472–479

Stasinopoulos D, Stasinopoulos I (2004) Comparison of effects of exercise programme, pulsed ultrasound and transverse friction in the treatment of chronic patellar tendinopathy. Clin Rehabil 18(4):347–352

Stathopoulos N, Dimitriadis Z, Koumantakis GA (2019) Effectiveness of Mulligan's mobilization with movement techniques on range of motion in peripheral joint pathologies: a systematic review with meta-analysis between 2008 and 2018. J Manipulative Physiol Ther 42:439–449

Stephen J, Ephgrave C, Ball S, Church S (2020) Current concepts in the management of patellofemoral pain – the role of alignment. Knee 27(2):280–286. https://doi.org/10.1016/j.knee.2019.12.006

Stephen JM, Sopher R, Tullie S, Amis AA, Ball S, Williams A (2018) The infrapatellar fat pad is a dynamic and mobile structure, which deforms during knee motion, and has proximal extensions which wrap around the patella. Knee Surg Sports Traumatol Arthrosc, Springer Berlin Heidelberg 26:3515–3524

Sturgill LP, Snyder-Mackler L, Manal TJ, Axe MJ (2009) Interrater reliability of a clinical scale to assess knee joint effusion. J Orthop Sports Phys Ther 39(12):845–849

Suter LG, Smith SR, Katz JN, Englund M, Hunter DJ, Frobell R, Losina E (2017) Projecting lifetime risk of symptomatic knee osteoarthritis and total knee replacement in individuals sustaining a complete anterior cruciate ligament tear in early adulthood. Arthritis Care Res (Hoboken), Wiley 69:201–208

Taberner M, Allen T, Cohen DD (2019) Progressing rehabilitation after injury: consider the "control-chaos continuum. Br J Sports Med, BMJ Publishing Group Ltd and British Association of Sport and Exercise Medicine 53(18). https://doi.org/10.1136/bjsports-2018-100157

Tang G, Niitsu M, Ikeda K, Endo H, Itai Y (2000) Fibrous scar in the infrapatellar fat pad after arthroscopy: MR imaging. Radiat Med 18(1):1–5

Temponi EF, de Carvalho Júnior LH, Sonnery-Cottet B, Chambat P (2015) Partial tearing of the anterior cruciate ligament: diagnosis and treatment. Rev Bras Ortop 50:9–15

Thoma LM, Grindem H, Logerstedt D, Axe M, Engebretsen L, Risberg MA, Snyder-Mackler L (2019) Coper classification early after anterior cruciate ligament rupture changes with progressive neuromuscular and strength training and is associated with 2-year success: the delaware-Oslo ACL cohort study. Am J Sports Med 47:807–814

Thompson JA, Tran AA, Gatewood CT, Shultz R, Silder A, Delp SL, Dragoo JL (2017) Biomechanical effects of an injury prevention program in preadolescent female soccer athletes. Am J Sports Med 45(2):294–301

Thorborg K, Petersen J, Magnusson SP, Hölmich P (2010) Clinical assessment of hip strength using a hand-held dynamometer is reliable. Scand J Med Sci Sports, Wiley 20:493–501

Thorlund JB, Holsgaard-Larsen A, Creaby MW, Jorgensen GM, Nissen N, Englund M, Lohmander LS (2016) Changes in knee joint load indices from before to 12 months after arthroscopic partial meniscectomy: a prospective cohort study. Osteoarthr Cartil 24(7):1153–1159

Thrush C, Porter TJ, Devitt BM (2018) No evidence for the most appropriate postoperative rehabilitation protocol following anterior cruciate ligament reconstruction with concomitant articular cartilage lesions: a systematic review. Knee Surg Sports Traumatol Arthrosc, Springer Berlin Heidelberg 26:1065–1073

Toman CV, Dunn WR, Spindler KP, Amendola A, Andrish JT, Bergfeld JA, Flanigan D, Jones MH, Kaeding CC, Marx RG, Matava MJ, McCarty EC, Parker RD, Wolcott M, Vidal A, Wolf BR, Huston LJ, Harrell FE, Wright RW (2009) Success of meniscal repair at anterior cruciate ligament reconstruction. Am J Sports Med, SAGE Publications 37:1111–1115

Toor AS, Limpisvasti O, Ihn HE, McGarry MH, Banffy M, Lee TQ (2018) The significant effect of the medial hamstrings on dynamic knee stability. Knee Surg Sports Traumatol Arthrosc, Springer Berlin Heidelberg 86-A:983–989

Tsujii A, Amano H, Tanaka Y, Kita K, Uchida R, Shiozaki Y, Horibe S (2018) Second look arthroscopic evaluation of repaired radial/oblique tears of the midbody of the lateral meniscus in stable knees. J Orthop Sci 23(1):122–126

Van der Worp H, de Poel HJ, Diercks RL, van den Akker-Scheek I, Zwerver J (2014) Jumper's knee or lander's knee? A systematic review of the relation between jump biomechanics and patellar tendinopathy. Int J Sports Med 35(8):714–722

Van Hooren B, Bosch F, Meijer K (2017) Can resistance training enhance the rapid force development in unloaded dynamic isoinertial multi-joint movements? A systematic review. J Strength Cond Res 31(8):2324–2337

Vechin FC, Libardi CA, Conceicao MS, Damas FR, Lixandrao ME, Berton RP, Tricoli VA, Roschel HA, Cavaglieri CR, Chacon-Mikahil MP, Ugrinowitsch C (2015) Comparisons between low-intensity resistance training with blood flow restriction and high-intensity resistance training on quadriceps muscle mass and strength in elderly. J Strength Cond Res 29(4):1071–1076

Vicenzino B, Collins N, Cleland J, McPoil T (2010) A clinical prediction rule for identifying patients with patellofemoral pain who are likely to benefit from foot orthoses: a preliminary determination. Br J Sports Med 44(12):862–866

Vicenzino B, Maclachlan L, Rathleff MS (2019) Taking the pain out of the patellofemoral joint: articulating a bone of contention. Br J Sports Med 53(5):268–269

Vigotsky AD, Halperin I, Lehman GJ, Trajano GS, Vieira TM (2017) Interpreting signal amplitudes in surface electromyography studies in sport and rehabilitation sciences. Front Physiol 8:985

Vuurberg G, Hoorntje A, Wink LM, van der Doelen BFW, van den Bekerom MP, Dekker R, van Dijk CN, Krips R, Loogman MCM, Ridderikhof ML, Smithuis FF, Stufkens SAS, Verhagen EALM, de Bie RA, Kerkhoffs GMMJ (2018) Diagnosis, treatment and prevention of ankle sprains: update of an evidence-based clinical guideline. Br J Sports Med, BMJ Publishing Group Ltd and British Association of Sport and Exercise Medicine 52:956–956

Waldén M, Hägglund M, Magnusson H, Ekstrand J (2016) ACL injuries in men's professional football: a 15-year prospective study on time trends and return-to-play rates reveals only 65 % of players still play at the top level 3 years after ACL rupture. Br J Sports Med, BMJ Publishing Group Ltd and British Association of Sport and Exercise Medicine 50:744–750

Walker PS, Arno S, Bell C, Salvadore G, Borukhov I, Oh C (2015) Function of the medial meniscus in force transmission and stability. J Biomech 48:1383–1388

Walsh GS (2017) Effect of static and dynamic muscle stretching as part of warm up procedures on knee joint proprioception and strength. Hum Mov Sci 55:189–195

Wang D, Graziano J, Williams RJ 3rd, Jones KJ (2018) Nonoperative treatment of PCL injuries: goals of rehabilitation and the natural history of conservative care. Curr Rev Musculoskelet Med 11(2):290–297

Ware JK, Owens BD, Akelman MR, Karamchedu NP, Fadale PD, Hulstyn MJ, Shalvoy RM, Badger GJ, Fleming BC (2018) Preoperative KOOS and SF-36 scores are associated with the development of symptomatic knee osteoarthritis at 7 years after anterior cruciate ligament reconstruction. Am J Sports Med, SAGE Publications Sage CA: Los Angeles 46:869–875

Wasserstein D, Dwyer T, Gandhi R, Austin PC, Mahomed N, Ogilvie-Harris D (2013) A matched-cohort population study of reoperation after meniscal repair with and without concomitant anterior cruciate ligament reconstruction. Am J Sports Med, SAGE Publications Sage CA: Los Angeles 41:349–355

Webster KE, Feller JA (2018) Return to level I sports after anterior cruciate ligament reconstruction: evaluation of age, sex, and readiness to return criteria. Orthop J Sports Med, SAGE Publications Sage CA: Los Angeles 6:2325967118788045

Webster KE, Hewett TE (2019) What is the evidence for and validity of return-to-sport testing after anterior cruciate ligament reconstruction surgery? A systematic review and meta-analysis. Sports Med, Springer International Publishing 49:917–929

Webster KE, Hewett TE (2020) Return-to-sport testing following ACL reconstruction revisited. Br J Sports Med 54(1):2–3

Weiler R, Monte-Colombo M, Mitchell A, Haddad F (2015) Non-operative management of a complete anterior cruciate ligament injury in an English Premier League football player with return to play in less than 8 weeks: applying common sense in the absence of evidence. BMJ Case Rep, BMJ Publishing Group 2015:bcr2014208012-bcr2014208012

Welling W, Benjaminse A, Lemmink K, Dingenen B, Gokeler A (2019) Progressive strength training restores quadriceps and hamstring muscle strength within 7 months after ACL reconstruction in amateur male soccer players. Phys Ther Sport 40:10–18

Wellsandt E, Failla MJ, Snyder-Mackler L (2017) Limb symmetry indexes can overestimate knee function after anterior cruciate ligament injury. J Orthop Sports Phys Ther 47:334–338

Werner S (2014) Anterior knee pain: an update of physical therapy. Knee Surg Sports Traumatol Arthrosc 22(10):2286–2294

Westermann RW, Wright RW, Spindler KP, Huston LJ, M. K. Group, Wolf BR (2014) Meniscal repair with concurrent anterior cruciate ligament reconstruction: operative success and patient outcomes at 6-year follow-up. Am J Sports Med, SAGE Publications Sage CA: Los Angeles 42:2184–2192

White AE, Chatterji R, Zaman SU, Hadley CJ, Cohen SB, Freedman KB, Dodson CC (2020) Development of a return to play checklist following patellar instability surgery: a Delphi-based consensus. Knee Surg Sports Traumatol Arthrosc 28(3):806–815

Whiteley R (2019) Blood flow restriction training in rehabilitation: a useful adjunct or Lucy's latest trick? J Orthop Sports Phys Ther 49(5):294–298

Wiggins AJ, Grandhi RK, Schneider DK, Stanfield D, Webster KE, Myer GD (2016) Risk of secondary injury in younger athletes after anterior cruciate ligament reconstruction: a systematic review and meta-analysis. Am J Sports Med 44:1861–1876

Wijdicks CA, Griffith CJ, Johansen S, Engebretsen L, LaPrade RF (2010) Injuries to the medial collateral ligament and associated medial structures of the knee. J Bone Joint Surg Am 92:1266–1280

Willett GM, Keim SA, Shostrom VK, Lomneth CS (2016) An anatomic investigation of the ober test. Am J Sports Med 44(3):696–701

Williams TD, Tolusso DV, Fedewa MV, Esco MR (2017) Comparison of periodized and non-periodized resistance training on maximal strength: a meta-analysis. Sports Med 47(10):2083–2100

Willson JD, Davis IS (2008a) Lower extremity mechanics of females with and without patellofemoral pain across activities with progressively greater task demands. Clin Biomech (Bristol, Avon) 23(2):203–211

Willson JD, Davis IS (2008b) Utility of the frontal plane projection angle in females with patellofemoral pain. J Orthop Sports Phys Ther 38(10):606–615

Willy RW, Hoglund LT, Barton CJ, Bolgla LA, Scalzitti DA, Logerstedt DS, Lynch AD, Snyder-Mackler L, McDonough CM (2019) Patellofemoral pain. J Orthop Sports Phys Ther 49(9):CPG1–CPG95

Witvrouw E, Bellemans J, Lysens R, Danneels L, Cambier D (2001) Intrinsic risk factors for the development of patellar tendinitis in an athletic population. A two-year prospective study. Am J Sports Med 29(2):190–195

Witvrouw E, Werner S, Mikkelsen C, Van Tiggelen D, Vanden Berghe L, Cerulli G (2005) Clinical classification of patellofemoral pain syndrome: guidelines for non-operative treatment. Knee Surg Sports Traumatol Arthrosc 13(2):122–130

Wood A, Boren M, Dodgen T, Wagner R, Patterson RM (2020) Muscular architecture of the popliteus muscle and the basic science implications. Knee 27(2):308–314

van der Worp H, van Ark M, Roerink S, Pepping GJ, van den Akker-Scheek I, Zwerver J (2011) Risk factors for patellar tendinopathy: a systematic review of the literature. Br J Sports Med 45(5):446–452

van der Worp MP, van der Horst N, de Wijer A, Backx FJG, Nijhuis-van der Sanden MWG (2012) Iliotibial band syndrome in runners: a systematic review. Sports Med, Springer International Publishing 42:969–992

Wright RW, Haas AK, Anderson J, Calabrese G, Cavanaugh J, Hewett TE, Lorring D, McKenzie C, Preston E, Williams G, M. Group (2015) Anterior cruciate ligament reconstruction rehabilitation: MOON guidelines. Sports Health, SAGE Publications Sage CA: Los Angeles 7(3):239–243

van Wulfften Palthe AF, Musters L, Sonnega RJ, van der Sluijs HA (2015) Dislocation of the proximal tibiofibular joint, do not miss it. BMJ Case Rep 2015. https://doi.org/10.1136/bcr-2014-207875

Xing X, Shi H, Feng S (2020) Does surgical treatment produce better outcomes than conservative treatment for acute primary patellar dislocations? A meta-analysis of 10 randomized controlled trials. J Orthop Surg Res 15(1):118

Yao J, Lancianese SL, Hovinga KR, Lee J, Lerner AL (2008) Magnetic resonance image analysis of meniscal translation and tibio-menisco-femoral contact in deep knee flexion. J Orthop Res, Wiley 26:673–684

Zaman S, White A, Shi WJ, Freedman KB, Dodson CC (2018) Return-to-play guidelines after medial patellofemoral ligament surgery for recurrent patellar instability: a systematic review. Am J Sports Med 46(10):2530–2539

Zhang ZJ, Ng GY, Lee WC, Fu SN (2014) Changes in morphological and elastic properties of patellar tendon in athletes with unilateral patellar tendinopathy and their relationships with pain and functional disability. PLoS One 9(10):e108337

Zult T, Gokeler A, van Raay JJAM, Brouwer RW, Zijdewind I, Farthing JP, Hortobágyi T (2018) Cross-education does not accelerate the rehabilitation of neuromuscular functions after ACL reconstruction: a randomized controlled clinical trial. Eur J Appl Physiol, Springer Berlin Heidelberg 118:1609–1623

Unterschenkel

4

Inhaltsverzeichnis

Unterschenkelbeschwerden sind ein häufiges Problem bei Läufern. In der Vergangenheit wurden Beschwerden am Unterschenkel auch zusammenfassend als „Shin Splint" bezeichnet, heutzutage erfolgt eine Präzisierung der Bezeichnung in Anlehnung an die jeweils zugrunde liegende Pathologie. Abb. 4.1 zeigt mögliche Ursachen für Beschwerden im Unterschenkelbereich.

Basierend auf der Anamnese und dem Verhalten der Symptome (Tab. 4.1) unter Belastung lassen sich bereits wichtige Hinweise auf die Pathologie gewinnen.

In der klinischen Untersuchung lassen sich Beschwerden oftmals nicht in Ruhe reproduzieren. In diesem Fall empfiehlt es sich eine Belastung (z. B. Laufband, Treppen) durchzuführen und anschließend die Untersuchung zu wiederholen.

4.1 Mediales Tibia-Stress-Syndrom

Die Inzidenz des medialen Tibia-Stress-Syndroms (MTSS) wird mit einem Anteil von 13,6–20 % der Verletzungen bei Läufern angegeben und ist damit vergleichsweise hoch (Craig 2009; Moen et al. 2009; Lopes et al. 2012).

Die Pathogenese des MTSS ist bislang nicht eindeutig geklärt. Als mögliche Ursachen werden eine Fasziopathie (Johnell et al. 1982), eine Tendinopathie des M. tibialis posterior, des M. soleus oder M. flexor digitorum longus (Craig 2009) sowie ossäre Überlastungsreaktionen mit reduzierter Knochenmineraldichte (Magnusson et al. 2001) und heilungsrefraktärer (ossärer) Mikroläsionen (Winters et al. 2019) diskutiert. Das heißt, einerseits gibt es Überlegungen, dass ein MTSS durch einen Traktionsmechanismus bestimmter

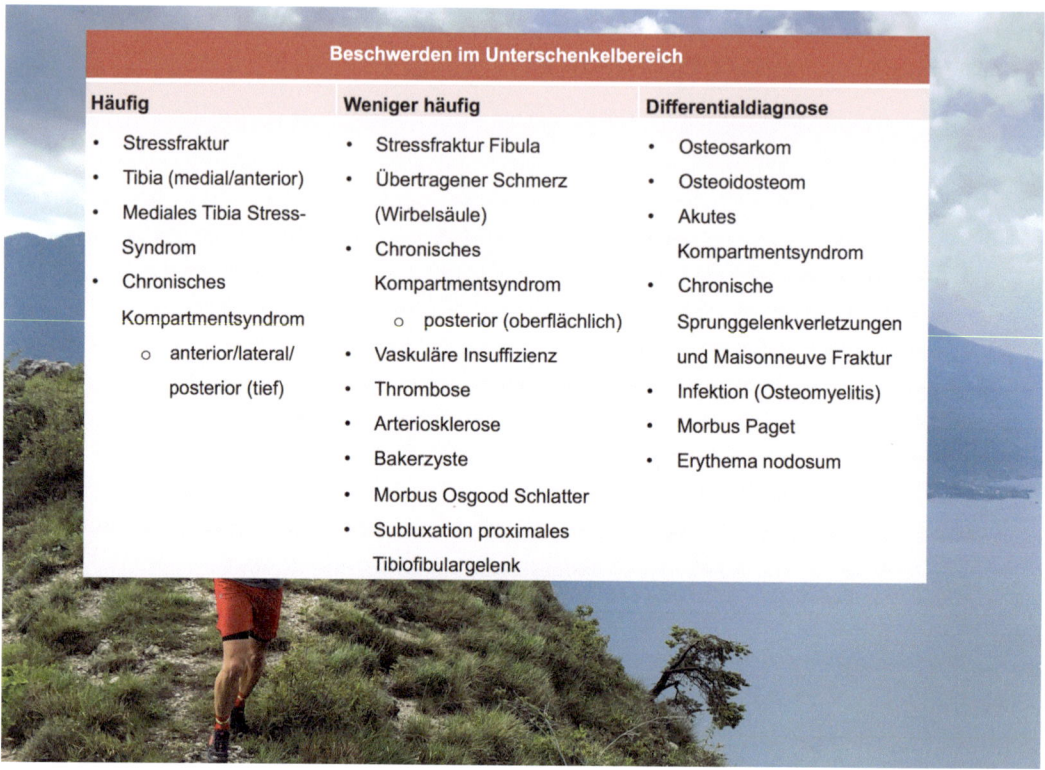

Abb. 4.1 Beschwerden im Unterschenkelbereich. Adaptiert nach (Brukner und Khan 2016)

Tab. 4.1 Klinische Unterschiede verschiedener Ursachen von Beschwerden im Unterschenkelbereich. Adaptiert nach (Brukner und Khan 2016)

Pathologie	Schmerz	Verhalten unter Belastung
Stressreaktion oder Stressfraktur	• Lokalisierter Schmerz • Akuter oder scharfer Schmerz	• Konstant oder zunehmend
Mediales Tibia-Stress-Syndrom	• Diffuser Schmerz an der posteromedialen Tibia • Variable Intensität	• Abnahme unter Erwärmung
Chronisches belastungsinduziertes Kompartment-Syndrom	• Kein Ruheschmerz • Schmerzen und Engegefühl, allmähliches Aufbauen unter Belastung	• Spezifischer Beginn (z. B.10–15 min nach Beginn der Belastung) • Besserung unter Ruhe
Popliteales Entrapment-Syndrom	• Schmerz in der Wade unter Belastung	• Schlechter unter Belastung (v. a. durch aktive Plantarflexion)
Muskel-Sehnen-Verletzungen	• Dehnschmerz • Anspannungsschmerz	• Dehnen vor der Belastung hilft

Muskeln entsteht und andererseits besteht die Theorie einer ossären Stressreaktion der Tibia durch exzessive Belastungen. Neuere Untersuchungen gehen eher von einer ossären Stressreaktion als Pathogenese aus (Winters et al. 2019). Die Risikofaktoren für ein MTSS sind multifaktoriell. So sind bei Läufern eine vermehrte kontralaterale Beckenabkippung, eine verlängerte Dauer sowie ein exzessives Ausmaß der Pronation und eine Schwäche der Hüftabduktoren als mögliche Risikofaktoren beschrieben (Becker et al. 2018). Andere Untersuchungen zeigen einen möglichen Zusammenhang des MTSS mit einem erhöhten Body-Mass-Index (BMI), einer vermehrten Plantarflexion und der Hüftaußenrotation (Hamstra-Wright et al. 2015; Winkelmann et al. 2016).

Diagnostik

Ein MTSS ist charakterisiert durch Beschwerden im Bereich der dorsalen distalen Kante der Tibia, mit einer lokalen Druckempfindlichkeit über eine Ausdehnung von mindestens 5 cm (Winters 2019). Ein standardisiertes Vorgehen hinsichtlich der Anamnese und der klinischen Untersuchung bei einem MTSS ist beschrieben (Winters 2019) (Abb. 4.2):

Anamnese

- Bewegungsinduzierte Schmerzen an der medialen Schienbeinkante
- Provokation der Beschwerden durch körperliche Aktivität (während oder danach)
- Frage nach Schmerzen in angrenzenden und entfernten Bereichen
- Frage nach Krämpfen, Brennen, Wadenschmerzen (Differenzialdiagnose: Chronisches belastungsbedingtes Kompartmentsyndrom = CECS)
- Frage nach stechenden Schmerzen oder Kribbelparästhesien im Fuß sowie starker Abkühlung des Fußes während oder nach dem Training (Differenzialdiagnose CECS)

Klinische Untersuchung

- Palpation der posteromedialen Tibiakante (bei MTSS): Druckschmerz über eine Strecke von mindestens 5 cm (ansonsten andere Differenzialdiagnosen in Betracht ziehen, z. B. Stressfraktur)
- Untersuchung der angrenzenden Unterschenkelbereiche im Hinblick auf andere Schmerzursachen oder Begleitpathologien (Schwellung, Erytheme usw.)
- Beurteilung der Pronation z. B. im Naviculare Drop-Test (Abb. 4.3)

Therapie

Es ist eine Vielzahl an Behandlungsstrategien bei MTSS beschrieben (Dehnung, Injektionstherapie, Stoßwelle, Krafttraining, Ruhe, Kryotherapie, Lasertherapie usw.), jedoch steht der Wirksamkeitsnachweis bislang aus (Winters et al. 2013).

Es gibt derzeit keinen Konsens für ein bestimmtes Therapieprotokoll. Empfohlen wird ein Belastungsmanagement mit einer schmerzadaptierten Belastung, angepasst an eine Schmerzintensität von VAS 2/10. Anders als bei Tendinopathien sind ossäre Stressreaktionen häufig weniger belastbar im Schmerz, d. h. bei einem MTSS erscheint es sinnvoll, die Intensität in einem sehr niedrigen Schmerzbereich zu halten bzw. dem Läufer zu empfehlen (wenn überhaupt), im schmerzfreien Bereich zu laufen. Auch ein Training der Plantarflexoren und die Anwendung von Kryotherapie im akuten Stadium kann möglicherweise hilfreich sein (Winters 2019). In Anlehnung an eine progressive Intensitätssteigerung sind Belastungssteigerungen in einem Bereich von +10 % pro Woche möglicherweise ein sinnvoller Rahmen (Gabbett 2016). Einen Nachweis, dass Weichteiltechniken des M. triceps surae, des M. tibialis posterior oder des M. flexor digitorum longus oder eine Orthesenversorgung die Beschwerden beeinflussen können, gibt es derzeit nicht. Eine Aufklärung des Athleten über die Dauer der Beschwerden (bis zu 3–12 Monate) wird empfohlen (Moen et al. 2012; Winters 2019). Aus Perspektive der ossären Überlastungsreaktion erscheint ein graduiertes Laufprogramm mit kontrolliertem Volumen und Intensitäten der Stoßbelastungen sinnvoll (Moen et al. 2012).

4.2 Chronisches belastungsbedingtes Kompartmentsyndrom

Die Inzidenz eines chronischen belastungsbedingten Kompartmentsyndroms (Chronic Exertional Compartment Syndrome = CECS) als Ursache belastungsabhängiger Unterschenkelbeschwerden wird mit bis zu 27 % bei Sportlern im Alter zwischen 26–28 Jahren angegeben (Rajasekaran und Hall 2016). Neuere Untersuchungen zeigen, dass auch ältere Patienten betroffen sein können und sich ein CECS damit nicht nur

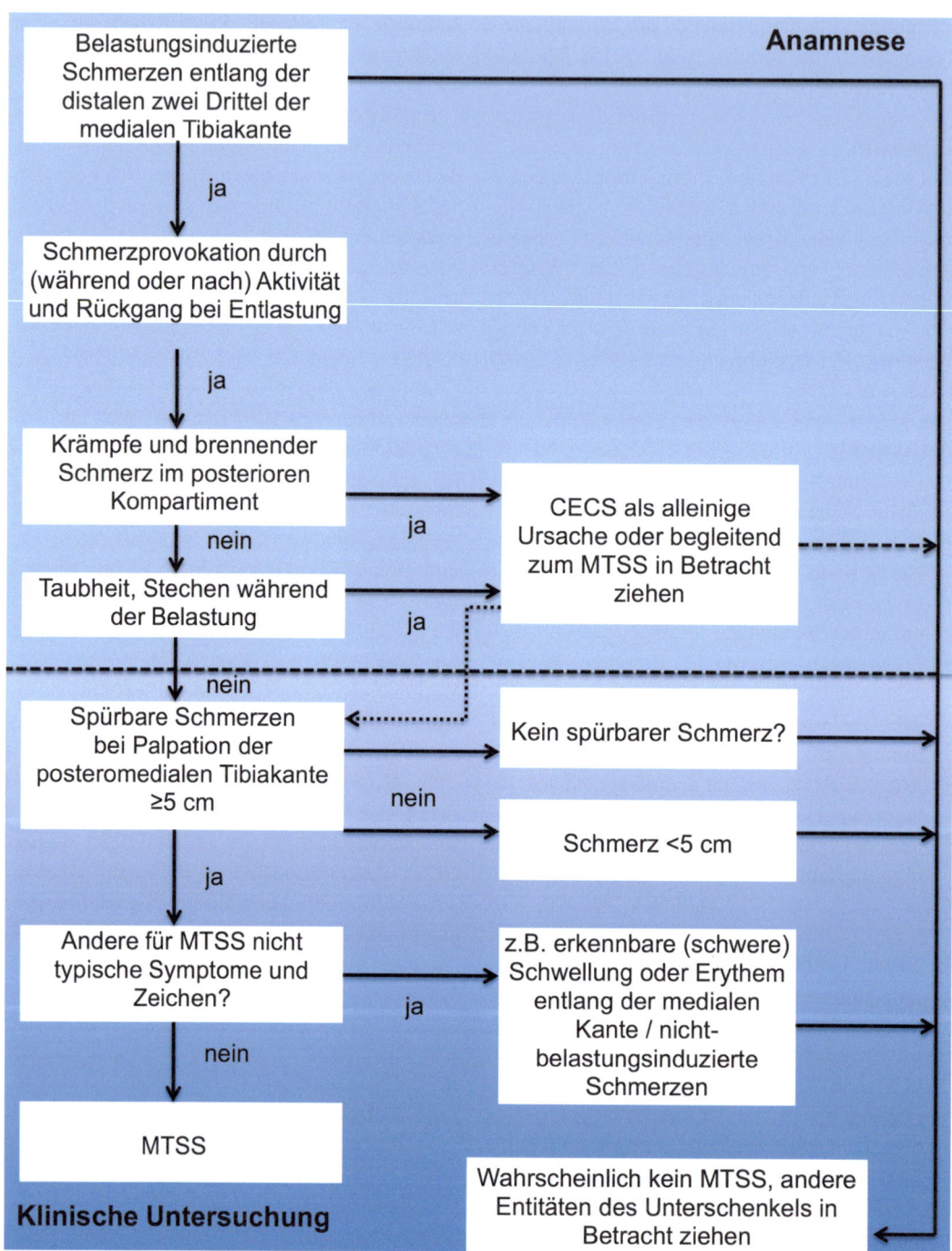

Abb. 4.2 Anamnese und klinische Untersuchung bei Unterschenkelschmerzen (Winters 2019). CECS: Chronic Exertional Compartment Syndrome (chronisches belastungsbedingtes Kompartmentsyndrom), MTSS: „Medial Tibial Stress Syndrome" (mediales Schienbeinkantensyndrom)

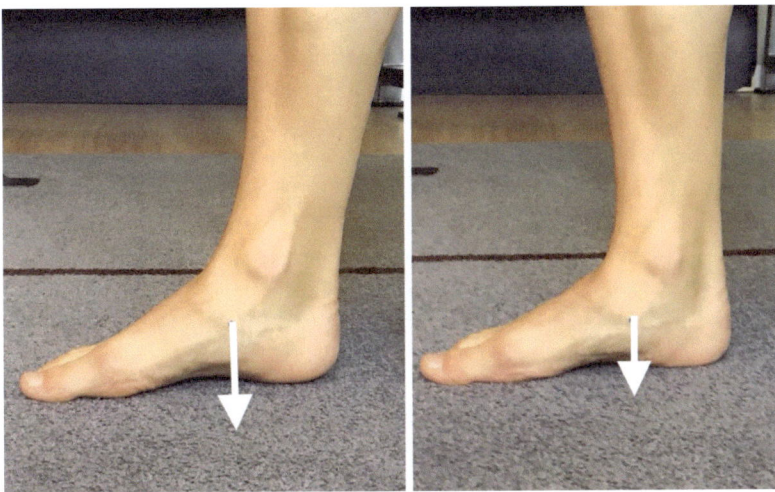

Abb. 4.3 Navicular Drop-Test zur Beurteilung der Pronation (Rajasekaran und Finnoff 2016). ((**a**) Markierung Os naviculare (**b**) Messung Abstand Os naviculare zum Boden (mit Neutralposition Talus) (**c**) Messung Abstand Os naviculare zum Boden in belasteter Stellung. Beurteilung: Vermehrte Pronation bei Navicular Drop-Test ≥10 mm–15 mm (Brody 1982; Mueller et al. 1993)

auf den sportlich-aktiven jungen Patienten beschränkt (de Bruijn et al. 2018b).

Am Unterschenkel unterscheidet man vier Muskelkompartimente, möglicherweise lässt sich ein weiteres fünftes Kompartiment ausgehend vom tiefen posterioren Kompartiment abgrenzen (Rajasekaran und Finnoff 2016). Die Unterschenkelkompartimente werden getrennt durch die Fascia cruris, die Fibula, die Tibia und die Membrana interossea. Bei einem belastungsinduzierten Kompartmentsyndrom entstehen Beschwerden in einem der Kompartimente durch repetitive Bewegungen. Grundsätzlich kann jedes der vier Kompartimente betroffen sein (anterior/lateral/posterior-oberflächlich/posterior-tief), am häufigsten ist das anteriore Kompartiment involviert (Rajasekaran und Hall 2016). Ein CECS kann aber auch das tiefe posteriore Kompartiment (häufig isoliert) oder das laterale Kompartiment (häufig dann in Kombination mit dem anterioren Kompartiment) betreffen (Winkes und Scheltinga 2018; Winkes et al. 2020). Beschrieben sind auch Kombinationen oder eine Entwicklung der Beteiligung verschiedener Kompartimente im Zeitverlauf (de Bruijn et al. 2018a). Dabei fällt die Beschreibung und Unterscheidung zwischen einem anterioren CECS und einem lateralen CECS mitunter schwer – Patienten können die Lokalisation nicht genau angeben, es gibt Überschneidungen der Symptomatik und Kompartiment-Druckmessungen werden meist nur in dem besser zugänglichen anterioren Kompartiment durchgeführt (de Bruijn et al. 2019). Zuletzt ließ sich bei einem Großteil der Patienten mit belastungsabhängigen Beschwerden im anterolateralen Unterschenkelbereich eine Druckerhöhung sowohl im anterioren als auch im lateralen Kompartiment zeigen (van Zantvoort et al. 2019).

Die genaue Pathophysiologie ist bislang nicht geklärt. Während früher eine Verdickung der Faszie mit einer daraus resultierenden verminderten Kompartiment-Compliance beschrieben wurde, wird mittlerweile eine multifaktorielle Pathogenese durch eine verminderte Kapazität der Mikrokapillarisierung, eine venöse Stauung sowie durch andere Faktoren diskutiert (Rajasekaran und Finnoff 2016).

Diagnostik

Anamnestisch berichten Athleten von belastungsabhängigen Schmerzen mit Engegefühl, Krämpfen, Muskelschwäche und Dysästhesien im Unterschenkelbereich (de Bruijn et al. 2019). Während die Beschwerden anfangs erst nach einer bestimmten Belastung (Zeit, Distanz oder Intensität) beginnen, können die Symptome im Laufe der Zeit dann auch bereits früher oder mitunter in Ruhe auftreten (Rajasekaran und Finnoff 2016; de Bruijn et al. 2019).

▶ Ein bilaterales Auftreten der Beschwerden wird in bis zu 82 % der Fälle beschrieben (Rajasekaran et al. 2012).

Eine Palpation sowie die aktive und passive Bewegungs- und Widerstandsprüfung (auch vor einer Belastungsprovokation auf Laufband, Treppe etc.) sollten durchgeführt werden (de Bruijn et al. 2019). In der Regel ist die klinische Untersuchung in Ruhe (vor einer Provokationstestung) unauffällig, möglicherweise besteht ein passiver Dehnungsschmerz der Muskulatur des betroffenen Kompartiments (Tab. 4.2) (Rajasekaran und Hall 2016). Zur Diagnosebestätigung wird eine dynamische intrakompartimentelle Druckmessung (ICP) durchgeführt (Winkes et al. 2020). Aufgrund der multifaktoriell bedingten Variabilität des ICP wird die Validität der ICP-Messung jedoch auch diskutiert (Roberts und Franklyn-Miller 2012).

Therapie

Es gibt derzeit keine Evidenz für die optimale nicht-operative Therapie. Bei persistierenden Be-

schwerden wird oftmals eine operative Therapie durchgeführt (Rajasekaran und Finnoff 2016). Die Modifikation des Laufstils stellt eine potenzielle Möglichkeit zur Verbesserung der Beschwerden dar (Buerba et al. 2019).

Im Rahmen von einigen Fallserien wurden die Effekte einer Laufstil-Modifikation auf die Beschwerden bei CECS untersucht. Dabei zeigte die Umstellung auf einen Vorfuß-Laufstil einen positiven Effekt (Diebal et al. 2012; Helmhout et al. 2015). In einer anderen Fallserie konnten durch eine Erhöhung der Kadenz und die Umstellung auf einen Mittelfuß-Laufstil mit aufrechtem Rumpf die Beschwerden reduziert werden (Breen et al. 2015). Berücksichtigt werden muss jedoch, dass es sich nur um Fallserien handelt, zudem kann eine Umstellung des Laufstils vom Rückfuß auf den Vorfuß auch zu Problemen in anderen (zuvor beschwerdefreien) Bereichen führen (Buerba et al. 2019). Zur Effektivität einer Anwendung passiver Weichteiltechniken (Massage) und Dehnung ist die Evidenzlage derzeit nicht klar („Kann"-Empfehlung) (Rajasekaran und Hall 2016).

4.3 Stressfrakturen der Tibia

Eine mögliche Ursache für Unterschenkelbeschwerden v. a. bei Sportlern mit wiederholter Sprung- oder Stoßbelastung (Laufen/Springen) sind Stressfrakturen der Tibia. Als Überlastungsverletzung betreffen Stressfrakturen in 95 % die untere Extremität und haben bei Läufern einen Anteil von 15–20 % aller muskuloskelettalen Verletzungen (Wright et al. 2015). Mit einem Anteil von 75 % aller Stressfrakturen ist dabei oftmals die Diaphyse der Tibia betroffen (Bennell und Brukner 1997).

Unterscheiden lassen sich überlastungsbedingte Stressfrakturen mit normaler Knochenmineraldichte (ermüdungsbedingt) von Insuffizienz-Frakturen bedingt durch eine verminderte Knochenmineraldichte (Barrack et al. 2014; Nose-Ogura et al. 2019).

Stressfrakturen können die anteriore oder posteriore Kortikalis der Tibia-Diaphyse betreffen (Robertson und Wood 2015). Einen Großteil der

Tab. 4.2 Kompartimente am Unterschenkel und dazugehörige Muskulatur

Kompartiment	Muskulatur
Laterales Kompartiment	M. peroneus longus + brevis
Anteriores Kompartiment	M. tibialis anterior, M. extensor digitorum longus, M. extensor hallucis longus
Oberflächliches posteriores Kompartiment	M. gastrocnemius, M. soleus, M. plantaris
Tiefes posteriores Kompartiment	M. tibialis posterior, M. flexor digitorum longus, M. flexor hallucis longus, M. popliteus

Stressfrakturen betrifft den posteromedialen Anteil der Tibia, häufig im Übergang vom mittleren zum distalen Drittel. Grundsätzlich problematischer aufgrund einer prolongierten Heilung oder dem Fortschreiten in eine vollständige Fraktur sind die Stressfrakturen der anterioren Kortikalis (Brukner und Khan 2016). Stressfrakturen der anterioren Kortikalis sind mit einer prolongierten Zeit bis zur Wiederherstellung der Sportfähigkeit verbunden und erfordern mitunter auch eine operative Versorgung. Bei einer Stressfraktur der anterioren Kortikalis wird eine Return-to-Sport-Rate (RTS-Rate) von 89 % und eine durchschnittliche Dauer bis zur Rückkehr zum Sport von 7 Monaten angegeben. Ist die posteriore Kortikalis betroffen, liegt die RTS-Rate bei 100 % und die Return-to-Sport-Dauer wird mit nur 2 Monaten angegeben (Robertson und Wood 2015). Die Evidenz für potenzielle Risikofaktoren zeigt eine Assoziation mit dem weiblichen Geschlecht und einer Stressfraktur in der Vergangenheit. Zudem wird ein Zusammenhang mit einer erhöhten (vertikalen) Bodenreaktionskraft und anderen kinetischen Parametern diskutiert (Warden et al. 2014; Wright et al. 2015; Davis et al. 2016; van der Worp et al. 2016).

Diagnostik

Im Rahmen der Anamnese liefern folgende Punkte einen Hinweis auf das Vorliegen einer Stressfraktur:

- Lokalisierte Schmerzen mit Verstärkung unter Belastung
- Lokaler Palpationsschmerz
- Möglich sind Symptome im Wadenbereich (v. a. bei Stressfrakturen der posteromedialen Kortikalis)
- Vorausgegangene Änderung des Trainingsverhaltens (Erhöhung Intensität/Volumen/Frequenz, Änderung Inhalt)
- Ruheschmerz, Nachtschmerz
- Athletinnen: Female Athlete Triad (Energiemangel mit/ohne gestörtem Essverhalten = BMI<19/Menstruationsstörung => Amenorrhö, verminderte Knochengesundheit = Osteoporose)
- Biomechanik:

- Pes cavus mit verminderter Kapazität zur Stoßdämpfung
- Pes planus/Hyperpronation und daraus resultierender Muskelermüdung

In der klinischen Untersuchung sollte neben den angrenzenden Gelenken und Weichteilen v. a. der schmerzhafte Bereich der Tibia beurteilt werden:

- Palpation der Tibia im Hinblick auf eine fokale/multifokale oder diffuse Schmerzlokalisation
- Palpation der (medialen) Tibia im Hinblick auf ossäre Irregularitäten
- Palpation des Wadenbereiches (möglicherweise Hypertonus im tiefen posterioren Kompartiment bei tiefem posterioren CECS)
- Stimmgabel-Vibrations-Test über der Schmerzregion (Abb. 4.4)

Therapie

Die Evidenz zur Rehabilitation von tibialen Stressfrakturen ist limitiert (Robertson und Wood 2015). Das Vorgehen bei einer Low-Risk-Stressfraktur unterscheidet sich grundsätzlich von der Behandlung einer High-Risk-Stressfraktur. Warden et al. beschreiben ein Vorgehen in einem

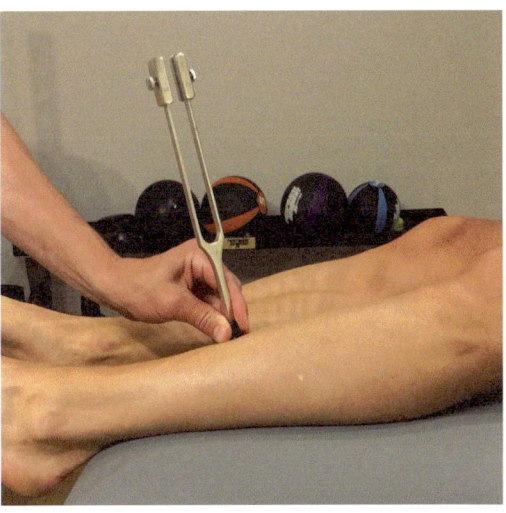

Abb. 4.4 Stimmgabel-Vibrations-Test. Schmerzprovokation bei Vibrationsreiz über dem Knochen

2-Phasen-Ansatz mit einer initialen Phase mit modifizierter Belastung und einer anschließenden schrittweise gesteigerten Wiederaufnahme-Phase von Laufbelastungen (Warden et al. 2014). Basierend auf der Annahme, dass bei einer Stressreaktion die Kapazität des Knochens überschritten wurde, kann grundsätzlich die Belastung modifiziert und/oder andererseits die Kapazität erhöht werden (Warden et al. 2014).

Zusammenfassung

Therapie einer Stressfraktur im Bereich der posteromedialen Tibiadiaphyse

- Primär konservative Therapie
- Die posteromedialen Tibia-Stressfrakturen gehören zur Gruppe der „Low-Risk-Stressfrakturen" (Tab. 4.3)
- Low-Risk-Stressfrakturen sind häufig im Kompressionsbereich mit guter Durchblutung des betroffenen Knochens lokalisiert (Robertson und Wood 2017)
- Individuelle Modifikation der Aktivität (Ziel => schmerzfreie Alltagsaktivität)
- Stoßabsorbierende Schuh-/Einlagenversorgungen können erwogen werden (Rome et al. 2005)
- Posteromediale Stressfrakturen (Low-Risk-Stressfraktur) können, im Falle einer Schmerzprovokation im Rahmen von Alltagsaktivitäten, unter Fortführung einer schmerzadaptierten Vollbelastung, in einer pneumatischen Unterschenkel-Orthese therapiert werden (Liem et al. 2013)
- Wenn kein schmerzfreies Gangbild möglich ist => Pneumatische Unterschenkel-Orthese und/oder Unterarmgehstützen
- Einsatz NSAR aufgrund potenzieller Beeinträchtigung der Heilung kritisch abwägen

- Aquatraining/-jogging zum Erhalt der kardiovaskulären Fitness
- Graduiertes Return-to-Running-Programm[1] (Warden et al. 2014) (Tab. 4.4)
- Prognose für Return to Running basierend auf MRT (Fredericson et al. 1995): **Grad 1:** 2–3 Wochen. **Grad 2:** 4–6 Wochen. **Grad 3:** 6–9 Wochen. **Grad 4:** 12 Wochen
- Return-to-Sport-Rate = 100 % (nach durchschnittlich 2 Monaten; mit pneumatischer Orthese ggf. schneller) (Robertson und Wood 2015)
- Modifikation des Laufstils => Erhöhung der Kadenz[2] (um ca. 10 % bei gleichbleibender Geschwindigkeit): Dadurch Reduktion des Ausmaßes und der Geschwindigkeit der vertikalen Bewegung des Körperschwerpunktes, reduzierte Hüftadduktion, Verminderung der einwirkenden Bodenreaktionskraft und der tibialen Beschleunigung (Heiderscheit et al. 2011; Warden et al. 2014).

Tab. 4.3 Stressfrakturen an der unteren Extremität mit niedrigem („Low-Risk") und hohem Risiko („High-Risk") für Komplikationen

Low-Risk-Stressfrakturen	High-Risk-Stressfrakturen
Posteromediale Tibiadiaphyse	Anteriore Tibiadiaphyse
Fibula	Basis Metatarsale V
Malleolus lateralis	Malleolus medialis
Femurschaft	Lateraler Schenkelhals
Kalkaneus	Os naviculare
Metatarsale 2–4 (Diaphyse)	Os sesamoidea (D1)
	Talus (Processus lateralis)

---

[1]Derzeit gibt es keine Evidenz/Konsensus für ein bestimmtes Programm.

[2]Trotz der daraus resultierenden Erhöhung der Belastungszyklen scheint der positive Effekt durch die Reduktion der Größe der Belastung zu überwiegen (Edwards et al. 2009).

Tab. 4.4 Schrittweise gesteigertes Return-to-Running-Programm nach ossärer Stressreaktion an der unteren Extremität (Warden et al. 2014)

Stufe	Beschreibung
0	Vorstufe (Voraussetzung zu Beginn eines graduierten Return-to-Running-Programms) => Keine Schmerzen während Gehen und Alltagsaktivitäten (an mind. 5 aufeinanderfolgenden Tagen)
1	Initiale Belastung/Joggen (50 % der normalen Pace) mit Erhöhung der Dauer
A	30 min Gehen
B	Pause
C	9 min Gehen/1 min Joggen (3×)
D	Pause
E	8 Minuten Gehen/2 min Joggen (3×)
F	Pause
G	7 min Gehen/3 min Joggen (3×)
H	Pause
I	6 Minuten Gehen/4 min Joggen (3×)
J	Pause
K	4 min Gehen/6 min Joggen (3×)
L	Pause
M	2 min Gehen/8 min Joggen (3×)
N	Pause
2	Laufen mit erhöhter Intensität
A	30 min Joggen
B	Pause
C	30 min Laufen (60 % Pace)
D	Pause
E	30 min Laufen (60 % Pace)
F	Pause
G	30 min Laufen (70 % Pace)
H	Pause
I	30 min Laufen (80 % Pace)
J	Pause
K	30 min Laufen (90 % Pace)
L	Pause
M	30 min Laufen (100 % Pace)
N	Pause
3	Laufen an aufeinanderfolgenden Tagen
A	30 min Laufen (100 % Pace)
B	30 min Laufen (100 % Pace)
C	Pause
D	30 min Laufen (100 % Pace)
E	30 min Laufen (100 % Pace)
F	Pause
G	30 min Laufen (100 % Pace)
4	Return to Running

Zusammenfassung

Therapie einer Stressfraktur im Bereich der anterioren Tibiadiaphyse

- Die anterioren Tibia-Stressfrakturen gehören zur Gruppe der „High-Risk-Stressfrakturen"
- High-Risk-Stressfrakturen sind häufig im Traktionsbereich mit limitierter Durchblutung des betroffenen Knochens lokalisiert (Robertson und Wood 2017)
- Versuch der konservativen Therapie für 3–6 Monate (außer bei höhergradiger Fraktur)
- Bei persistierenden Beschwerden oder wenn Kortikalis beidseitig betroffen => operative Therapie (Robertson und Wood 2017)
- Eine Entlastung für 6–8 Wochen wird empfohlen (Liem et al. 2013)
- Verletzungen Grad 1–3 (nach Fredericson) = Unterarmgehstützen, Grad 4: Unterarmgehstützen + 6 Wochen Gips (Fredericson et al. 1995)
- RTS für konservative Therapie = 71 %. Für operative Therapie = 96 % (Robertson und Wood 2015)
- Sobald Laufen wieder freigegeben: Graduiertes Return-to-Running-Programm

Literatur

Barrack MT, Gibbs JC, De Souza MJ, Williams NI, Nichols JF, Rauh MJ, Nattiv A (2014) Higher incidence of bone stress injuries with increasing female athlete triad-related risk factors: a prospective multisite study of exercising girls and women. Am J Sports Med 42(4):949–958

Becker J, Nakajima M, Wu WFW (2018) Factors contributing to medial tibial stress syndrome in runners: a prospective study. Med Sci Sports Exerc 50(10):2092–2100

Bennell KL, Brukner PD (1997) Epidemiology and site specificity of stress fractures. Clin Sports Med 16(2):179–196

Breen DT, Foster J, Falvey E, Franklyn-Miller A (2015) Gait re-training to alleviate the symptoms of anterior exertional lower leg pain: a case series. Int J Sports Phys Ther 10(1):85–94

Brody DM (1982) Techniques in the evaluation and treatment of the injured runner. Orthop Clin North Am 13(3):541–558

de Bruijn J, Winkes M, van Eerten P, Scheltinga M (2019) Chronic exertional compartment syndrome as a cause of anterolateral leg pain-German version. Unfallchirurg 122(11):840–847

de Bruijn JA, van Zantvoort APM, van Klaveren D, Winkes MB, van der Cruijsen-Raaijmakers M, Hoogeveen AR, Teijink JAW, Scheltinga MR (2018a) Factors predicting lower leg chronic exertional compartment syndrome in a large population. Int J Sports Med 39(1):58–66

de Bruijn JA, van Zantvoort APM, Winkes MB, van der Cruijsen-Raaijmakers M, Hoogeveen AR, Teijink JAW, Scheltinga MRM (2018b) Lower leg chronic exertional compartment syndrome in patients 50 years of age and older. Orthop J Sports Med 6(3):2325967118757179

Brukner P, Khan K (2016) Brukner's & Khan's clinical sports medicine. Injuries, fifth edition. McGraw-Hill Education Australia, North Ryde

Buerba RA, Fretes NF, Devana SK, Beck JJ (2019) Chronic exertional compartment syndrome: current management strategies. Open Access J Sports Med 10:71–79

Craig DI (2009) Current developments concerning medial tibial stress syndrome. Phys Sportsmed 37(4):39–44

Davis IS, Bowser BJ, Mullineaux DR (2016) Greater vertical impact loading in female runners with medically diagnosed injuries: a prospective investigation. Br J Sports Med 50(14):887–892

Diebal AR, Gregory R, Alitz C, Gerber JP (2012) Forefoot running improves pain and disability associated with chronic exertional compartment syndrome. Am J Sports Med 40(5):1060–1067

Edwards WB, Taylor D, Rudolphi TJ, Gillette JC, Derrick TR (2009) Effects of stride length and running mileage on a probabilistic stress fracture model. Med Sci Sports Exerc 41(12):2177–2184

Fredericson M, Bergman AG, Hoffman KL, Dillingham MS (1995) Tibial stress reaction in runners. Correlation of clinical symptoms and scintigraphy with a new magnetic resonance imaging grading system. Am J Sports Med 23(4):472–481

Gabbett TJ (2016) The training-injury prevention paradox: should athletes be training smarter and harder? Br J Sports Med 50(5):273–280

Hamstra-Wright KL, Bliven KC, Bay C (2015) Risk factors for medial tibial stress syndrome in physically active individuals such as runners and military personnel: a systematic review and meta-analysis. Br J Sports Med 49(6):362–369

Heiderscheit BC, Chumanov ES, Michalski MP, Wille CM, Ryan MB (2011) Effects of step rate manipulation on joint mechanics during running. Med Sci Sports Exerc 43(2):296–302

Helmhout PH, Diebal AR, van der Kaaden L, Harts CC, Beutler A, Zimmermann WO (2015) The effectiveness of a 6-week intervention program aimed at modifying running style in patients with chronic exertional compartment syndrome: results from a series of case studies. Orthop J Sports Med 3(3):2325967115575691

Johnell O, Rausing A, Wendeberg B, Westlin N (1982) Morphological bone changes in shin splints. Clin Orthop Relat Res (167):180–184, PMID: 7094461.

Liem BC, Truswell HJ, Harrast MA (2013) Rehabilitation and return to running after lower limb stress fractures. Curr Sports Med Rep 12(3):200–207

Lopes AD, Hespanhol Junior LC, Yeung SS, Costa LO (2012) What are the main running-related musculoskeletal injuries? A systematic review. Sports Med 42(10):891–905

Magnusson HI, Westlin NE, Nyqvist F, Gardsell P, Seeman E, Karlsson MK (2001) Abnormally decreased regional bone density in athletes with medial tibial stress syndrome. Am J Sports Med 29(6):712–715

Moen MH, Tol JL, Weir A, Steunebrink M, De Winter TC (2009) Medial tibial stress syndrome: a critical review. Sports Med 39(7):523–546

Moen MH, Holtslag L, Bakker E, Barten C, Weir A, Tol JL, Backx F (2012) The treatment of medial tibial stress syndrome in athletes; a randomized clinical trial. Sports Med Arthrosc Rehabil Ther Technol 4:12

Mueller MJ, Host JV, Norton BJ (1993) Navicular drop as a composite measure of excessive pronation. J Am Podiatr Med Assoc 83(4):198–202

Nose-Ogura S, Yoshino O, Dohi M, Kigawa M, Harada M, Hiraike O, Onda T, Osuga Y, Fujii T, Saito S (2019) Risk factors of stress fractures due to the female athlete triad: differences in teens and twenties. Scand J Med Sci Sports 29(10):1501–1510

Rajasekaran S, Finnoff JT (2016) Exertional leg pain. Phys Med Rehabil Clin N Am 27(1):91–119

Rajasekaran S, Hall MM (2016) Nonoperative management of chronic exertional compartment syndrome: a systematic review. Curr Sports Med Rep 15(3):191–198

Rajasekaran S, Kvinlaug K, Finnoff JT (2012) Exertional leg pain in the athlete. PM R 4(12):985–1000

Roberts A, Franklyn-Miller A (2012) The validity of the diagnostic criteria used in chronic exertional compartment syndrome: a systematic review. Scand J Med Sci Sports 22(5):585–595

Robertson GA, Wood AM (2015) Return to sports after stress fractures of the tibial diaphysis: a systematic review. Br Med Bull 114(1):95–111

Robertson GA, Wood AM (2017) Lower limb stress fractures in sport: optimising their management and outcome. World J Orthop 8(3):242–255

Rome K, Handoll HH, Ashford R (2005) Interventions for preventing and treating stress fractures and stress reactions of bone of the lower limbs in young adults. Cochrane Database Syst Rev 2:CD000450

Warden SJ, Davis IS, Fredericson M (2014) Management and prevention of bone stress injuries in long-distance runners. J Orthop Sports Phys Ther 44(10):749–765

Winkelmann ZK, Anderson D, Games KE, Eberman LE (2016) Risk factors for medial tibial stress syndrome in active individuals: an evidence-based review. J Athl Train 51(12):1049–1052

Winkes M, van Eerten P, Scheltinga M (2020) Deep posterior chronic exertional compartment syndrome as a cause of leg pain. Unfallchirurg 123(Suppl 1):3–7

Winkes MB, Scheltinga MR (2018) Chronic exertional compartment syndrome of the deep posterior lower leg. Br J Sports Med 52(19):1279–1280

Winters M (2019) The diagnosis and management of medial tibial stress syndrome: an evidence update-German version. Unfallchirurg 122(11):848–853

Winters M, Eskes M, Weir A, Moen MH, Backx FJ, Bakker EW (2013) Treatment of medial tibial stress syndrome: a systematic review. Sports Med 43(12):1315–1333

Winters M, Burr DB, van der Hoeven H, Condon KW, Bellemans J, Moen MH (2019) Microcrack-associated bone remodeling is rarely observed in biopsies from athletes with medial tibial stress syndrome. J Bone Miner Metab 37(3):496–502

van der Worp H, Vrielink JW, Bredeweg SW (2016) Do runners who suffer injuries have higher vertical ground reaction forces than those who remain injury-free? A systematic review and meta-analysis. Br J Sports Med 50(8):450–457

Wright AA, Taylor JB, Ford KR, Siska L, Smoliga JM (2015) Risk factors associated with lower extremity stress fractures in runners: a systematic review with meta-analysis. Br J Sports Med 49(23):1517–1523

van Zantvoort APM, Hundscheid HPH, de Bruijn JA, Hoogeveen AR, Teijink JAW, Scheltinga MRM (2019) Isolated lateral chronic exertional compartment syndrome of the leg: a new entity? Orthop J Sports Med 7(12):2325967119890105

Sprunggelenk und Achillessehne

5

Inhaltsverzeichnis

5.1 Akutverletzungen des Sprunggelenkes

In vielen Sportarten zählen Verletzungen des Sprunggelenkes zu den häufigsten Verletzungen. Die klassische Distorsion des Sprunggelenkes betrifft oftmals den lateralen Kapsel-Bandapparat, es können aber auch andere Strukturen betroffen sein. Mögliche Differenzialdiagnosen im Rahmen einer akuten Sprunggelenkverletzung sind in Abb. 5.1 aufgeführt.

Diagnostik

Die allgemeine Untersuchung des Sprunggelenkes beinhaltet Inspektion, Prüfung der Beweglichkeit, Palpation sowie eine Testung von Stabilität und Funktion (Tab. 5.1). Zudem dient die initiale Untersuchung dem Ausschluss von knöchernen Verletzungen. Funktionelle Defizite werden v. a. dann berücksichtigt, wenn chronische Beschwerden vorliegen. Nach einer akuten Verletzung werden diese Testungen zu einem späteren Zeitpunkt durchgeführt (da die Ergebnisse von Kraft- und Stabilometrie-Assessments in der akuten Phase aufgrund von Schmerzen meist nicht verwertbar sind).

Palpation (Abb. 5.2)

Beweglichkeit (Abb. 5.3)

▶ **Praxistipp**

• Die Beweglichkeits-Messungen der unbelasteten und der belasteten Dorsalextension im Sprunggelenk korrelieren nicht miteinander.

• Die unbelastete Beweglichkeits-Messung der Dorsalextension unterschätzt die mögliche Dorsalextension unter Belastung.

=> Für Training und Therapie ist das Bewegungsausmaß unter Belastung entscheidend. Daher empfiehlt sich eine Messung unter Belastung (Abb. 5.3) (Whitting et al. 2013).

Stabilität Eine Untersuchung hinsichtlich einer ligamentären Verletzung des Sprunggelenkes kann am besten zwischen dem vierten und sechsten Tag nach der Verletzung durchgeführt werden (van Dijk et al. 1996). Eine Verletzung der Syndesmose (isoliert oder als Begleitverletzung) wird in bis zu 20 % der Fälle beschrieben (Roemer et al. 2014). Stabilitätstestungen prüfen den lateralen Bandapparat und die Syndesmose (Abb. 5.4, 5.5 und 5.6).

Schwellung (Abb. 5.7)

Abb. 5.1 Akute Beschwerden am Sprunggelenk. In Anlehnung an (Brukner und Khan 2016). (LFTA: Lig. fibulotibiale anterius, LFC: Lig. fibulocalcaneare, LFTP: Lig. fibulotibiale posterius, CRPS: Komplexes regionales Schmerzsyndrom, OSG: Oberes Sprunggelenk)

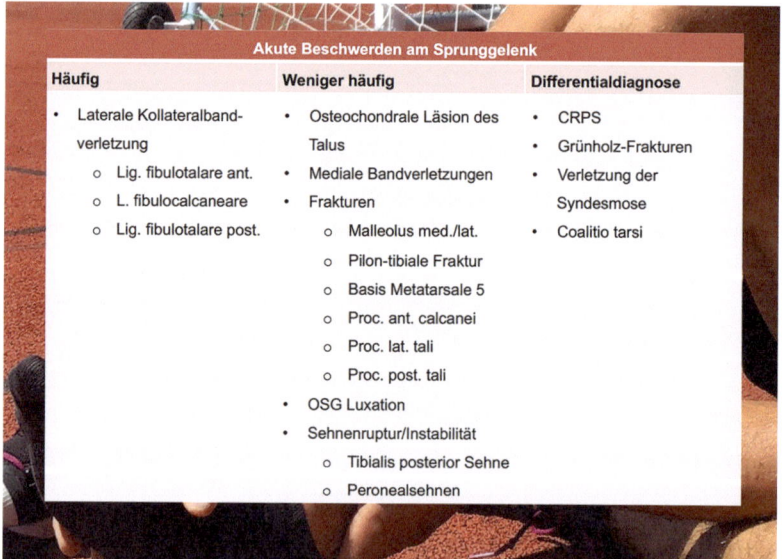

Tab. 5.1 Klinische Untersuchung des Sprunggelenkes

Beweglichkeit	Palpation	Stabilität	Funktion
• Plantarflexion	• Proximale/Distale Fibula	• Vorderer Schubladentest	• Schwellung
• Dorsalextension	• Malleolus lateralis	• Laterale Aufklappbarkeit	• Lunge-Test
• Inversion	• Lateraler Kollateralbandapparat	• Squeeze-Test	• Sprungtestungen
• Eversion	• Medialer Kollateralbandapparat	• Frick-Test	• Propriozeption
	• Talus		• Kraft
	• Peronealsehnen		
	• Basis Metatarsale V		
	• Gelenkspalt		
	• Sustentaculum tali		
	• Sinus tarsi		
	• Anterior-inferiores tibiofibulares Ligament		
	• Subtalar- und Kalkaneokuboidal-Gelenk		

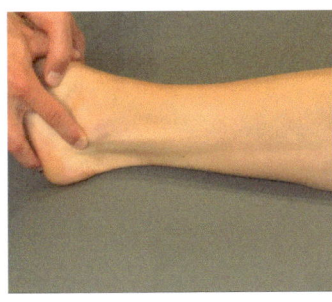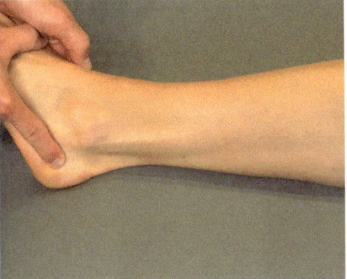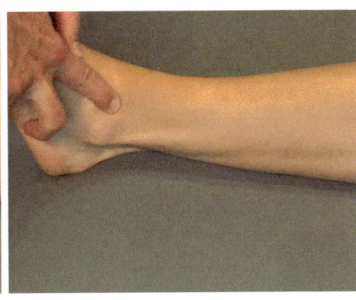

Abb. 5.2 Palpation des Lig. fibulotalare anterius, Lig. calcaneofibulare und der Syndesmose (Delahunt et al. 2018). Lig. fibulotalare anterius (LFTA). Rückenlage. Das Sprunggelenk wird in Plantarflexion eingestellt, während der Fuß gleichzeitig invertiert und innenrotiert wird. Der Zeigefinger des Untersuchenden palpiert den fibularen Ansatz des LFTA am distalen Malleolus lateralis (Delahunt et al. 2018). Ein lokaler Palpationsschmerz mit Reproduktion des Schmerzes deutet auf eine Verletzung des LFTA hin. Lig. calcaneofibulare (LFC). Das LFC wird in einer 135°-Verbindungslinie zwischen dem distalen lateralen Malleolus und dem posterolateralen Kalkaneus palpiert. Die Palpation erfolgt distal der Peronealsehnen. Ein lokaler Palpationsschmerz mit Reproduktion des Schmerzes deutet auf eine Verletzung des LFC hin. •Syndesmose. Rückenlage. Der anterioinferiore tibiofibulare Anteil des Syndesmosen-Komplexes kann am vorderen Sprunggelenk palpiert werden. Ein lokaler Palpationsschmerz mit Reproduktion des Schmerzes deutet auf eine Verletzung der vorderen Syndesmose hin

Dynamische posturale Kontrolle (Abb. 5.8)

Kraft Neben lokaler Kraftdefizite der periartikulären Sprunggelenkmuskulatur sind im Rahmen von chronischen Sprunggelenkinstabilitäten auch Kraftdefizite im Bereich der Hüft- und Kniemuskulatur beschrieben (Gribble und Robinson 2009; Negahban et al. 2013). Als Ergänzung zu einer Kraftmessung (z. B. mit Handheld Dynamometry) von Inversion, Eversion und Plantarflexion (Abb. 5.9) sollten auch Messungen der glutealen Muskulatur, des Quadrizeps und der Hamstrings durchgeführt werden.

Frakturausschluss Ottawa Ankle Rules

In der akuten Situation nach einem Distorsionstrauma des Sprunggelenkes sollten insbesondere Frakturen ausgeschlossen werden. Hierfür sind in der Diagnostik die „Ottawa Ankle-" und „Ottawa Foot Rules" geeignet. Basierend darauf kann eingeschätzt werden, ob eine weiterführende bildgebende Diagnostik (Röntgen) zum Ausschluss einer Fraktur notwendig ist.

Eine bildgebende Diagnostik des Sprunggelenkes (Röntgen) ist indiziert, wenn der Patient nach einem Distorsionstrauma des Sprunggelenkes über Schmerzen im Malleolen-Bereich berichtet und:

- eine Druckempfindlichkeit am medialen Malleolus (posteriore distale Tibia-Kante, 6 cm nach proximal) besteht (Abb. 5.10)
  oder
- eine Druckempfindlichkeit am lateralen Malleolus (posteriore distale Fibula-Kante, 6 cm nach proximal) besteht (Abb. 5.10)
  oder
- der Patient nicht in der Lage ist, vier Schritte in Folge zu belasten.

Ottawa Foot Rules

Eine bildgebende Diagnostik des Mittelfußes (Röntgen) ist indiziert, wenn der

Patient nach einem Distorsionstrauma des Sprunggelenkes über Schmerzen im Mittelfuß-Bereich berichtet und:

- eine Druckempfindlichkeit des Os naviculare besteht (Abb. 5.11)
  oder
- eine Druckempfindlichkeit der Basis des Os metatarsale V besteht (Abb. 5.11)
  oder
- der Patient nicht in der Lage ist, vier Schritte in Folge zu belasten.

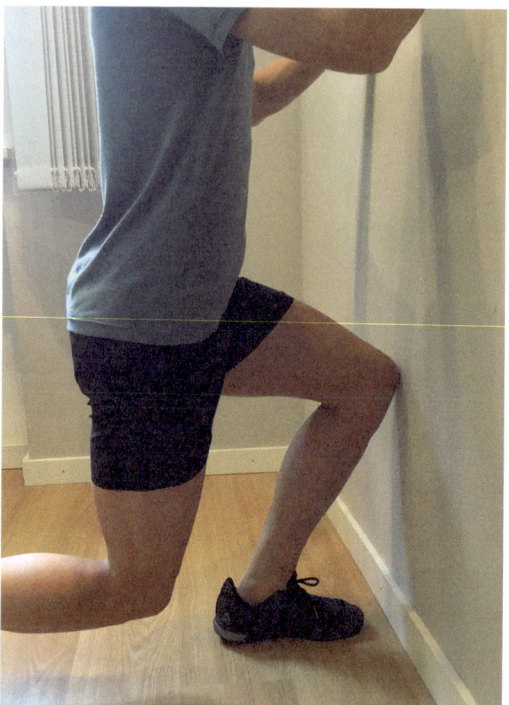

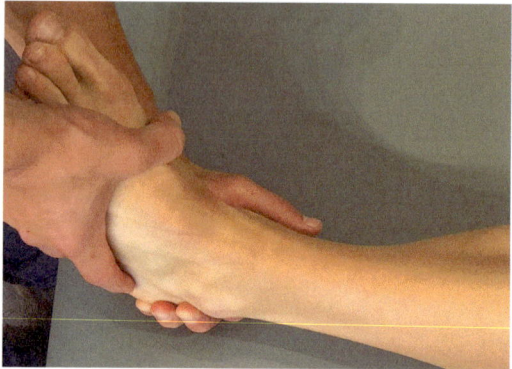

Abb. 5.4 Untersuchung der lateralen Aufklappbarkeit (LFTA-Stresstest). Für den LFTA-Stresstest wird der Fuß passiv in Plantarflexion, Inversion und Innenrotation bewegt. Eine Reproduktion der Schmerzen und eine vermehrte Aufklappbarkeit durch die Stresstestung deuten auf eine Verletzung des LFTA hin

Abb. 5.3 Belasteter Lunge-Test (Knee-to-Wall-Test). Der Patient führt eine Lunge-Bewegung nach vorne durch und berührt mit dem vorderen Knie eine vertikale Linie an der Wand vor sich. Dabei bleibt der Fuß des Test-Beines mitsamt der Ferse flach am Boden. Das kontralaterale Bein ist bequem hinter dem Test-Bein positioniert. Mit den Armen stützt sich der Patient an der Wand ab. Um die Position der maximalen Dorsalextension zu bestimmen, bewegt der Patient den Fuß des Test-Beines in kleinen Bewegungen von der Wand weg, ohne den Kniekontakt mit der Wand und die flache Fußposition mit Fersenkontakt zu verlieren. Die letzte Position, in der ein Kniekontakt mit flachem Fuß und Fersenaufsatz des Test-Beines noch beibehalten werden kann, wird als maximale Dorsalextension bestimmt. In dieser Position wird der Abstand von der Spitze des großen Zehs zur Wand gemessen (Delahunt et al. 2018)

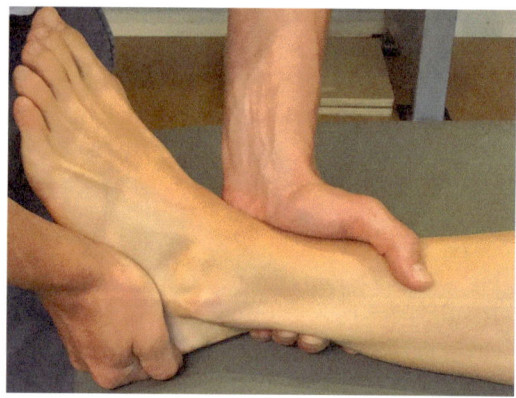

Abb. 5.5 Vorderer Schubladentest des Lig. fibulotalare anterius (LFTA). Das Sprunggelenk wird in 20° Plantarflexion positioniert. Der Unterschenkel wird durch den Untersuchenden stabilisiert und der Rückfuß fixiert. Der Untersuchende führt eine nach anterior gerichtete Mobilitätsprüfung des Talus im Seitenvergleich durch (Denegar et al. 2002)

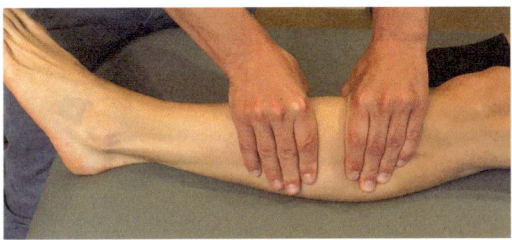

Abb. 5.6 Syndesmosen Squeeze-Test. Rückenlage. Die proximale Fibula wird gegen die stabilisierte Tibia komprimiert. Eine Reproduktion des Schmerzes im Sprunggelenk deutet auf eine Verletzung der Syndesmose hin (Delahunt et al. 2018)

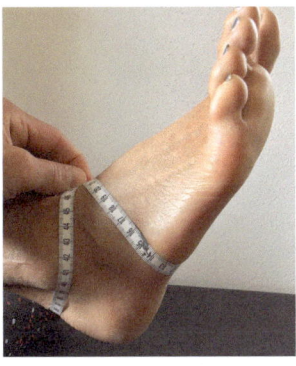

Abb. 5.7 Messung der Schwellung am Sprunggelenk. Figure-of-eight-Messung zur Beurteilung der Schwellung im Sprunggelenk: 1) Startposition mittig zwischen Malleolus lateralis und der Sehne des M. tibialis anterior 2) Verlauf nach Medial knapp distal über Tuberositas ossis navicularis 3) Plantar bis proximal zur Basis Os metatarsale V 4) Über die Sehne des M. tibialis anterior und dann unterhalb der Spitze des Malleolus medialis um das Sprunggelenk herumführen 5) Über die Achillessehne und unterhalb des Malleolus lateralis 6) zum Startpunkt zurück (Delahunt et al. 2018)

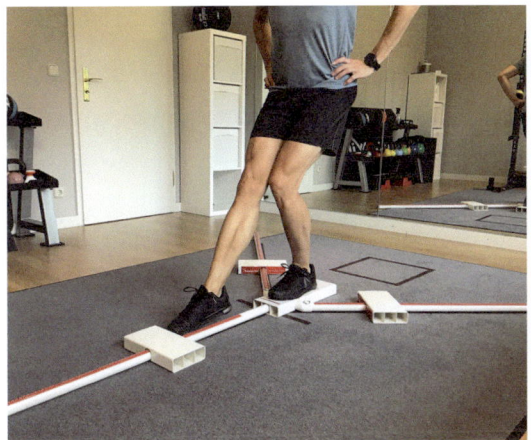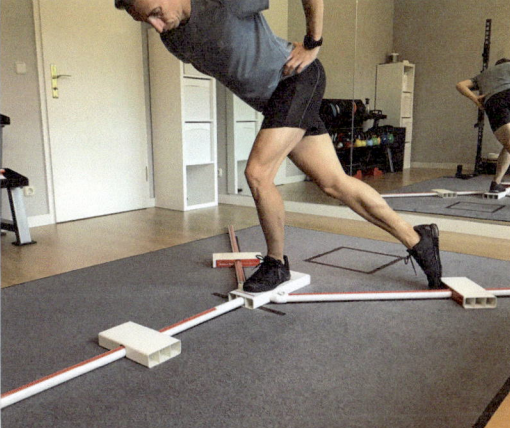

Abb. 5.8 Modifizierter Star Excursion Balance-Test (SEBT)/Y-Balance-Test. Barfuß, Standposition mittig auf einer Y-Markierung (oder auf Testkit) mit in die Hüften gestützten Händen. Das Spielbein wird dann so weit wie möglich bewegt nach: 1. Anterior. 2. Posteromedial. 3. Posterolateral. Die Ferse des Standbeines darf nicht abheben und beide Hände müssen während der Testdurchführung an der Hüfte fixiert bleiben. Zwischen den verschiedenen Richtungen zunächst Absetzen des Spielbeines und Wiederherstellung einer Gleichgewichtssituation, aus der dann die nächste Richtung getestet wird. Die erreichte Distanz jeder Richtung wird „normalisiert" gegen die Beinlänge (Messung der Beinlänge: Abstand zwischen Spina iliaca anterior superior und ipsilateralem Malleolus medialis). Auswertung (heterogene Beschreibung in der Literatur): Bester Wert der jeweiligen Richtung oder Mittelwert von drei Versuchen der jeweiligen Richtung. Berechnung verschiedener Scores (z. B. Composite Score). (Richtung 1 + Richtung 2 + Richtung 3) × 100/3 × Beinlänge. Anmerkung: • Messfehlerbasierte Veränderungen hängen von der Bewegungsrichtung, Messart (Durchschnitt aus drei Versuchen vs. bester Wert vs. Composite Score), Population usw. ab. • Normwerte sind für verschiedene Populationen und unterschiedliche Verletzungen beschrieben

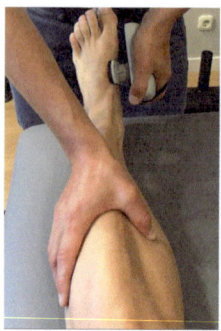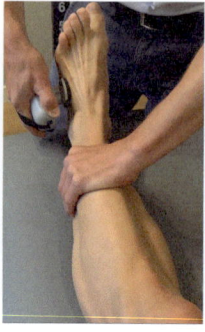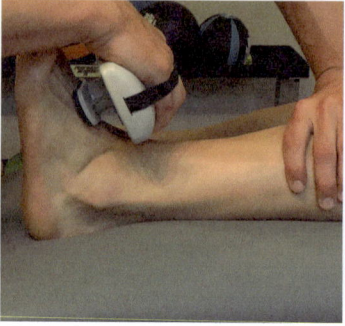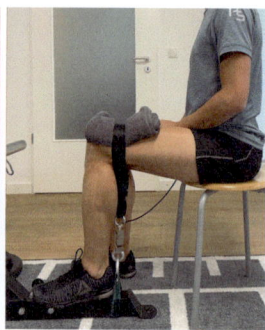

Abb. 5.9 Isometrische Kraftmessung der Inversion, Eversion und Plantarflexion im Sprunggelenk. Inversion, Eversion und Plantarflexion: Die Testperson befindet sich in Rückenlage. Fixation des Unterschenkels durch den Untersuchenden. Widerstand gegen die In-/Eversion aus Neutralstellung des Sprunggelenkes (Dauer 3 s). Plantarflexion: Die Testperson befindet sich im Sitz. Widerstand gegen eine Fixation (Gurt/Funktionsstemme) und Durchführung einer Plantarflexion (Messung mit Kraftmessplatte oder Kraftmessfeder)

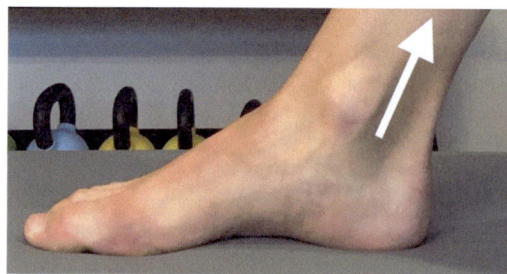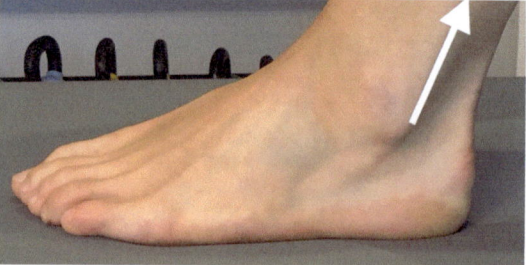

Abb. 5.10 (**a**) Mediale Ansicht des Sprunggelenkes mit Markierung der distalen posterioren der Tibia (6 cm). (**b**) Laterale Ansicht des Sprunggelenkes mit Markierung der distalen posterioren Fibula (6 cm)

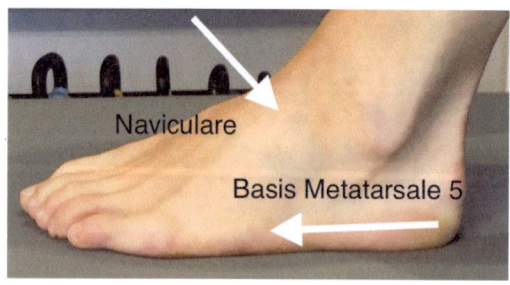

Abb. 5.11 Laterale Ansicht des Fußes mit Markierung des Os naviculare und der Basis des Os metatarsale V

5.1.1   Laterale Bandverletzungen des Sprunggelenkes

Sprunggelenkdistorsionen zählen zu den häufigsten Verletzungen im Sport und betreffen meist den lateralen Kapselbandapparat (Doherty et al. 2014). Nach einer ersten Sprunggelenkdistorsion ist die Rezidiv-Wahrscheinlichkeit hoch und oftmals verbleiben persistierende Beschwerden und/oder Bewegungseinschränkungen (Anandacoomarasamy und Barnsley 2005).

Verletzungen des Außenbandapparates können einerseits bei sportlichen Aktivitäten mit Richtungswechseln und andererseits bei der Landung auf dem Fuß des Mitspielers oder Gegners auftreten (z. B. Volleyball, Basketball, Fußball).

Meist sind diese Verletzungen Folge einer Kombination aus einer Plantarflexions- und Inversionsbewegung, wodurch es in der Regel zunächst zu einer Verletzung des Lig. fibulotalare anterius kommt (Hockenbury und Sammarco 2001). Tab. 5.2 zeigt eine Einteilung der akuten Außenbandverletzungen (Rammelt et al. 2017).

Diagnostik

Anamnese nach Außenbandläsion (Rammelt et al. 2017):

- Verletzungsmechanismus
- Schmerz
- Funktionseinschränkung: Bewegungseinschränkung, Instabilität, Reduzierung der Sportfähigkeit
- Schwellung, Schwellneigung
- Relevante abgelaufene Verletzungen
- Bandverletzung in der Vergangenheit (konservativ/operativ behandelt)
- Vorbestehende Instabilität (Giving Way, rezidivierende Umknickereignisse)
- Berufliche und sportliche Exposition der unteren Gliedmaße

Gemäß der aktuellen Empfehlungen der AWMF-S1-Leitlinie zur „frischen Außenbandruptur am oberen Sprunggelenk" werden die in Tab. 5.3 dargestellten Faktoren in der klinischen Untersuchung empfohlen.

Basierend auf den klinisch relevanten Folgen einer Distorsion werden darüber hinaus weitere Assessments empfohlen (Tab. 5.4).

Therapie

Eine nicht-operative Therapie nach einer Außenbandverletzung führt bei einem Großteil der Betroffenen zu einem erfolgreichen Ergebnis, sodass die Indikation zu einer operativen Therapie heutzutage nur noch sehr zurückhaltend gestellt wird (Vuurberg et al. 2018).

In der Literatur sind verschiedene klinische Praxis-Leitfäden für die Außenbandverletzung beschrieben (Green et al. 2019). Einerseits existieren multidisziplinäre Leitfäden, die von Experten verschiedener Berufsrichtungen erstellt wurden (Kerkhoffs et al. 2012; Vuurberg et al. 2018). Andererseits gibt es Leitfäden, deren Autoren nur einer bestimmten Berufsgruppe angehören (Kaminski et al. 2013).

Eine Übersichtsarbeit einiger klinischer Praxis-Leitfäden nach Außenbandverletzung zeigt, dass sich die Interpretation der Evidenz zwischen den Berufsgruppen unterscheidet und die Gesamtqualität der Leitfäden eher als gering einzuschätzen ist (Green et al. 2019).

Tab. 5.2 Graduierung von Außenbandverletzungen (Rammelt et al. 2017)

	Verletzung	Funktion	Instabilität	Schwellung*
Grad I	Zerrung (Mikroskopische Ruptur)	Keine Einschränkung	Keine TK, kein TV	≤ 0,5 cm
Grad II	Partialruptur	Bewegungseinschränkung 5°–10°	Keine TK, TV + (LFTA betroffen)	0,5–2 cm
Grad III	Komplettruptur	Bewegungseinschränkung > 10°	TK +, TV + (LFTA und LFC betroffen)	> 2 cm

*Differenz zur Gegenseite
TK = Taluskippung, TV = Talusvorschub, FTA = Lig. fibulotalare anterius, FC = Lig. fibulocalcaneare

Tab. 5.3 Klinische Diagnostik bei Außenbandläsion am Sprunggelenk (Rammelt et al. 2017)

Inspektion	Palpation	Funktionstests
• Beurteilung der Schwellung, Hämatom am OSG/Fußaußenrand • Beurteilung des Gangbildes	• Außenknöchel • Bandverlauf, Gelenkkapsel • Syndesmose • Peronealsehnenloge, Retinakula • Innenknöchel, Verlauf des Lig. deltoideum • Subtalar- und Kalkaneokuboid-Gelenke, Tuberositas des Os metatarsale V	Stabilitätsprüfung: Schubladentest (TV), laterale Aufklappbarkeit (TK) jeweils im Seitenvergleich (evtl. hörbares Anschlagphänomen bei der Reposition)

Tab. 5.4 Empfehlungen für Assessments nach akuter Sprunggelenk-Distorsion (Delahunt et al. 2018)

Was	Warum	Assessment
Schmerz	• Orientierung für Progression der trainingsbasierten Rehabilitation • Überprüfung der Wirksamkeit der durchgeführten Behandlungsmethoden	FADI, Numerische Rating-Skala
Schwellung	• Schwellung kann eine AMI begünstigen • Orientierung für Progression der trainingsbasierten Rehabilitation • Überprüfung der Wirksamkeit der durchgeführten Behandlungsmethoden	Figure-of-eight-Messung
Bewegungsausmaß	• Hohe Neigung zur Entwicklung eines Defizites der Dorsalextension • Eine Beeinträchtigung der OSG-Beweglichkeit wird regelhaft bei Patienten mit chronischer Sprunggelenkinstabilität beobachtet	Belasteter Lunge-Test
Gelenkkinematik	• Eine Störung der OSG-Arthrokinematik kann zu einem Defizit der Dorsalextension führen • Eine Beeinträchtigung der OSG-Arthrokinematik wird regelhaft bei Patienten mit chronischer Sprunggelenkinstabilität beobachtet	Posteriorer Talar-Glide- Test
Muskelkraft	• Eine Minderung der Kraft im Sprunggelenk-Bereich beeinträchtigt die Funktionsfähigkeit des Sprunggelenkes • Eine Beeinträchtigung der Kraft im Sprunggelenk-Bereich wird regelhaft bei Patienten mit chronischer Sprunggelenkinstabilität beobachtet	Handheld Dynamometry
Posturale Kontrolle (statisch)	• Bei Patienten mit chronischer Sprunggelenkinstabilität bestehen konsistent Beeinträchtigungen der statischen posturalen Kontrolle	BESS, FLT
Posturale Kontrolle (dynamisch)	• Bei Patienten mit chronischer Sprunggelenkinstabilität bestehen konsistent Beeinträchtigungen der dynamischen posturalen Kontrolle	SEBT
Gang	• Bei Patienten mit chronischer Sprunggelenkinstabilität bestehen konsistent Beeinträchtigungen im Gang	Inspektion
Aktivitätsniveau	• Ausrichtung der Spezifität der trainingsbasierten Rehabilitation	Tegner Activity-Level Scale
Ergebnismessung (OSG-spezifisch)	• Evaluation der implementierten Behandlungsmethoden	FADI, FAAM

OSG: Oberes Sprunggelenk, BESS: Balance Error Scoring System, FAAM: Foot and Ankle Ability Measure, FADI: Foot and Ankle Disability Index, FLT: Foot Lift Test, SEBT: Star Excursion Balance-Test

Tab. 5.5 zeigt in Anlehnung an Green et al. eine Auswahl verschiedener Praxis-Leitfäden mit Parametern der Therapie. Ergänzend wurden die deutsche Leitlinie der Arbeitsgemeinschaft wissenschaftlicher medizinischer Fachgesellschaften (AWMF) für die laterale Außenbandverletzung[f] sowie eine Aktualisierung[e] einer von Green et al. zuvor aufgeführten Leitlinie[b] aufgenommen.

Im Rahmen der nicht-operativen Therapie wird in der akuten Phase eine Behandlung entsprechend dem RICE/POLICE/PEACE-Schema (Abb. 5.12) empfohlen.

Interessanterweise gibt es derzeit keine Evidenz, dass Kryotherapie, Hochlagerung oder Kompression als isolierte Therapiemodalität (d. h. ohne eine zusätzliche Bewegungstherapie) einen positiven Effekt auf Schmerz, Schwellung oder Funktion nach einer Distorsion des Sprunggelenkes haben (Vuurberg et al. 2018). In der Kombination mit Bewegungstherapie hat Kryotherapie potenziell einen positiven Effekt auf eine frühere Belastungsfähigkeit (Bleakley et al. 2010).

Möglicherweise sollte der „traditionelle" Stellenwert des RICE-Schemas (in Deutschland

Tab. 5.5 Übersicht ausgewählter klinischer Praxis-Leitfäden und inhaltliche Empfehlungen in Anlehnung an (Green et al. 2019)

Erscheinungsjahr	2006[a]	2012[b]	2013[c]	2013[d]	2018[e]	2017[f]
Intervention						
Progressive Belastung[1]	j	j	j	j	j	j
Kryotherapie	j	j	j	j	j*	j
Kompression	j	j	j	n/a	j*	j
Elevation	j	j	j	n/a	j*	j
Progressives Krafttraining	j	j	j	j	j	j
Balance Training	j	j	j	j	n/a	j
Lymphdrainage/ Weichteiltechniken	n/a	n/a	n/a	j	n/a	n/a
Gelenkmobilisation (passiv oder MWMT)	j	n	n/a	j	j*	n
Elektrotherapie	n	n	j	j	n	n/a
Lasertherapie	n	n	n/a	j	n	n
Ultraschalltherapie	n	n	n	n	n	n

MWMT: Mobilisation with Movement, j: Ja, n: Nein, n/a: keine Angabe
[1]mit Unterstützung je nach Schwere (Tape, Orthese, Schuh, Schiene)
*nur in Kombination mit Bewegungstherapie, nicht als isolierte Anwendung
[a](Wees et al. 2006) [b](Kerkhoffs et al. 2012) [c](Kaminski et al. 2013) [d](Martin et al. 2013) [e](Vuurberg et al. 2018) [f](Rammelt et al. 2017)

Abb. 5.12 Wandel der Akuttherapie bei Sportverletzungen

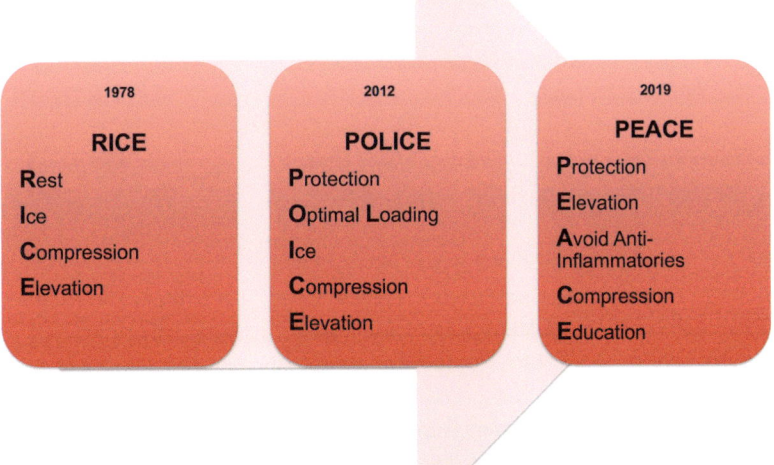

PECH-Schema) in der Akutversorgung von Verletzungen grundsätzlich neu überdacht werden.

In der Praxis wird heutzutage Kryotherapie bereits oftmals sehr viel zurückhaltender in der Akutversorgung von Verletzungen eingesetzt, da negative Effekte den weiteren Therapieverlauf behindern können. Eine prolongierte Belastungsunfähigkeit (außerhalb der Akutphase) würde eine Anwendung eher rechtfertigen als der Behandlungsversuch von Schwellung oder Schmerz in der Akutphase einer Verletzung. Bei der sog. „Whole-body Cryotherapy" (Kältekammer) erfolgt die Kühlung des Gewebes über die kurzzeitige Exposition (2–5 min) in einem Raum mit einem hohen Temperatur-Gradienten zwischen der Außentemperatur ($-100\,°C$ bis $-140\,°C$) und der Körpertemperatur (Bleakley et al. 2014). Aufgrund der geringen Konduktivität von Luft ist die Kühlung des subkutanen Gewebes und der Körperkerntemperatur gegenüber der Kühlung im Rahmen einer lokalen Anwendung von Eis oder Eiswasser-Immersion (Eisbad) nicht überlegen (Bleakley et al. 2014). Kompression und Hochlagerung scheinen aus der klinischen Erfahrung kein vergleichbar „hohes" Nebenwirkungsprofil wie Kryotherapie zu haben, sodass diese traditionellen Interventionen großzügiger angewendet werden könnten (wenngleich es keine Evidenz für die Effektivität gibt).

▶ **Praxistipp** Lokale Kompression führt zwar zu einer Verlagerung des Ödems, nicht aber zu einem beschleunigten Abtransport. Um den Abtransport zu optimieren, ist (aktive) Bewegung notwendig, da die vasale Kompression durch die Muskulatur (z. B. Wadenmuskulatur) um ein Vielfaches größer ist als eine externe Kompression. Kompression mit Bandagen führt meist zu einem lokalen Stauungseffekt im angrenzenden Bereich der Verletzung. Dieser wiederum ist in Abhängigkeit von der Bandage stark oder schwach ausgeprägt.

Es ist Aufgabe des Behandelnden, eine Abwägung zwischen dem zu erwartenden Nutzen und dem potenziellen Risiko einer Intervention durchzuführen. Es sollte die für das jeweilige Ziel passende Intervention gewählt werden, die für den Athleten das geringste Risiko einer unerwünschten Nebenwirkung hat. Zur Vervollständigung der Diskussion zum traditionellen Vorgehen soll noch erwähnt sein, dass auch der Stellenwert einer antiphlogistischen (medikamentösen) Therapie in der Akutphase unklar ist. Aufgrund der potenziellen Beeinträchtigung der Wundheilung wird der Einsatz von NSAR zunehmend kritisch bewertet (Vuurberg et al. 2018).

Bei Patienten mit rezidivierenden Inversionstraumata des Sprunggelenkes wurden Defizite in der Kraft der invertierenden Muskulatur, eine

verminderte posturale Kontrolle und Dysfunktionen im distalen und proximalen Tibiofibular-, Subtalar- und dem oberen Sprunggelenk beobachtet (Denegar et al. 2002; Hubbard und Hertel 2008; Hiller et al. 2011). Dementsprechend werden die Bereiche Kraft, posturale Kontrolle und Beweglichkeit in der Rehabilitation adressiert. Vor allem eine posttraumatisch eingeschränkte Dorsalextension kann möglicherweise zu proximalen kinematischen Kompensationsstrategien am Kniegelenk und zur Beeinflussung funktioneller Bewegungsabläufe führen (Lima et al. 2018; Howe et al. 2019).

▶ • Eine Einschränkung der Dorsalextension kann zu einen kompensatorischen dynamischen Valgus im Kniegelenk führen (Lima et al. 2018).
  • Eine Einschränkung der Dorsalextension kann zu einer Inhibition der anterioren tibialen Translation => damit zu einer reduzierten Knieflexion => und in Folge zu einer Erhöhung der vertikalen Bodenreaktionskraft bei Landungen führen (Fong et al. 2011).
  • Die Dorsalextension spielt auch eine Rolle in komplexeren Bewegungen wie z. B. Richtungswechseln (Absenkung des Körperschwerpunktes u. a. durch die Dorsalextension) (Dos'Santos et al. 2019).

Eine manuelle Mobilisation kann einen kurzfristigen Effekt auf eine Verbesserung der Dorsalextension im Sprunggelenk haben und zur Schmerzreduktion beitragen (Loudon et al. 2014). Die positiven Effekte einer aktiven Therapie können durch eine Kombination mit einer manuellen Mobilisation potenziell gesteigert werden (Cleland et al. 2013). Neben einer passiven Mobilisation des oberen/unteren Sprunggelenkes und der Metatarsalgelenke können auch aktive Mobilisationsvarianten (Abb. 5.13) durchgeführt werden (Jeon et al. 2015). Dabei sollten im Vorfeld die relevanten (sportartspezifischen) Bewegungen, die durch eine verminderte Dorsalextension möglicherweise zu Folgeproblemen führen könnten, identifiziert werden (z. B. Landeverhalten,

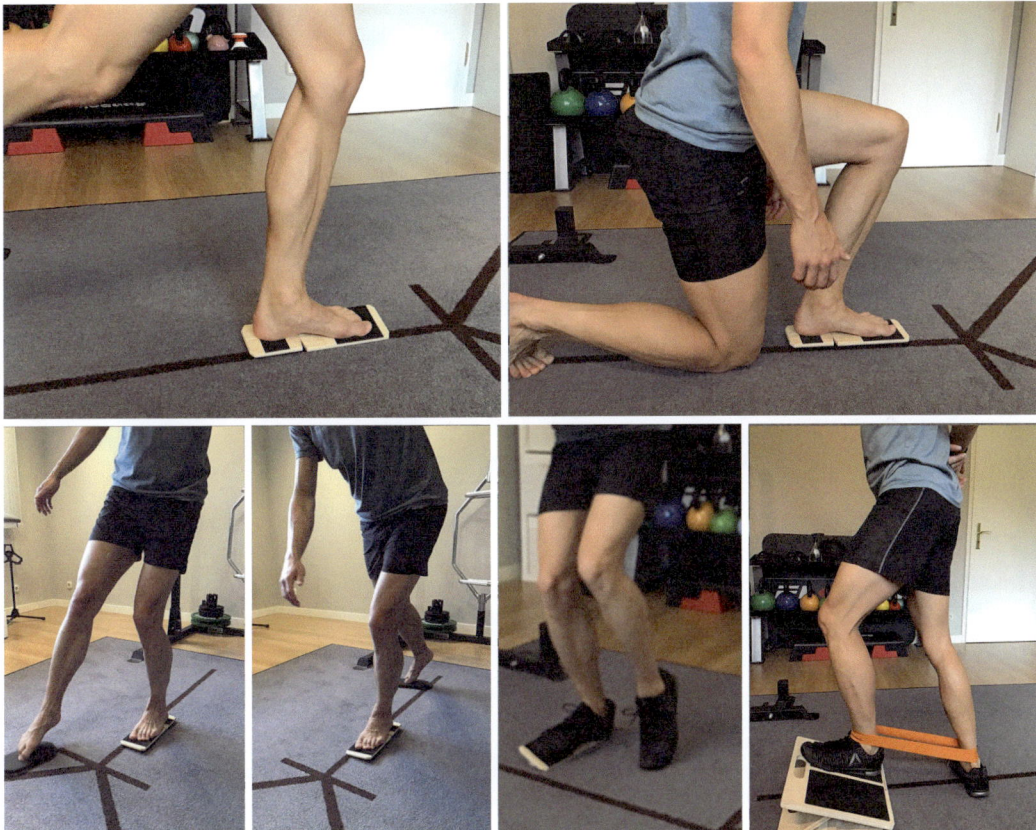

Abb. 5.13 Eigenständige (multiplanare) Mobilisation des Sprunggelenkes

Richtungswechsel usw.). Ziel der Rehabilitation ist es dann, ein entsprechend ausreichendes Bewegungsausmaß der Dorsalextension in diesen Bewegungen zu ermöglichen und für den Athleten umsetzbar zu machen (nicht nur im Test). Das heißt, neben einer lokalen Mobilisation sollte eine Integration in Bewegungsformen erfolgen, die für die weitere Therapie relevant sind (z. B. Kniebeuge, Sprünge etc.). Bedingt eine Einschränkung der Dorsalextension z. B. die Durchführung einer Kniebeuge, könnte nach einer lokalen Mobilisation des Gelenkes zunächst die Integration in Kniebeuge-Varianten erfolgen, die eine geringere Kokontraktion der periartikulären Muskulatur erzeugen (z. B. Pole Squat) (Howe et al. 2017). Im weiteren Verlauf wäre eine Progression in Varianten denkbar, die eine vermehrte Dorsalextension erfordern. Ein Ansatz mit Manipulation der Umgebungsbedingungen, z. B. durch die Positionierung einer Sitzfläche

(Abb. 5.14), ist eine Möglichkeit, das Bewegungsausmaß in die Kniebeuge-Technik zu implementieren (Howe et al. 2017). Steigerungen sind bis hin zu komplexeren Bewegungslösungen (Richtungswechsel) sinnvoll, da diese eine entsprechende Beweglichkeit der Dorsalextension zur Körperschwerpunktabsenkung erfordern (Dos'Santos et al. 2019).

Grundsätzlich reduziert eine trainingsbasierte Rehabilitation die Wiederverletzungsrate nach erstmaliger Sprunggelenkverletzung, jedoch besteht kein Konsensus bzgl. der optimalen Übungsauswahl (Bleakley et al. 2019).

Im Zusammenhang mit Grad-1- und Grad-2-Verletzungen sind Vorteile einer progressiven Nachbehandlung mit früher Belastung und Mobilisation beschrieben (Bleakley et al. 2010). Auch in den Praxisleitfäden wird ein progressives Kraft- und Propriozeptionstraining empfohlen.

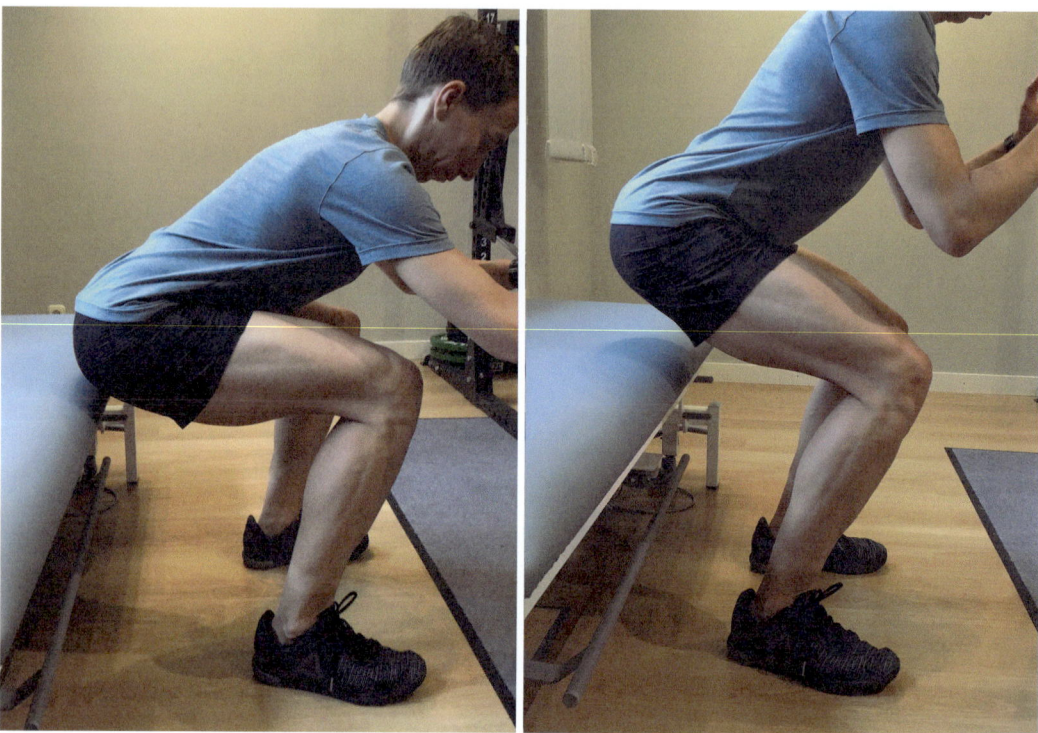

Abb. 5.14 Mobilisation der Dorsalextension: Je näher die Positionierung der Sitzfläche zur Unterstützungsfläche, desto mehr Dorsalextension in der Kniebeuge ist notwendig

Konzentrische und exzentrische Kraftdefizite (für Eversion, Inversion, Plantarflexion) sind nach akuter OSG-Distorsion und auch im Zusammenhang mit chronischen Sprunggelenkinstabilitäten beschrieben (Yildiz et al. 2003; Palmieri-Smith et al. 2009; Kaminski et al. 2013; Khalaj et al. 2020). Ein Training der periartikulären Sprunggelenkmuskulatur erscheint daher sinnvoll. Evidenz für die Überlegenheit eines speziellen Programmes gibt es derzeit nicht. Isometrische Trainingsvarianten können bereits frühzeitig durchgeführt werden und dann durch Varianten in offener und geschlossener Kette ergänzt werden.

Aufgrund potenzieller Kraftdefizite im Bereich des Knie- und/Hüftgelenkes sollte die proximale Muskulatur in das Training einbezogen werden (Khalaj et al. 2020). Ein Propriozeptionstraining kann die Inzidenz von OSG-Distorsionen bei chronischer Instabilität reduzieren (Rivera et al. 2017). Unklar ist, inwieweit auch ein primärpräventiver Effekt eines präventiv ausgerichteten Propriozeptionstrainings zur Vermeidung einer erstmaligen OSG-Distorsion besteht (Schif-

tan et al. 2015). Nach einer akuten Verletzung und auch bei Patienten mit chronischen Instabilitäten besteht oftmals ein propriozeptives Defizit, sodass ein entsprechendes Training frühzeitig begonnen werden sollte (Kaminski et al. 2013). Im Verlauf der Rehabilitation erfolgt dann eine Progression von statischen Trainingsvarianten in funktionelle Trainingsvarianten (Sprünge, Richtungswechsel, Beschleunigungen, Abbremsen, Drehungen usw.).

Da in Sprintaktivitäten und bei Richtungswechsel eine kurze Bodenkontaktzeit bei möglichst großem Kraftimpuls wichtig ist, spielt die Steifigkeit des Fußes (multiplanar) in der Kraftübertragung von proximal nach distal eine wichtige Rolle. Nach einer Verletzung sollten daher Sprunggelenk und Fuß auch auf diese Anforderungen vorbereitet werden (Abb. 5.15).

Bislang gibt es keinen Konsensus zu den optimalen Return to Sport (RTS)-Kriterien nach Sprunggelenk-Distorsionen (Wikstrom et al. 2019). In der Vergangenheit erfolgte die Freigabe für sportliche Belastungen nach dem Faktor „Zeit".

Abb. 5.15 Beispiele für dynamische Sprunggelenk-/Fuß-Trainingsvarianten

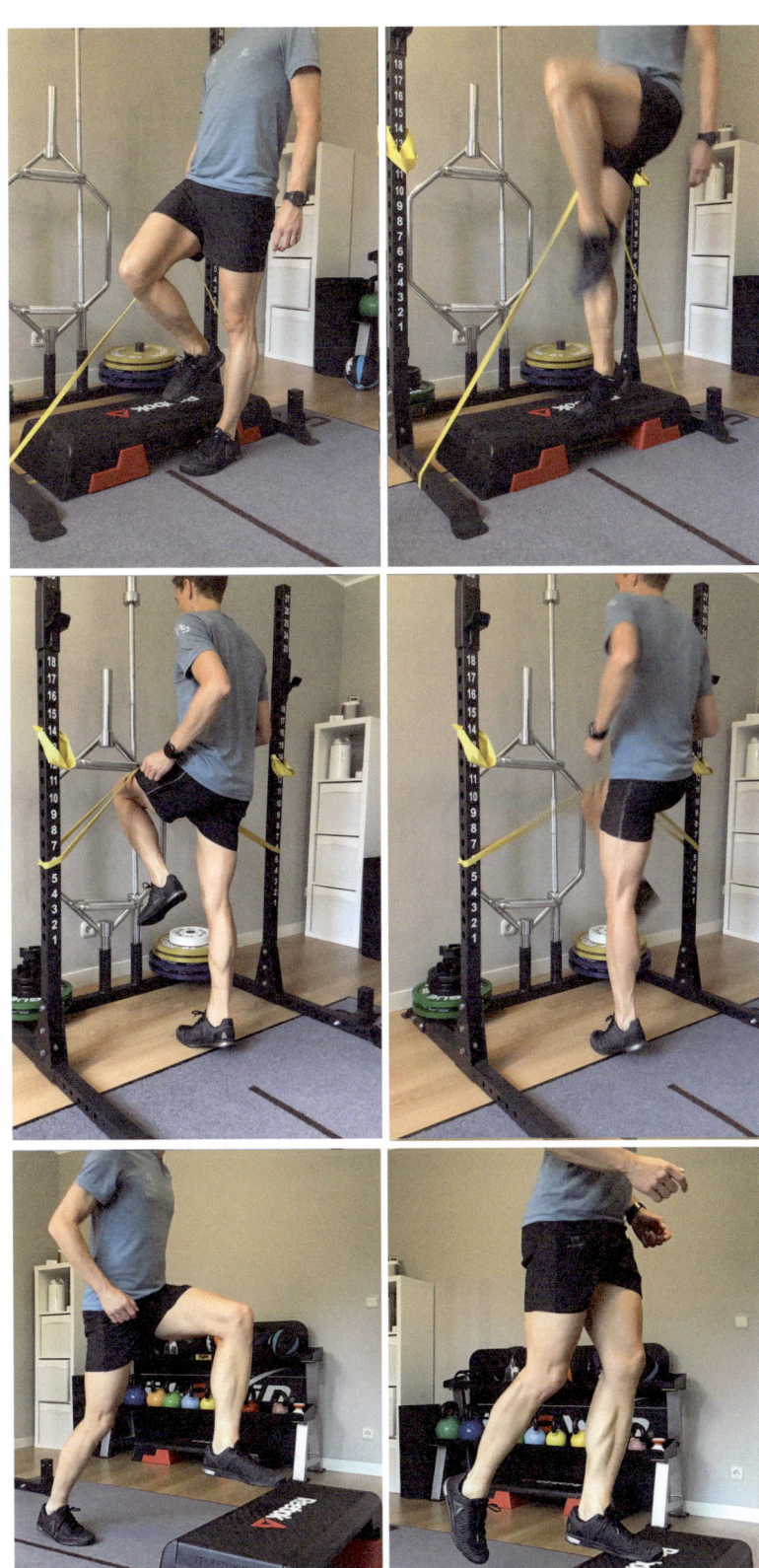

Das Zeitfenster wurde abhängig von der Verletzungsschwere festgelegt. Eine ausschließlich zeitbasierte Rehabilitation und RTS-Entscheidung entsprechen heutzutage nicht mehr den Ansprüchen einer evidenzbasierten Rehabilitation. Eine Modifikation der derzeit angenommenen intrinsischen Risikofaktoren für eine OSG-Distorsion sollte im Rehabilitationsverlauf progressiv angestrebt werden (Tab. 5.6). Entsprechend dem RTS-Kontinuum erscheint es auch nach einer OSG-Distorsion sinnvoll, kontinuierliche Assessments durchzuführen und die Inhalte der Rehabilitation davon ausgehend kriterienbasiert zu steigern. Da derzeit diese Kriterien speziell am OSG noch nicht ausreichend untersucht sind, könnte eine Anlehnung an die Kriterien bei Knieverletzungen erfolgen. Grundsätzlich werden auch bei OSG-Verletzungen heutzutage traditionelle, reduktionistische Ansätze in Untersuchung, Therapie und Prävention hinterfragt, und es entwickeln sich holistischere Ansätze (Tassignon et al. 2019).

Zur Primär- und Sekundärprävention einer Sprunggelenkverletzung kann eine Orthese zur OSG-Stabilisation eingesetzt werden (Barelds et al. 2018). In der Wiedereingliederung in sportliche Aktivitäten erscheint eine Stabilisation durch eine Orthese sinnvoll, da das Wiederverletzungsrisiko in den ersten 12 Monaten nach der Verletzung bis zu 40 % betragen kann (Doherty et al. 2016).

5.1.2 Verletzungen der Syndesmose

Das distale tibiofibulare Gelenk ist eine syndesmotische Gelenkverbindung zwischen der konkaven Fläche der distalen Tibia und der konvexen Fläche der distalen Fibula (van Dijk et al. 2016a). Man unterscheidet:

Tab. 5.6 Intrinsische Risikofaktoren für ein Distorsionstrauma des Sprunggelenkes (Tassignon et al. 2019)

Intrinsische Risikofaktoren
• Eingeschränkte Dorsalextension
• Verminderte Propriozeption
• Reduzierte statische und dynamische posturale Balance
• Reduzierte Kraft am Sprunggelenk
• Verringerte neuromuskuläre Kontrolle
• Verspätete Aktivierung M. peroneus brevis
• Lauftechnik
• Reduzierte kardiovaskuläre Ausdauer

- Lig. tibiofibulare anterius – vorderer Anteil des Syndesmosenkomplexes
- Lig. tibiofibulare interosseum – mittlerer Anteil des Syndesmosenkomplexes
- Lig. tibiofibulare posterius + Lig. transversum – hinterer Anteil des Syndesmosenkomplexes

Alle Strukturen stabilisieren die Diastase von Tibia und Fibula. Dabei tragen das Lig. tibiofibulare posterius (LTFP) und das Lig. transversum (LT) mit 40–45 %, das Lig. tibiofibulare anterius (LTFA) mit 35 % und das Lig. tibiofibulare interosseum (LTFI) mit 20–25 % zur Stabilität (gegen eine Diastase) bei (Ogilvie-Harris und Reed 1994). Das LFTA spielt zudem eine Rolle in der Außenrotationsstabilität des Sprunggelenkes (Clanton et al. 2017).

Die Inzidenz einer Verletzung der Syndesmose (isoliert oder als Begleitverletzung) wird mit bis zu 20 % beschrieben (Roemer et al. 2014). Die Inzidenz ist jedoch stark abhängig von der untersuchten Patientenpopulation und wird daher sehr heterogen angegeben (teilweise auch nur mit 1–3 % beschrieben) (Lin et al. 2006).

Verletzungen der Syndesmose können isoliert oder in Kombination mit knöchernen oder ligamentären Begleitverletzungen auftreten. Im Allgemeinen spricht man meist von isolierten Syndesmosen-Verletzungen, wenn keine knöchernen Begleitverletzungen vorliegen bzw. zusätzlich „nur" der Kollateralbandapparat betroffen ist (van Dijk et al. 2016a).

Der typische Verletzungsmechanismus ist eine Kombination aus exzessiver Dorsalextension und Außenrotation im Sprunggelenk (Mulligan 2011). Eine Fußstellung in Plantarflexion scheint die Verletzung eher auf den Außenbandbereich zu verlagern, während eine Fußstellung in Dorsalextension im Rahmen des Traumas zu einer Verletzung der Syndesmose führt (Mait et al. 2018). Betroffen sind Athleten aus Sportarten mit Richtungswechseln (Fußball, Football, Rugby) oder auch Skisportler (Lin et al. 2006).

In der MRT-Bildgebung kann zwar die Verletzung einer oder mehrerer Anteile der Syndesmose dargestellt werden, eine dynamische Untersuchung ist allerdings nicht möglich. Das heißt, die Verletzung kann MRT-bildmorphologisch dargestellt werden, jedoch erlaubt die MRT-Bildgebung primär keine Aussage über eine Dysfunktion der Syndesmose (van Dijk et al. 2016a). In der Literatur sind daher auch unterschiedliche Klassifikationssysteme der Syndesmosen-Verletzungen beschrieben, die auf der Bildgebung und/oder klinischer Stabilität beruhen. Eine mögliche Einteilung, basierend auf der MRT-Bildgebung, erfolgt in eine Verletzungsschwere von Grad I bis IV (Sikka et al. 2012):

Grad I: LTFA betroffen

Grad II: LTFA + LTFI + Membrana interosseum betroffen

Grad III: LTFA + LTFI + Membrana interosseum + LFTP betroffen

Grad IV: LTFA + LTFI + Membrana interosseum + LFTP + Lig. deltoideum betroffen

Die Verletzung schreitet mit zunehmender Schwere sozusagen von anterior nach posterior (und dann unter Mitbeteiligung des medialen Bandapparates) fort.

Das Westpoint-Ankle-Grading-System unterscheidet nur drei Schweregrade in Kombination mit der Stabilität (Gerber et al. 1998):

Grad I: LTFA (stabile Verletzung, keine Diastase)

Grad II: LFTA + Partialläsion des LFTI (Leichte Instabilität, leichte Diastase)

Grad III: Ruptur aller Bandanteile der Syndesmose (instabile Verletzung, Diastase)

Diagnostik

In der Diagnostik wird eine Kombination aus lokaler Schmerzprovokation, Dorsalextension-/Außenrotation-Stresstestung, Squeeze-Test und Sprungtestungen empfohlen (Sman et al. 2015). Dabei wurde für die Unfähigkeit der Durchführung eines unilateralen Sprungtests die höchste Sensitivität (89 %) im Zusammenhang mit einer Verletzung der Syndesmose beschrieben. Andere Autoren empfehlen zusätzlich einen Translationstest der Fibula und die Durchführung des Cotton-Tests (van Dijk et al. 2016a) (Abb. 5.16).

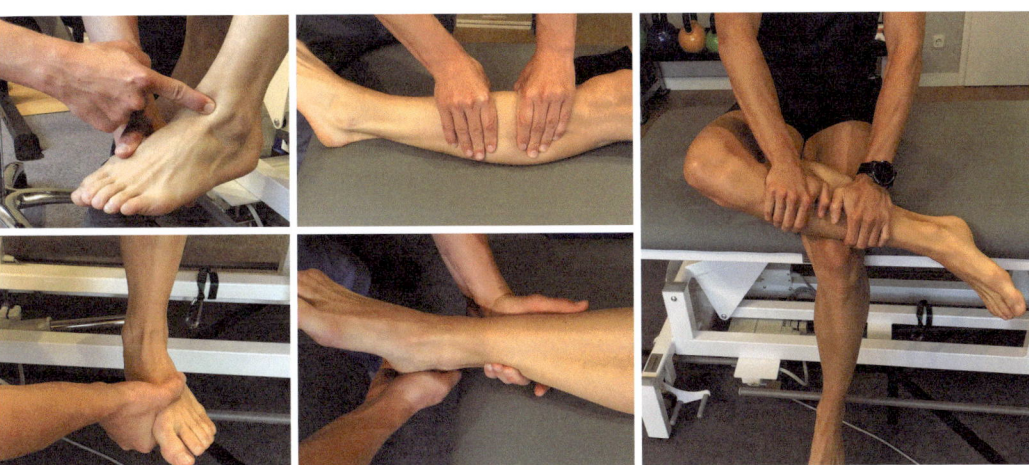

Abb. 5.16 Syndesmosen-Testung. Palpation: Der Untersuchende übt einen Druck mit progressiver Intensität im Bereich der anterioren tibiofibularen Syndesmose aus. Der Test ist positiv bei Schmerzreproduktion. **Außenrotations-Stress-Test.** Der Untersuchende stabilisiert den Unterschenkel und führt eine Außenrotation des Fußes durch. Das Sprunggelenk wird dabei jeweils in Neutralstellung, Dorsalextension oder Plantarflexion eingestellt. Der Test ist positiv bei Schmerzreproduktion. **Syndesmo-sen-Squeeze-Test.** Rückenlage. Die proximale Fibula wird gegen die zeitgleich stabilisierte Tibia komprimiert.

Eine Reproduktion des Schmerzes im Sprunggelenk deutet auf eine Verletzung der Syndesmose hin. **Cotton-Test (Lateraler Stress-Test).** Der Untersuchende stabilisiert den Unterschenkel und führt eine laterale Translation des Fußes durch. Der Test ist positiv bei einer Translation > 3–5 mm oder einem Klick-Phänomen. **Crossed-Leg Test.** Der Patient sitzt. Der Unterschenkel der betroffenen Extremität wird auf dem kontralateralen Kniegelenk abgelegt (mittlere Höhe der Wade). Der Patient übt einen Druck auf das mediale Kniegelenk des betroffenen Beines aus. Der Test ist positiv bei Schmerzreproduktion

▶ **Praxistipp**

• Die Erhebung eines Basis-Wertes der Dorsalextension (prätraumatisch) im Knee-to-Wall-Test ist im Fall einer zukünftigen OSG-/Syndesmosen-Verletzung hilfreich für die Rehabilitation.

• Das Ausmaß der Dorsalextensions-Bewegung unter Belastung ist individuell sehr variabel.

▶ **Wichtig** Für die Entscheidungsfindung zwischen einer operativen und nicht-operativen Therapie spielt die Stabilität der Syndesmose eine entscheidende Rolle.

Es konnte gezeigt werden, dass ein positiver Palpationsbefund (5–10 Tage nach der Verletzung) von LTFA und Lig. deltoideum mit einer Läsion in der MRT-Bildgebung dieser Bandanteile korreliert. Instabile Verletzungen zeigen oftmals eine Kombination aus einer LFTA- und einer Lig.-deltoideum-Verletzung. Die größte Vorhersage-Wahrscheinlichkeit für eine Instabilität ergibt sich aus einer Läsion des Lig. deltoideum und einem positiven Squeeze-Test, während der Außenrotations-Stresstest auch bei stabilen Syndesmosen-Verletzungen oftmals positiv zu sein scheint (Calder et al. 2016).

Therapie

Die Entscheidung für eine operative oder nicht-operative Therapie wird in Abhängigkeit der (klinischen) Stabilität getroffen. Instabile Verletzungen (Grad II nach Westpoint) werden operativ versorgt, während klinisch stabile Verletzungen (Grad I nach Westpoint) nicht-operativ behandelt werden können (Calder et al. 2016).

Grad-I-Verletzungen (stabil) Für eine nicht-operative Therapie stabiler Syndesmosen-Verletzungen ist eine initiale Therapie mit Belastungsmodifikation, Kryotherapie und eine Immobilisation unter Entlastung in pneumatischer Orthese für 3–5 Tage beschrieben. Im Anschluss wird dann eine beschwerdeadaptierte Auflastung in der Orthese in Kombination mit aktiver und passiver Mobilisation, gefolgt von Kraft- und Propriozeptionstraining, durch-

geführt (Hunt et al. 2015). Eine Tape-Anlage hilft oftmals während der Wiederaufnahme von sportlichen Aktivitäten.

Im Gegensatz zu einer isolierten Läsion des Außenbandapparates erscheint eine initiale Bewegungslimitation der Dorsalextension bei Syndesmosen-Verletzungen (7–14 Tage) sinnvoll (Knapik et al. 2018).

Grad-II-Verletzungen   (stabil) Grad-II-Verletzungen können prinzipiell stabil oder instabil sein. Eine klinische Differenzierung ist nicht immer einfach. Der „Goldstandard" ist eine diagnostische Arthroskopie (ASK), in der eine Instabilität visualisiert werden kann. Instabile Grad-II-Verletzungen können, v. a. beim Sportler, zu persistierenden Beschwerden mit chronischer Instabilität, Synovitis oder Ausbildung eines anterolateralen Impingements durch eine dauerhafte Reizung des LTFA führen. Die betroffenen Sportler können dann von einer operativen Versorgung der Läsion profitieren.

Calder et al. beschreiben eine nicht-operative Therapie bei stabilen Grad-II-Verletzungen mit einer Immobilisation (Vermeidung der Dorsalextension) von 10 Tagen in einer pneumatischen Orthese. Die Orthese wurde für mindestens 3 Wochen getragen. Im Anschluss erfolgte eine Mobilisation ohne Orthese (nur wenn schmerzfrei möglich) und ein Taping der Syndesmose für mindestens weitere 6 Wochen (Calder et al. 2016).

In einem Konsensus-Statement wird eine Entlastung von 3 Wochen nach stabiler Syndesmosen-Verletzung (Verletzung LTFA mit/ohne LTFI-Verletzung, keine Verletzung des Lig. deltoideum) empfohlen. Eine Vollbelastung und die Mobilisation der Dorsalextension können 4 Wochen posttraumatisch beginnen. Der Start mit Kräftigungsaktivitäten (Laterale Lunges, Aufsteiger) beginnt ebenfalls 4 Wochen nach dem Trauma. Eine externe Stabilisation (durch Tape oder Orthese) während der Rehabilitation kann unterstützend eingesetzt werden (van Dijk et al. 2016b). Eine mediale subtalare Schlinge mit Tape (Abb. 5.17) kann möglicherweise das LTFA entlasten (Wilkerson 2002).

D'Hooghe et al. beschreiben die postoperative Therapie von instabilen (Grad II oder Grad III)

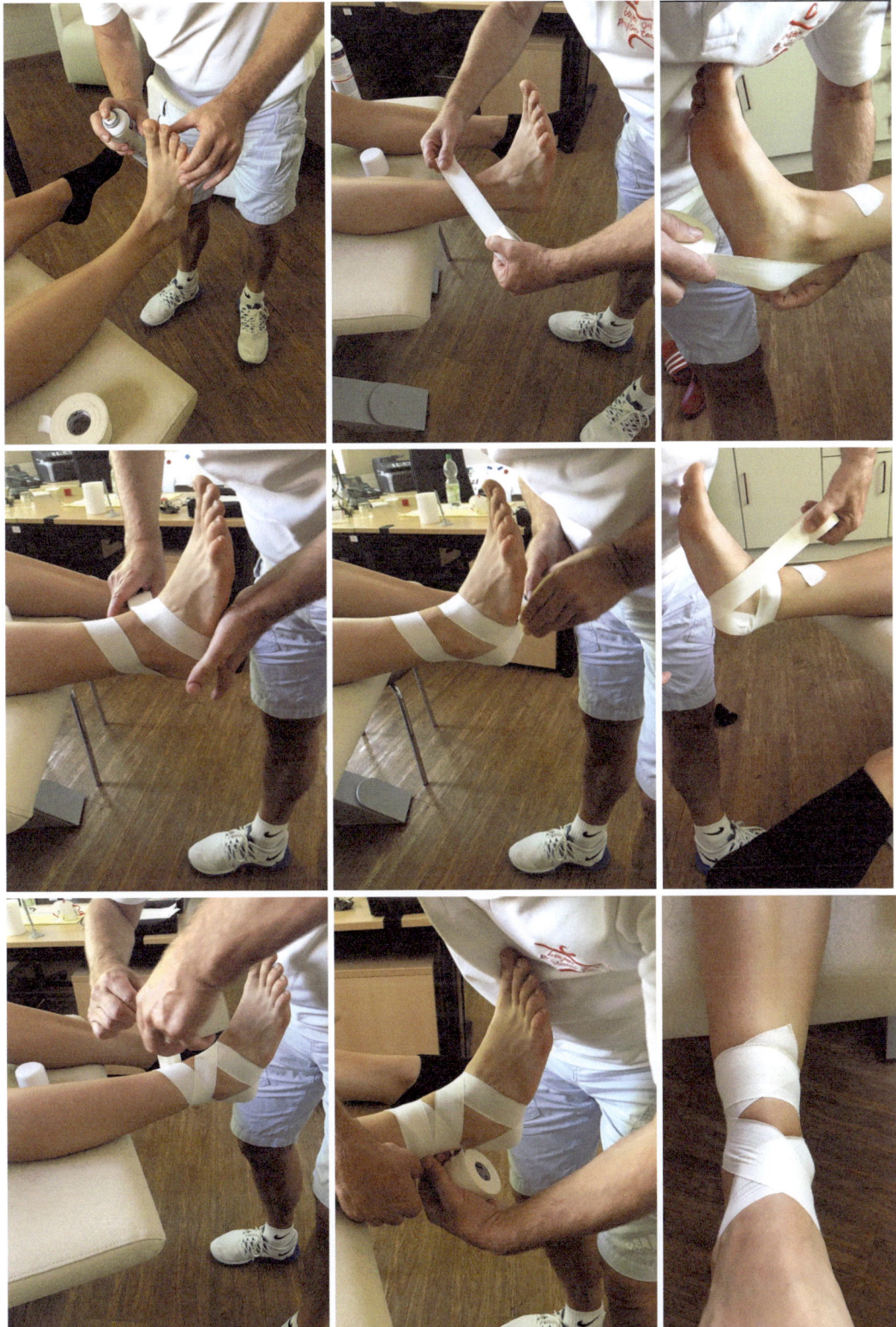

Abb. 5.17 Tape-Anlage bei Verletzung der Syndesmose

Syndesmosen-Verletzungen: In der postoperativen Rehabilitation (nach Tightrope-Fixation) wurde in einer pneumatischen Orthese (Tragedauer 10 Tage) die sofortige Mobilisation ohne Bewegungseinschränkung und Teilbelastung freigegeben. Im Anschluss folgt die Vollbelastung ohne Einschränkung der Beweglichkeit. Krafttraining und Laufaktivitäten können 3 Wochen postoperativ starten. Die Wiederaufnahme der Wettkampfaktivität erfolgt in Abhängigkeit der individuellen Rehabilitations-Progression (D'Hooghe et al. 2019).

▶ **Praxistipp**
- Der Knee-to-Wall-Test kann als objektiver Verlaufsparameter in der Rehabilitation genutzt werden:
  - Vermehrte Schmerzen, Schwellung und/oder eine Reduktion des schmerzfreien Bewegungsausmaßes im Test deuten auf eine zu hohe Intensität/Volumen der Belastung hin.
- Lauftraining kann als Mobilisation der Dorsalextension genutzt werden und setzt ca. 10–20 % der ursprünglichen Beweglichkeit der Dorsalextension voraus.
- Nach Entfernung der Orthese => Beginn mit einfachen Bewegungsübungen und Progression:
  - Wechselnde Fußpositionen zur Verbesserung der Dorsalextension
  - Training in verschiedenen Bewegungsebenen (nicht nur Sagittalebene!)
  - Bilaterale und unilaterale Trainingsvarianten
  - Variation des Bewegungsausmaßes in den Trainingsvarianten (weniger zu mehr Dorsalextension)
  - Erhöhung der Komplexität der Trainingsvarianten
  - Integration von multiplanaren Trainingsvarianten mit Erhöhung von Komplexität und Geschwindigkeit
- Allgemeines kardiovaskuläres Training und Kräftigungsprogramm (ggf. auch in Form eines Okklusionstrainings) durchführen
- Antischwerkraftlaufband oder Aqua-Therapie, solange keine Vollbelastung möglich ist und/oder Schmerzen bestehen (Adaptiert nach (Morgan 2014))

Return to Sport Athleten mit einer Syndesmosen-Verletzung benötigen im Vergleich zu Athleten mit einer isolierten Verletzung des Außenbandapparates deutlich mehr Zeit bis zur Rückkehr in ihren Sport (Lin et al. 2006). Im Vergleich zu einer „klassischen" lateralen Kollateralbandverletzung wird die Dauer der Rehabilitation bei einer Syndesmosen-Verletzung mit bis zu vierfacher Verlängerung beschrieben (Sman et al. 2014b). Nach konservativer Therapie ist die Wiederaufnahme von sportlichen Aktivitäten, abhängig von der Verletzungsschwere, nach durchschnittlich 2–6 Wochen möglich (Knapik et al. 2018).

Nach einer operativen Therapie einer Syndesmosen-Verletzung wird eine durchschnittliche Dauer von 120–180 Tagen bei Stellschrauben-Fixation (Jelinek und Porter 2009) bzw. 64–84 Tagen bei Tightrope-Fixation (Hunt et al. 2015; Latham et al. et al. 2017) bis zur Wiederherstellung der Sportfähigkeit angegeben. D'Hooghe et al. berichten über eine Kohorte professioneller Fußballspieler mit instabilen Syndesmosen-Verletzungen, die operativ (Tightrope) versorgt wurden und nach durchschnittlich 72 ± 28 Tagen wieder am Mannschaftstraining bzw. nach 103 ± 28 Tagen wieder an Wettkämpfen teilnehmen konnten (D'Hooghe et al. 2019).

Es gibt derzeit keinen Konsens für die optimalen Return-to-Sport-Kriterien nach nichtoperativer oder operativer Therapie von Syndesmosen-Verletzungen.

In einer Fallserie (postoperative Rehabilitation nach Tightrope-Fixation) werden als Kriterien für die Wiederaufnahme von uneingeschränkter Trainings-/Wettkampfaktivität angeführt (Latham et al. 2017):

- Bewegungsausmaß Dorsalextension ≤ 2 cm des Bewegungsausmaßes prätraumatisch (Knee-to-Wall-Test)
- Symmetrische Kraft der unteren Extremität
- Symmetrie in Sprungtestungen (vertikal und horizontal)

Beschwerden am medialen Sprunggelenk		
Häufig	**Weniger häufig**	**Differentialdiagnose**

• Tendinopathie des M. tibialis posterior
• Tendinopathie des M. flexor hallucis longus
	• Tarsaltunnelsyndrom
	• Stressfraktur
	   o Kalkaneus
	   o Talus
	   o Malleolus medialis
	• Posteriores Impingement
		• Stressfraktur des Os naviculare

Beschwerden am lateralen Sprunggelenk		
Häufig	**Weniger häufig**	**Differentialdiagnose**
• Peronealsehnen-Tendinopathie • Subtalare Instabilität	• Impingement-Syndrom • Peronealsehnen-Instabilität • Stressfraktur Talus	• Stressfraktur der distalen Fibula • „Cuboid-Syndrom" • CRPS

Abb. 5.18 Potenzielle Ursachen medialer und lateraler Beschwerden am Sprunggelenk. In Anlehnung an (Brukner und Khan 2016). CRPS: Komplexes regionales Schmerzsyndrom

• Ergebnis Star Excursion Balance-Test wie prätraumatisch

Mediale und laterale Beschwerden am Sprunggelenk (Abb. 5.18)

5.2 Mediale Beschwerden am Sprunggelenk

Beschwerden am medialen Sprunggelenk resultieren, anders als Beschwerden am lateralen Sprunggelenk (meist Folge akuter Verletzungen), oftmals aus einer chronischen repetitiven Überbelastung.

5.2.1 Tendinopathie des M. tibialis posterior

Die Tendinopathie des M. tibialis posterior betrifft oftmals Frauen im mittleren Lebensalter. Die Prävalenz wird (bei wahrscheinlich hoher Dunkelziffer) mit 10 % angegeben (Kohls-Gatzoulis et al. 2009).

▶ **Wichtig** Als Funktionen des M. tibialis posterior sind beschrieben (Ling und Lui 2017):
• Plantarflexion im oberen Sprunggelenk
• Adduktion und Supination im Subtalargelenk (= Inversion des Mittelfußes)
• Unterstützung des Fußgewölbes (u. a. durch seine Verbindung zu den plantaren Ligamenten, insbesondere zum Spring-Ligament)
• Stabilisation gegen Rückfußvalgus
• Abbremsen der Mittelfußpronation in der initialen Standbeinphase
• Einleitung der subtalaren Inversion in der mittleren Standbeinphase und damit „Verriegelung" im Mittelfuß vor der terminalen Standbeinphase
• Indirekte Wirkung (über Spannungserhöhung auf plantare Ligamente) auf die

Stellung des Os naviculare und Os cuboideum und daraus resultierende Stabilisation des Fußgewölbes

Dysfunktionen des M. tibialis posterior werden in ein Spektrum von vier unterschiedlichen Schweregraden eingeteilt (Wang et al. 2020):

In den ersten beiden Stadien besteht ein isoliertes (Weichteil-)Problem der Sehne (das Stadium 1 beschreibt dabei die Tendinopathie ohne Elongation/Rupturzeichen der Sehne), während die anschließenden Stadien zusätzlich zur fortgeschrittenen Sehnenschädigung auch eine Gelenkbeteiligung aufweisen (Ling und Lui 2017).

Vermutete ätiologische Faktoren lassen sich in drei Kategorien einteilen (Bare und Haddad 2001; Meehan und Brage 2003):

1. Akut-traumatisch
2. Sekundär inflammatorisch (durch mechanische Überbelastung oder eine systemische Grunderkrankung)
3. Chronische Degeneration der Sehne

Risikofaktoren, die diesen drei Kategorien zugeordnet werden können, sind (Bowring und Chockalingam 2010):

- Exzessive subtalare Pronation mit erhöhter exzentrischer Belastung
- Senkfuß-Deformität
- Lokale Friktion der Sehne durch ihre Angulation im Bereich des posterioren Malleolus medialis
- Multiple Ansätze der M.-tibialis-posterior-Sehne, die wiederum zu unterschiedlich ausgerichteten Zugkräften auf die Sehne selbst führen
- Alterungsprozess der Sehne mit Kollagendegeneration
- Vaskuläre Insuffizienz durch hypovaskularisierte Zone retromalleolar
- Mikro- oder makrovaskuläre Dysfunktion durch Grunderkrankung oder Trauma

Wie bei anderen Tendinopathien an der unteren Extremität geht man auch bei der Tendinopathie des M. tibialis posterior von einer multifaktoriellen Ursache aus (Bowring und Chockalingam 2010). Auch wenn die Pathophysiologie bislang nicht eindeutig geklärt ist, kann eine Dysfunktion zu einer Veränderung der Fußkinematik führen (Tome et al. 2006; Wang et al. 2020). Die Veränderungen der Fußkinematik können den Vorfuß und/oder den Rückfuß betreffen (Wang et al. 2020). Nicht alle kinematischen Veränderungen müssen bei einer Tendinopathie (= Stadium I) zwangsläufig auftreten, sondern lassen sich mitunter erst in späteren Stadien der Dysfunktion beobachten. Eine Dysfunktion des M. tibialis posterior kann zu einer verringerten Kontrolle der Körperschwerpunktverlagerung während der Abrollphase führen. Während der M. tibialis posterior normalerweise eine mediale Verlagerung des Körperschwerpunktes verhindert, scheint diese Funktion bei einer Dysfunktion eingeschränkt zu sein. Einerseits kann es dann im Stand zum „Too many Toes Sign" kommen, andererseits zeigt sich auch in der dynamischen Abrollphase eine vermehrte mediale Vorfußbelastung. Zudem scheint der Verriegelungsmechanismus des Fußes, insbesondere bei fortgeschrittener Pathologie der Sehne, nur noch sehr eingeschränkt zu funktionieren (Wang et al. 2020). Im Rückfuß kann eine Dysfunktion zu einer vermehrten Valgisierung und einer sekundären Einschränkung der rigiden Verriegelung des Fußes führen (diese ist für die zweite Hälfte der Standbeinphase notwendig). Dieses Defizit der Verriegelung kann potenziell zu einer Beeinträchtigung des Energietransfers im Fuß führen (Ness et al. 2008).

Diagnostik

Eine Dysfunktion des M. tibialis posterior kann sich klinisch bemerkbar machen durch:

- Mediale Fußschmerzen
- Lokale Druckempfindlichkeit der Sehne (im posterioren Bereich des Malleolus medialis und/oder am Ansatz des Os naviculare)

- Schwellung (in der frühen Phase bei einer Tendinopathie selten, eher in späteren Stadien, bei akuter Sehnenverletzung oder im Zusammenhang mit einer systemischen Grunderkrankung)
- Schmerzprovokation durch Inversion gegen Widerstand
- Eingeschränkte Ausdauer im unilateralen Fersenheber-Test
- Ggf. „Too many Toes Sign" im Stand und ausbleibende Varisierung der Ferse im unilateralen Fersenheber-Test

Therapie

Die frühen Stadien einer Dysfunktion des M. tibialis posterior (Stadium I und II) werden konservativ behandelt. Eine operative Therapie bleibt den späteren Stadien vorbehalten (Ross et al. 2018). Es gibt derzeit keinen Konsens für eine optimale nicht-operative Therapie spezifisch für diese Tendinopathie (Ross et al. 2018). In der akut-reaktiven Phase kann kurzfristig eine Immobilisation des Sprunggelenkes durchgeführt werden, wobei eine Teilbelastung hinsichtlich der Kollagenstimulation vorteilhafter als eine vollständige Entlastung zu sein scheint. Oftmals wird eine Stabilisation der Pronation zur Entlastung der Sehne durch eine Orthese oder Einlage durchgeführt (Ling und Lui 2017). Alternativ kann eine Tape-Anlage das Fußgewölbe unterstützen.

Da Sehnenbeschwerden im Sport meist im Zusammenhang mit einer Änderung der Belastungsintensität und/oder Volumen stehen (z. B. durch eine Veränderung der Distanz, Einführung/Intensivierung von Intervalltraining, Bergläufen oder Tempoeinheiten usw.), sollte ein entsprechendes Belastungsmanagement durchgeführt werden. Nach Abklingen der akut-reaktiven Phase wird ein progressives (konzentrisches/exzentrisches) Training begonnen. Denkbar ist eine sekundäre Überlastung des M. tibialis posterior durch eine muskuläre Dysfunktion der Wadenmuskulatur. Daher sollte neben dem M. tibialis posterior auch der M. triceps surae trainiert werden. Wie genau sich die Modifikation bestimmter Trainingsparameter (Kontraktionsdauer, Bewegungsausmaß, Pausendauer usw.) auf eine Tendinopathie des M. tibialis posterior auswirkt, ist derzeit noch unklar (Ross et al. 2018). Möglicherweise spielt, wie auch bei anderen Tendinopathien, weniger die Kontraktionsform (exzentrisch vs. konzentrisch), sondern die Belastungsintensität und die Kontraktionszeit („Time under Tension") eine Rolle zur Stimulation der tendinopathisch veränderten Sehne. Ob eine Dehnung der Wadenmuskulatur (über eine forcierte Dorsalextension) zu einer lokalen Hyperkompression der M.-tibialis-posterior-Sehne im Bereich des Malleolus medialis führen kann, wird untersucht. Möglicherweise ist eine Vermeidung von Dehnvarianten der Wadenmuskulatur zur Reduktion einer potenziellen Hyperkompression der Sehne v. a. in der akut-reaktiven Phase aber hilfreich (Ross et al. 2018).

Aspekte der Bewegungskontrolle sind traditionell Bestandteil bei nahezu jeder Verletzung in der Physiotherapie, auch wenn die Evidenz für einen Zusammenhang mit der Entstehung von Beschwerden bislang nicht eindeutig ist. Trotzdem kann eine Beurteilung (und ggf. Training) der allgemeinen Bewegungskontrolle in einfachen Bewegungsmustern (SL Kniebeuge, Aufsteiger, Balance usw.) durchgeführt werden. Insbesondere Kraft und Bewegungskontrolle der proximalen Segmente (Hüftgelenk) stellen möglicherweise zusätzliche Potenzialfaktoren in der Rehabilitation einer Tendinopathie des M. tibialis posterior dar (Abb. 5.19).

Abb. 5.19 Eigentraining bei Tendinopathie des M. tibialis posterior

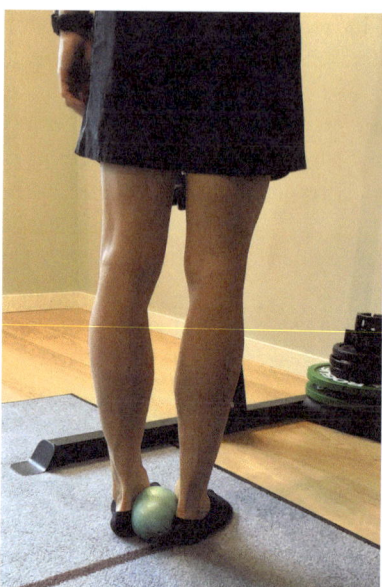 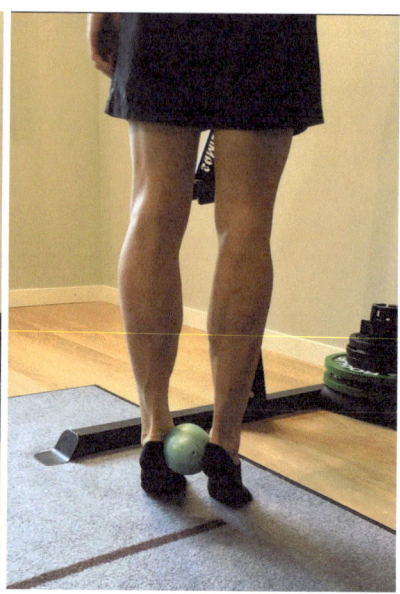

5.2.2 Tendinopathie des M. flexor hallucis longus

Eine Dysfunktion des M. flexor hallucis longus (FHL) betrifft Athleten aus Tanzsportarten, Ballett oder Sportler, die eine repetitive Plantarflexions-Bewegung durchführen (Push-Off-Positionen).

Der FHL unterstützt die Plantarflexion im Sprunggelenk und ist ein Flexor im Metatarsophalangeal- sowie im Interphalangeal-Gelenk des Großzehs (Michelson und Dunn 2005). Funktionell spielt der FHL eine Rolle für die Fußsteifigkeit in der Plantarflexions-Position des Sprunggelenkes (Vosseller et al. 2019).

Aufgrund seines anatomischen Verlaufs geht eine FHL Dysfunktion oftmals mit einem posterioren Impingement des Sprunggelenkes einher (Ribbans et al. 2015). Unmittelbar im Bereich des Richtungswechsels der Sehne aus einem vertikalen in einen horizontalen Verlauf (vor dem Eintritt der Sehne in einen fibro-ossären Kanal am posterioren Talusbereich) kann es, insbesondere bei Tänzern, zu einer Irritation der Sehne kommen (Michelson und Dunn 2005). Eine Irritation des FHL kann auch durch ein Os trigonum in Dorsalextension bedingt sein (Rungprai et al. 2015).

Diagnostik

In der klinischen Untersuchung können folgende Befunde auf eine Pathologie des FHL hindeuten:

- Schmerzprovokation im posteromedialen Bereich des Malleolus medialis durch Vorfußbelastung
- Palpationsschmerz und/oder Schwellung im posteromedialen Bereich des Sprunggelenkes
- Schmerzprovokation durch Großzehenflexion gegen Widerstand in Plantarflexions-Stellung des Sprunggelenkes
- Schmerzprovokation bei Landung aus Sprüngen als Differenzialdiagnose zum posterioren Impingement

Beschrieben ist zudem eine Untersuchung des Einflusses des FHL auf das Bewegungsausmaß des MTP-1-Gelenkes im FHL-Stretch-Test:

a) In leichter Plantarflexion wird eine Extension im 1. Metatarsophalangealgelenk (MTP-1) durchgeführt (unter Vermeidung einer Extension im Interphalangealgelenk).

b) In Dorsalextension wird eine Extension im Interphalangealgelenk durchgeführt (ohne Stabilisation des MTP-1).

c) In Dorsalextension wird eine Extension im Interphalangealgelenk durchgeführt (mit gleichzeitiger Stabilisation des MTP-1).

Der Test wird als positiv bewertet, wenn durch eine Durchführung, wie in c) beschrieben, sich Schmerzen reproduzieren lassen und/oder bei einer Bewegung von < 20° Extension im MTP-1 (Michelson und Dunn 2005). Die Validität des FHL-Stretch-Tests ist nicht bekannt.

Therapie
Eine Verringerung der anterioren Körperschwerpunkt-Verlagerung (dadurch Reduktion der Vorfußbelastung) durch ein Kräftigungs-/Stabilisationstraining der Rumpf- und Hüftmuskulatur ist beschrieben (Simpson und Howard 2009).

Durch eine Positionierung des Körperschwerpunktes über dem Fuß kann die Belastung auf den FHL möglicherweise reduziert werden. Da der FHL auch eine Rolle zur Stabilisation des Sprunggelenkes spielt, erscheint zudem ein Training der posturalen Kontrolle zur Vermeidung exzessiver In-/Eversionsbewegungen des Sprunggelenkes sinnvoll.

Weiterhin beschrieben sind Dehnung, Taping, Weichteiltherapie, verschiedene Formen der physikalischen Therapie, manuelle Therapie bei Hypomobilität im Subtalargelenk und/oder MTP-1-Gelenk sowie eine Technikkorrektur im Sport (Simpson und Howard 2009; Wentzell 2018; Vosseller et al. 2019). Evidenz für die Effektivität dieser Maßnahmen gibt es derzeit allenfalls in kleineren Fallserien oder Fallberichten.

5.2.3 Tarsaltunnelsyndrom

Das Tarsaltunnelsyndrom beschreibt eine Konstellation von Prozessen auf Höhe des Sprunggelenkes, die den N. tibialis oder seine Abgänge betreffen können und zu Beschwerden im posteromedialen Sprunggelenk oder im medialen/plantaren Fußbereich führen (Peck et al. 2010).

Der Tarsaltunnel ist ein fibro-ossärer Kanal, der superior durch das Retinaculum flexorum und inferior durch Tibia, Talus und Kalkaneus begrenzt wird (Bowley und Doughty 2019). Der

Tarsaltunnel beinhaltet neben neurovaskulären Strukturen auch die Sehnen des M. flexor hallucis longus, M. tibialis posterior und des M. flexor digitorum longus (Peck et al. et al. 2010). Die Kompression des N. tibialis posterior im Bereich des Tarsaltunnels ist selten und charakterisiert durch belastungsabhängige Schmerzen und Veränderungen der Sensibilität im Bereich des medialen Sprunggelenkes, der Ferse und/oder der Fußsohle (Bowley und Doughty 2019). Die Ursache eines Tarsaltunnelsyndroms ist in bis zu 50 % idiopathisch. Potenzielle ätiologische Faktoren, die in einen Zusammenhang mit Beschwerden im Bereich des Tarsaltunnels gebracht werden, lassen sich in fünf Kategorien einteilen (Peck et al. 2010; Meadows und Finnoff 2014):

1. Trauma (Kontusion, zu enges Schuhwerk, nach Inversionstrauma des Sprunggelenkes)
2. Kompression durch einen raumfordernden Prozess im Tarsaltunnel-Bereich (Ganglion, venöse Stauung usw.)
3. Systemische Grunderkrankung
4. Biomechanisch (Exzessive Pronation, Hypermobilität)
5. Idiopathisch

Diagnostik
Die Athleten berichten von medialen Sprunggelenk-Beschwerden, medialen Parästhesien und Dysästhesien (Brennen, krampfendes Gefühl), die in das mediale Fußgewölbe, die Fußsohle oder die Zehen ausstrahlen können (Bowley und Doughty 2019). Die Beschwerden verstärken sich unter Belastung (Laufen, Springen, langes Stehen) und sind in Ruhe rückläufig (Meadows und Finnoff 2014). In Abhängigkeit der Fußpositionierung kann ein Nachtschmerz bestehen (Ahmad et al. 2012).

Durch die Palpation kann ein raumfordernder Prozess (z. B. Ganglion) ausgeschlossen werden. In der Inspektion wird einerseits auf ein zu enges Schuhwerk geachtet und andererseits die Fersen-/Fußstellung beurteilt.

Es sind verschiedene Provokationstestungen zur Untersuchung des Tarsaltunnelsyndroms beschrieben (Schwieterman et al. 2013).

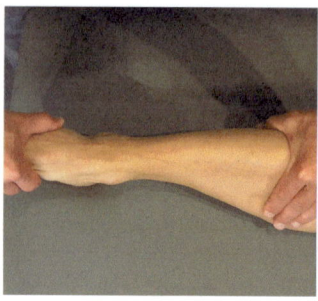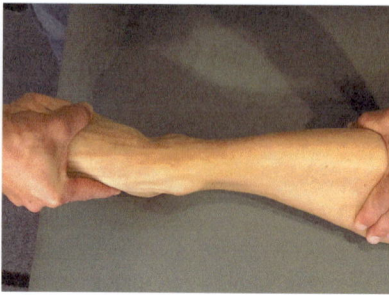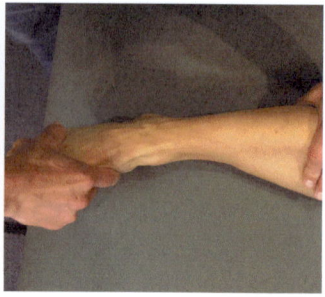

Abb. 5.20 Phalen-ähnlicher Provokationstest (Trepman et al. 1999). Der Patient wird in sitzender Position mit entspanntem Fuß und Sprunggelenk untersucht. (**a**) Neutralstellung: Fuß und Sprunggelenk werden passiv in einer Position mit leichter Plantarflexion (ca. 20°) und neutraler Eversion/Inversion gehalten. Lokalisation und Intensität der Symptome (Schmerzen und Parästhesien) in dieser Position werden festgehalten. (**b**) Eversionstest: Der Untersuchende bewegt den Fuß in eine Position mit leichter Plantarflexion, voller Eversion und Abduktion. Eine Zunahme von Schmerzen und Parästhesien im Versorgungsgebiet des N. tibialis posterior ist ein positiver Eversionstest. Der Fuß und das Sprunggelenk werden dann passiv in die Neutralstellung zurückgebracht; eine Abnahme der Schmerzen und Parästhesien ist Bestätigung der Affektion des N. tibialis posterior durch die Eversion. (**c**) Inversionstest: Der Untersuchende bewegt den Fuß in eine Position mit leichter Plantarflexion, vollständiger Inversion und Adduktion. Eine Zunahme von Schmerzen und Parästhesien im Versorgungsgebiet des N. tibialis posterior ist ein positiver Inversionstest. Der Fuß und das Sprunggelenk werden anschließend passiv in die Neutralstellung zurückgeführt; eine Verminderung der Schmerzen und Parästhesien ist eine weitere Bestätigung der Affektion des N. tibialis posterior durch die Inversion

▶ Sowohl die Plantarflexions- als auch eine Dorsalextensionsposition im Sprunggelenk führen zu einer Volumenverminderung im Tarsaltunnel, sodass diese Positionen als Stresstestungen eingesetzt werden können (Bowley und Doughty 2019).

Durch einen Dorsalflexions-Eversions-Test (Kinoshita et al. 2001) und einen Plantarflexions-Inversions-Test (Trepman et al. 1999) können Schmerzen oder Parästhesien auf der Innenseite des Sprunggelenkes oder im Fußsohlenbereich provoziert werden (Abb. 5.20). Auch ein Tinel-Test mit lokaler Perkussion im Bereich des Tarsaltunnels kann Parästhesien provozieren (Abb. 5.21). Darüber hinaus sind auch Kombinationen dieser Testungen (z. B. 3-fach Kompressions-Stresstest) beschrieben (Abouelela und Zohiery 2012; Schwieterman et al. 2013). Ergänzend sollte eine Untersuchung der Sprunggelenkstabilität und der Lendenwirbelsäule durchgeführt werden.

Therapie
Die initiale Therapie erfolgt in der Regel konservativ durch eine Belastungsmodifikation, die

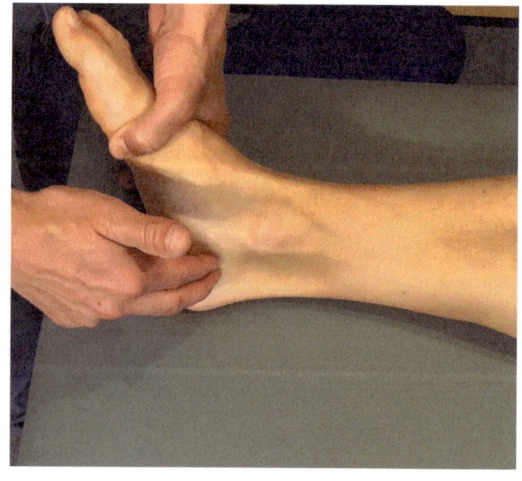

Abb. 5.21 Tinel-Test. Symptomprovokation durch Klopfen im Bereich des Tarsaltunnels

Kräftigung der intrinsischen Fußmuskulatur und ein Propriozeptionstraining bei zusätzlichen Zeichen einer Sprunggelenkinstabilität (Peck et al. 2010). Bei exzessiver Pronation kann eine Pronationsunterstützung erwogen werden. Treten die Beschwerden in endgradiger Dorsalextension auf, kann vorübergehend eine Entlastung durch eine Fersenunterstützung erfolgen (Bowley und

Doughty 2019). Lokale Injektionen oder eine operative Dekompression bleiben therapieresistenten Beschwerden oder raumfordernden Ursachen vorbehalten.

5.3 Laterale Beschwerden am Sprunggelenk

5.3.1 Tendinopathie der Peronealsehnen

Die Peronealmuskulatur ist ein sekundärer Plantarflexor des Sprunggelenkes. Der M. peroneus longus stabilisiert das Fußlängs- und Quergewölbe und plantarflektiert den ersten Zehenstrahl (Davda et al. 2017; Bavdek et al. 2018). Er ist in der mittleren und terminalen Standbeinphase aktiv und sichert den Kontakt des ersten Zehenstrahls v. a. in der Propulsionsbewegung in der terminalen Standbeinphase (Santilli et al. 2005; Fraser et al. 2016). Während Aktivitäten wie Sprinten komprimiert und evertiert der M. peroneus longus das Kalkaneokuboidalgelenk und koppelt den Rückfuß mit dem Vorfuß (Fraser et al. 2016). So kann die Belastung im Bereich der Mittelfußknochen reduziert werden.

Die Ätiologie einer Peronealsehnen-Tendinopathie ist bislang nicht geklärt. Ein Inversionstrauma kann im Zusammenhang mit den Beschwerden stehen (Fraser et al. 2016a). Eine vermehrte Rückfußvarus-Stellung, eine chronische Instabilität des Sprunggelenkes sowie ein Impingement (durch ein hypertrophes Tuberculum peroneale oder friktionsbedingt durch einen variabel angelegten M. peroneus quartus) werden als Ursache diskutiert (Heckman et al. 2009; Hallinan et al. 2019). Auch sekundäre Beschwerden der Peronealsehnen durch eine Überlastung der lateralen Unterschenkelmuskulatur bei einem Hypertonus des M. soleus sind beschrieben (Brukner und Khan 2016).

Anamnestisch berichten die Athleten über belastungsabhängige Beschwerden im lateralen Sprunggelenkbereich. Neben einem lokalen Druckschmerz der Peronealsehnen kann in der Untersuchung eine schmerzhafte passive Inversion bzw. aktive Eversion bestehen. Die Beweg-

lichkeit im unteren Sprunggelenk oder den Mittelfußgelenken kann eingeschränkt sein.

Einen Konsensus für die optimale Therapie bei Peronealsehnen-Tendinopathie gibt es derzeit nicht. Bei akut-reaktiver Tendinopathie wird eine kurzzeitige Belastungsreduktion bis zur Symptomkontrolle und eine anschließende Kräftigungstherapie der periartikulären (Sprunggelenk-)Muskulatur empfohlen (van Dijk et al. 2019). Auch die Verwendung von Schuh-/Sohlenzurichtungen zur Korrektur bei flexibler Rückfußfehlstellung ist beschrieben (Heckman et al. 2009; van Dijk et al. 2019).

Als lokales Training kann in der initialen Phase ein konzentrisches und exzentrisches Training der peronealen Muskulatur durchgeführt werden. Aufgrund der Aktivität des M. peroneus longus v. a. in der terminalen Standbeinphase zur Kompression des Rück- und Vorfußes sowie zur Kontrolle des ersten Zehenstrahls in der Propulsion sind Trainingsvarianten, die progressiv bis zu einer Vorfußbelastung/Kontrolle gesteigert werden, sinnvoll. So könnte beispielsweise ein „Verriegelungstraining" des Fußes/Sprunggelenkes durchgeführt werden, wenn es sich bei der Zielaktivität um Sprinten handelt. Da hierbei der Kontrolle der anterioren tibialen Translation eine wichtige Rolle zukommt, sind Trainingsvarianten mit einem plyometrischen Fokus des M. triceps surae (kontrolliert die Tibia-Vorwärtsbewegung) hilfreich.

Eine manuelle (laterale) Mobilisation des Kalkaneus (Abb. 5.22) wird bei Rückfußvarus und eingeschränkter Mobilität im Subtalargelenk be-

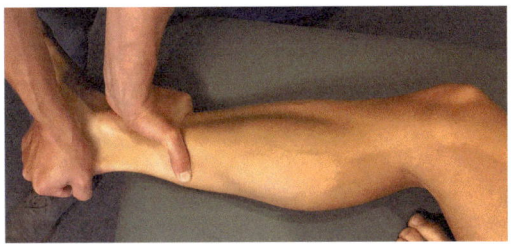

Abb. 5.22 Laterales Gleiten des Kalkaneus. Zur Mobilisation des linken Kalkaneus befindet sich der Patient in Seitlage links und der Fuß (Kalkaneus) reicht über die Behandlungsbank hinaus. Fixation des Unterschenkels proximal und Durchführung eines Gleitens des Kalkaneus von medial nach lateral (Hensley und Kavchak 2012)

schrieben (Hensley und Kavchak 2012; Fraser et al. 2016). Evidenz in prospektiven Untersuchungen für die Wirkung einer manuellen Therapie bei Peronealsehnen-Tendinopathie gibt es derzeit jedoch nicht. Möglicherweise können aber die Effekte einer Trainingstherapie durch die Kombination mit einer lokalen Mobilisation unterstützt werden.

5.3.2 Subtalare Instabilität

Es ist ein Zusammenhang zwischen wiederholten Inversionstraumata des Sprunggelenkes und einer daraus resultierenden vermehrten Innenrotation des Talus gegenüber dem Unterschenkel in der Standbeinphase beschrieben (Fukano et al. 2020). Auch bei chronischen (funktionellen) Instabilitäten wird von einer Hypermobilität im Subtalargelenk berichtet (Cao et al. 2019a,b).

Im Zusammenhang mit einer mechanischen Instabilität im oberen Sprunggelenk ist diese Instabilitätskomponente im Subtalargelenk möglicherweise ein Grund für die Unterscheidung zwischen „Copern" (Patienten ohne Beschwerden) und „Non-Copern" (Patienten mit Beschwerden) (Cao et al. 2019a,b).

Klinisch bestehen bei einer subtalaren Instabilität vergleichbare Beschwerden auf der Außenseite des Sprunggelenkes, wie auch nach einer Verletzung des lateralen Kollateralbandapparates (Mittlmeier und Rammelt 2018).

Die klinische Untersuchung des Subtalargelenkes mit seinen beiden Anteilen, dem Art. talocalcaneonavicularis (vorderes unteres Sprunggelenk) und dem Art. subtalaris (hinteres unteres Sprunggelenk) ist deutlich schwieriger als die des oberen Sprunggelenkes. Verletzungen in diesem Bereich werden dadurch oftmals übersehen (Gribble 2019). Im Rahmen eines Inversionstraumas oder einer exzessiven Rückfußsupination können zusätzlich auch die intrinsischen oder extrinsischen ligamentären Anteile des Subtalargelenkes betroffen sein (Barg et al. 2012).

Klinisch auffällig kann dann ein lokaler Palpationsschmerz im Bereich des Sinus tarsi in Kombination mit einer Laxizität im Inversions-Stresstest sein (Gribble 2019).

Das „Sinus-Tarsi-Syndrom" wird heutzutage als ein Konglomerat heterogener klinischer Entitäten betrachtet (anstelle einer Diagnose) (Mittlmeier und Rammelt 2018).

Klinische Testungen des Subtalargelenkes sind bislang nicht validiert. Beschrieben sind eine vermehrte mediale subtalare Gleitfähigkeit des Kalkaneus oder ein positiver anterolateraler Rotationstest (Abb. 5.23) (Thermann et al. 1997; Hertel et al. 1999; Mittlmeier und Rammelt 2018). Daneben existieren verschiedene andere Testungen am Rückfuß/Mittelfuß (s. Abschn. 5.3.3). Auch zu diesen Testungen liegen bislang keine Daten zur Validität oder Reliabilität vor (Fraser et al. 2016b). Auch die laterale Gleittechnik des Kalkaneus (Abb. 5.22) wird als Testung der passiven subtalaren Eversion angewendet. Dabei wird in Seitlage bei stabilisiertem Unterschenkel und Talus eine laterale Kraft auf den medialen Kalkaneus ausgeübt und die Beweglichkeit im Vergleich zur Gegenseite beurteilt.

Abb. 5.23 Klinische Testung auf eine anterolaterale Rotationsinstabilität.

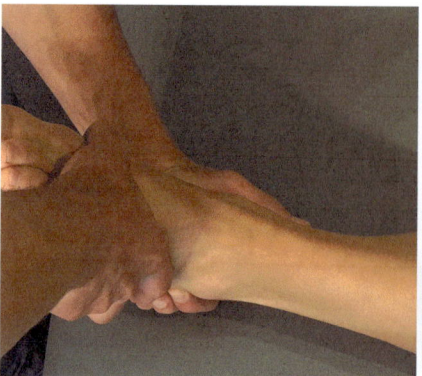
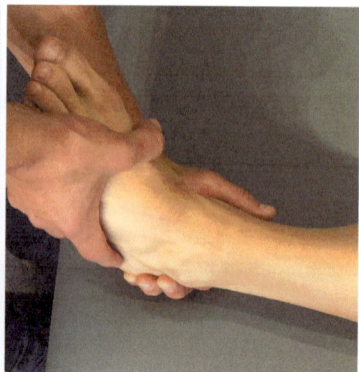

Das obere Sprunggelenk wird in maximaler Dorsalextension durch den Untersuchenden fixiert. Im Anschluss wird eine Kombination aus Inversion/Innenrotation/Adduktion im Vorfuß durchgeführt. Der Test ist positiv bei exzessiver anteriorer und medialer Verschiebung sowie einer Varus-Kippung des Kalkaneus unter dem Talus (Thermann et al. 1997; Mittlmeier und Rammelt 2018)

Bei akuter Verletzung und Instabilität des Subtalargelenkes wird eine Immobilisation bis zum Rückgang der Schwellung über einige Tage in einer Schiene empfohlen. Im Anschluss erfolgt die Stabilisation der Supination/Inversion durch eine semirigide Orthese für 6 Wochen, gefolgt von einem Propriozeptions- und Kräftigungstraining der periartikulären Muskulatur (Mittlmeier und Rammelt 2018).

5.3.3 Kuboid-Syndrom

Über das Kuboid wird die Sehne des M. peroneus longus umgeleitet („Pulley-Funktion" des Kuboids). Die Zugwirkung und die Funktion der Sehne am Fußquergewölbe, Fußlängsgewölbe sowie am ersten Strahl werden dadurch optimiert (Johnson und Christensen 1999). Im Bereich des Kuboids kann variabel eine fibrokartilaginäre Verdickung der Peronealsehne oder ein Os peroneum mit dem Kuboid „artikulieren" (Peroneokuboid-Gelenk) (Hallinan et al. 2019). Die Peronealsehne verläuft im Anschluss weiter durch den Kuboidtunnel in Richtung des planta-

ren Fußes. Die Position der Sehne im Bereich des Kuboids variiert (Schubert 2013). So scheint es in Abhängigkeit der Fußstellung zu einer (physiologischen) Subluxation der Sehne im Kuboidtunnel zu kommen (Stone et al. 2016).

Beschrieben sind laterale Fußbeschwerden durch eine plantare-mediale Subluxationsstellung des Kuboids (gegenüber dem Kalkaneus), verursacht durch einen plötzlichen Zug der Peronealsehne im Rahmen eines Inversionstraumas (Mooney und Maffey-Ward 1994). Laterale Fußbeschwerden sollen dann durch eine Irritation der Gelenkkapsel, der Peronealsehne und/oder ligamentärer Strukturen bedingt sein (Blakeslee und Morris 1987). Andere Pathologiemodelle sehen die Ursache für kuboidale Beschwerden in einer Irritation des Os perineum (sog. „schmerzhaftes Os-perineum-Syndrom") oder in einer Reizung im Bereich des peroneokuboidalen Gelenkes (Hallinan et al. 2019).

Zur Beschwerdeprovokation einer Symptomatik im Bereich des Os cuboideum sind der Mittelfuß-Adduktionstest, der Mittelfuß-Supinationstest und die passive Translationsprüfung des Kuboid nach plantar und dorsal beschrieben (Abb. 5.24) (Marshall und Hamilton 1992; Jennings und Davies 2005; Durall 2011). Evidenz zur Validität dieser Testungen gibt es bislang nicht. Diese Schmerzprovokations-Testungen lassen sich jedoch relativ einfach in die Untersuchung bei persistierenden lateralen Fußbeschwerden integrieren und können einen Hinweis auf eine Beteiligung lokaler Strukturen in diesem Bereich geben.

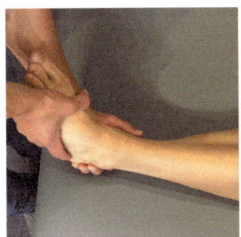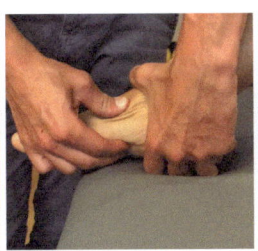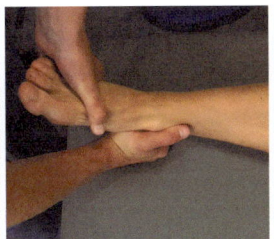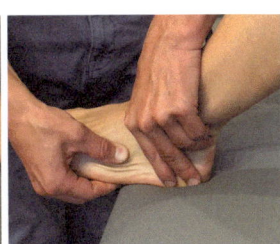

Abb. 5.24 (**a**) Vor-/Mittelfuß-Mobilität in Inversion und Eversion. (**b**) Passive Beweglichkeit im Talonavikulargelenk. (**c**) Passive Adduktion im Mittelfuß. (**d**) Passive Beweglichkeit im Kalkaneokuboidalgelenk

5.3.4 Anterolaterales Impingement des Sprunggelenkes

Am Sprunggelenk differenziert man Einklemmungsphänomene nach Lokalisation und Ursache. Basierend auf einem Inversionstrauma mit einer Verletzung des Lig. fibulotalare anterius kann es zu einer überschießenden fibrotischen Reaktion im Rahmen des Heilungsprozesses des Ligamentes kommen. Daraus kann dann ein Einklemmungsphänomen am anterolateralen Sprunggelenk resultieren. Ein Impingement am Sprunggelenk kann grundsätzlich knöchern (durch Osteophyten an der Tibia oder am Talus) oder durch die Interposition von Weichteilgewebe bedingt sein. Daneben können auch Verletzungen der vorderen Syndesmosenanteile oder eine hypertrophe Synovia-Reaktion zu einem Einklemmungsphänomen führen.

Während ein anteromediales Impingement oftmals knöchern bedingt ist, wird das anterolaterale Impingement häufiger durch Weichteile verursacht (Molinier et al. 2017). Die Inzidenz des anterolateralen Impingements wird mit 1–2 % nach einer OSG-Distorsion angegeben (Molinier et al. 2017).

Die Unterscheidung zwischen Impingementbedingten Beschwerden oder Problemen aufgrund einer chronischen (Mikro-)Instabilität fällt aufgrund der Ähnlichkeit der Symptome nicht immer leicht.

▶ Beim anterolateralen Impingement bestehen Beschwerden und ein Einklemmungs-/Blockadegefühl im Bereich des anterolateralen Malleolus, meist nach einem vorangegangenen Inversionstrauma des Sprunggelenkes.

Neben einem lokalen Palpationsschmerz anterior-inferior des lateralen Malleolus können endgradige Bewegungen in die Dorsalextension (z. B. im Knee-to-Wall-Test) zu einer Symptomprovokation führen.

Es sind sechs Diagnosekriterien beschrieben, von denen mindestens fünf zur Diagnose eines anterolateralen Impingements positiv sein müssen (Liu et al. 1997):

1. Anterolateraler Sprunggelenkschmerz
2. Anterolaterale Schwellung im Sprunggelenk
3. Schmerzprovokation durch forcierte Dorsalextension und Eversion
4. Schmerzprovokation durch unilaterale Kniebeuge
5. Bewegungsabhängiger Schmerz
6. Keine Instabilität

Zur klinischen Testung bei Verdacht auf ein anterolaterales Impingement ist eine Provokationstestung durch Dorsalextension und manuelle Kompression beschrieben (Molloy et al. 2003). In dieser Provokationstestung wird eine Dorsalextension unter gleichzeitiger Kompression im anterolateralen Bereich des Sprunggelenkes durchgeführt (Abb. 5.25).

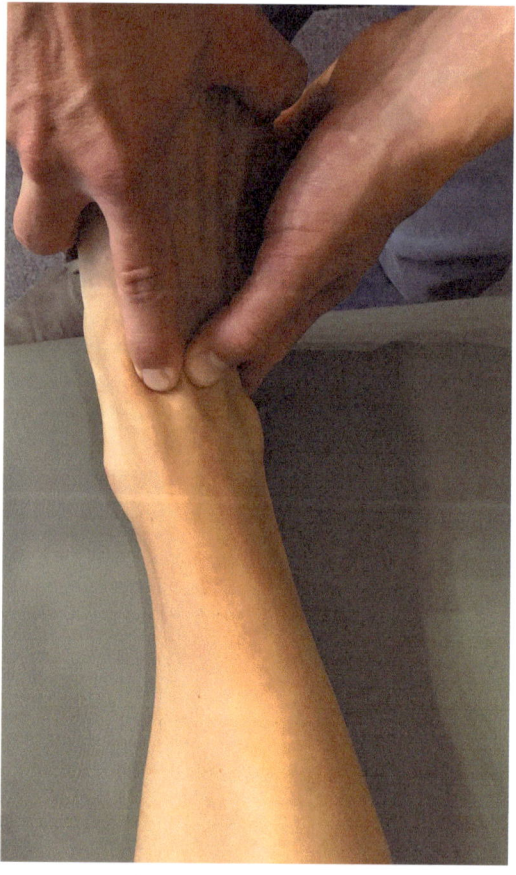

Abb. 5.25 Molloy-Test. Hyperkompression durch den Untersuchenden im anterolateralen Bereich des Sprunggelenkes und gleichzeitige Durchführung einer forcierten, passiven Dorsalextension (Molloy et al. 2003)

Weiterführende Untersuchungen wie eine diagnostische (ultraschallgesteuerte) Infiltration oder die radiologische Bildgebung folgen dann der klinischen Diagnostik. Eine initiale konservative Therapie kann erwogen werden, oftmals führt aber erst eine arthroskopische Entfernung des fibrotischen Gewebes zu einer Beschwerdeverbesserung.

5.3.5 Posteriores Impingement des Sprunggelenkes

Das posteriore Impingement am Sprunggelenk beschreibt einen mechanischen Konflikt durch eine Kompression des Talus und/oder weichteiliger Strukturen zwischen dem hinteren Anteil der Tibia und dem Kalkaneus in extremen Plantarflexions-Positionen des Sprunggelenkes. Sowohl ein akutes Distorsionstrauma des Sprunggelenkes (Inversion/Plantarflexion) als auch eine chronische Überbelastung (wiederholte Belastungen in exzessiver Plantarflexion) kommen als Ursache infrage (Hess 2011). Betroffen sind Athleten aus Sportarten, die eine repetitive Belastung in maximaler Plantarflexion (Abb. 5.26) erfordern (z. B. Ballett, Tanzen, Fußball, Speerwurf, Turnen) (Kudas et al. 2016).

Das posteriore Impingement ist meist knöchern, bedingt durch ein Os trigonum (Fusionsstörung eines sekundären Ossifikationszentrums mit dem Corpus tali), einen Stieda-Prozess (= prominentes Tuberculum laterale processus posterioris tali), eine Ausziehung der Tibia-Hinterkante (Malleolus posterior) oder eine Haglund-Exostose des Kalkaneus (Milos et al. 2017). Am häufigsten findet sich ein Stieda-Prozess als knöcherne Ursache, gefolgt vom Os trigonum (Hess 2011). Oftmals zeigen sich Begleitpathologien des M. flexor hallucis longus (FHL), der posterioren Gelenkkapsel oder der bandhaften Verbindungen zwischen Talus und Fibula bzw. Tibia und Fibula (Russell et al. 2010).

Seltener kann ein posteriores Impingement auch durch Weichteile bedingt sein. Hierzu zählen beispielsweise eine posttraumatische oder sportassoziierte Synovialitis, Synovialzysten, vermehrtes Narbengewebe nach vorausgegangenen Traumata an den dorsalen Ligamenten des Sprunggelenkes, eine Gelenkkapselverdickung oder eine stenosierende Tenosynovitis der Sehne des FHL (Milos et al. 2017).

Diagnostik

Anamnestisch berichten die Athleten über Beschwerden in der Plantarflexionsstellung des Sprunggelenkes. Eine (chronische) funktionelle Sprunggelenkinstabilität (Kombination aus Propriozeptionsdefizit, eingeschränkter neuromuskulärer und posturaler Kontrolle und Kraftdefizit) kann vorliegen und im Zusammenhang mit dem Beginn der Beschwerden stehen (Maffulli und Ferran 2008).

Die Beschwerden sind im posterolateralen Sprunggelenkbereich (hinter den Peronealsehnen) lokalisiert und können durch eine Plantarflexion provoziert oder verstärkt werden (Kudas et al. 2016). Der posteriore Impingement-Test ist positiv (Abb. 5.27). Eine Schmerzprovokation durch aktive Bewegungen des Großzehs in Plantarflexionsstellung des Sprunggelenkes (mit/ohne Widerstand) deutet auf eine Begleitpathologie des FHL hin. Differenzialdiagnostisch sollte eine Tendinopathie der Achillessehne ausgeschlossen werden (in diesem Fall wäre der posteriore Impingement-Test schmerzfrei).

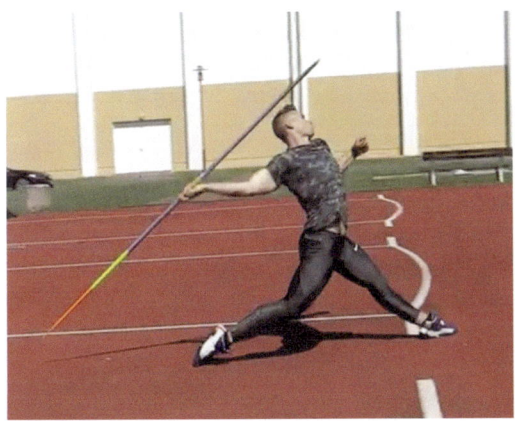

Abb. 5.26 Belastung in maximaler Plantarflexion am Beispiel Speerwurf. In der Stemmbeinphase wird der Fuß in maximaler Plantarflexion positioniert

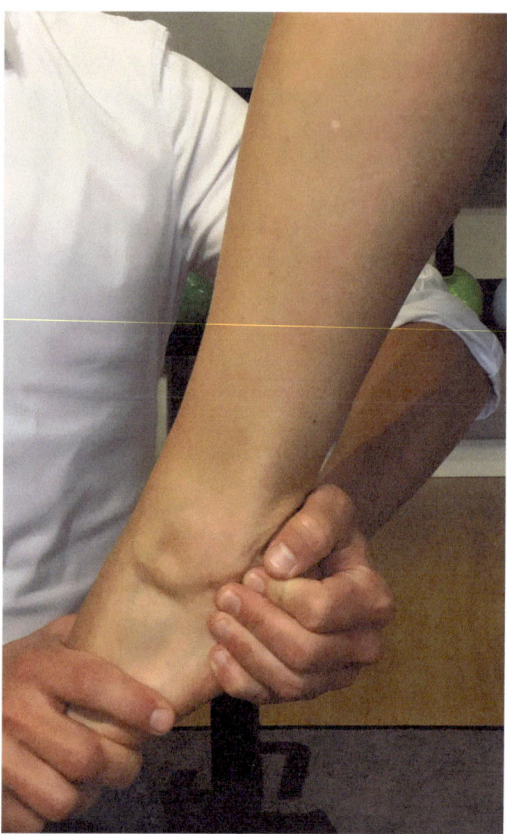

Abb. 5.27 Posteriorer Impingement-Test am Sprunggelenk. Sitz, Kniegelenk in 90° Flexion. Wiederholte passive Plantarflexion im Sprunggelenk (Tibia dabei in Neu-
tralposition/Innenrotation/Außenrotation)

Therapie
Eine konservative Therapie (3–6 Monate) mit
Kräftigung der periartikulären Muskulatur und
Propriozeptionstraining kann als initiale Therapie erwogen werden.
   Spezifische Rehabilitationsprogramme sind
v. a. für Ballett/Tanzen beschrieben. Diese beinhalten (Coetzee et al. 2015; Filipa und Barton
2018):

• Postoperative schmerzadaptierte (Teil-)Belas-
  tung (1.–2. Woche) (ggf. mit pneumatischer
  Orthese/Sprunggelenk-Orthese)[1]
• Belastungsmanagement

---

[1]Filipa et al. empfehlen bei einer Sprunggelenk-Orthese
bis zur 10. Woche (Filipa und Barton 2018).

• Mobilisation von Sprunggelenk, Subtalarge-
  lenk und Mittelfußgelenken
• Kraft- und Ausdauertraining der intrinsischen
  Fußmuskulatur sowie Waden- und Hüftmus-
  kulatur (Außenrotatoren)
• Techniktraining
• Propriozeptionstraining
• Training der lumbopelvinen Kontrolle
• Training der Flexibilität des M. triceps surae

   Bei Fußballern wird der Beginn von Laufaktivitäten und Propriozeptionstraining ab der 3. Woche postoperativ angegeben. Sportspezifisches
Training ist ab der 5. Woche postoperativ wieder
möglich (Kudas et al. 2016)

▶ **Praxistipp** Muskuloskelettale Verletzungen
werden zunehmend als **neuro**muskuläre Verletzungen verstanden. So können Verletzungen an der unteren Extremität (z. B. am
Sprunggelenk) auch die proximalen muskulären Aktivierungsmuster und die Bewegungskontrolle im Hüft-Beckenbereich beeinflussen
(Steinberg et al. 2017). Eine hieraus resultierende Kompensation durch den Rumpf ist
denkbar (Bell und Borody 2018). Bei Werfern
konnte beobachtet werden, dass die Rumpfkinematik (Seitneigung) wiederum in Zusammenhang mit den resultierenden Kräften auf
Schulter und Ellenbogen steht (Solomito et al.
2015). Dementsprechend erscheint es sinnvoll, immer eine Analyse von Kompensationen
in der kinetischen Kette hinsichtlich der Zielsportart durchzuführen und diese dann in der
Rehabilitation zu berücksichtigen.

Die Dauer bis zur Rückkehr zum Sport (Return to
Sport = RTS) hängt von der Zielsportart ab. So
wird bei Fußballern eine schnellere Wiederaufnahme als bei Tänzern (Ballett) oder Sprungs-
port-Athleten (Leichtathletik) beschrieben. Eine
arthroskopische Operation führt möglicherweise
(v. a. bei Tänzern) zu einer schnelleren Rückkehr
zum Sport als eine offene Operation (Ribbans
et al. 2015). Ob die RTS-Zeit zusätzlich von der
Impingement-Morphologie (knöchern vs. weich-
teilig) abhängt, ist unklar.

▶ **Wichtig** Die Return-to-Sport-Lokalisation Dauer ist sportartspezifisch und potenziell kürzer nach arthroskopischer Operation (Ribbans et al. 2015):

Fußball: ca. 6 Wochen

Tanz/Ballett: ca. 8–11 Wochen

Leichtathletik: bis zu 13 Wochen

5.4 Achillessehne

5.4.1 Midportion-Tendinopathie

Die Tendinopathie ist eine der häufigsten Ursachen für Beschwerden im Bereich der Achillessehne. Tendinopathische Beschwerden der Achillessehne betreffen oftmals den mittleren Sehnenanteil (Midportion) und treten assoziiert mit einer Belastungssteigerung (Volumen und/oder Intensität) auf.

Da auch topografisch angrenzende Strukturen (M. plantaris, Peritendineum, M. tibialis posterior, M. flexor hallucis longus usw.) Beschwerden im gleichen Bereich verursachen können, spielt die Lokalisation der Beschwerden eine wichtige Rolle. Insbesondere ein posteriores Impingement oder Pathologien anderer Strukturen, wie z. B. des M. tibialis posterior oder des M. flexor hallucis longus, sollten bei untypischer Lokalisation der Beschwerden (Tab. 5.7) in Betracht gezogen werden. Ein akutes Unfallereignis steht meist in Zusammenhang mit einer Partial-/Komplettruptur der Achillessehne oder der Plantarissehne.

Tab. 5.7 Differenzialdiagnosen der Midportion-Tendinopathie in Abhängigkeit ihrer Lokalisation. Modifiziert nach (Brukner und Khan 2016)

Inferior zur Midportion	Mehr medial als zentral	Mehr lateral als zentral
• Insertionstendinopathie • Posteriores Impingement • Spondylarthropathie	• M. plantaris • M. tibialis posterior • M. flexor hallucis longus	• M. plantaris

▶ **Wichtig** ***M. plantaris und Midportion-Tendinopathie**

Möglicherweise stehen Beschwerden im Bereich der Midportion der Achillessehne auch im Zusammenhang mit einer Pathologie des M. plantaris (Alfredson 2011; Olewnik et al. 2018). Die Sehne des M. plantaris verläuft medial der Achillessehne, eine mögliche lokale Kompression der Achillessehne durch eine Pathologie im Bereich der Sehne des M. plantaris ist beschrieben (Spang et al. 2013). Andere Untersuchungen zeigen, dass Pathologien der Achilles- und Plantarissehne unabhängig voneinander existieren können und eine Pathologie der Plantarissehne nicht zwangsläufig auf gleicher Höhe einer Midportion-Tendinopathie der Achillessehne liegen muss (Khullar et al. 2019).

Da im Rahmen der Tendinopathie eine Entzündungsreaktion der Sehne vorliegen kann (aber nicht zwangsläufig vorliegen muss), wird der Begriff „Tendinits" heutzutage nur noch selten verwendet. Als Terminologie für belastungsassoziierte Achillessehnenbeschwerden mit Funktionseinschränkung wird die Bezeichnung „Achillessehnen-Tendinopathie" derzeit empfohlen (Scott et al. 2020).

Die Tendinopathie ist charakterisiert durch eine lokalisierte oder diffuse Verdickung (Tendinose), einen Verlust der normalen Kollagenarchitektur, eine Erhöhung der Proteoglykane und einer generellen Unterbrechung der Geweborganisation mit daraus resultierenden Veränderungen des Sehnendurchmessers und der viskoelastischen Sehneneigenschaften (Scott et al. 2015; Scott et al. 2020).

▶ Im Gegensatz zu einer Tendinopathie der Patellasehne (Zunahme der Sehnensteifigkeit) zeigt sich bei der Tendinopathie der Achillessehne eine Abnahme der Sehnensteifigkeit (Coombes et al. 2018).

Es wird eine multifaktorielle Ursache mit extrinsischen und intrinsischen Risikofaktoren angenommen (Martin et al. 2018) (Tab. 5.8).

▶ Die Evidenz zu vielen dieser Faktoren ist allerdings widersprüchlich. Zuletzt konnte lediglich für die in Tab. 5.8 markierten* Faktoren ein potenzieller Zusammenhang mit einer Achillessehnen-Tendinopathie hergestellt werden (van der Vlist et al. 2019). Die häufig verbreitete Annahme einer Assoziation der Tendinopathie mit einer Hyperpronation und/oder eingeschränkten Dorsalextension sowie dem Aktivitätsniveau konnte wiederum nicht bestätigt werden.

Betroffene Athleten berichten von einer allmählichen Zunahme von Beschwerden, einem Gefühl der Sehnensteifigkeit am Morgen oder nach längerem Sitzen, einem lokalen Palpationsschmerz und belastungsassoziierten Beschwerden (z. B. beim Laufen oder Springen) (Silbernagel et al. 2020). Oftmals steht der Beginn der Beschwerden im Zusammenhang mit einer Belastungssteigerung (Volumen und/oder Intensität).

Diagnostik (Tab. 5.9)

Therapie
Achillessehnenbeschwerden treten am häufigsten bei Athleten auf, die Aktivitäten mit Beanspruchung des Dehnungs-Verkürzungs-Zyklus durch-

führen (z. B. Laufen und Springen). Bei solchen sportlichen Aktivitäten ist die Achillessehne Belastungen zwischen dem 6- bis 12-fachen Körpergewicht ausgesetzt (Fukashiro et al. 1995; Komi 2000).

1998 wurde von Alfredson et al. ein exzentrisches Trainingsprogramm bei Achillessehnen-Tendinopathie beschrieben (Alfredson et al. 1998). Seinerzeit neu war die Betonung der langsamen Exzentrik, zwei unterschiedliche Kniepositionen in den Übungen und der Umstand, dass Schmerzen durch das Training erlaubt waren. Exzentrisches Training wirkt bei vielen Patienten, der Mechanismus dahinter ist weiterhin unklar. Es scheinen weniger strukturelle Adaptationen der Sehne eine Rolle zu spielen, sondern vielmehr neuromuskuläre Veränderungen (O'Neill et al. 2015). Neuere Untersuchungen zeigen, dass ein rein exzentrisches Training einem konzentrischen-exzentrischen Training nicht überlegen ist und auch andere Trainingsprotokolle möglich sind (Wilson et al. 2018; Head et al. 2019). Eine strenge Vorgabe der Wiederholungsanzahl scheint gegenüber einem selbstständig dosierten Trainingsprogramm nicht automatisch einen Vorteil zu haben, sodass ein individuell toleriertes Belastungsprogramm möglich zu sein scheint (Wilson et al. 2018; Head et al. 2019). Dies hat den Vorteil, dass ein passendes Programm zusammen mit dem Athleten ausgewählt werden kann. Dabei spielt neben dem Vorhandensein von Trainingsequipment

Tab. 5.8 Intrinsische und extrinsische Risikofaktoren für eine Achillessehnen-Tendinopathie

Intrinsische Risikofaktoren	Extrinsische Risikofaktoren
• Kraftminderung der Plantarflexoren* • Verminderte neuromuskuläre Kontrolle im Hüftbereich • Dysfunktion der Dorsalextension • Dysfunktion der subtalaren Gelenkbeweglichkeit • Vermehrte Pronation • Hohes Körpergewicht • Systemische Grunderkrankungen • Genetische Prädisposition • Medikamente (Fluorchinolone)*	• Änderung der Trainingsbelastung (Distanz, Geschwindigkeit, Frequenz usw.) und/oder Verringerung der Regenerationszeit • Schuhwerk • Bodenbelag im Training

Tab. 5.9 Diagnostik bei Achillessehnen-Tendinopathie

Anamnese/Inspektion	Palpation	Andere Assessments
• Lokale Verdickung der Sehne • Muskulatur: M. gastrocnemius, Hamstrings, Quadrizeps, Glutealmuskulatur • Angabe des Patienten zu Lokalisation der Beschwerden (myotendinös/Midportion/distal/medial/zentral/lateral) • Fußform	• Krepitation (Peritendineum) • Talus (posterior) • M. plantaris • M. tibialis posterior • M. flexor hallucis longus • Bursa subachillea • Bewegungsausmaß oberes/unteres Sprunggelenk	• Sprungtestungen[1] • Fersenheber-Kraftausdauertest[2] • Kraftmessung Plantarflexoren[2] • Knee-to- Wall-Test • Thompson-Test • Posteriorer Impingement-Test • Royal London Hospital-Test (Abb. 5.28) • Auskultations-Test (Abb. 5.29)

[1]Bei einer Tendinopathie besteht oft eine intensitätsabhängige Schmerz-Korrelation zu den Sprungtestungen: Schmerzen bei bilateralen vertikalen Sprüngen < Schmerzen bei unilateralen vertikalen Sprüngen < Schmerzen bei bilateralen horizontalen Sprüngen < Schmerzen bei unilateralen horizontalen Sprüngen.
(Dies gilt vor allem bei der Testung mit einer Verkürzung der Bodenkontaktzeit unter gleichzeitiger Maximierung von Sprunghöhe/Sprungweite.)
Zur Messung der Explosivkraft werden in der klinischen Praxis oftmals Sprungtestungen eingesetzt. Als orientierende Untersuchung sind Sprungtestungen akzeptabel, allerdings muss bedacht werden, dass Sprungtestungen weder individuelle Bewegungsstrategien berücksichtigen (zum Erreichen der Sprungdistanz) noch selektiv die Kraftqualitäten der Plantarflexoren testen (McAuliffe et al. 2019)
[2]Die Kraft der Plantarflexoren kann als Ausdauertest (im Seitenvergleich) durch einbeinige Fersenheber durchgeführt werden. Beschrieben ist auch die Messung mittels Handheld Dynamometry (HHD). Aufgrund der Stärke der Plantarflexoren erscheint eine Fixation des HHD notwendig, alternativ kann mit einer Kraftmessfeder oder einer Kraftmessplatte gemessen werden. Eine Messung der Kraft nur durch den Fersenheber-Ausdauertest erfasst nicht das vollständige Kraftprofil des Athleten und spiegelt die Ansprüche an die verschiedenen sportartspezifisch-notwendigen Kraftqualitäten (Schnellkraft, Explosivkraft, Maximalkraft usw.) nur unzureichend wieder (McAuliffe et al. 2019). Eine erweiterte apparative Diagnostik kann hier zusätzliche Informationen liefern

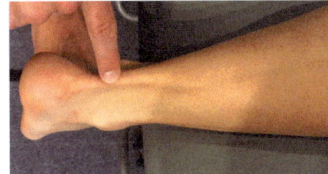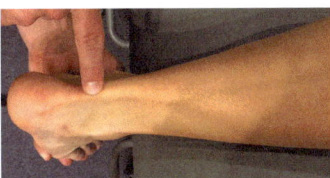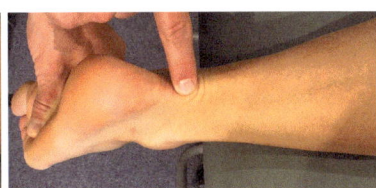

Abb. 5.28 Royal London Hospital-Test. Bauchlage. Unterschenkel und Fuß des Patienten sind über das Ende der Behandlungsbank ausgelagert. (**A**) Palpation der Achillessehne und Aufsuchen des Schmerzpunktes (typische Schmerzlokalisation bei Midportion-Tendinopathie => ca. 2–5 cm proximal des Achillessehnenansatzes am Kalkaneus). (**B**) Aktive Dorsalextension im Sprunggelenk und erneute Palpation der Achillessehne im Bereich des Schmerzpunktes. (**C**) Aktive Plantarflexion im Sprunggelenk und erneute Palpation der Achillessehne im Bereich des Schmerzpunktes. Positiver Test bei Tendinopathie: Schmerz verschwindet in maximaler Dorsalextension

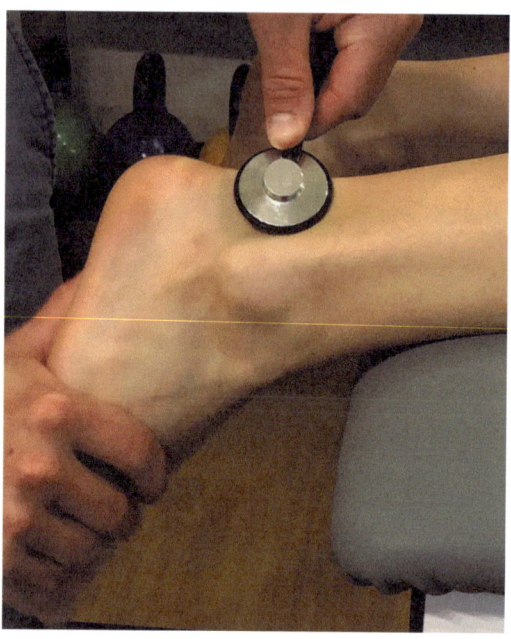

Abb. 5.29 Auskultation. Passive Dorsalextension und Plantarflexion, dabei Auskultation hinsichtlich Krepitation (z. B. bei Peritendinitis)

auch die Compliance eine Rolle. So erfordert das Protokoll nach Alfredson et al. im Vergleich zum Heavy Slow Resistance (HSR)-Trainingsprotokoll ein deutlich höheres Trainingsvolumen (180 Wdh./Tag über 3 Wochen), hingegen ist die Intensität im HSR-Training höher. Neben dem Protokoll nach Alfredson haben sich andere Trainingsprogramme bei Achillessehnen-Tendinopathie etabliert. Tab. 5.10 gibt eine Übersicht über vier mögliche Protokolle.

▶ **Wichtig** In den letzten Jahren hat ein Umdenken begonnen. Weniger die Kontraktionsform (exzentrisch vs. konzentrisch) wird als relevanter Hauptfaktor des Trainings bei einer Tendinopathie angesehen, sondern es werden derzeit Parameter wie Kontraktionsgeschwindigkeit, maximale Belastung und Spannungszeit („Time under Tension") in den Vordergrund der Sehnenrehabilitation gestellt (Malliaras et al. 2013; Couppe et al. 2015).

Tab. 5.10 Übersicht über vier verschiedene Therapieprotokolle bei Achillessehnen-Tendinopathie

	1) Exzentrisches Trainingsprotokoll (Alfredson et al. 1998) (Abb. 5.30)	2) Heavy Slow Resistance Trainingsprotokoll (Beyer et al. 2015) (Abb. 5.31)
Art	• Exzentrisch	• Konzentrisch und exzentrisch
Form	• Fersenheber auf Stufe stehend in Knieflexion und Knieextension	• Fersenheber in Knieextension: Beinpresse, Funktionsstemme • Fersenheber in Knieflexion: Fersenheber-Maschine
Volumen/ Intensität	• 12 Wochen • 2 ×/Tag • 3 × 15	3 ×/Woche: • 3 × 15 RM (Woche 1) • 3 × 12 RM (Woche 2–3) • 4 × 10 RM (Woche 4–5) • 4 × 8 RM (Woche 6–8) • 4 × 6 RM (Woche 9–12) RM: Wiederholungsmaximum
Gewicht	Kraftausdauer (Hypertrophie)	Kraftausdauer, Hypertrophie, Maximalkraft
	3) Progressives Achillessehnen-Programm[1] (Silbernagel et al. 2007)	4) 4-Stufen Programm[2] (Cook und Docking 2015)
Art	• Konzentrisch und exzentrisch	• Konzentrisch und exzentrisch
Volumen/ Intensität	• Phase 1/2: täglich • Phase 3: täglich (ggf. 2–3/Woche) • Phase 4: 2–3/Woche	• Stufe 1: Mehrfach täglich • Stufe 2: Mind. 2 ×/Woche • Stufe 3/4: 3 ×/Woche
Gewicht	• Kraftausdauer, Hypertrophie • Progression zu plyometrischem Training	• Kraftausdauer, Hypertrophie • Progression zu plyometrischem Training

[1]siehe Tab. 5.12
[2]siehe Tab. 5.11

Abb. 5.30 Exzentrisches Training nach Alfredson

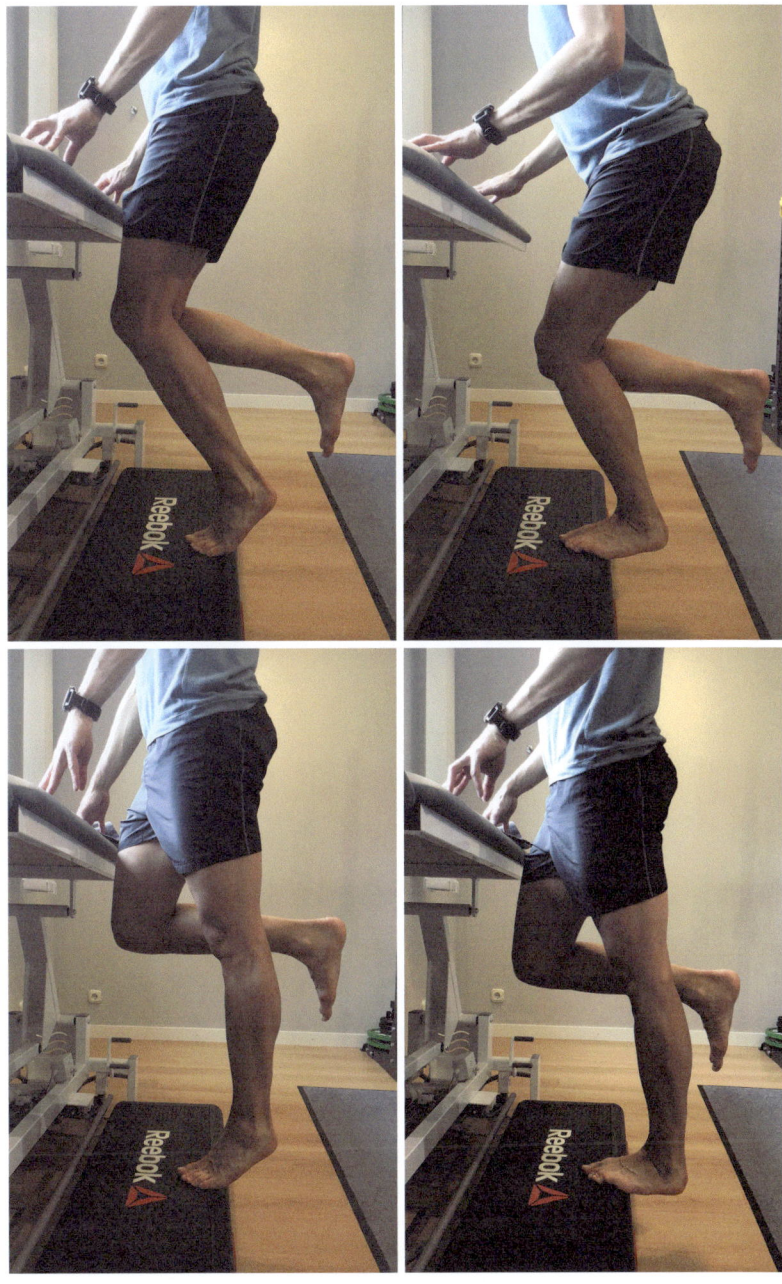

Ein „one-size fits all"-Ansatz durch ein rein exzentrisches Trainingsprotokoll (Alfredson-Protokoll) wird zunehmend verlassen und durch ein Training unter Berücksichtigung des individuellen Kraftprofils und der Bewegungsstrategien in Relation zu den Anforderungen der Zielsportart, ersetzt (McAuliffe et al. 2019).

In Tab. 5.11 und 5.12 sind die Inhalte der Protokolle 3) und 4) hinsichtlich der Therapieinhalte in den einzelnen Progressionsstufen aufgeführt.

Ziel des progressiven Belastungstrainings aller Protokolle ist die Wiederherstellung/Erhöhung der Belastungstoleranz des Gewebes. Eine Gewebeadaption (Abb. 5.32) erfordert eine adäquate Stimulation durch die Trainingsbelastung

Abb. 5.31 Heavy Slow
Resistance-Training

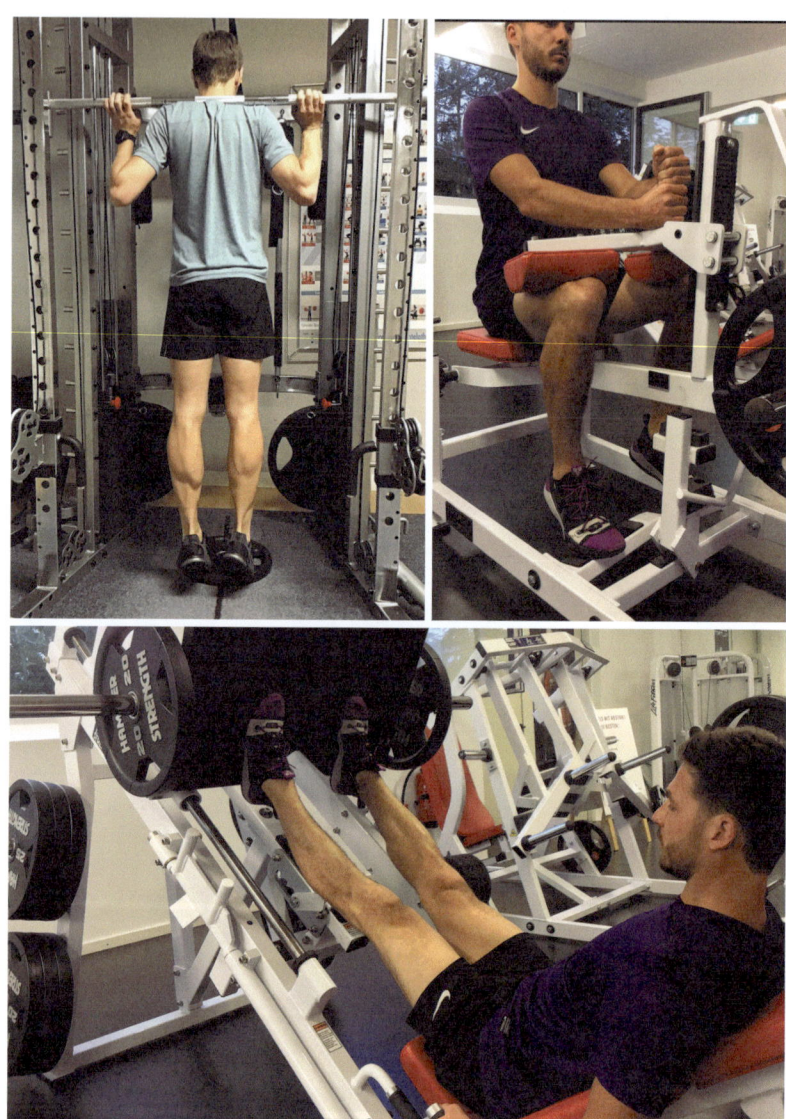

(Dye 2005). Zur Wiederaufnahme von sportlichen Aktivitäten wird ein progressives Training mit Kontrolle von Intensität, Dauer und Frequenz der Sehnenbelastung empfohlen. Vor der Wiederaufnahme von Sprung- oder Laufaktivitäten sollten Alltagsaktivitäten allenfalls zu einer geringen Schmerzprovokation (1–2/10 VAS) führen (Silbernagel und Crossley 2015). Die Steuerung der Belastung in der RTS-Phase kann z. B. durch das Schmerz-Monitoring-Modell (Abb. 5.33) selbstständig durch den Athleten erfolgen. In den späteren Stadien sollte das Rehabilitationstraining parallel zu einem sportartspezifischen Aufbau-

programm (z. B. Laufprogramm, Tab. 5.13), fortgeführt werden. Eine Berücksichtigung der Schmerzintensität während des Trainings und am Folgetag wird empfohlen: bei Schmerzen in einem Bereich 4–5/10 VAS (während des Trainings) und/oder 5–6/10 VAS am Folgetag wird eine Pause von 2–3 Tagen vor der nächsten Trainingseinheit empfohlen. Hingegen können Aktivitäten im Bereich 1–2/10 VAS täglich und Aktivitäten im Bereich 2–3/10 VAS (während des Trainings) bzw. 3–4/10 VAS (am Folgetag) im Abstand zu zwei Regenerationstagen durchgeführt werden (Silbernagel und Crossley 2015).

Tab. 5.11 4-Stufen-Programm nach (Cook und Docking 2015)

Stufe 1	Stufe 2
• Isometrische Plantarflexion • 4–5 × 45 s, 2 min Pause • Mehrfach täglich • Durchführung z. B. sitzend, stehend ein-/beidbeinig, Fersenheber-Trainingsmaschine	• Langsames konzentrisches/exzentrisches Fersenhebertraining • Mit progressivem Zusatzgewicht, mindestens 2 ×/ Woche • Volle Plantarflexionsbewegung ohne Ausweichbewegung (z. B. Supination) • Ziel: Zusatzgewicht unilateraler Fersenheber = 1–1,5-faches Körpergewicht • Wenn notwendig: Fersenheber-Ausdauertraining
Stufe 3	**Stufe 4**
• Erhöhung der Belastungsgeschwindigkeit • Kein Zusatzgewicht • Übungen mit höherer Geschwindigkeit und exzentrischer Komponente (langsame Skippings, schnelles Stufensteigen) • 3 ×/Woche	• Progression von Stufe 3 • Übungen mit erhöhter Geschwindigkeit (schnelle Skippings, Lauf-Training, Richtungswechsel-Training)

Tab. 5.12 Progressives Achillessehnenprogramm nach (Silbernagel et al. 2007)

	Phase 1 (Woche 1–2)	Phase 2 (Woche 2–5)
Patienten-Status	Schmerz und Schwierigkeiten mit allen Aktivitäten. Schwierigkeit mit 10× SL Fersenheber	Schmerz bei Training, Morgensteifigkeit, Schmerzen bei Fersenheber
Ziel	Beginn Training, Verständnis für Verletzung und Schmerz-Monitoring-Modell (Abb. 5.33) • Tägliches Training • Zirkulations-Übungen (Fuß auf-/abwärts bewegen) • DL Fersenheber im Stand (3 × 10–15) • SL Fersenheber im Stand (3 × 10) • Fersenheber im Sitz (3 × 10) • Exzentrische Fersenheber im Stand (3 × 10) • Aufklärung über Schmerz-Monitoring-Modell (Schmerz ok bis maximal 5/10 VAS während und nach Training, mit Rückgang bis zum nächsten Morgen. Keine Progression von Schmerz oder Steifigkeit von Woche zu Woche)	Start Kräftigung • Tägliches Training • DL Fersenheber auf Stufenrand (3 × 15) • SL Fersenheber auf Stufenrand (3 × 15) • Fersenheber im Sitz (3 × 10) • Exzentrische Fersenheber auf Stufenrand (3 × 15) • Schnell-zurückfedernde Fersenheber (3 × 20)
	Phase 3 (Woche 3–12, oder länger)	Phase 4 (Woche 12 bis 72, oder länger)
Patienten-Status	Phase 2 Übungen durchführbar, Morgensteifigkeit möglicherweise erhöht/erniedrigt, kein Schmerz an der Sehneninsertion distal	Minimale Symptome, nicht jeden Tag Steifigkeit, Teilnahme am Sport ohne Schwierigkeiten
Ziel	Schweres Krafttraining, Erhöhung oder Beginn der Lauf- oder Sprungaktivität • Täglich, mit höherer Belastung 2–3 ×/Woche • SL Fersenheber auf Stufenrand mit Zusatzgewicht (3 × 15) • Fersenheber im Sitz (3 × 10) • Exzentrische Fersenheber auf Stufenrand mit Zusatzgewicht (3 × 15) • Schnell-zurückfedernde Fersenheber (3 × 20) • Plyometrisches Training	Erhalt Übungen, Symptomfreiheit • 2–3 ×/Woche • SL Fersenheber auf Stufenrand mit Zusatzgewicht (3 × 15) • Exzentrische Fersenheber auf Stufenrand mit Zusatzgewicht (3 × 15) • Schnell-zurückfedernde Fersenheber (3 × 20)

DL: bilateral, SL: unilateral

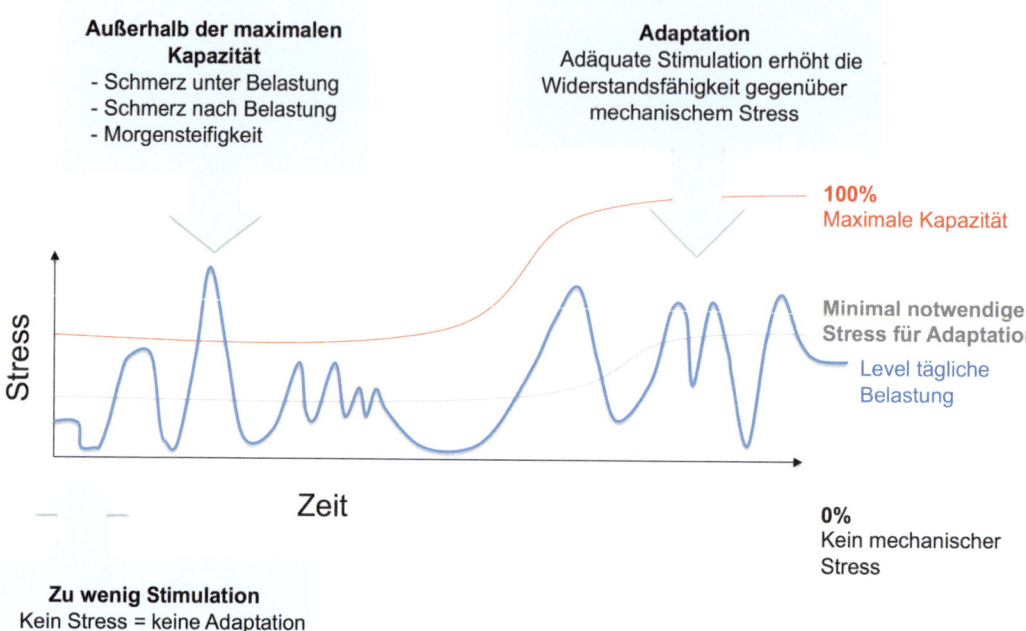

Abb. 5.32 Prinzip der Adaptation. Adaptiert nach B. Dubois/J.F. Esculier

Abb. 5.33 Schmerz-Monitoring-Modell (Silbernagel und Crossley 2015)

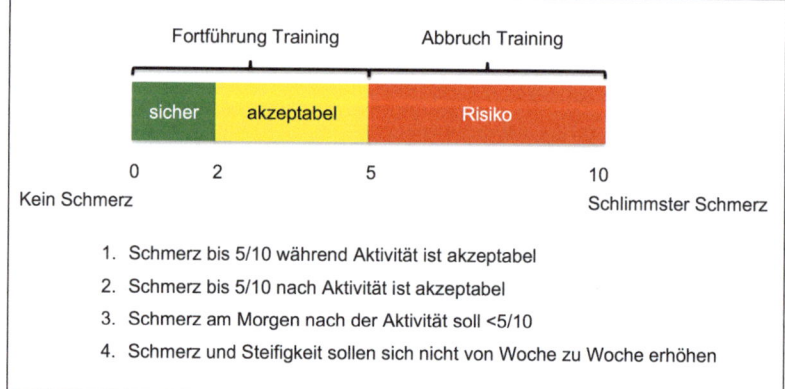

▶ **Praxistipp** Derzeit wird davon ausgegangen, dass vor allem eine (zu schnelle) Belastungssteigerung (Volumen und/oder Intensität) in einem direkten Zusammenhang mit tendinopathischen Beschwerden steht. Basierend auf dieser Annahme sind Schlüsselkonzepte in der Therapie der Tendinopathie das individuelle Belastungs-Management und das lokale Training der Plantarflexoren.

Die Rolle kinematischer und kinetischer Faktoren wird, ausgehend von der Annahme,

dass die Sehne an jegliche (also auch möglicherweise biomechanische ungünstigere) Belastung adaptiert, mitunter als sekundär erachtet.

Die Komplexität der Zusammenhänge, die zu einer Tendinopathie führen, wurde bislang jedoch noch nicht vollständig verstanden. Daher erscheint eine Betrachtung allein aus der Perspektive des Belastungs-Managements möglicherweise ein zu reduktionistischer Ansatz zu sein, der die multifaktorielle Interak-

Tab. 5.13 Return-to-Sport-Programm für Läufer (Silbernagel und Crossley 2015)

Tag	Aktivität
1	Joggen 30 min + Rehabilitations-Übungen
2	Gehen 70 min + Rehabilitations-Übungen
3	Gehen 70 min + Rehabilitations-Übungen
4	Laufen 85 % für 20 min + Rehabilitations-Übungen
5	Gehen 70 min + Rehabilitations-Übungen
6	Gehen 70 min + Rehabilitations-Übungen
7	Gehen 70 min + Rehabilitations-Übungen
8	Laufen 85 % für 20 minn + Rehabilitations-Übungen
9	Gehen 70 min + Rehabilitations-Übungen
10	Gehen 70 min + Rehabilitations-Übungen
11	Gehen 70 min + Rehabilitations-Übungen
12	Joggen 30 min + Rehabilitations-Übungen
13	Gehen 70 min + Rehabilitations-Übungen
14	Gehen 70 min + Rehabilitations-Übungen
15	Laufen 85 % für 20 min + Rehabilitations-Übungen
16	Gehen 70 min + Rehabilitations-Übungen
17	Gehen 70 min + Rehabilitations-Übungen
18	Gehen 70 min + Rehabilitations-Übungen
19	Laufen 85 % für 20 min + Rehabilitations-Übungen
20	Gehen 70 min + Rehabilitations-Übungen
21	Gehen 70 min + Rehabilitations-Übungen

Tab. 5.14 Übungsbeispiele zum Training des Dehnungs-Verkürzungs-Zyklus (Maestroni et al. 2020)

Phase 1	Phase 2	Phase 3	Phase 4
Drop Landungen (6 × 8 Wdh.)	Pogo Sprünge (8 Kontakte × 8 Wdh.)	Seilsprünge (15 Kontakte × 5 Sätze)	Vertikale Dropjumps (5 × 3 Wdh.)

gen wären dahingegen weiter rechts (hohe Geschwindigkeit, wenig externe Last) einzuordnen. Da die derzeitigen medizinischen Ansätze primär den „linken" Teil der Kraft-Geschwindigkeits-Relation berücksichtigen, zeigt die Tab. 5.14 einige Übungsbeispiele für den geschwindigkeitsbasierten Bereich. Tab. 5.15 zeigt exemplarisch ein phasenweises Training verschiedener Kraftfertigkeiten.

Abb. 5.34 zeigt eine orientierende Einordnung verschiedener plyometrischer Belastungen im Hinblick auf Bodenkontaktzeit und die Bodenreaktionskraft (Abb. 5.34 und 5.35)

▶ **Praxistipp** Eine Nahrungsergänzung mit Kollagen kann bei muskuloskelettalen Verletzungen (bei Beteiligung des kollagenen Gewebes) erwogen werden (Abb. 5.36).

Als Ergänzung zu den oben beschriebenen Behandlungsprotokollen bei Achillessehnen-Tendinopathie, zeigt Abb. 5.37 ein Flussdiagramm zur Diagnostik und Therapie akuter bzw. nicht-akuter tendinopathischer Beschwerden im Bereich der Midportion der Achillessehne (Martin et al. 2018).

5.4.2 Beschwerden im Ansatzbereich der Achillessehne

tion potenzieller Ursachen nicht ausreichend berücksichtigt. So könnte beispielweise eine Intensivierung der Belastung individuelle biomechanisch-ungünstige Eigenschaften erst exponieren, die dann zu Beschwerden führen. Oder anders gesagt, erscheint eine Analyse der technischen Ausführung sportartspezifischer Bewegungen zusammen mit dem Trainerteam ein wichtiger Faktor, um eine „holistischere" Betrachtung der individuellen Bewegungsstrategie des Athleten (und die Potenzialbereiche) zu erhalten.

Grundsätzlich erscheint im Hinblick auf die verschiedenen Kraftqualitäten ein Training über das gesamte Spektrum der Kraft-Geschwindigkeits-Relation sinnvoll („Surf the Curve"). So entspricht das HSR-Training im Prinzip einem Training mit langsamen Geschwindigkeiten und hoher Belastung (d. h. dieses Training wäre im linken Bereich der Kraft-Geschwindigkeits-Relation einzuordnen). Plyometrische Belastun-

Differenzialdiagnostisch kommen für ansatznahe Beschwerden der Achillessehne eine Ansatztendinopathie, eine retrokalkaneare Bursitis oder eine oberflächliche kalkaneale Bursitis in Frage (Baumbach et al. 2017).

Pathogenese für ansatznahe Beschwerden kann möglicherweise die lokale Hyperkompression der Sehne an ihrem Ansatz sein (Cook und Purdam 2012; Chimenti et al. 2017b). Dabei kön-

Tab. 5.15 Beispiele für Trainingsvarianten bei Achillessehnen-Tendinopathie in Zusammenhang mit einer verminderten Kapazität des M. triceps surae (Maestroni et al. 2020)

Phase	Ziel	Übungen
Phase 1: Schwerpunkt Schmerzkontrolle/Kapazität	Verbesserung Kraftausdauer und Verminderung Schmerzen	• Sitzende unilaterale Fersenheber (3 Sätze mit akzeptabler Belastung bis zur Muskelerschöpfung) • Isometrische Fersenheber in Funktionsstemme (3 × 45 s)
Phase 2: Schwerpunkt Kraft	Erhöhung Muskelkraft und muskulotendinöse Steifigkeit	• Exzentrische Fersensenker (4 × 10) • Stand: Unilaterale Fersenheber (4 × 6–8 RM) • Split Squat, hinteres Bein in Elevation (4 × 6 RM) • Drop Landungen (4 × 4)
Phase 3: Schwerpunkt Schnellkraft und Explosivität	Erhöhung Schnellkraft/ Explosivität	• Split Squat (3 × 3 RM) • Pogos (3 × 15–20 Kontakte) • Dropjumps (4 × 4, aus 20 cm Höhe)
Phase 4: Steigerung Schnellkraft und Explosivität	Erhöhung Schnellkraft, Explosivität und Steifigkeit	• Front Squat (3 × 2 RM) • Dropjumps (5 × 3, aus 40 cm) • Unilaterale Dropjumps (3 × 3 pro Seite, aus 20 cm)

RM: Wiederholungsmaximum

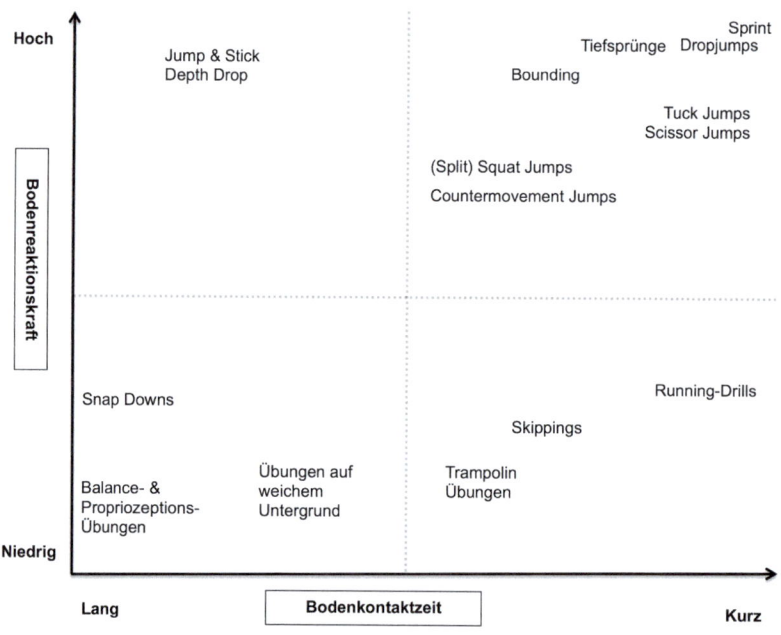

Abb. 5.34 Bodenkontaktzeit und Bodenreaktionskraft ausgewählter plyometrischer Trainingsvarianten. In Anlehnung an (Lievens et al. 2019) und F. Silver

nen repetitive Aktivitäten in Dorsalextension eine Rolle spielen (Silbernagel et al. 2020). Der oberflächliche Achillessehnenanteil erfährt durch den Zug des M. gastrocnemius und des M. soleus v. a. axiale Zugkräfte (Lyman et al. 2004; Chimenti et al. 2017a). Hingegen ist der tiefe Sehnenanteil tranversalen Kompressionskräften am Kalkaneus ausgesetzt, wodurch sich möglicherweise die unterschiedlichen Pathologien an der Sehne erklä-

ren lassen (Lokalisation der Pathologie in Abhängigkeit von Zugkraft oder Kompressionskraft) (Chimenti et al. 2017b). Klinisch lassen sich Beschwerden durch eine sorgfältige Palpation oftmals abgrenzen. Die Ansatztendinopathie der Achillessehne geht mit Schmerzen im Bereich des Sehnenansatzes am posterioren Kalkaneus einher. Die retrokalkaneare Bursitis ist charakterisiert durch eine schmerzhafte Weichteilschwel-

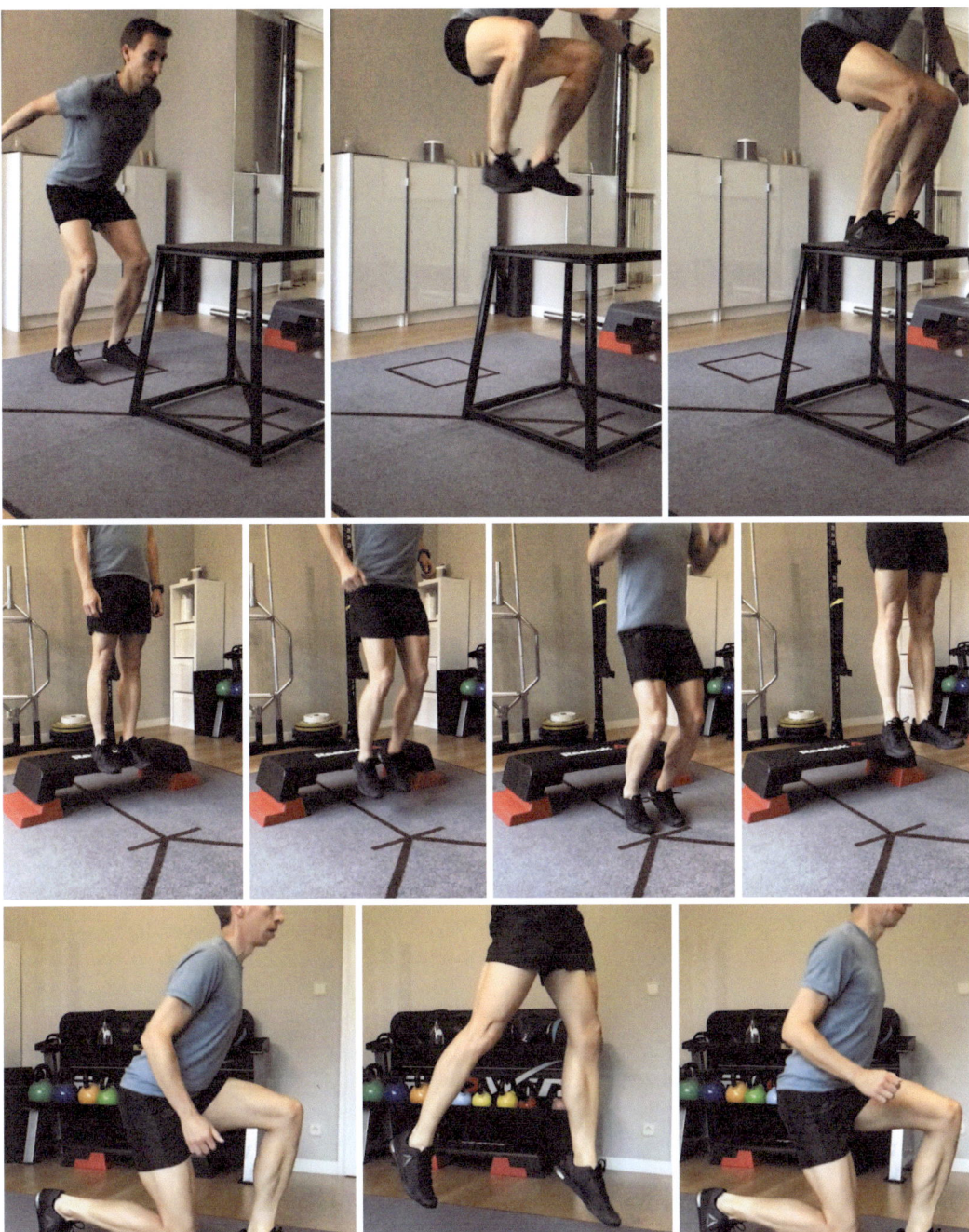

Abb. 5.35 Boxjump, bilateraler Dropjump, Split-Squat Jump

lung medial und lateral der Achillessehne auf Höhe des posterior-superioren Kalkaneus, die oberflächliche kalkaneare Bursitis äußert sich durch eine sichtbare, schmerzhafte Schwellung im Bereich des posterolateralen Kalkaneus (Baumbach et al. 2017). In einem engen Zusammenhang mit der retrokalkanearen Bursitis steht der Kager-Fettkörper, dem eine Stoßdämpfer-Funktion für die Achillessehne zugeschrieben wird (Malagelada et al. 2020).

Zutaten (für 8 Portionen)	Zubereitung
• 80g (1/2 Tasse) Gelatine (z.B. Knox®) • 80g (1/2 Tasse) Great Lakes Hydrolyzed Collagen • 1 ½ Tasse Vit. C angereicherter Saft (z.B. Ribena®) • Alternativ 500mg Vit. C verwenden, wenn kein Vit. C angereicherter Saft • 1 Tasse Wasser	• 1 ½ Tasse Ribena® aufwärmen (nicht kochen) • Gelatine und Kollagen mit dem Wasser vermischen • Aufgewärmten Saft zur Gelatine/Kollagen hinzufügen und rühren bis aufgelöst • Gelatine in flache Schale oder Form gießen (z.B. Eiswürfel-Form) • In den Kühlschrank stellen • In 8-10 Portionen teilen • 1 Portion 30-60 Minuten vor dem Training

Abb. 5.36 Nahrungsergänzung (Shaw et al. 2017)

Vergleichbar mit der Midportion-Tendinopathie wird auch in der Therapie ansatznaher Beschwerden der Achillessehne ein progressives Belastungstraining der unteren Extremität empfohlen (Cook et al. 2018). Die Ergebnisse des „traditionellen" exzentrischen Plantarflexoren-Trainings (Fersenheber) führen bei ansatznahen Beschwerden zu weniger guten Ergebnissen, wie bei einer Tendinopathie im Bereich der Midportion (Chimenti et al. 2017b). Möglicherweise lassen sich die Ergebnisse durch eine Vermeidung von Dorsalextensions-Positionen (= Limitation der lokalen Hyperkompression) in den einzelnen Trainingsvarianten optimieren.

5.4.3   Achillessehnenruptur

Die Achillessehne ist die stärkste Sehne im menschlichen Körper, und dennoch ist sie anfällig für Rupturen. Diese betreffen am häufigsten männliche Freizeitsportler im Alter zwischen 30 und 50 Jahren (Eliasson et al. 2018). Untersuchungen beschreiben eine steigende Inzidenz von Achillessehnenrupturen mit zwei Altersgipfeln, zum einen um das 30. Lebensjahr und zum anderen zwischen dem 65. und 75. Lebensjahr (Lantto et al. 2015a).

Ein Zusammenhang der Ruptur mit einer vorbestehenden Degeneration (meist im Bereich der Midportion) ist beschrieben (Tallon et al. 2001). Inwieweit eine Abnahme der Sehnensteifigkeit, wie sie bei tendinopathischen Veränderungen der Achillessehne in Elastografie-Untersuchungen beobachtet wurde, ein Fortschreiten zu Mikroläsionen durch die hohen (physiologischen) Belastungen begünstigen kann, ist derzeit unklar (Coombes et al. 2018). Im Falle einer vorbestehenden Tendinopathie der Achillessehne kommt es jedoch nur in 4 % der Fälle tatsächlich zu einer Ruptur der Sehne (Yasui et al. 2017). Ein Großteil der Betroffenen hat vor der Ruptur keine klinischen Beschwerden. Das Risiko einer kontralateralen Ruptur ist im Falle einer primären Ruptur erhöht (Aroen et al. 2004).

Ein typischer Mechanismus ist die Kombination einer Kontraktion des M. triceps surae (Pushoff) in forcierter Dorsalextensions-Position des Sprunggelenkes (häufig mit Extension des Kniegelenkes) (Lemme et al. 2019).

Diagnostik

Athleten berichten von einem Gefühl, als hätten sie einen „Tritt gegen den Unterschenkel von hinten" bekommen (reflexartig erfolgt oft ein typischer Blick nach hinten). Mit Hilfe einer Kompensation durch andere Muskeln ist Gehen auch nach einer Achillessehnenruptur mitunter noch möglich, zumal Schmerzen nicht zwingend führend sein müssen. In der Inspektion kann sich in

Klinischer Befund C

- Schleichender Symptombeginn
- Schmerzen 2-6cm proximal der Insertion der Achillessehne
- Schmerzen bei Palpation des mittleren Sehnenanteils (Midportion)
- Positives Arc Sign
- Positiver Royal London Hospital Test

Akut	Nicht-Akut

Diagnostische Indikatoren

- Rötung, Überwärmung, Schwellung
- ≤3 Monate Dauer
- Starker Schmerz mit Limitation von niedrig-belastenden Aktivitäten (z. B. Gehen)

Diagnostische Indikatoren

- Keine Rötung, Überwärmung, Schwellung
- >3 Monate Dauer
- Schmerz nach Beginn oder nach Beendigung von höher-belastenden Aktivitäten (z. B. Springen, Laufen)

Assessment

Ergebnismessungen (Patient) A

- VISA-A (für Schmerz oder Steifigkeit)
- FAAM oder LEFS (für Aktivitäts- oder Partizipationseinschränkung)

Messungen der körperlichen Einschränkungen B

- Dorsalextension Sprunggelenk
- Bewegungsausmaß Subtalargelenk
- Kraft und Ausdauer Plantarflexoren
- Höhe Fußgewölbe (statisch)
- Alignement Vorfuß
- Palpationsschmerz

Messungen der körperlichen Leistung B

- Hop Tests
- Ausdauer Fersenheber-Test

Interventionen

Akut	Nicht-Akut

Schmerz und Entzündung
- Iontophorese mit Dexamethason **B**

Bewegungsverlust
- Dehnung der Plantarflexoren (mit Knie in Flexion/Extension) **C**
- Gelenk- und/oder Weichteilmobilisation F

Schmerzhafte Bewegung
- Rigides Tape **F**

Sonstiges
Patientenaufklärung über Fortführung (schmerzadaptiert) der Aktivität **B**, Risikofaktoren, Krankheitsverlauf **E**

Training
- Belastungstraining: Exzentrisch, konzentrisch/exzentrisch oder hohe Last + langsame Geschwindigkeit **A**

Bewegungsverlust
- Dehnung der Plantarflexoren (mit Knie in Flexion/Extension) **C**
- Gelenk- und/oder Weichteilmobilisation **F**

Schmerzhafte Bewegung
- Rigides Tape **F**

Abnormale muskuloskelettale und biomechanische Auffälligkeiten
- Neuromuskuläres Training **F**

Sonstiges
Patientenaufklärung über Fortführung (schmerzadaptiert) der Aktivität **B**, Risikofaktoren, Krankheitsverlauf **E**

Abb. 5.37 Flussdiagramm Achillessehnen-Tendinopathie (Midportion). Nach (Martin et al. 2018). A = starke Evidenz, B = moderate Evidenz, C = schwache Evidenz, D = widersprüchliche Evidenz, E = theoretische Evidenz, F = Expertenmeinung

der Ruheposition des Fußes (Bauchlage) ein Seitenunterschied (nicht betroffenes Sprunggelenk steht mehr in Plantarflexion) durch den Spannungsverlust der Wadenmuskulatur zeigen. Das Bewegungsausmaß der passiven Dorsalextension ist oftmals im Seitenvergleich erhöht. Dazu ist der betroffene Sportler nicht in der Lage, einbeinige Fersenheber auf der Ruptur-Seite durchzuführen. Im Gang wird die Vorwärtsbewegung der Tiba (= Dorsalextension) in der Standbeinphase vermieden. Der Thompson-Test ist positiv.

Therapie

Grundsätzlich ist eine konservative[2] oder operative Behandlung der Achillessehnenruptur möglich, die Unterschiede beider Therapieansätze wird als nur geringfügig beschrieben (Holm et al. 2015). Eine operative Therapie verringert im Vergleich zur nichtoperativen Therapie das Risiko einer Reruptur und erlaubt eine schnellere Rehabilitation und eine schnellere Rückkehr zum Sport (Lantto et al. 2016; Reda et al. 2019). Auf der anderen Seite sind bei einer operativen Therapie eine höhere Rate anderer Komplikationen beschrieben (Erickson et al. 2015 a,b). Möglicherweise spielt die Rehabilitation eine wichtigere Rolle als die initiale Therapie (Holm et al. 2015).

Postoperative Rehabilitation Derzeit gibt es keinen Konsensus für ein optimales Rehabilitations-Protokoll nach einer operativen Versorgung der Achillessehnenruptur. Auch noch lange nach einer Achillessehnenoperation bestehen Kraftdefizite und/oder Funktionseinschränkungen im Unterschenkelbereich (Kastoft et al. 2019).

Einerseits können Belastungen die Sehnenheilung unterstützen (Andersson et al. 2009), andererseits wird eine Stabilität der Achillessehnennaht von (nur) 550 N beschrieben – die Belastungen bei Aktivitäten wie Gehen (1500 N) oder Laufen (bis zu 8000 N) übersteigen diese Kapazität um eine Vielfaches (Eliasson et al. 2018). Betroffene Athleten wurden in der

Vergangenheit daher nach einer Operation für einen längeren Zeitraum immobilisiert und es erfolgt eine Limitation der Bewegung. Hintergrund ist, dass in der frühen postoperativen Phase ein potenziell höheres Risiko einer Elongation der Sehne bestehen könnte. Insbesondere die frühzeitige Mobilisation wird unter dem Gesichtspunkt einer Elongation der Sehne mit nachteiligen Folgen für die spätere Funktion diskutiert (Kangas et al. 2007). Meist wird über einen Zeitraum von 6–12 Wochen postoperativ berichtet, in dem es zu einer Elongation der Sehne kommen kann (Okoroha et al. 2020). Aktuelle Untersuchungen beschreiben sogar ein Zeitfenster von bis zu 26 Wochen (Eliasson et al. 2018).

Dabei erfolgen lediglich 50 % der Gesamt-Elongation in den ersten 3 Monaten postoperativ und weitere 50 % in den folgenden 3 Monaten. Eine anfängliche Immobilisation (gegenüber einer Teilbelastung oder einer frühzeitigen passiven Mobilisation der Dorsalextension) hat anscheinend keinen Einfluss auf das Auftreten dieser Elongation. Andere Untersuchungen bestätigen, dass es unabhängig von einer anfänglichen Belastungslimitation regelhaft zu einer Elongation der Sehne postoperativ kommt (Okoroha et al. 2020). Das heißt, die derzeitige Evidenz deutet darauf hin, dass es unabhängig von einer frühen oder späteren Vollbelastung zu einer Elongation der Sehne im postoperativen Verlauf kommt. Eine zu starke Elongation der Sehne könnte im Hinblick auf die Plantarflexoren-Funktion ein Problem darstellen, da die Elongation zu einer Veränderung des Längen-Spannungs-Verhältnisses der Wadenmuskulatur führen kann. Möglicherweise erklärt sich hieraus auch die regelhaft lange anhaltende Schwäche des M. triceps surae.

Betrachtet man das funktionelle Ergebnis nach früher Vollbelastung postoperativ, scheint es hierdurch zu keinem negativen Effekt zu kommen. So konnte kein nachteiliger Effekt einer frühzeitigen Vollbelastung (bei Einschränkung des Bewegungsausmaßes für 8 Wochen) gegenüber einer Immobilisation nachgewiesen werden (Kastoft et al. 2019). Die frühe Freigabe der Belastung scheint sich v. a. positiv auf die Patientenzufriedenheit auszuwirken. So konnte für eine

---

[2] Unter Berücksichtigung verschiedener Faktoren wie Alter, zeitlicher Abstand zur Ruptur, Sehnenadaptation unter sonografischer Kontrolle usw.

progressive Rehabilitation (direkte postoperative Vollbelastung in pneumatischer Orthese mit Einschränkung der Dorsalextension für 4 Wochen, Training der aktiven Plantarflexion aus der 0-Stellung ohne Belastung für 1 h/täglich) eine höhere Patientenzufriedenheit ohne negative Beeinflussung des funktionellen Therapieergebnisses gezeigt werden (Aufwerber et al. 2020). Die frühzeitige Vollbelastung (im Vergleich zur Immobilisation) führt jedoch nicht zwangsläufig zu einer Verhinderung lang anhaltender Kraftdefizite der Wadenmuskulatur (Lantto et al. 2015b; Kastoft et al. 2019).

> **Zusammenfassung**
> - Das Zeitfenster für eine potenzielle Elongation der Sehne ist möglicherweise deutlich länger als angenommen (bis zu 26 Wochen postoperativ).
> - Die frühe Freigabe der Vollbelastung führt zu einer Erhöhung der Lebensqualität und Patientenzufriedenheit.
> - Die frühzeitige Vollbelastung führt aber nicht zwangsläufig zu einem besseren funktionellen Ergebnis (z. B. Kraft) im späteren Verlauf.

Nicht klar ist derzeit, welche Konsequenz diese Beobachtungen (insbesondere die Elongation der Sehne) für Leistungssportler hat. Gerade für Sportarten, die einen hohen Anteil an plyometrischen Aktivitäten haben, spielt die Sehnenfunktion eine entscheidende Rolle. Eine Sportfähigkeit erreichen nach der operativen Versorgung 80 % aller Athleten, dabei ist jedoch nicht klar, wie viele Athleten wieder aktiv auf ihrem prätraumatischen Niveau teilnehmen können (Zellers et al. 2016). Bei Leistungssportlern (Basketball, Football, Baseball, Hockey) zeigt sich im ersten Jahr nach der Wiederaufnahme des ursprünglichen Sports ein niedrigeres Leistungsniveau (Anzahl der Spiele, Spielzeit, Leistungsstatistik), welches sich dann im zweiten Jahr normalisiert (Trofa et al. 2017). Im (professionellen) Fußball besteht nach erfolgreicher Rückkehr auch 2 Jahre

nach der Verletzung immer noch ein vermindertes Leistungsniveau. Ca. 30 % der Athleten kehren nicht mehr in ihre Sportart auf ihrem ursprünglichen Niveau zurück (Trofa et al. 2017; Trofa et al. 2018). Die durchschnittliche Dauer bis zum Erreichen der Sportfähigkeit wird mit 6 Monaten (2,95–10,4 Monate) angegeben. Die Wiederherstellung der Funktion variiert jedoch individuell sehr stark (3–12 Monate), wodurch sich möglicherweise die hohe Variabilität des Return-to-Sport-Zeitpunktes erklären lässt (Zellers et al. 2016). Die Funktion der Plantarflexoren (einbeinige Fersenheber) steht dabei im Zusammenhang mit der Sportfähigkeit.

Das physiotherapeutische Vorgehen nach Achillessehnenruptur ist sehr unterschiedlich, ein Konsensus existiert derzeit nicht (Kearney et al. 2015).

In der Rehabilitation sollte berücksichtigt werden, dass sowohl höhere Belastungen (Gewicht) als auch höhere Geschwindigkeiten zu einer vermehrten Sehnenbelastung führen. Demnach bietet es sich an, anfangs Gewicht und Bewegungsgeschwindigkeit zu limitieren. In der Praxis wird meist nach einem Zeitfenster von 6–8 Wochen die Orthese entfernt und die Vollbelastung spätestens zu diesem Zeitpunkt freigegeben. Einen Konsensus zum Zeitpunkt für den Beginn mit Trainingsformen wie Stabilometrie, Krafttraining, Plyometrie usw. gibt es nicht. Ein möglicher Beginn des (leichten) lokalen Krafttrainings wird z. B. nach 6 Wochen, (leichte) plyometrische Trainingseinheiten nach 16 Wochen beschrieben (Okoroha et al. 2020). In Anbetracht der beschriebenen RTS-Zeitfenster von nur 2,95 Monaten (s. o.), scheint eine Progression aber individuell auch schneller möglich zu sein.

Zu Beginn kann mit leichten Widerständen in die Plantarflexion gearbeitet werden und je nach Verfügbarkeit ein Aquatraining durchgeführt werden. Anschließend ist eine Progression zu sitzenden unilateralen Fersenhebern und dann zu stehenden bilateralen sowie unilateralen Fersenhebern möglich. Denkbar wäre ein initiales Okklusionstraining der unteren Extremität während dieser Trainingsphase (Yow et al. 2018). Tab. 5.16 zeigt ein exemplarisches Rehabilitationsprotokoll (Okoroha et al. 2020).

Tab. 5.16 Beispielhaftes Rehabilitationsprotokoll nach operativer Therapie bei Achillessehnenruptur (Okoroha et al. 2020)

Woche 0–6	• 0–2 Wochen: Schiene in 20° Plantarflexion, Entlastung • 2–4 Wochen: Orthese (Stiefel) mit Fersenerhöhung (4 cm), schmerzadaptierte Belastung • 4–6 Wochen: Orthese (Stiefel) mit Fersenerhöhung (2 cm), schmerzadaptierte Belastung
Woche 6–12	• Nach 6 Wochen: schmerzadaptierte Belastung, normaler Schuh (ohne Fersenerhöhung), Beginn Krafttraining
Woche 12–16	• ROM und Dehnung der AS, gutes Gangbild (Abrollen, guter Fersenaufsatz und Abdruck), Widerstandstraining am Sprunggelenk, beidbeinige Beinpresse, Fersenheber in der Beinpresse (bilateral zu unilateral) mit Progression zu bilateralen Fersenhebern unter Vollbelastung, Propriozeptions-Training, Weichteil- und Gelenkmobilisation nach Bedarf, Ergometer als kardiovaskuläres Training • **Progressionskriterien:** Gute Mechanik im Gang, Plantarflexorenkraft 4/5 (Durchführung von 10 Fersenhebern in partiellem Bewegungsausmaß)
Woche 16–20	• Progression der vorherigen Übungen: Progression zu unilateralen Fersenhebern, Stairmaster, isokinetisches Training Sprunggelenk (Inversion/Eversion, Dorsalextension/Plantarflexion). Beginn mit Sprung-Progressionen: Beinpresse, Mini-Trampolin, Boden. Beginn mit leichter Plyometrie • **Progressionskriterien:** Seitengleiches Bewegungsausmaß, Durchführung von 20 unilateralen Fersenhebern (volles Bewegungsausmaß und schmerzfrei), 30 s bilaterale Sprünge auf der Stelle in guter Qualität
Monate 5–6	• Beginnen mit Joggen oder Laufen, sobald Sprünge in guter Qualität durchgeführt werden können, sportspezifisches Training **Kriterien für Beendigung der Rehabilitation (Sportler):** Gutes Gangbild, LSI ≥85 % für SL Hop for Distance und SL Balance

SL: unilateral, DL: bilateral, ROM: Bewegungsausmaß, AS: Achillessehne, LSI: Limb Symmetry Index

Einen Konsensus hinsichtlich zu erfüllender Kriterien für die Wiederaufnahme von Sportaktivitäten nach Achillessehnenruptur gibt es derzeit ebenfalls nicht. Die in Kap. 3 beschriebenen RTS-Kriterien könnten zur Entscheidungsfindung herangezogen werden. Es konnte gezeigt werden, dass der Zeitpunkt der Wiederaufnahme von Joggen (im Durchschnitt 15 Wochen postoperativ) mit dem Zeitpunkt der Durchführung eines unilateralen Fersenhebers korreliert sowie die Durchführung von 20 unilateralen Fersenhebern mit der Wiederaufnahme aller sportlichen Aktivitäten (Toyooka et al. 2017). Daher könnten diese einfachen Testungen vor der geplanten Freigabe für Laufaktivitäten durchgeführt werden. Da sich Belastungen wie sie im Sprung oder Lauf auftreten (vielfaches Körpergewicht in kurzer Zeit, z. B. im Absprung beim Hochsprung) durch ein traditionelles Krafttraining (Fersenheber) nicht simulieren lassen, erscheint ein Training (und eine Testung vor Belastungsfreigabe für den Zielsport) am „anderen Ende des Spektrums" absolut notwendig. Hier sollte dann der Fokus weniger auf einer Erhöhung des Gewichts, sondern auf die Spezifität des Trainings gelegt werden (sprungspezifische Elemente, laufspezifische Elemente).

Aufgrund des erhöhten Risikos einer kontralateralen Ruptur sollte auch die nicht-betroffene Seite in die Therapie einbezogen werden. Die tiefe Dorsalextension mit zunächst exzentrischer und anschließender konzentrischer Kontraktion kann durch Varianten wie Rückwärtsfedern, Sprünge oder rückwärts-federnde Aufsteiger simuliert werden. Später kann dieser Bewegungsablauf im Rahmen von komplexeren Bewegungsaufgaben mit höherer Repräsentativität der jeweiligen Sportart in das Training integriert werden. Eine passive Mobilisation der Dorsalextension scheint keinen Vorteil gegenüber einer Mobilisation durch ein Krafttraining in tiefer endgradiger Dorsalextension zu haben. Vor dem Hintergrund der verminderten Steifigkeit der Achillessehne (bei einer Tendinopathie) und der ohnehin zu erwartenden Elongation stellt sich die Frage, ob ein passives Dehnprogramm überhaupt sinnvoll ist. Alternativ könnte die (kontextrelevante) Flexibilität unter Spannung trainiert werden (d. h. verschiedene Kombinationen relevanter Rumpfpositionen und

Hüftrotationseinstellungen im Umkehrpunkt von der exzentrischen tiefen Dorsalextension zur konzentrischen Plantarflexion).

Im Rahmen der sportartspezifischen Integration (falls für den Zielsport des Athleten notwendig) sollten Beschleunigung, Abbremsen und Richtungswechsel integriert werden.

▶ **Praxistipp Sehnen-Tremor**

In der Durchführung der exzentrischen Fersenheber-Trainingsvarianten zeigen Patienten in der Abwärtsbewegung Oszillationen in der Wadenmuskulatur (Seth O'Neill). Ein Training dieser Oszillationen kann durch das Stoppen auf verschiedenen Höhen in der Abwärtsbewegung der Fersenheber (ausgehend von der Ausgangshöhe) durchgeführt werden.

In einem aktuellen Konsensus-Statement zur den Return-to-Sport-Assessments nach Verletzungen der unteren Extremität im Fußball sind für Verletzungen im Bereich des M. triceps surae als apparative Untersuchungen eine isokinetische Kraftmessung, eine Dropjump/Kraftmessplatten-Analyse sowie der Illionois-Agility-Test beschrieben (Bisciotti et al. 2019).

▶ **Praxistipp**

- Als Alternative zu kostenintensiven Messvorrichtungen kann eine Kraftmessung auch über eine 1RM-Kalkulation (z. B. durch Fersenheber in der Beinpresse, in der Funktionsstemme usw.) oder die Verwendung eines Wii-Balance Boards durchgeführt werden.
- Für die exzentrische Kraft der Plantarflexoren wird das 2-fache Körpergewicht (+ eigenes Gewicht) angestrebt.
- Für die Sprunganalyse kann MyJump2 (App) hilfreich sein.
- Eine Standardisierung der Höhe während der Durchführung der Fersenheber ist einfach über ein Maßband möglich.
- Aufgrund des Verletzungsmechanismusses scheint neben dem Dropjump auch ein Countermovement-Jump ein geeigneter Test zu sein.

Zusammenfassung

Assessments

- Maximalkraft: 1RM-Test (oder Kalkulation ausgehend von RM > 1), HHD/Kraftmessfeder (isometrisch), Kraftmessplatte
- Explosive Kraftentwicklung: Reaktiver Kraft-Index (Beschleunigungssensor, Kraftmessplatte, MyJump2)
- Kraftausdauer: Fersenheber-Ausdauertest mit Höhenstandardisierung (Sman et al. 2014a)

Literatur

Abouelela AA, Zohiery AK (2012) The triple compression stress test for diagnosis of tarsal tunnel syndrome. Foot (Edinb) 22(3):146–149

Ahmad M, Tsang K, Mackenney PJ, Adedapo AO (2012) Tarsal tunnel syndrome: a literature review. Foot Ankle Surg 18(3):149–152

Alfredson H (2011) Midportion Achilles tendinosis and the plantaris tendon. Br J Sports Med 45(13): 1023–1025

Alfredson H, Pietila T, Jonsson P, Lorentzon R (1998) Heavy-load eccentric calf muscle training for the treatment of chronic Achilles tendinosis. Am J Sports Med 26(3):360–366

Anandacoomarasamy A, Barnsley L (2005) Long term outcomes of inversion ankle injuries. Br J Sports Med 39(3):e14; discussion e14

Andersson T, Eliasson P, Aspenberg P (2009) Tissue memory in healing tendons: short loading episodes stimulate healing. J Appl Physiol (1985) 107(2): 417–421

Aroen A, Helgo D, Granlund OG, Bahr R (2004) Contralateral tendon rupture risk is increased in individuals with a previous Achilles tendon rupture. Scand J Med Sci Sports 14(1):30–33

Aufwerber S, Heijne A, Edman G, Silbernagel KG, Ackermann PW (2020) Does early functional mobilization affect long-term outcomes after an Achilles tendon rupture? A randomized clinical trial. Orthop J Sports Med 8(3):2325967120906522

Bare AA, Haddad SL (2001) Tenosynovitis of the posterior tibial tendon. Foot Ankle Clin 6(1):37–66

Barelds I, van den Broek AG, Huissstede BMA (2018) Ankle bracing is effective for primary and secondary prevention of acute ankle injuries in athletes: a systematic review and meta-analyses. Sports Med 48(12): 2775–2784

Barg A, Tochigi Y, Amendola A, Phisitkul P, Hintermann B, Saltzman CL (2012) Subtalar instability: diagnosis and treatment. Foot Ankle Int 33(2):151–160

Baumbach SF, Braunstein M, Mack MG, Massen F, Bocker W, Polzer S, Polzer H (2017) Insertional Achilles tendinopathy: differentiated diagnostics and therapy. Unfallchirurg 120(12):1044–1053

Bavdek R, Zdolsek A, Strojnik V, Dolenec A (2018) Peroneal muscle activity during different types of walking. J Foot Ankle Res 11:50

Bell S, Borody C (2018) Symptomatic os trigonum in national level javelin thrower: a case report. J Can Chiropr Assoc 62(3):202–210

Beyer R, Kongsgaard M, Hougs Kjaer B, Ohlenschlaeger T, Kjaer M, Magnusson SP (2015) Heavy slow resistance versus eccentric training as treatment for Achilles tendinopathy: a randomized controlled trial. Am J Sports Med 43(7):1704–1711

Bisciotti GN, Volpi P, Alberti G, Aprato A, Artina M, Auci A, Bait C, Belli A, Bellistri G, Bettinsoli P, Bisciotti A, Bisciotti A, Bona S, Bresciani M, Bruzzone A, Buda R, Buffoli M, Callini M, Canata G, Cardinali D, Cassaghi G, Castagnetti L, Clerici S, Corradini B, Corsini A, D'Agostino C, Dellasette E, Di Pietto F, Enrica D, Eirale C, Foglia A, Franceschi F, Frizziero A, Galbiati A, Giammatei C, Landreau P, Mazzola C, Moretti B, Muratore M, Nanni G, Niccolai R, Orizio C, Pantalone A, Parra F, Pasta G, Patroni P, Pelella D, Pulici L, Quaglia A, Respizzi S, Ricciotti L, Rispoli A, Rosa F, Rossato A, Sannicandro I, Sprenger C, Tarantola C, Tenconi FG, Tognini G, Tosi F, Trinchese GF, Vago P, Zappia M, Vuckovich Z, Zini R, Trainini M, Chamari K (2019) Italian consensus statement (2020) on return to play after lower limb muscle injury in football (soccer). BMJ Open Sport Exerc Med 5(1):e000505

Blakeslee TJ, Morris JL (1987) Cuboid syndrome and the significance of midtarsal joint stability. J Am Podiatr Med Assoc 77(12):638–642

Bleakley CM, O'Connor SR, Tully MA, Rocke LG, Macauley DC, Bradbury I, Keegan S, McDonough SM (2010) Effect of accelerated rehabilitation on function after ankle sprain: randomised controlled trial. BMJ 340:c1964

Bleakley CM, Bieuzen F, Davison GW, Costello JT (2014) Whole-body cryotherapy: empirical evidence and theoretical perspectives. Open Access J Sports Med 5:25–36

Bleakley CM, Taylor JB, Dischiavi SL, Doherty C, Delahunt E (2019) Rehabilitation exercises reduce reinjury post ankle sprain, but the content and parameters of an optimal exercise program have yet to be established: a systematic review and meta-analysis. Arch Phys Med Rehabil 100(7):1367–1375

Bowley MP, Doughty CT (2019) Entrapment neuropathies of the lower extremity. Med Clin North Am 103(2):371–382

Bowring B, Chockalingam N (2010) Conservative treatment of tibialis posterior tendon dysfunction – review. Foot (Edinb) 20(1):18–26

Brukner P, Khan K (2016) Brukner's & Khan's clinical sports medicine. Injuries, fifth edition. McGraw-Hill Education Australia, North Ryde

Calder JD, Bamford R, Petrie A, McCollum GA (2016) Stable versus unstable grade II high ankle sprains: a prospective study predicting the need for surgical stabilization and time to return to sports. Arthroscopy 32(4):634–642

Cao S, Wang C, Ma X, Wang X, Huang J, Zhang C, Chen L, Geng X, Wang K (2019a) In vivo kinematics of functional ankle instability patients and lateral ankle sprain copers during stair descent. J Orthop Res 37(8):1860–1867

Cao S, Wang C, Zhang G, Ma X, Wang X, Huang J, Zhang C, Wang K (2019b) In vivo kinematics of functional ankle instability patients during the stance phase of walking. Gait Posture 73:262–268

Chimenti RL, Bucklin M, Kelly M, Ketz J, Flemister AS, Richards MS, Buckley MR (2017a) Insertional Achilles tendinopathy associated with altered transverse compressive and axial tensile strain during ankle dorsiflexion. J Orthop Res 35(4):910–915

Chimenti RL, Cychosz CC, Hall MM, Phisitkul P (2017b) Current concepts review update: insertional Achilles tendinopathy. Foot Ankle Int 38(10):1160–1169

Clanton TO, Williams BT, Backus JD, Dornan GJ, Liechti DJ, Whitlow SR, Saroki AJ, Turnbull TL, LaPrade RF (2017) Biomechanical analysis of the individual ligament contributions to syndesmotic stability. Foot Ankle Int 38(1):66–75

Cleland JA, Mintken PE, McDevitt A, Bieniek ML, Carpenter KJ, Kulp K, Whitman JM (2013) Manual physical therapy and exercise versus supervised home exercise in the management of patients with inversion ankle sprain: a multicenter randomized clinical trial. J Orthop Sports Phys Ther 43(7):443–455

Coetzee JC, Seybold JD, Moser BR, Stone RM (2015) Management of posterior impingement in the ankle in athletes and dancers. Foot Ankle Int 36(8):988–994

Cook JL, Docking SI (2015) „Rehabilitation will increase the ‚capacity‘ of your ... insert musculoskeletal tissue here ...“ Defining ‚tissue capacity‘: a core concept for clinicians. Br J Sports Med 49(23):1484–1485

Cook JL, Purdam C (2012) Is compressive load a factor in the development of tendinopathy? Br J Sports Med 46(3):163–168

Cook JL, Stasinopoulos D, Brismee JM (2018) Insertional and mid-substance Achilles tendinopathies: eccentric training is not for everyone – updated evidence of non-surgical management. J Man Manip Ther 26(3):119–122

Coombes BK, Tucker K, Vicenzino B, Vuvan V, Mellor R, Heales L, Nordez A, Hug F (2018) Achilles and patellar tendinopathy display opposite changes in elastic properties: a shear wave elastography study. Scand J Med Sci Sports 28(3):1201–1208

Couppe C, Svensson RB, Silbernagel KG, Langberg H, Magnusson SP (2015) Eccentric or concentric exercises for the treatment of tendinopathies? J Orthop Sports Phys Ther 45(11):853–863

Davda K, Malhotra K, O'Donnell P, Singh D, Cullen N (2017) Peroneal tendon disorders. EFORT Open Rev 2(6):281–292

Delahunt E, Bleakley CM, Bossard DS, Caulfield BM, Docherty CL, Doherty C, Fourchet F, Fong DT, Hertel J, Hiller CE, Kaminski TW, McKeon PO, Refshauge KM, Remus A, Verhagen E, Vicenzino BT, Wikstrom EA, Gribble PA (2018) Clinical assessment of acute lateral ankle sprain injuries (ROAST): 2019 consensus statement and recommendations of the International Ankle Consortium. Br J Sports Med 52(20): 1304–1310

Denegar CR, Hertel J, Fonseca J (2002) The effect of lateral ankle sprain on dorsiflexion range of motion, posterior talar glide, and joint laxity. J Orthop Sports Phys Ther 32(4):166–173

D'Hooghe P, Grassi A, Alkhelaifi K, Calder J, Baltes TPA, Zaffagnini S, Ekstrand J (2019) Return to play after surgery for isolated unstable syndesmotic ankle injuries (West Point grade IIB and III) in 110 male professional football players: a retrospective cohort study. Br J Sports Med 54(19):1168–1173. https://doi.org/10.1136/bjsports-2018-100298

van Dijk CN, Lim LS, Bossuyt PM, Marti RK (1996) Physical examination is sufficient for the diagnosis of sprained ankles. J Bone Joint Surg (Br) 78(6):958–962

van Dijk CN, Longo UG, Loppini M, Florio P, Maltese L, Ciuffreda M, Denaro V (2016a) Classification and diagnosis of acute isolated syndesmotic injuries: ESSKA-AFAS consensus and guidelines. Knee Surg Sports Traumatol Arthrosc 24(4):1200–1216

van Dijk CN, Longo UG, Loppini M, Florio P, Maltese L, Ciuffreda M, Denaro V (2016b) Conservative and surgical management of acute isolated syndesmotic injuries: ESSKA-AFAS consensus and guidelines. Knee Surg Sports Traumatol Arthrosc 24(4):1217–1227

van Dijk PAD, Kerkhoffs G, Chiodo C, DiGiovanni CW (2019) Chronic disorders of the peroneal tendons: current concepts review of the literature. J Am Acad Orthop Surg 27(16):590–598

Doherty C, Delahunt E, Caulfield B, Hertel J, Ryan J, Bleakley C (2014) The incidence and prevalence of ankle sprain injury: a systematic review and meta-analysis of prospective epidemiological studies. Sports Med 44(1):123–140

Doherty C, Bleakley C, Hertel J, Caulfield B, Ryan J, Delahunt E (2016) Recovery from a first-time lateral ankle sprain and the predictors of chronic ankle instability: a prospective cohort analysis. Am J Sports Med 44(4):995–1003

Dos'Santos T, McBurnie A, Thomas C, Comfort P, Jones PA (2019) Biomechanical determinants of the modified and traditional 505 change of direction speed test. J Strength Cond Res 34(5):1285–1296. https://doi.org/10.1519/JSC.0000000000003439

Durall CJ (2011) Examination and treatment of cuboid syndrome: a literature review. Sports Health 3(6): 514–519

Dye SF (2005) The pathophysiology of patellofemoral pain: a tissue homeostasis perspective. Clin Orthop Relat Res (436):100–10. https://doi.org/10.1097/01.blo.0000172303.74414.7d

Eliasson P, Agergaard AS, Couppe C, Svensson R, Hoeffner R, Warming S, Warming N, Holm C, Jensen MH, Krogsgaard M, Kjaer M, Magnusson SP (2018) The ruptured Achilles tendon elongates for 6 months after surgical repair regardless of early or late weightbearing in combination with ankle mobilization: a randomized clinical trial. Am J Sports Med 46(10):2492–2502

Erickson BJ, Mascarenhas R, Saltzman BM, Walton D, Lee S, Cole BJ, Bach BR Jr (2015) Is operative treatment of Achilles tendon ruptures superior to nonoperative treatment?: a systematic review of overlapping meta-analyses. Orthop J Sports Med 3(4): 2325967115579188

Filipa A, Barton K (2018) Physical therapy rehabilitation of an adolescent preprofessional dancer following os trigonum excision: a case report. J Orthop Sports Phys Ther 48(3):194–203

Fong CM, Blackburn JT, Norcross MF, McGrath M, Padua DA (2011) Ankle-dorsiflexion range of motion and landing biomechanics. J Athl Train 46(1):5–10

Fraser JJ, Feger MA, Hertel J (2016a) Clinical commentary on midfoot and forefoot involvement in lateral ankle sprains and chronic ankle instability. Part 2: clinical considerations. Int J Sports Phys Ther 11(7):1191–1203

Fraser JJ, Feger MA, Hertel J (2016b) Midfoot and forefoot involvement in lateral ankle sprains and chronic ankle instability. Part 1: anatomy and biomechanics. Int J Sports Phys Ther 11(6):992–1005

Fukano M, Fukubayashi T, Kumai T (2020) In vivo talocrural and subtalar kinematics during the stance phase of walking in individuals with repetitive ankle sprains. J Biomech 101:109651

Fukashiro S, Komi PV, Jarvinen M, Miyashita M (1995) In vivo Achilles tendon loading during jumping in humans. Eur J Appl Physiol Occup Physiol 71(5): 453–458

Gerber JP, Williams GN, Scoville CR, Arciero RA, Taylor DC (1998) Persistent disability associated with ankle sprains: a prospective examination of an athletic population. Foot Ankle Int 19(10):653–660

Green T, Willson G, Martin D, Fallon K (2019) What is the quality of clinical practice guidelines for the treatment of acute lateral ankle ligament sprains in adults? A systematic review. BMC Musculoskelet Disord 20(1):394

Gribble PA (2019) Evaluating and differentiating ankle instability. J Athl Train 54(6):617–627

Gribble PA, Robinson RH (2009) An examination of ankle, knee, and hip torque production in individuals with chronic ankle instability. J Strength Cond Res 23(2):395–400

Hallinan J, Wang W, Pathria MN, Smitaman E, Huang BK (2019) The peroneus longus muscle and tendon: a review of its anatomy and pathology. Skelet Radiol 48(9):1329–1344

Head J, Mallows A, Debenham J, Travers MJ, Allen L (2019) The efficacy of loading programmes for improving patient-reported outcomes in chronic midportion Achilles tendinopathy: a systematic review. Musculoskeletal Care 17(4):283–299

Heckman DS, Gluck GS, Parekh SG (2009) Tendon disorders of the foot and ankle, part 1: peroneal tendon disorders. Am J Sports Med 37(3):614–625

Hensley CP, Kavchak AJ (2012) Novel use of a manual therapy technique and management of a patient with peroneal tendinopathy: a case report. Man Ther 17(1):84–88

Hertel J, Denegar CR, Monroe MM, Stokes WL (1999) Talocrural and subtalar joint instability after lateral ankle sprain. Med Sci Sports Exerc 31(11):1501–1508

Hess GW (2011) Ankle impingement syndromes: a review of etiology and related implications. Foot Ankle Spec 4(5):290–297

Hiller CE, Nightingale EJ, Lin CW, Coughlan GF, Caulfield B, Delahunt E (2011) Characteristics of people with recurrent ankle sprains: a systematic review with meta-analysis. Br J Sports Med 45(8):660–672

Hockenbury RT, Sammarco GJ (2001) Evaluation and treatment of ankle sprains: clinical recommendations for a positive outcome. Phys Sportsmed 29(2):57–64

Holm C, Kjaer M, Eliasson P (2015) Achilles tendon rupture – treatment and complications: a systematic review. Scand J Med Sci Sports 25(1):e1–e10

Howe L, Waldron M, North J (2017) Practical approach to problem-solving movement tasks limited by an ankle dorsiflexion restriction. Strength Cond J 39(6):25–35

Howe LP, Bampouras TM, North J, Waldron M (2019) Ankle dorsiflexion range of motion is associated with kinematic but not kinetic variables related to bilateral drop-landing performance at various drop heights. Hum Mov Sci 64:320–328

Hubbard TJ, Hertel J (2008) Anterior positional fault of the fibula after sub-acute lateral ankle sprains. Man Ther 13(1):63–67

Hunt KJ, Phisitkul P, Pirolo J, Amendola A (2015) High ankle sprains and syndesmotic injuries in athletes. J Am Acad Orthop Surg 23(11):661–673

Jelinek JA, Porter DA (2009) Management of unstable ankle fractures and syndesmosis injuries in athletes. Foot Ankle Clin 14(2):277–298

Jennings J, Davies GJ (2005) Treatment of cuboid syndrome secondary to lateral ankle sprains: a case series. J Orthop Sports Phys Ther 35(7):409–415

Jeon IC, Kwon OY, Yi CH, Cynn HS, Hwang UJ (2015) Ankle-dorsiflexion range of motion after ankle self-stretching using a strap. J Athl Train 50(12):1226–1232

Johnson CH, Christensen JC (1999) Biomechanics of the first ray. Part I. The effects of peroneus longus function: a three-dimensional kinematic study on a cadaver model. J Foot Ankle Surg 38(5):313–321

Kaminski TW, Hertel J, Amendola N, Docherty CL, Dolan MG, Hopkins JT, Nussbaum E, Poppy W, Richie

D, A. National Athletic Trainers (2013) National Athletic Trainers' Association position statement: conservative management and prevention of ankle sprains in athletes. J Athl Train 48(4):528–545

Kangas J, Pajala A, Ohtonen P, Leppilahti J (2007) Achilles tendon elongation after rupture repair: a randomized comparison of 2 postoperative regimens. Am J Sports Med 35(1):59–64

Kastoft R, Bencke J, Speedtsberg MB, Penny JO, Barfod K (2019) Early weight-bearing in nonoperative treatment of acute Achilles tendon rupture did not influence mid-term outcome: a blinded, randomised controlled trial. Knee Surg Sports Traumatol Arthrosc 27(9):2781–2788

Kearney RS, Parsons N, Underwood M, Costa ML (2015) Achilles tendon rupture rehabilitation: a mixed methods investigation of current practice among orthopaedic surgeons in the United Kingdom. Bone Joint Res 4(4):65–69

Kerkhoffs GM, van den Bekerom M, Elders LA, van Beek PA, Hullegie WA, Bloemers GM, de Heus EM, Loogman MC, Rosenbrand KC, Kuipers T, Hoogstraten JW, Dekker R, Ten Duis HJ, van Dijk CN, van Tulder MW, van der Wees PJ, de Bie RA (2012) Diagnosis, treatment and prevention of ankle sprains: an evidence-based clinical guideline. Br J Sports Med 46(12):854–860

Khalaj N, Vicenzino B, Heales LJ, Smith MD (2020) Is chronic ankle instability associated with impaired muscle strength? Ankle, knee and hip muscle strength in individuals with chronic ankle instability: a systematic review with meta-analysis. Br J Sports Med 54(14):839–847. https://doi.org/10.1136/bjsports-2018-100070

Khullar S, Gamage P, Malliaras P, Huguenin L, Prakash A, Connell D (2019) Prevalence of coexistent plantaris tendon pathology in patients with mid-portion Achilles pathology: a retrospective MRI study. Sports (Basel) 7(5):124. https://doi.org/10.3390/sports7050124

Kinoshita M, Okuda R, Morikawa J, Jotoku T, Abe M (2001) The dorsiflexion-eversion test for diagnosis of tarsal tunnel syndrome. J Bone Joint Surg Am 83(12):1835–1839

Knapik DM, Trem A, Sheehan J, Salata MJ, Voos JE (2018) Conservative management for stable high ankle injuries in professional football players. Sports Health 10(1):80–84

Kohls-Gatzoulis J, Woods B, Angel JC, Singh D (2009) The prevalence of symptomatic posterior tibialis tendon dysfunction in women over the age of 40 in England. Foot Ankle Surg 15(2):75–81

Komi PV (2000) Stretch-shortening cycle: a powerful model to study normal and fatigued muscle. J Biomech 33(10):1197–1206

Kudas S, Donmez G, Isik C, Celebi M, Cay N, Bozkurt M (2016) Posterior ankle impingement syndrome in football players: Case series of 26 elite athletes. Acta Orthop Traumatol Turc 50(6):649–654

Lantto I, Heikkinen J, Flinkkila T, Ohtonen P, Kangas J, Siira P, Leppilahti J (2015a) Early functional treatment versus cast immobilization in tension after Achilles rupture repair: results of a prospective randomized trial with 10 or more years of follow-up. Am J Sports Med 43(9):2302–2309

Lantto I, Heikkinen J, Flinkkila T, Ohtonen P, Leppilahti J (2015b) Epidemiology of Achilles tendon ruptures: increasing incidence over a 33-year period. Scand J Med Sci Sports 25(1):e133–e138

Lantto I, Heikkinen J, Flinkkila T, Ohtonen P, Siira P, Laine V, Leppilahti J (2016) A prospective randomized trial comparing surgical and nonsurgical treatments of acute Achilles tendon ruptures. Am J Sports Med 44(9):2406–2414

Latham AJ, Goodwin PC, Stirling B, Budgen A (2017) Ankle syndesmosis repair and rehabilitation in professional rugby league players: a case series report. BMJ Open Sport Exerc Med 3(1):e000175

Lemme NJ, Li NY, Kleiner JE, Tan S, DeFroda SF, Owens BD (2019) Epidemiology and video analysis of Achilles tendon ruptures in the national basketball association. Am J Sports Med 47(10):2360–2366

Lievens M, Bourgois JG, Boone J (2019) Periodization of plyometrics: is there an optimal overload principle? J Strength Cond Res. https://doi.org/10.1519/JSC.0000000000003231

Lima YL, Ferreira V, de Paula Lima PO, Bezerra MA, de Oliveira RR, Almeida GPL (2018) The association of ankle dorsiflexion and dynamic knee valgus: a systematic review and meta-analysis. Phys Ther Sport 29:61–69

Lin CF, Gross ML, Weinhold P (2006) Ankle syndesmosis injuries: anatomy, biomechanics, mechanism of injury, and clinical guidelines for diagnosis and intervention. J Orthop Sports Phys Ther 36(6):372–384

Ling SK, Lui TH (2017) Posterior tibial tendon dysfunction: an overview. Open Orthop J 11:714–723

Liu SH, Nuccion SL, Finerman G (1997) Diagnosis of anterolateral ankle impingement. Comparison between magnetic resonance imaging and clinical examination. Am J Sports Med 25(3):389–393

Loudon JK, Reiman MP, Sylvain J (2014) The efficacy of manual joint mobilisation/manipulation in treatment of lateral ankle sprains: a systematic review. Br J Sports Med 48(5):365–370

Lyman J, Weinhold PS, Almekinders LC (2004) Strain behavior of the distal Achilles tendon: implications for insertional Achilles tendinopathy. Am J Sports Med 32(2):457–461

Maestroni L, Read P, Bishop C, Turner A (2020) Strength and power training in rehabilitation: underpinning principles and practical strategies to return athletes to high performance. Sports Med 50(2):239–252

Maffulli N, Ferran NA (2008) Management of acute and chronic ankle instability. J Am Acad Orthop Surg 16(10):608–615

Mait AR, Forman JL, Nie B, Donlon JP, Mane A, Forghani AR, Anderson RB, Cooper MT, Kent RW (2018) Propagation of syndesmotic injuries during forced external rotation in flexed cadaveric ankles. Orthop J Sports Med 6(6):2325967118781333

Malagelada F, Stephen J, Dalmau-Pastor M, Masci L, Yeh M, Vega J, Calder J (2020) Pressure changes in the Kager fat pad at the extremes of ankle motion suggest a potential role in Achilles tendinopathy. Knee Surg Sports Traumatol Arthrosc 28(1):148–154

Malliaras P, Barton CJ, Reeves ND, Langberg H (2013) Achilles and patellar tendinopathy loading programmes: a systematic review comparing clinical outcomes and identifying potential mechanisms for effectiveness. Sports Med 43(4):267–286

Marshall P, Hamilton WG (1992) Cuboid subluxation in ballet dancers. Am J Sports Med 20(2):169–175

Martin RL, Davenport TE, Paulseth S, Wukich DK, Godges JJ, A. Orthopaedic Section American Physical Therapy (2013) Ankle stability and movement coordination impairments: ankle ligament sprains. J Orthop Sports Phys Ther 43(9):A1–A40

Martin RL, Chimenti R, Cuddeford T, Houck J, Matheson JW, McDonough CM, Paulseth S, Wukich DK, Carcia CR (2018) Achilles pain, stiffness, and muscle power deficits: midportion Achilles tendinopathy revision 2018. J Orthop Sports Phys Ther 48(5):A1–A38

McAuliffe S, Tabuena A, McCreesh K, O'Keeffe M, Hurley J, Comyns T, Purtill H, O'Neill S, O'Sullivan K (2019) Altered strength profile in Achilles tendinopathy: a systematic review and meta-analysis. J Athl Train 54(8):889–900

Meadows JR, Finnoff JT (2014) Lower extremity nerve entrapments in athletes. Curr Sports Med Rep 13(5):299–306

Meehan RE, Brage M (2003) Adult acquired flat foot deformity: clinical and radiographic examination. Foot Ankle Clin 8(3):431–452

Michelson J, Dunn L (2005) Tenosynovitis of the flexor hallucis longus: a clinical study of the spectrum of presentation and treatment. Foot Ankle Int 26(4):291–303

Milos RI, Fritz LB, Schueller-Weidekamm C (2017) Impingement syndrome of the ankle. Radiologe 57(4):309–326

Mittlmeier T, Rammelt S (2018) Update on subtalar joint instability. Foot Ankle Clin 23(3):397–413

Molinier F, Benoist J, Colin F, Padiolleau J, Guillo S, Stone J, Bauer T (2017) Does antero-lateral ankle impingement exist? Orthop Traumatol Surg Res 103(8S):S249–S252

Molloy S, Solan MC, Bendall SP (2003) Synovial impingement in the ankle. A new physical sign. J Bone Joint Surg (Br) 85(3):330–333

Mooney M, Maffey-Ward L (1994) Cuboid plantar and dorsal subluxations: assessment and treatment. J Orthop Sports Phys Ther 20(4):220–226

Morgan C (2014) Conservative management of syndesmosis injuries in elite football. Aspetar Sports Med J 3(3):602–613

Mulligan EP (2011) Evaluation and management of ankle syndesmosis injuries. Phys Ther Sport 12(2):57–69

Negahban H, Moradi-Bousari A, Naghibi S, Sarrafzadeh J, Shaterzadeh-Yazdi MJ, Goharpey S, Etemadi M, Mazaheri M, Feizi A (2013) The eccentric torque production capacity of the ankle, knee, and hip muscle groups in patients with unilateral chronic ankle instability. Asian J Sports Med 4(2):144–152

Ness ME, Long J, Marks R, Harris G (2008) Foot and ankle kinematics in patients with posterior tibial tendon dysfunction. Gait Posture 27(2):331–339

Ogilvie-Harris DJ, Reed SC (1994) Disruption of the ankle syndesmosis: diagnosis and treatment by arthroscopic surgery. Arthroscopy 10(5):561–568

Okoroha KR, Ussef N, Jildeh TR, Khalil LS, Hasan L, Bench C, Zeni F, Eller E, Moutzouros V (2020) Comparison of tendon lengthening with traditional versus accelerated rehabilitation after Achilles tendon repair: a prospective randomized controlled trial. Am J Sports Med 48(7):1720–1726. https://doi.org/10.1177/0363546520909389

Olewnik L, Wysiadecki G, Podgorski M, Polguj M, Topol M (2018) The plantaris muscle tendon and its relationship with the Achilles tendinopathy. Biomed Res Int 2018:9623579

O'Neill S, Watson PJ, Barry S (2015) Why are eccentric exercises effective for Achilles tendinopathy? Int J Sports Phys Ther 10(4):552–562

Palmieri-Smith RM, Hopkins JT, Brown TN (2009) Peroneal activation deficits in persons with functional ankle instability. Am J Sports Med 37(5):982–988

Peck E, Finnoff JT, Smith J (2010) Neuropathies in runners. Clin Sports Med 29(3):437–457

Rammelt S, Richter M, Walther M (2017) Frische Außenbandruptur am Oberen Sprunggelenk. AWMF S1-Leitlinie: Frische Außenbandruptur am Oberen Sprunggelenk. https://www.awmf.org/leitlinien/detail/ll/012-022.html

Reda Y, Farouk A, Abdelmonem I, El Shazly OA (2019) Surgical versus non-surgical treatment for acute Achilles' tendon rupture. A systematic review of literature and meta-analysis. Foot Ankle Surg 26(3):280–288. https://doi.org/10.1016/j.fas.2019.03.010

Ribbans WJ, Ribbans HA, Cruickshank JA, Wood EV (2015) The management of posterior ankle impingement syndrome in sport: a review. Foot Ankle Surg 21(1):1–10

Rivera MJ, Winkelmann ZK, Powden CJ, Games KE (2017) Proprioceptive training for the prevention of ankle sprains: an evidence-based review. J Athl Train 52(11):1065–1067

Roemer FW, Jomaah N, Niu J, Almusa E, Roger B, D'Hooghe P, Geertsema C, Tol JL, Khan K, Guermazi A (2014) Ligamentous injuries and the risk of associated tissue damage in acute ankle sprains in athletes: a cross-sectional MRI study. Am J Sports Med 42(7):1549–1557

Ross MH, Smith MD, Mellor R, Vicenzino B (2018) Exercise for posterior tibial tendon dysfunction: a systematic review of randomised clinical trials and clinical guidelines. BMJ Open Sport Exerc Med 4(1):e000430

Rungprai C, Tennant JN, Phisitkul P (2015) Disorders of the Flexor Hallucis Longus and Os Trigonum. Clin Sports Med 34(4):741–759

Russell JA, Kruse DW, Koutedakis Y, McEwan IM, Wyon MA (2010) Pathoanatomy of posterior ankle impingement in ballet dancers. Clin Anat 23(6):613–621

Santilli V, Frascarelli MA, Paoloni M, Frascarelli F, Camerota F, De Natale L, De Santis F (2005) Peroneus longus muscle activation pattern during gait cycle in athletes affected by functional ankle instability: a surface electromyographic study. Am J Sports Med 33(8):1183–1187

Schiftan GS, Ross LA, Hahne AJ (2015) The effectiveness of proprioceptive training in preventing ankle sprains in sporting populations: a systematic review and meta-analysis. J Sci Med Sport 18(3):238–244

Schubert R (2013) MRI of peroneal tendinopathies resulting from trauma or overuse. Br J Radiol 86(1021):20110750

Schwieterman B, Haas D, Columber K, Knupp D, Cook C (2013) Diagnostic accuracy of physical examination tests of the ankle/foot complex: a systematic review. Int J Sports Phys Ther 8(4):416–426

Scott A, Backman LJ, Speed C (2015) Tendinopathy: update on Pathophysiology. J Orthop Sports Phys Ther 45(11):833–841

Scott A, Squier K, Alfredson H, Bahr R, Cook JL, Coombes B, de Vos RJ, Fu SN, Grimaldi A, Lewis JS, Maffulli N, Magnusson SP, Malliaras P, Mc Auliffe S, Oei EHG, Purdam CR, Rees JD, Rio EK, Gravare Silbernagel K, Speed C, Weir A, Wolf JM, Akker-Scheek IVD, Vicenzino BT, Zwerver J (2020) ICON 2019: International Scientific Tendinopathy Symposium Consensus: clinical terminology. Br J Sports Med 54(5):260–262

Shaw G, Lee-Barthel A, Ross ML, Wang B, Baar K (2017) Vitamin C-enriched gelatin supplementation before intermittent activity augments collagen synthesis. Am J Clin Nutr 105(1):136–143

Sikka RS, Fetzer GB, Sugarman E, Wright RW, Fritts H, Boyd JL, Fischer DA (2012) Correlating MRI findings with disability in syndesmotic sprains of NFL players. Foot Ankle Int 33(5):371–378

Silbernagel KG, Crossley KM (2015) A proposed return-to-sport program for patients with midportion Achilles tendinopathy: rationale and implementation. J Orthop Sports Phys Ther 45(11):876–886

Silbernagel KG, Thomee R, Eriksson BI, Karlsson J (2007) Continued sports activity, using a pain-monitoring model, during rehabilitation in patients with Achilles tendinopathy: a randomized controlled study. Am J Sports Med 35(6):897–906

Silbernagel KG, Hanlon S, Sprague A (2020) Current clinical concepts: conservative management of Achilles tendinopathy. J Athl Train 55(5):438–447. https://doi.org/10.4085/1062-6050-356-19

Simpson MR, Howard TM (2009) Tendinopathies of the foot and ankle. Am Fam Physician 80(10):1107–1114

Sman AD, Hiller CE, Imer A, Ocsing A, Burns J, Refshauge KM (2014a) Design and reliability of a novel heel rise test measuring device for plantarflexion endurance. Biomed Res Int 2014:391646

Sman AD, Hiller CE, Rae K, Linklater J, Black DA, Refshauge KM (2014b) Prognosis of ankle syndesmosis injury. Med Sci Sports Exerc 46(4):671–677

Sman AD, Hiller CE, Rae K, Linklater J, Black DA, Nicholson LL, Burns J, Refshauge KM (2015) Diagnostic accuracy of clinical tests for ankle syndesmosis injury. Br J Sports Med 49(5):323–329

Solomito MJ, Garibay EJ, Woods JR, Ounpuu S, Nissen CW (2015) Lateral trunk lean in pitchers affects both ball velocity and upper extremity joint moments. Am J Sports Med 43(5):1235–1240

Spang C, Alfredson H, Ferguson M, Roos B, Bagge J, Forsgren S (2013) The plantaris tendon in association with mid-portion Achilles tendinosis: tendinosis-like morphological features and presence of a non-neuronal cholinergic system. Histol Histopathol 28(5):623–632

Steinberg N, Dar G, Dunlop M, Gaida JE (2017) The relationship of hip muscle performance to leg, ankle and foot injuries: a systematic review. Phys Sportsmed 45(1):49–63

Stone TJ, Rosenberg ZS, Velez ZR, Ciavarra G, Prost R, Bencardino JT (2016) Subluxation of the peroneus long tendon in the cuboid tunnel: is it normal or pathologic? An ultrasound and magnetic resonance imaging study. Skelet Radiol 45(3):357–365

Tallon C, Maffulli N, Ewen SW (2001) Ruptured Achilles tendons are significantly more degenerated than tendinopathic tendons. Med Sci Sports Exerc 33(12):1983–1990

Tassignon B, Verschueren J, Delahunt E, Smith M, Vicenzino B, Verhagen E, Meeusen R (2019) Criteria-based return to sport decision-making following lateral ankle sprain injury: a systematic review and narrative synthesis. Sports Med 49(4):601–619

Thermann H, Zwipp H, Tscherne H (1997) Treatment algorithm of chronic ankle and subtalar instability. Foot Ankle Int 18(3):163–169

Tome J, Nawoczenski DA, Flemister A, Houck J (2006) Comparison of foot kinematics between subjects with posterior tibialis tendon dysfunction and healthy controls. J Orthop Sports Phys Ther 36(9):635–644

Toyooka S, Takeda H, Nakajima K, Masujima A, Miyamoto W, Pagliazzi G, Nakagawa T, Kawano H (2017) Correlation between recovery of triceps surae muscle strength and level of activity after open repair of acute Achilles tendon rupture. Foot Ankle Int 38(12):1324–1330

Trepman E, Kadel NJ, Chisholm K, Razzano L (1999) Effect of foot and ankle position on tarsal tunnel compartment pressure. Foot Ankle Int 20(11):721–726

Trofa DP, Miller JC, Jang ES, Woode DR, Greisberg JK, Vosseller JT (2017) Professional athletes' return to play and performance after operative repair of an Achilles tendon rupture. Am J Sports Med 45(12):2864–2871

Trofa DP, Noback PC, Caldwell JE, Miller JC, Greisberg JK, Ahmad CS, Vosseller JT (2018) Professional soccer players' return to play and performance after operative repair of Achilles tendon rupture. Orthop J Sports Med 6(11):2325967118810772

van der Vlist AC, Breda SJ, Oei EHG, Verhaar JAN, de Vos RJ (2019) Clinical risk factors for Achilles tendinopathy: a systematic review. Br J Sports Med 53(21):1352–1361

Vosseller JT, Dennis ER, Bronner S (2019) Ankle injuries in dancers. J Am Acad Orthop Surg 27(16):582–589

Vuurberg G, Hoorntje A, Wink LM, van der Doelen BFW, van den Bekerom MP, Dekker R, van Dijk CN, Krips R, Loogman MCM, Ridderikhof ML, Smithuis FF, Stufkens SAS, Verhagen E, de Bie RA, Kerkhoffs G (2018) Diagnosis, treatment and prevention of ankle sprains: update of an evidence-based clinical guideline. Br J Sports Med 52(15):956

Wang J, Mannen EM, Siddicky SF, Lee JM, Latt LD (2020) Gait alterations in posterior tibial tendonitis: a systematic review and meta-analysis. Gait Posture 76:28–38

Wees P, Lenssen A, Feijts Y, Bloo H, van Morsel S, Ouderland R, Opraus K, Rondhuis G, Simons A, Swinkels R (2006) KNGF guideline for physical therapy in patients with acute ankle sprain-practice guidelines. Suppl Dutch J Phys Ther 116:1–30

Wentzell M (2018) Conservative management of a chronic recurrent flexor hallucis longus stenosing tenosynovitis in a pre-professional ballet dancer: a case report. J Can Chiropr Assoc 62(2):111–116

Whitting JW, Steele JR, McGhee DE, Munro BJ (2013) Passive dorsiflexion stiffness is poorly correlated with passive dorsiflexion range of motion. J Sci Med Sport 16(2):157–161

Wikstrom EA, Mueller C, Cain MS (2019) Lack of consensus on return to sport criteria following lateral ankle sprain: a systematic review of expert opinions. J Sport Rehabil 29:1–20. https://doi.org/10.1123/jsr.2019-0038

Wilkerson GB (2002) Biomechanical and neuromuscular effects of ankle taping and bracing. J Athl Train 37(4):436–445

Wilson F, Walshe M, O'Dwyer T, Bennett K, Mockler D, Bleakley C (2018) Exercise, orthoses and splinting for treating Achilles tendinopathy: a systematic review with meta-analysis. Br J Sports Med 52(24):1564–1574

Yasui Y, Tonogai I, Rosenbaum AJ, Shimozono Y, Kawano H, Kennedy JG (2017) The risk of Achilles tendon rupture in the patients with Achilles tendinopathy: healthcare database analysis in the united states. Biomed Res Int 2017:7021862

Yildiz Y, Aydin T, Sekir U, Hazneci B, Komurcu M, Kalyon TA (2003) Peak and end range eccentric evertor/concentric invertor muscle strength ratios in chronically unstable ankles: comparison with healthy individuals. J Sports Sci Med 2(3):70–76

Yow BG, Tennent DJ, Dowd TC, Loenneke JP, Owens JG (2018) Blood flow restriction training after Achilles tendon rupture. J Foot Ankle Surg 57(3):635–638

Zellers JA, Carmont MR, Gravare Silbernagel K (2016) Return to play post-Achilles tendon rupture: a systematic review and meta-analysis of rate and measures of return to play. Br J Sports Med 50(21):1325–1332

Fuß

Inhaltsverzeichnis

Beschwerden im Fußbereich

Anatomie und Biomechanik des Fußes sind komplex und bieten daher auch eine Vielzahl an Verletzungsmöglichkeiten. Verletzungen im Fußbereich werden, je nach Sportniveau und Sportart, mit einem Anteil von bis zu 20 % aller Sportverletzungen angegeben (Lievers et al. 2020). Überlastungsbedingte Beschwerden des Fußes treten in Sportarten mit repetitiven Belastungen der unteren Extremität auf. Einerseits sind Läufer betroffen, andererseits aber auch Athleten mit komplexen Bewegungsmustern aus Sportarten wie Turnen oder Fußball (Sobhani et al. 2013). Zu den häufigsten Verletzungen im Fußbereich zählen Kontusionen (Fuß oder Zeh), Verletzungen des Mittelfußes (Distorsion, Luxation, Fraktur), Verletzungen der Plantarfaszie (Faziopathie oder Läsion), die sogenannte „Turf Toe"-Verletzung und Frakturen der Mittelfußknochen (Lievers et al. 2020). Als überlastungsbedingte Verletzungen sind v. a. knöcherne Stressreaktionen und die Tendinopathie der Plantarfaszie beschrieben (Sobhani et al. 2013) (Abb. 6.1).

© Springer-Verlag GmbH Deutschland, ein Teil von Springer Nature 2020
S. Reuter, *Angewandte Sportphysiotherapie - Untere Extremität*,
https://doi.org/10.1007/978-3-662-62052-6_6

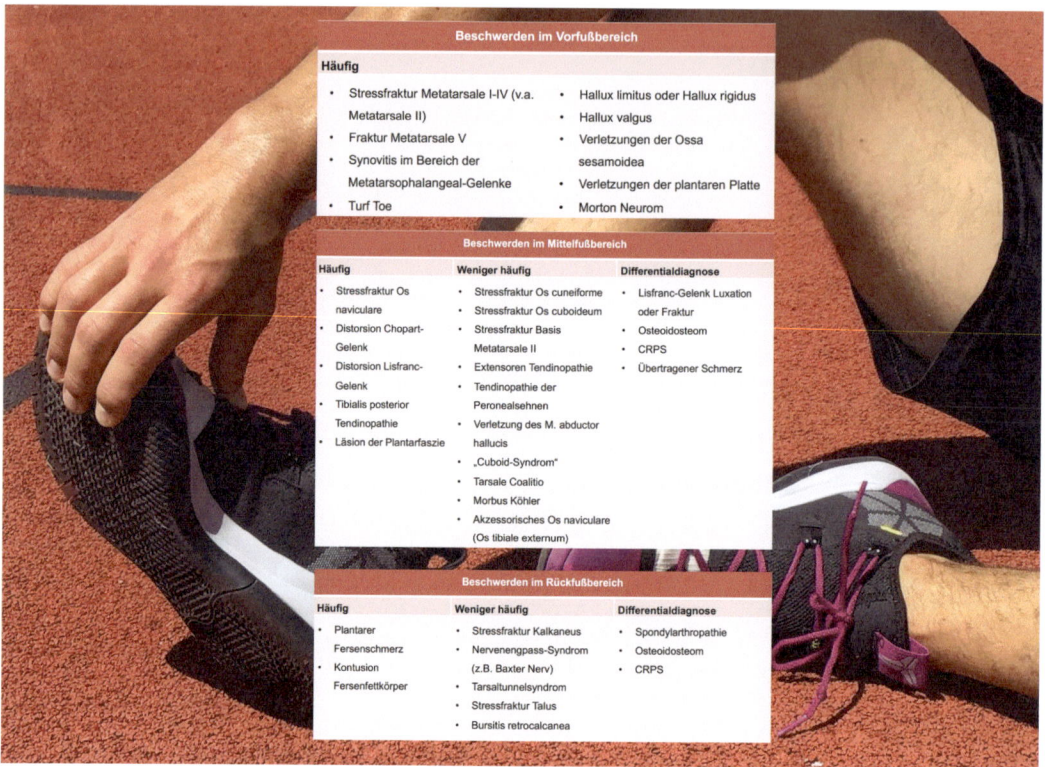

Abb. 6.1 Ursachen für Beschwerden im Fußbereich. In Anlehnung an (Brukner und Khan 2016)

6.1 Vorfuß

Diagnostik
(Abb. 6.2 und 6.3)

6.1.1 Frakturen an der Basis des 5. Mittelfußknochens

Frakturen der Mittelfußknochen sind häufig und treten in bis zu 70 % am 5. Mittelfußknochen (MT V) auf (Petrisor et al. 2006). Ein Großteil dieser Frakturen betrifft die Basis von MT V (Cakir et al. 2011).

Ursache kann ein Inversionstrauma des Sprunggelenkes sein (Landorf 1999; Petrisor et al. 2006). Typischerweise sind auch Ermüdungsfrakturen möglich. Häufig bestehen im Vorfeld einer ermüdungsassoziierten Fraktur bereits (Prodomal-) Symptome am lateralen Fußrand (Ekstrand und van Dijk 2013).

Die Anatomie im Bereich der MT V-Basis ist eng mit der Klassifikation und der Therapie dieser Frakturen verknüpft. Die Metaphyse von MT V ist kapsuloligamentär fest mit dem Os cuboideum und MT IV verbunden, wodurch es durch den langen „Lastarm" der Diaphyse zu einer hohen mechanischen Belastung am Übergang von Metaphyse zur Diaphyse kommt (Baumbach et al. 2018). Zudem besteht in diesem Übergangsbereich eine relative Hypovaskularisation, was in Zusammenhang mit der erhöhten mechanischen Belastung durch den Lastarm die eingeschränkte Frakturheilung im meta-diaphysären Übergang erklären könnte (Smith et al. 1992).

Die Terminologie der MT V-Basisfrakturen ist traditionell eng mit dem Namen Robert Jones verknüpft, der die Fraktur bereits im Jahr 1902 beschrieben hat (Jones 1902). Im Laufe der Zeit wurde die Bezeichnung „Jones-Fraktur" hinsichtlich der Frakturlokalisation jedoch sehr heterogen verwendet (Baumbach et al. 2018).

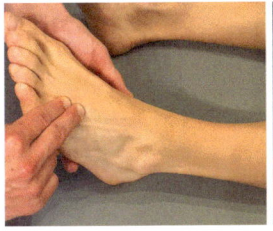
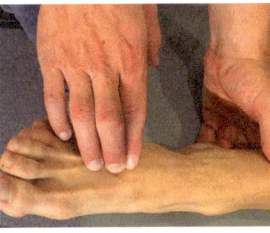
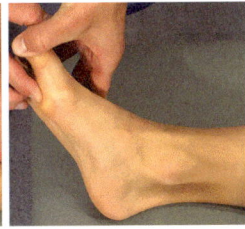
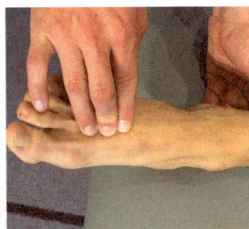

Abb. 6.2 (**a**) Palpation der Mittelfußknochen. (**b**) Palpation des 1. Metatarsophalangealgelenkes. (**c**) Palpation der Ossa sesamoidea. (**d**) Palpation der Interdigitalräume (Interdigitalraum zwischen D III und D IV bei V.a. Morton Neurom)

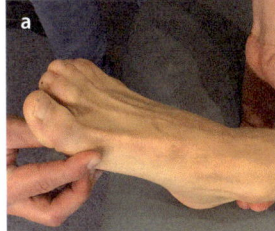
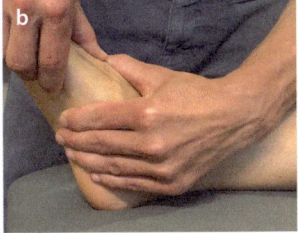
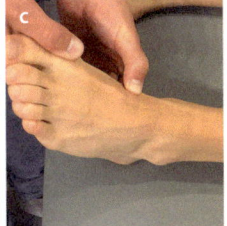
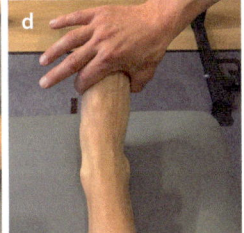

Abb. 6.3 (**a**) Prüfung der passiven Extension im 1. Metatarsophalangealgelenk. (**b**) Passive plantare Beweglichkeit im 1. Tarsometatarsalgelenk. (**c**) Passive Flexion und Extension im 1. Tarsometatarsalgelenk. (**d**) Vorfuß-Hyperkompressions-Test (Squeeze-Test)

1993 beschrieben Lawrence und Botte (L&B), basierend auf Unfallmechanismus, Lokalisation, Behandlungsmöglichkeiten und Therapieergebnis, eine Klassifikation von drei Frakturtypen, die nach wie vor häufig verwendet wird (Lawrence und Botte 1993). Die Lokalisation der Fraktur orientiert sich dabei an drei Zonen, ausgehend von der Artikulation von MT IV und MT V: Eine Fraktur proximal der Artikulation (Zone 1 nach L&B) wird als Avulsionsfraktur, auf Höhe der Artikulation (Zone 2 nach L&B) als Jone-Fraktur und distal der Artikulation (Zone 3 nach L&B) als diaphysäre Stressfraktur bezeichnet (Tab. 6.1). Ermüdungsfrakturen (Zone 3) an der Basis MT V gehören zur Kategorie der High-Risk-Stressfrakturen.

Die Behandlungsempfehlungen, die aus der Klassifikation von Lawrence und Botte abgeleitet wurden, werden diskutiert. Aufgrund einer möglicherweise gleichermaßen guten Heilungsprognose von Frakturen in der Zone 1 und 2 (nach L&B), schlagen Polzer et al. eine Zusammenfassung von Avulsions- und Jone-Frakturen zu einer Gruppe (=epimetaphysären Frakturen) vor, die einer zweiten Gruppe der metadiaphysären Frakturen gegenübersteht (Polzer et al. 2012).

Diagnostik
Anamnestisch berichten die Athleten entweder über ein akutes Distorsionstrauma im Sprunggelenk (Avulsionsfraktur) oder über einen schleichenden Beginn von Beschwerden im lateralen Vorfußbereich (Ermüdungsfraktur). In der Palpation kann die Lokalisation einer Verletzung oftmals bereits gut eingegrenzt werden. Nach akutem Distorsionstrauma sollten die Ottawa-Foot-Rules und Ottawa-Ankle-Rules in der Diagnostik berücksichtigt werden. Bei einer Stressfraktur kann das Röntgenbild unauffällig sein, sodass eine ergänzende MRT-Bildgebung durchgeführt wird.

Therapie
Neben der Lokalisation der Fraktur spielt für die weitere Therapieentscheidung auch die Frakturmorphologie in der Röntgendiagnostik eine Rolle (Torg et al. 1984):

Tab. 6.1 Frakturen an der Basis Os metatarsale V (Lawrence und Botte 1993)

Fraktur-Typ	Avulsionsfraktur (Zone 1)	Jone-Fraktur (Zone 2)	Diaphysäre Stressfraktur (Zone 3)
Mechanismus	Inversion des Rückfußes	Adduktion des Vorfußes	Repetitive Belastung (Stress)
Lokalisation	Tuberositas	Verbindung von Basis zu Schaft	Proximaler Schaft
Initiale Behandlung	Symptomatisch	6–8 Wochen Entlastung	Entlastung oder operative Versorgung
Auftreten	Akute Episode	Akute Episode	Variabel mit Prodromalsymptomen
Prognose	Exzellentes Heilungspotenzial	Gutes Heilungspotenzial	Variables Heilungspotenzial

Typ 1: Akute Fraktur, keine (intramedulläre) Sklerose
Typ 2: Verzögerte Frakturheilung mit Erweiterung des Frakturspaltes und (intramedulläre) Sklerose
Typ 3: Pseudarthrose mit kompletter Verlegung des intramedullären Kanals durch Sklerose

Extraartikuläre, nichtdislozierte Frakturen mit einer Lokalisation in Zone 1 nach L&B können frühfunktionell konservativ (d. h. unter schmerzadaptierter Vollbelastung ohne Immobilisation) behandelt werden (Zwitser und Breederveld 2010).

Die Behandlung von Frakturen in der Zone 2 nach L&B wird kontrovers diskutiert (Baumbach et al. 2018). Grundsätzlich können diese Frakturen operativ oder konservativ behandelt werden. In den 1990er-Jahren wurden diese Frakturen oftmals nicht-operativ mit einer Entlastung von 6–8 Wochen behandelt. Möglicherweise lässt sich jedoch durch eine operative Versorgung das Zeitfenster bis zur Wiederherstellung der Sportfähigkeit (Return to Sport) verkürzen (Mallee et al. 2015). Aufgrund der heterogenen Terminologie in Bezug auf die Frakturlokalisation in den einzelnen Studien sind diesbezüglich definitive Aussagen aber nur sehr bedingt möglich (Mallee et al. 2015; Baumbach et al. 2018). Bei Leistungssportlern werden Frakturen vom Typ 2/3 (nach Torg) sowohl in Zone 2 als auch in Zone 3 (nach L&B) häufig operativ versorgt (Ekstrand und van Dijk 2013; Miller et al. 2019). Für Frakturen in der Zone 3 wird (unabhängig vom Torg-Typ) eine operative Therapie empfohlen (Baumbach et al. 2018). Basierend auf der Torg-Klassifikation wird für den Typ 2 und Typ 3 eine operative Therapie empfohlen, für Typ-1-Frakturen ist eine operative oder konservative Therapie beschrieben (konservative Therapie v. a. für den Nicht-Leistungssportler, möglicherweise schnellere RTS beim Leistungssportler durch Operation) (Robertson und Wood 2017). Einen evidenzbasierten Konsensus für ein optimales Behandlungsprotokoll für eine nicht-operative Therapie oder die Nachbehandlung nach einer operativen Therapie gibt es bislang nicht.

6.1.2 Turf Toe

Das erste Metatarsophalangeal-Gelenk (MTP-I-Gelenk) spielt eine wichtige Rolle für den bipedalen Gang. So führen Lauf- und Sprungaktivitäten zu hohen Belastungen im MTP-I-Gelenk (Mason und Molloy 2015).

In der Vergangenheit wurden unter dem Begriff „Turf Toe" unterschiedliche Verletzungen der kapsuloligamentären Strukturen im plantaren Bereich des MTP-I-Gelenkes summiert. Mittlerweile erfolgt eine detailliertere Beschreibung der Verletzung bzw. der betroffenen Strukturen (Ashimolowo et al. 2018).

Die Stabilität des MTP-I-Gelenkes wird hauptsächlich durch die Gelenkkapsel, die Ligamente und den Zehenflexoren-Komplex (M. flexor hallucis brevis und Ossa sesamoidea) gewährleistet. Die plantare Platte ist eine Kapselverdickung im Bereich der distalen Ossa metatarsalia und der Phalangen (Najefi et al. 2018).

Ursprünglich wurde die Turf-Toe-Verletzung bei Footballern im Zusammenhang mit weichem Schuhwerk auf Kunstrasen beschrieben (Bowers und Martin 1976). Verletzungsmechanismus kann ein Sturz eines Spielers auf den posterioren Aspekt des Fußes eines anderen Spielers sein, während dessen Fuß plantarflektiert ist (Smith und Waldrop 2018). Dabei kommt es durch eine forcierte Hyperextension im MTP-I-Gelenk in Kombination mit einer axialen Krafteinwirkung zu einer Verletzung im plantaren MTP-I-Gelenkbereich (Vopat et al. 2019). In Abhängigkeit von der Fußposition im Moment der Verletzung können Variationen dieser Hyperextensionsverletzung auftreten. Hat der Kraftvektor auf das MTP-I-Gelenk eine mediale Komponente, kann es zu einer Verletzung der plantar-medialen Strukturen und des tibialen Sesamoid-Komplexes mit Ausbildung einer traumatischen Hallux-valgus-Deformität kommen (McCormick und Anderson 2010a). Als potenzielle Risikofaktoren (im Football) sind u. a. beschrieben: der Untergrund (85 % höheres Risiko auf Kunstrasen im Vergleich zu Naturrasen), der Zeitpunkt der Saison (häufiger in regulärer Saison als in Vor-/Nachsaison, Verletzungen treten häufiger im Wettkampf auf als im Training) und die Spielposition (häufiger bei Runningbacks, Quarterbacks) (George et al. 2014). Die Verletzung beschränkt sich jedoch nicht nur auf Footballer. Betroffen sind auch Athleten aus Sportarten, die Richtungswechsel erfordern (z. B. Fußball, Rugby) (Pearce et al. 2011).

Nicht diagnostiziert kann die Verletzung bei unzureichender Behandlung zu persistierenden Schmerzen, einer Schwäche in der Abdruckphase, Steifigkeit, Deformität oder einer Arthritis führen (Mason und Molloy 2015).

In der Vergangenheit wurden verschiedene Klassifikationssysteme beschrieben (Jahss 1980; Clanton und Ford 1994; McCormick und Anderson 2010a). Die Verletzungsschwere reicht von leichten Zerrungen bis hin zu Komplettrupturen mit einer Instabilität im MTP-I-Gelenk (Tab. 6.2).

Diagnostik
In der klinischen Untersuchung zeigt sich ein Gangbild mit Entlastung des MTP-I-Gelenkes (Vermeidung Vorfußkipphebel, Belastung über den Fußaußenrand). Eine periartikuläre Schwellung und ein Hämatom können auftreten. Es besteht ein plantarer und/oder medialer Druck-

Tab. 6.2 Einteilung von Turf-Toe-Verletzungen (McCormick und Anderson 2010b)

Grad	Beschreibung
I	Schwächung/Zerrung plantarer Strukturen, lokalisierte Schwellung, minimales Hämatom
II	Teilruptur plantarer Strukturen, moderate Schwellung, schmerzhaft eingeschränkte Beweglichkeit
III	Komplettruptur plantarer Strukturen, signifikante Schwellung/Hämatom, Schwäche der Großzehen-Flexion, Instabilität im MTP-I-Gelenk

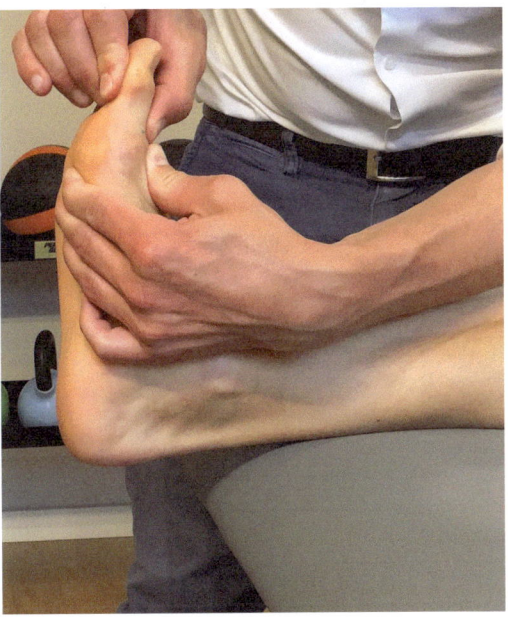

Abb. 6.4 Isolierte Testung des M. flexor hallucis brevis durch Fixation im Interphalangealgelenk

schmerz, bei schwerwiegenderer Verletzung möglicherweise in Kombination mit einer Hallux-valgus-Deformität. Durch eine dorsoplantare (Abb. 6.5) und Varus-/Valgus-Stresstestung wird die Gelenkstabilität des MTP I-Gelenk überprüft (Drakos et al. 2015; Mason und Molloy 2015). Eine Schwäche des M. flexor hallucis brevis lässt sich möglicherweise im Seitenvergleich feststellen (Abb. 6.4).

Therapie
Es existiert derzeit keine standardisierte Behandlungsleitlinie für Turf-Toe-Verletzungen (Seow

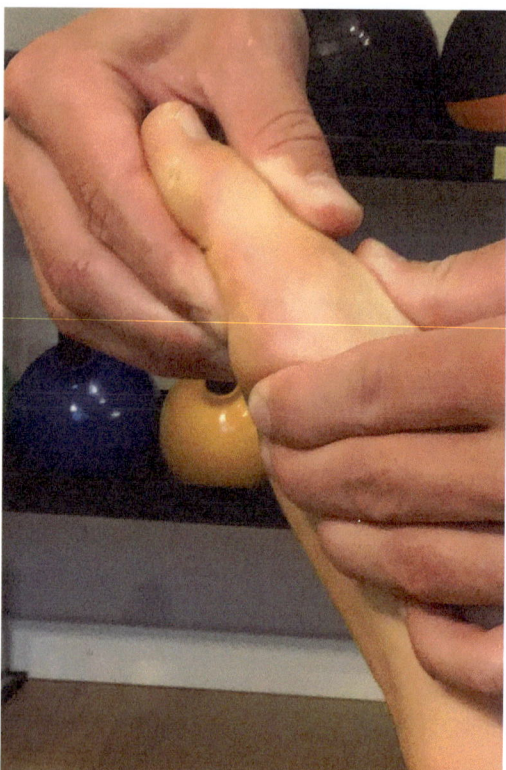

Abb. 6.5 Dorso-plantare Stresstestung (Lachman-Test) MTP-I-Gelenkes. Der Lachman-Test für das MTP-I-Gelenk wird durchgeführt, indem der erste Mittelfußknochen stabilisiert wird, während eine Translationskraft auf die proximale Phalanx nach dorsal und plantar ausgeübt wird

Tab. 6.3 Behandlung und Return to Play bei Turf-Toe-Verletzungen (McCormick und Anderson 2010b)

Grad	Behandlung	Return to Play
I	• Symptomatisch	• Beschwerdeadaptiert Wiederaufnahme
II	• Orthese • Gehstützen bei Bedarf	• Nach bis zu 2 Wochen, ggf. Tape zur Unterstützung
III	• Immobilisation in Orthese oder Gips oder • Operative Rekonstruktion	• 6–10 Wochen abhängig von Sportart und Position • Tape zur Unterstützung

et al. 2020). 2010 wurden von McCormick et. al Behandlungsansätze basierend auf der Verletzungsschwere beschrieben (Tab. 6.3).

Darüber hinaus wurden folgende Therapiemaßnahmen beschrieben (McCormick und Anderson 2010b):

- Tape in leichter Plantarflexion im MTP-I-Gelenk zur Vermeidung einer Hyperextension (erst nach Abklingen der Akutphase) (Abb. 6.6)
- Modifikation der Schuhe (z. B. mit Carbonsohle) zur Vermeidung einer Hyperextension im MTP-I-Gelenk
- Bei medial lokalisierter Verletzung => ggf. Zehenspreizer als Unterstützung
- Beginn mit passiver Mobilisation (Plantarflexion) zur Vermeidung von Adhäsionen der Ossa sesamoidea nach ca. 3–5 Tagen
- Kardiovaskuläres Alternativtraining (Aquatherapie, Ergometer, Ellipsen-Trainer) unter Protektion des MTP-I-Gelenkes (z. B. durch Tape)
- Keine vermehrte explosive Vorfußbelastung (Push Off, Richtungswechsel), solange Aktivitäten mit niedriger Intensität und Joggen nicht schmerzfrei möglich sind
- Idealerweise Erreichen von 50°–60° Dorsalextension im MTP-I-Gelenk vor Wiederaufnahme von Laufaktivitäten

▶ Die Läsion kann unter zunehmender Belastung progressiv fortschreiten, sodass eine regelmäßige klinische Kontrolle erfolgen sollte.

Indikationen und Nutzen einer operativen Therapie werden diskutiert (Seow et al. 2020). Zu den potenziellen Indikationen für eine operative Therapie gehören (Ashimolowo et al. 2018):

- Traumatische Deformität (Hallux valgus)
- Traumatische Diastase eines Os sesamoidea bipartita/multipartita
- Proximale Migration Os sesamoidea
- Fraktur Os sesamoideum
- Osteochondrale Verletzung
- Ausgedehnte Kapselavulsion

6.1.3 Verletzungen der plantaren Sehnenplatte

Auch im Bereich der anderen MTP-Gelenke können Verletzungen der plantaren Sehnenplatte auftreten. Diese sind dann meist am MTP-II-Gelenk lokalisiert. Die plantare Platte stabilisiert alle

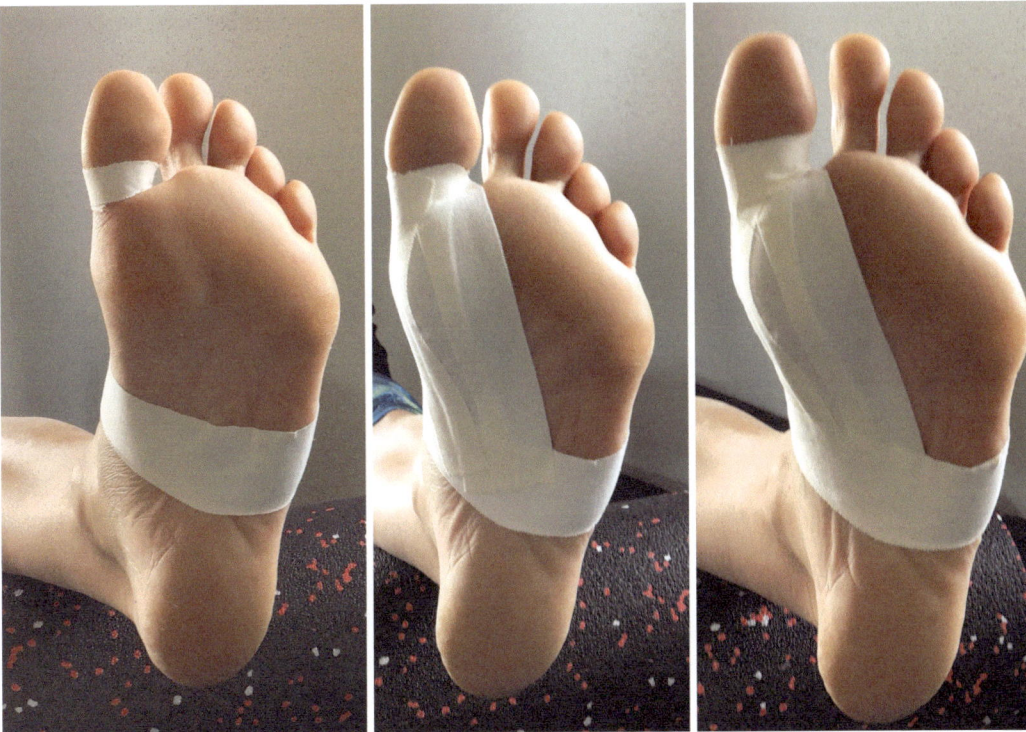

Abb. 6.6 Tape-Anlage bei Turf-Toe-Verletzung

MTP-Gelenke, verhindert deren Hyperextension und absorbiert=„recycelt" einwirkende Kompressionskräfte.

Diagnostik

Betroffene Athleten berichten über einen lokalisierten Schmerz unter dem MTP-Gelenk. Ein Begleitödem kann eine Nervenirritation und neuromartige Beschwerden im Interdigitalraum provozieren.

Klinisch kann die MTP-Stabilität durch einen (dorsalen) Schubladentest geprüft werden. Dafür wird die proximale Phalanx in 25° Extension gegenüber dem angrenzenden Metatarsale eingestellt und eine dorsale Translation der Phalanx durchgeführt. Eine Verschiebbarkeit von 2 mm oder 50 % kann auf eine Insuffizienz der plantaren Platte zur Stabilisation im MTP-Gelenk hindeuten (Bergeron et al. 2019). Zudem beschrieben sind der Plantar Plate Provocation-Test (Abb. 6.7), bei dem aus einer 10–15° Dorsalextension im MTP-Gelenk die distale Phalanx nach plantar verschoben wird, um eine Dehnung auf die plantare Platte auszuüben (positiv bei Schmerzreproduktion) (Sanhudo 2014). Eine orientierende Prüfung der Flexorenkraft im betroffenen Zeh kann durch den „Paper withdrawal-Test/Paper Pull Out-Test" geprüft werden, bei dem ein 1 cm breiter und 6 cm lange Papierstreifen unter der betroffenen Zehe platziert wird und der Patient aufgefordert wird, diesen am Boden zu halten, während der Untersuchende einen Zug ausübt (Doty und Coughlin 2014; Nery et al. 2015).

Therapie

Eine Reduktion der Vorfußbelastung (Feste Sohle = z. B. Carbonsohle, Barfußlaufen vorübergehend reduzieren, Schuhe mit möglichst geringer Sprengung, Anpassung der Aktivität), Stabilisation durch Tape mit Fixation in Flexionsstellung im betroffenen MTP-Gelenk (Abb. 6.8), Einlagenversorgung zur Entlastung des betroffenen MTP-Gelenkes sowie ein Flexibilitäts-/Krafttraining des M. triceps surae kommen als nichtoperative Therapie-Ansätze in Frage.

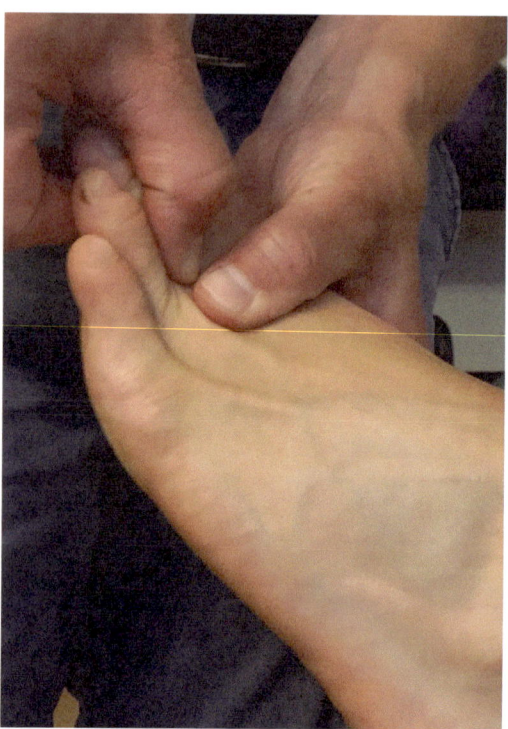

Abb. 6.7 Provokationstestung der plantaren Platte (Sanhudo 2014): Aus einer 10–15° Dorsalextension im MTP-Gelenk wird die distale Phalanx nach plantar verschoben, um eine Dehnung/Provokation auf die plantare Platte auszuüben

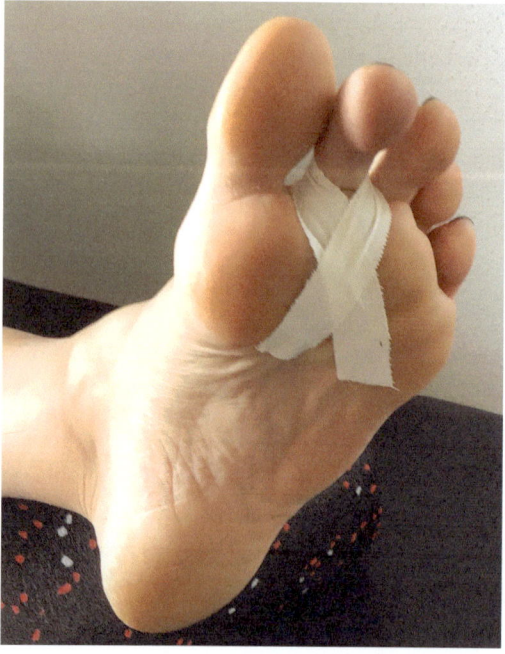

Abb. 6.8 Tape-Anlage bei Verletzung der plantaren Sehnenplatte

6.1.4　Stressfraktur Ossa sesamoidea

Zum MTP-I-Gelenk gehört auch der Sesamoidkomplex. Dieser besteht aus den beiden Ossa sesamoidea und den angrenzenden Strukturen. In bis zu 30 % der Fälle liegt ein (tibiales) Os sesamoideum bipartitum vor (Srinivasan 2016). Die Funktion des Sesamoidkomplexes besteht in der Aufnahme bzw. Verteilung der Gewichtsbelastung (Sims und Kurup 2014). Dabei kann dieser Komplex in der Abdruckphase Lasten von mehr als 300 % des Körpergewichtes übertragen (Dedmond et al. 2006). Aus der hohen Belastungsanforderung des Sesamoidkomplexes können verschiedene Pathologien wie Sesamoiditis, Stressfrakturen, avaskuläre Nekrosen oder osteochondrale Frakturen resultieren (Boike et al. 2011). Eine Stressfraktur des Os sesamoideum kann in Sportarten auftreten, die eine repetitive, kraftvolle Dorsalextension der Großzehe erfordern (z. B. Tanzen, Turnen, Sprinten) (Robertson und Wood 2017). Dabei ist das mediale (tibiale) Os sesamoideum häufiger betroffen. Stressfrakturen der Ossa sesamoidea gehören zu den High-Risk-Stressfrakturen.

Diagnostik
Betroffene Athleten berichten oftmals über einen schleichenden Beginn der Beschwerden nach repetitiven Vorfußbelastungen. Schmerzen lassen sich durch eine Vorfußbelastung und im Rahmen der lokalen Palpation des medialen oder lateralen Os sesamoideum reproduzieren. Im Gangbild kann eine Vermeidung der Belastung über den Großzeh mit Ausweichbewegung über den lateralen Fußrand in der terminalen Standbeinphase auffallen. Eine Schwäche im M. flexor hallucis brevis kann bestehen.

Therapie
Im Falle der Bestätigung einer Stressfraktur wird eine Limitation der Belastung in einer pneumatischen Orthese für 4–8 Wochen mit anschließender Auflastung in einem Vorfußentlastungsschuh empfohlen (Robertson und Wood 2017). Beschwerden des Sesamoidkomplexes, ohne Nachweis von Frakturzeichen, werden symptomatisch durch eine Belastungsmodifikation in Kombination mit einer lokalen Polsterung (Gelkissen, Pad) behandelt (Dedmond et al. 2006).

6.2 Mittelfuß

Mittelfußverletzungen betreffen v. a. Athleten aus den Sportarten Basketball und Football. Interessanterweise sind Fußballer seltener betroffen, was möglicherweise im Zusammenhang mit dem Bodenbelag und dem Gegnerkontakt steht (Lievers et al. 2020).

Eine der wichtigsten Ursachen für Beschwerden im Mittelfuß, die nicht übersehen werden sollten, sind Stressfrakturen des Os naviculare. Auch Verletzungen im Chopart- oder Lisfrank-Gelenk im Zusammenhang mit einer Sprunggelenkdistorsion können zu Beschwerden im Mittelfußbereich führen.

Diagnostik
(Abb. 6.9, 6.10, 6.11 und 6.12)

6.2.1 Stressfraktur des Os naviculare

Stressfrakturen des Os naviculare gehören aufgrund des hohen Pseudarthrose-Risikos zu den High-Risk-Stressfrakturen.

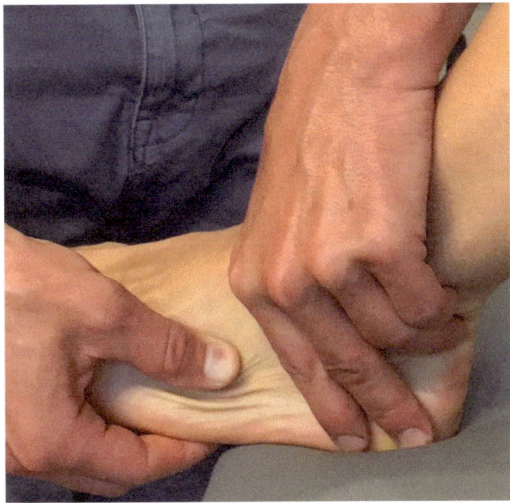

Abb. 6.9 Passive Beweglichkeit im Kalkaneokuboidalgelenk. Rückenlage, Bein aufgestellt. Bei stabilisiertem Rückfuß wird das Os cuboideum nach plantar und im Anschluss nach dorsal parallel zur Gelenklinie verschoben. Dokumentation von Endgefühl und Gelenkbeweglichkeit im Seitenvergleich

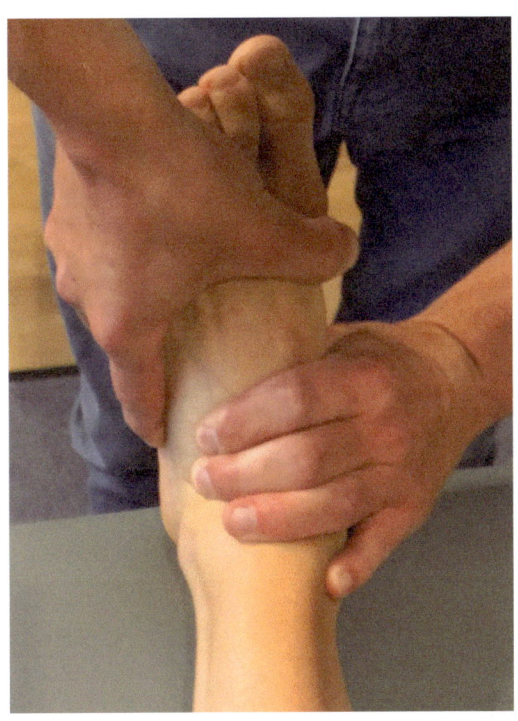

Abb. 6.10 Vor-/Mittelfuß-Mobilität in Inversion und Eversion. Rückenlage. Der Untersuchende stabilisiert den Kalkaneus mit einer Hand gegen eine Rückfuß-Inversion/Eversion. Mit einem „C"-Griff der anderen Hand wird der Vorfuß im Bereich der Metatarsalköpfchen umgriffen. Der Vorfuß wird dann in eine maximale Inversion und Eversion gebracht. Dokumentation von Endgefühl und Beweglichkeit im Seitenvergleich

▶ High-Risk-Stressfrakturen haben ein erhöhtes Risiko einer verzögerten Knochenheilung, Ausbildung einer Pseudarthrose oder Fortschreiten der Fraktur.

Stressfrakturen des Os naviculare sind bei Nicht-Athleten selten und machen 25 % aller Stressfrakturen aus. Betroffen sind (v. a. männliche) Athleten aus Sportarten mit Sprint- und/oder Sprungbelastungen (z. B. Basketball) (Shakked et al. 2017).

Das Os naviculare stellt eine wichtige Verbindung zwischen Rückfuß und Mittelfuß für die Kraftübertragung während der Abdruckbewegung (Push Off) dar (Shakked et al. 2017).

Zudem ist das Os naviculare ein „Schlüsselstein" für das Fußlängsgewölbe und aufgrund einer engen Verbindung zum Talus an der Kopp-

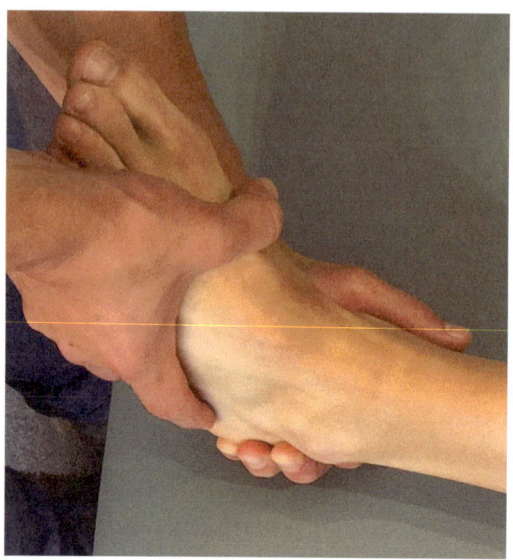

Abb. 6.11 Passive Adduktion im Mittelfuß. Beurteilung der kalkaneokuboidalen und kalkaneonavikularen kapsulo-ligamentären Laxizität: Rückenlage, Fuß und distaler Unterschenkel in Überhang. Der Untersuchende stabilisiert den Kalkaneus mit einer Hand gegen eine Rückfuß-Inversion/Eversion. Mit der anderen Hand wird eine Adduktionskraft auf den lateralen Vorfuß ausgeübt. Dokumentation von Endgefühl und Beweglichkeit im Seitenvergleich

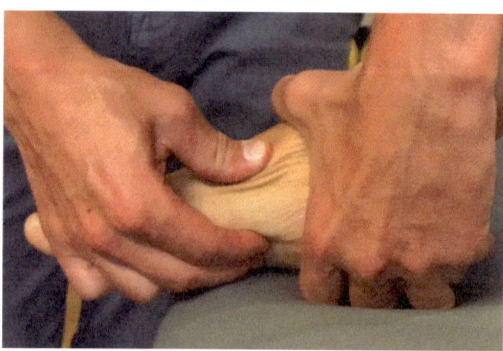

Abb. 6.12 Passive Beweglichkeit im Talonavikulargelenk. Rückenlage, Bein aufgestellt. Bei stabilisiertem Rückfuß wird das Os naviculare nach plantar und im Anschluss nach dorsal (parallel zur Gelenklinie) verschoben. Dokumentation von Endgefühl und Beweglichkeit im Seitenvergleich (Fraser et al. 2016)

lung von Bewegungen des Subtalargelenkes beteiligt (Hossain et al. 2015). Für die Funktion des Subtalargelenkes ist eine regelrechte Funktion (Mobilität) des talonavikularen Gelenkes notwendig. Eine unzureichend behandelte Stressfraktur des Os naviculare kann daher nicht nur zu einer Beeinträchtigung des Fußgewölbes, son-

dern potenziell auch zu einem Verlust der Supination führen (Hossain et al. 2015).

Im mittleren (zentralen) Drittel des Os naviculare wird eine (relative) avaskuläre Zone beschrieben, in der Stressfrakturen meist lokalisiert sind (Shakked et al. 2017). Durch seine anatomische Lagebeziehung zum medialen und mittleren Tarsometatarsalgelenk resultiert eine Kompressionsbelastung auf das Os naviculare (Shakked et al. 2017). Diese einwirkenden Kompressionskräfte werden ungleich verteilt – während medial einwirkende Kraftmomente mit dem Talus geteilt werden können, wirken laterale Kräfte isoliert auf das Os naviculare. Hierdurch kommt es zu einer maximalen Scherbelastung im zentralen Drittel des Os naviculare (McInnis und Ramey 2016; Shakked et al. 2017).

> **Zusammenfassung**
>
> - Das Os naviculare wird zwischen den Os cuneiforme (distal) und dem Talus (proximal) unter Belastung komprimiert.
> - Die einwirkenden Kompressionskräfte werden ungleich auf das Os naviculare verteilt.
> - Es kommt zu einer Zentrierung der Scherkräfte in der avaskulären zentralen Zone.
> - Eine Überlastung durch repetitive Kompressionen (z. B. durch Trainingsintensivierung im Laufen, Springen) in Kombination mit der avaskulären zentralen Zone, prädisponieren das Os naviculare in diesem Bereich für eine Stressfraktur.

Verschiedene Risikofaktoren für eine Stressfraktur des Os naviculare sind beschrieben (Lee und Anderson 2004; Hossain et al. 2015; Shakked et al. 2017):

- Stressfraktur in der Vergangenheit
- Anatomische Varianten (kurzes Os metatarsale I + langes Os metatarsale II, Metatarsus adductus)
- Eingeschränkte subtalare Mobilität

- Pes cavus
- Eingeschränkte Dorsalextension[1]
- Exzessive Trainingsbelastung oder Trainingssteigerung
- Female Athlete Triad (Energiemangel mit/ohne gestörtem Essverhalten=BMI<19/Menstruationsstörung (Amenorrhö)/verminderte Knochengesundheit (Osteoporose))

Diagnostik

Die Diagnose einer Stressfraktur des Os naviculare wird aufgrund der unspezifischen Symptomatik oftmals erst verspätet gestellt.

In der frühen Phase bestehen belastungsabhängige Schmerzen, die unter Ruhe rückläufig sind. Möglicherweise lassen sich die Beschwerden durch den Zehenstand provozieren. Ein lokaler Druck- und/oder Perkussionsschmerz auf dem Fußrücken zwischen der Sehne des M. extensor hallucis longus und des M. tibialis anterior (sogenannter N-Spot) ist möglich (Khan et al. 1994; de Clercq et al. 2008). Darüber hinaus werden die Fußform und die Mobilität im oberen und unteren Sprunggelenk beurteilt (s. Risikofaktoren).

Therapie

Eine Klassifikation der Frakturen des Os naviculare (CT-Bildgebung) wurde von Saxena et al. beschrieben (Saxena et al. 2000):

Typ I: Isolierte Fraktur des dorsalen Kortex
Typ II: Fraktur des dorsalen Kortex bis in das Os naviculare hineinziehend
Typ III: Bikortikale Fraktur

Basierend darauf empfehlen die Autoren eine operative Versorgung für Typ-II und -III-Frakturen (bzw. bei Versagen einer konservativen Therapie von Typ-I-Frakturen). Eine schnellere Wiederherstellung der Sportfähigkeit durch eine operative Versorgung (auch von Typ-I-Frakturen) ist beschrieben (16,4 vs. 21,7 Wochen), jedoch ist die Evidenz hierfür derzeit noch limitiert (Hossain et al. 2015; Mallee et al. 2015). Zur Vermei-

dung der Progression einer Stressreaktion zu einer Fraktur wird eine Phase der Immobilisation (pneumatische Orthese für 1–3 Wochen) und eine graduierte Wiederaufnahme von belastenden Aktivitäten empfohlen (Mann und Pedowitz 2009). Als Ergänzung (limitierte Evidenz) zu einer nicht-operativen Therapie sind die Knochenstimulationstherapie mit LIPUS (Low-intensity pulsed ultrasound), Stoßwellentherapie sowie die Gabe von Vitamin D und Kalzium beschrieben (Shakked et al. 2017).

Bei einer Stressfraktur wird eine Immobilisation in einer Orthese für 6–8 Wochen empfohlen (Khan et al. 1992; Mallee et al. 2015). Im Verlauf ist dann eine beschwerdeadaptierte Auflastung über ein Zeitfenster von bis zu 6 Wochen beschrieben (Robertson und Wood 2017). Für die weitere Progression der Belastung ist der klinische Befund ausschlaggebender als die Bildgebung (Torg et al. 2010; Brukner und Khan 2016). Ob eine erneute konsequente Immobilisation (8 Wochen) nach zuvor fehlgeschlagener Teilbelastung oder Entlastung bei Athleten mit chronischen Beschwerden erfolgreich sein kann oder eine operative Therapie indiziert ist, wird diskutiert (Torg et al. 2010; Mallee et al. 2015).

Das lange Zeitfenster der Immobilisation erfordert im Anschluss die Wiederherstellung von Kraft und Mobilität in den Fuß- und Sprunggelenken sowie die neuromuskuläre Kontrolle für sportspezifische Bewegungen. In der Phase der Immobilisation kann unter Vermeidung der lokalen Belastung des Fußes ein Training der nicht-betroffenen Körpersegmente erfolgen. Die RTS-Dauer bei einer Stressfraktur des Os naviculare wird mit 4 Monaten angegeben (Mayer et al. 2014).

6.2.2 Verletzungen im Bereich der Intertarsalgelenke

Die Gruppe der Fußwurzelgelenke umfasst:

- Art. subtalaris
- Art. talocalcaneonavicularis
- Art. calcaneocuboidea
- Art. intercuneiformes

---

[1]Diskutiert wird eine kompensatorische exzessive Extension im Mittelfußbereich mit resultierender Belastung des Talonavikulargelenkes.

- Art. cuneonavicularis
- Art. cuneocuboidea

Das Art. talocalcaneonavicularis und das Art. calcaneocuboidea werden auch als Chopart-Gelenk bezeichnet. Verletzungen im Bereich der Intertarsalgelenke können die ligamentären Verbindungen dieser Gelenke betreffen. Unfallmechanismus ist ein Inversionstrauma des Sprunggelenkes, wodurch am häufigsten Verletzungen des Lig. calcaneocuoideum dorsale, des Lig. bifurcatum und/oder des Lig. talonaviculare dorsale resultieren (Tab. 6.4) (Walter et al. 2018). Die Prävalenz von Verletzungen des Lig. calcaneocuboideum dorsale, des Lig. bifurcatum und/oder des Lig. talonaviculare im Zusammenhang mit einer Sprunggelenkdistorsion wird mit bis zu 26–40 % angegeben (Agnholt et al. 1988; Sondergaard et al. 1996). Demnach treten Verletzungen der Ligamente (oder Kapsel) im Bereich der Fußwurzelgelenke im Zusammenhang mit Distorsionsverletzungen des Sprunggelenkes nicht selten auf.

Diagnostik

Klinisch bestehen Schmerzen und eine Schwellung im lateralen Mittelfußbereich nach einem Inversionstrauma des Sprunggelenkes. Verschiedene Assessments zur Beurteilung der Fußwurzelgelenke sind beschrieben (Fraser et al. 2016). Auch wenn es keine Untersuchungen zur Validität dieser Assessments gibt, lassen sich möglicherweise die typischen Schmerzen im Fußwurzelbereich von den Symptomen einer „klassischen" lateralen Bandverletzung am Sprunggelenk abgrenzen (Kap. 5). In der bildgebenden Untersuchung erfolgt ein Frakturausschluss bzw. der Ausschluss einer knöchernen Avulsionsverletzung (Walter et al. 2018).

Therapie

Durch Tape oder Einlagen kann eine vorübergehende Fußstabilisation durchgeführt werden. Einen Konsensus für eine optimale nicht-operative Therapie gibt es derzeit nicht. Ein Vorgehen vergleichbar dem bei lateraler Bandverletzung am Sprunggelenk wäre prinzipiell denkbar. Bei persistierenden Beschwerden kann eine lokale Injektion erwogen werden.

Tab. 6.4 Mechanismus von Verletzungen im Bereich der Fußwurzelknochen (Intertarsalgelenke). Adaptiert nach (Walter et al. 2018)

Charakteristik	Mechanismus Inversion
Primäre Verletzungskraft	Varus Distraktion am lateralen Art. calcaneocuboidea, Impaktion am Art. talonaviculare, talonaviculare plantare Flexion
Primärverletzung	Lig. calcaneocuboideum laterale oder knöcherne Avulsion, Lig. talonaviculare dorsale oder knöcherne Avulsion*, Impaktion des Taluskopfes mit dem Os naviculare
Betroffene Ligamente	Lig. calcaneocuoideum dorsale, Lig. bifurcatum (kalkaneokuboidaler Anteil), Lig. talonaviculare dorsale
Sekundäre Verletzung	Mediale Impaktion am Art. calcanocuboideum, Kontusion oder Avulsion der plantaren Ligamente, Avulsion Spring Ligament

*bei Verletzungsmechanismus mit exzessiver Plantarflexion

6.2.3   Verletzungen im Bereich der Tarsometatarsalgelenke (Lisfranc-Gelenk)

Die Tarsometatarsalgelenke liegen zwischen den distalen vier Fußwurzelknochen (Os cuboideum und Ossa cuneiforma) und der Basis der Mittelfußknochen I–V.

Verletzungsursache im Lisfranc-Gelenk ist eine plantare Hyperflexion im Mittelfußbereich bei fixiertem Fuß (z. B. in Sportarten, in denen der Fuß, bei gleichzeitig nach hinten fallendem Oberkörper, potenziell fixiert sein kann: Kitesurfen, Windsurfen, Reiten) (Lattermann et al. 2007). Als weitere Mechanismen werden eine vertikale Krafteinwirkung auf den plantarflektierten Fuß (Football), Landungen in einer maximal plantarflektierten Fußposition oder kraftvolle Vorfuß-Torsionen beschrieben (Shapiro et al. 1994; Lattermann et al. 2007; Lewis und Anderson 2016). Es kommt meist zu einer Verletzung im ersten oder zweiten Tarsometatarsalgelenk

(Lattermann et al. 2007). Das Ausmaß der Verletzung ist abhängig von der Unfallschwere. Hochrasanz-Unfälle können zu Frakturen oder Luxationen im Lisfranc-Gelenk führen. Die Diagnosestellung ist bei Hochrasanz-Unfällen demnach durch die Verletzungsschwere (Fraktur, Luxation) einfacher als bei subtileren Verletzungen im Rahmen eines Niedrigenergie-Traumas.

Diagnostik

Bei subtilen Verletzungen des Lisfranc-Gelenkes berichten Athleten von einem Distorsionsereignis des Sprunggelenkes, ggf. mit anschließender Belastungsunfähigkeit. Oftmals hat eine Behandlung des Sprunggelenkes bereits stattgefunden und es verbleiben Beschwerden im Mittelfuß. Eine Vorfußbelastung kann zur Verstärkung dieser Beschwerden im Mittelfußbereich führen (Lewis und Anderson 2016).

Klinische Assessments bei Verdacht auf eine Verletzung im Lisfranc-Gelenk (Lattermann et al. 2007):

- Palpation von Os naviculare, Ossa cuneiformia, Basis MT I-V, Intermetatarsal-Bereich zwischen D I und D II
- Passive Pro- und Supination des Vorfußes zur Beurteilung der Stabilität der TMT- Gelenke I–V (auf Schmerzprovokation, insbesondere im Bereich der Basis MT I und/oder MT II, achten)
- Apprehension-Zeichen: passive Extension + Abduktion im Vorfuß führt zu einer Symptomprovokation (Abb. 6.13)

Therapie

Die Therapie richtet sich nach der Verletzungsschwere. Ein Klassifikationssystem für die subtileren Lisfranc-Verletzungen, basierend auf klinischer Untersuchung und radiologischen Kriterien, wurde von Nunley und Vertullo beschrieben (Nunley und Vertullo 2002). Tab. 6.5 zeigt ein auf dieser Klassifikation basiertes Vorgehen (Lattermann et al. 2007). Je länger die Immobilisation, desto wichtiger erscheint ein neuromuskuläres Training zur Wiederherstellung der Sportfähigkeit.

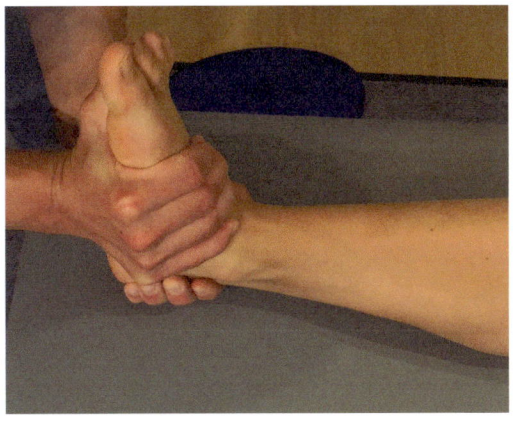

Abb. 6.13 Vorfuß-Apprehension-Test. Durch eine passive Abduktion des Vorfußes bei gleichzeitiger Extension im Mittelfuß kommt es zu einem vermehrten Stress auf die mediale Säule (Test ist positiv bei Symptomprovokation) (Lattermann et al. 2007)

6.3   Rückfuß

Die Domäne für Beschwerden im Fersenbereich ist die nicht-operative Therapie (Hunt und Anderson 2009). Dabei stellt der plantare Fersenschmerz die häufigste Ursache von Beschwerden dar. Seltener kann eine Kontusion des Fersenfettkörpers, eine Stressfraktur des Kalkaneus oder ein Nervenengpasssyndrom Ursache von Beschwerden sein (Abb. 6.1, 6.14 und 6.15).

6.3.1   Plantarer Fersenschmerz

In der Vergangenheit wurde die Plantarfaszie als primärer Auslöser für Fersenbeschwerden verantwortlich gemacht. Untersuchungen konnten jedoch zeigen, dass neben der Plantarfaszie auch andere Strukturen Ursache für Beschwerden sein können (z. B. Stressreaktion des Kalkaneus, frakturierter plantarer Fersensporn, Ruptur der Plantarfaszie). Zuletzt wurde daher zur Bezeichnung von Fersenbeschwerden der Begriff „plantarer Fersenschmerz" vorgeschlagen, solange nicht klar ist, ob tatsächlich die Plantarfaszie Auslöser der Beschwerden ist (Riel et al. 2017). Ist die Plantarfaszie Auslöser der Beschwerden, handelt es sich meist um überlastungsassoziierte Veränderungen des Sehnenansatzes am Kalkaneus.

Tab. 6.5 Management von (subtilen) Lisfranc-Verletzungen bei Athleten (Lattermann et al. 2007) basierend auf (Nunley und Vertullo 2002)

Lisfranc- Verletzung	Tag der Verletzung	Phase 1 (10–14 Tage)	Phase 2 (2–6 Wochen)	Phase 3 (6–16 Wochen)
Stadium 1 (<2 mm Diastase in belasteter Röntgenaufnahme)	Pause, Eis, Kompression Elevation Entlastung in Orthese (Stiefel) oder Gipsverband	Belastete Röntgenkontrolle (Ausschluss einer progressiven Instabilität => bei zunehmender Instabilität = Behandlung wie Stadium 2)	Entfernung Gipsverband* Schmerzadaptierte Belastung **Kein Schmerz:** Beginn Phase 3 **Schmerzhaft:** Fortführung Orthese (Stiefel) für 4 Wochen, dann Übergang Phase 3	Schmerzadaptierte Belastung Orthese zur Unterstützung des Fußlängsgewölbes (4–6 Monate) Graduierte Wiederaufnahme Sport
Stadium 2 oder 3	Zuweisung orthopädische Chirurgie			

*heterogen in der Literatur: Immobilisation (1–)2 Wochen (Lewis und Anderson 2016) bis 6 Wochen (Nunley und Vertullo 2002). Sofortige Vollbelastung mit Gewölbeunterstützung (Meyer et al. 1994)

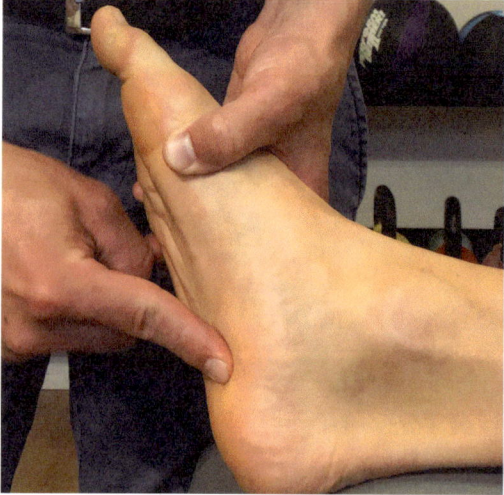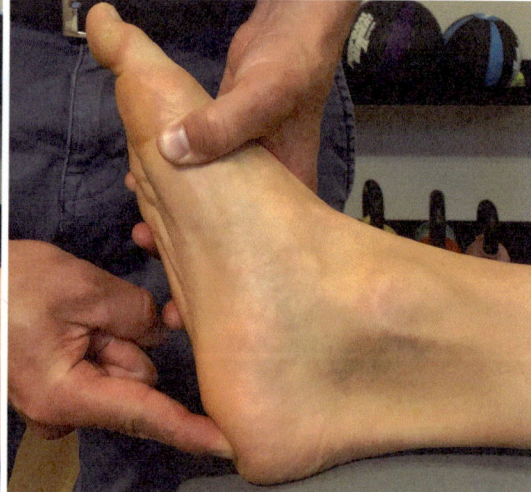

Abb. 6.14   Links: Palpation des Ansatzes der Plantarfaszie am medialen Kalkaneus. Rechts: Palpation des Fersenfettkörpers

Die Bezeichnung „plantare Fasziopathie" hat den Begriff „Plantarfasziitis" aufgrund des histologischen Nachweises tendinopathischer Veränderungen abgelöst (Riel et al. 2019). Betroffen sind v. a. Läufer sowie 40- bis 60-Jährige mit einem niedrigen Aktivitätsniveau und einem erhöhten Körpergewicht (Taunton et al. 2002; van Leeuwen et al. 2016; Riel et al. 2019).

▶ • Die Lebenszeitprävalenz für plantare Fersenschmerzen liegt bei 7–10 % in der Bevölkerung
• Die Wahrscheinlichkeit für persistierende Beschwerden 1 Jahr nach Symp-

tombeginn wird mit 80,5 %, nach 5 Jahren mit 50 %, nach 10 Jahren mit 45,6 % und nach 15 Jahren immer noch mit 44 % angegeben (Hansen et al. 2018)

Die derzeitige Ungewissheit zur Ursache der Beschwerden und der fehlende Konsensus hinsichtlich einer effektiven Therapie führen in Zusammenhang mit den oftmals nicht selbstlimitierenden Beschwerden zu einer erheblichen Beeinträchtigung der gesundheitsbezogenen Lebensqualität der betroffenen Patienten (Cotchett et al. 2020). Faktoren wie Bewegungsangst und Katastrophisierung werden im Zusammenhang mit Fersenschmerzen beobachtet, d. h. die Patho-

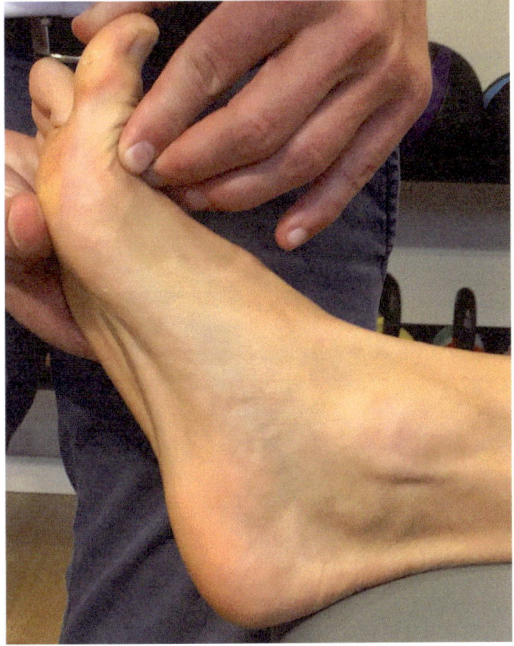

Abb. 6.15 Überprüfung des Windlass-Mechanismus* durch passive Extension im MTP-I-Gelenk (Synonym: Hubscher-Manöver oder Jack-Test). * Das Fußlängsgewölbe wird über den Windlass-Mechanismus stabilisiert. Durch eine Extension der Großzehe kommt es zu einer Anspannung der Plantaraponeurose und einer Anhebung des Fußlängsgewölbes (Bolgla und Malone 2004)

reich gezeigt werden (Ribeiro et al. 2015). Grundsätzlich werden Beschwerden im Bereich der Plantarfaszie in der Leichtathletik häufig beschrieben (Lievers et al. 2020).

▶ **Wichtig** Im Zusammenhang mit plantaren Fersenschmerzen bei Läufern ist beschrieben (Di Caprio et al. 2010):

- Höhere Anzahl an Lauf-Trainingstagen/Woche
- Höhere Anzahl der Laufjahre
- Höhere km-Laufbelastung/Woche
- Genu varum
- Laufschuhe mit Spikes
- Pes cavus
  => d. h. je mehr gelaufen wird, desto höher ist potenziell das Risiko von Fersenbeschwerden. Möglicherweise besteht bei betroffenen Läufern eine Dysbalance zwischen der Gewebe-Kapazität und der durchgeführten Intensität der Laufbelastung, die vergleichbar mit anderen Tendinopathien, zu einer Reaktion der Plantarfaszie führt.

logie ist nicht nur mit rein körperlichen Beschwerden assoziiert (Cotchett et al. 2017).

Potenzielle Risikofaktoren für eine plantare Fasziopathie sind Übergewicht, ein pronierter Fußtyp, eine reduzierte Dorsalextension im Sprunggelenk, eine reduzierte Extension im ersten Metatarsophalangealgelenk oder länger andauerndes Stehen (Irving et al. 2006; van Leeuwen et al. 2016). Bei Läufern treten Beschwerden der Plantarfaszie im Zusammenhang mit einer vermehrten Belastung auf und sind nicht assoziiert mit einem erhöhten Körpergewicht (Di Caprio et al. 2010; Ribeiro et al. 2015). Die Evidenz im Hinblick auf eine Prädisposition durch die Fußform ist bei Läufern nicht eindeutig. So wurde etwa auch ein Pes cavus als möglicher Risikofaktor beschrieben (Di Caprio et al. 2010). In der dynamischen Untersuchung konnte bei Läufern mit Plantarfasziopathie eine Erhöhung der plantaren Belastung im Rückfußbe-

Diagnostik
Die Diagnose wird meist durch die typische Anamnese und den klinischen Befund (lokale Palpation) gestellt. Eine sonografische Untersuchung kann erwogen werden. Die Darstellung einer Verdickung der Plantarfaszie ansatznah (>4 mm) ist bei Patienten mit plantarer Fasziopathie wahrscheinlicher (McMillan et al. 2009). Anamnestisch bestehen morgendliche Schmerzen während der ersten Schritte oder nach einer Phase der Inaktivität. Unter Belastung werden die Beschwerden zunächst noch oftmals besser. Im weiteren Verlauf treten Schmerzen auch beim Stehen auf und verstärken sich unter Belastung bis hin zu (atypischen) Nachtschmerzen. Es besteht ein lokaler Palpationsschmerz im Bereich der (medialen) Insertion der Plantarfaszie am Kalkaneus, der sich möglicherweise über eine Dorsalextension und Anspannung der Plantarfaszie verstärken lässt. Eine Schmerzreproduktion

im Windlass-Test ist möglich (de Garceau et al. 2003) (Abb. 6.16).

Zusammenfassung

Die Diagnose ist wahrscheinlich bei (Martin et al. 2014):

- Plantarem medialem Fersenschmerz (v. a. bei den ersten Schritten nach einer Phase der Inaktivität und/oder längerem Stehen)
- Palpationsschmerz an der proximalen Insertion der Plantarfaszie
- Durch längere Gewichtsbelastung ausgelöste Fersenschmerzen
- Positivem Windlass-Test (Jack's Test)
- Negativem Tarsaltunnel-Test
- Eingeschränkter aktiver/passiver Dorsalextension des Sprunggelenkes
- Abnormalem Foot Posture Index
- Hohem BMI bei Betroffenen aus der nicht-athletischen Population

Therapie

In der Therapie sind Einlagen, Taping und Stoßwelle beschrieben (Landorf 2015; Whittaker et al. 2018). Eine klare Überlegenheit einer dieser Therapieformen konnte bislang nicht nachgewiesen werden (Babatunde et al. 2019). Zuletzt wurde ein progressives Training (Heavy Slow Resistance Training = HSRT) der Plantarflexoren bei plantarer Fasziopathie untersucht (Riel et al. 2019). Im Gegensatz zu den Effekten eines HSRT bei anderen Tendinopathien konnte bei plantarer Tendinopathie keine akzeptable Schmerzreduktion erreicht werden. Es ist auch unklar, ob Patienten mit plantarer Fasziopathie von einem Training der intrinsischen Fußmuskulatur profitieren (Huffer et al. 2017). Krafttraining wird in der Regel durch ein Fersenhebertraining (mit/ohne Unterlagerung des Großzehs), das „Krallen der Zehen" (z. B. Handtuch rollen) oder mittels Fußgewölbetraining („kurzer Fuß") durchgeführt (Huffer et al. 2017).

Da es eine Diskrepanz zwischen den Erwartungen der Patienten und dem tatsächlichen Therapie-/Krankheitsverlauf gibt, erscheint aus klinischer Perspektive eine Individualisierung der Therapie sinnvoll (Cotchett et al. 2020). Eine Aufklärung über die mutmaßlichen Ursachen der Beschwerden und den zu erwartenden (langen) Verlauf der Erkrankung ist notwendig.

In der akut-reaktiven Phase sollte zunächst (wie bei anderen Tendinopathien) ein Belastungsmanagement der Beschwerden durchgeführt werden. Hilfreich können Einlagen, Fersen-Gelkissen, Tape oder das Tragen weicher Schuhe sein (Martin et al. 2014).

Die Wirkungsdauer eines Tapes (z. B. Low Dye-Tape oder Kalkaneus-Tape) ist kurzfristig (Radford et al. 2006; Podolsky und Kalichman

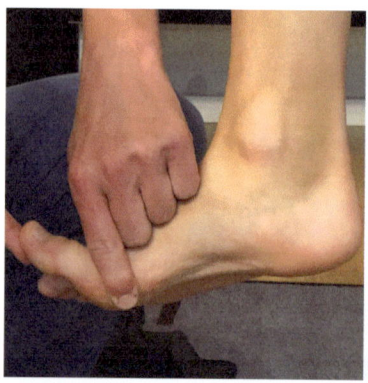
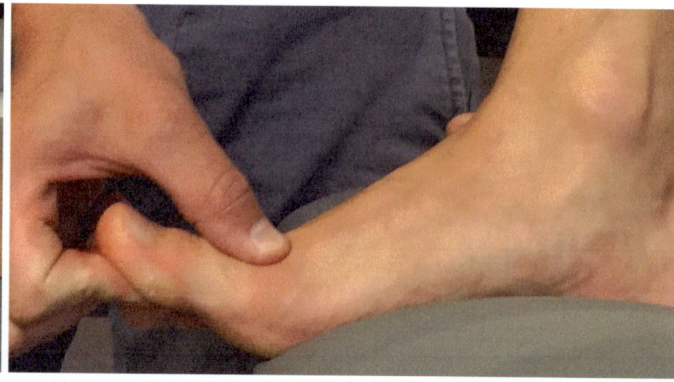

Abb. 6.16 Windlass-Test (de Garceau et al. 2003). (**a**) sitzend (entlastet), Kniegelenk in 90° Flexion. Stabilisation des Sprunggelenkes und passive Dorsalextension im MTP-I-Gelenk. (**b**) Stand (belastet). Passive Dorsalextension im MTP-I-Gelenk

2015; Chen et al. 2020). Ein Tape (Abb. 6.17) kann aber dem Läufer, der noch an einem Wettkampf teilnehmen will, die Symptome zumindest hierfür kurzfristig ausreichend lindern. Einlegesohlen haben einen kurzfristigen Effekt und es scheint keinen erheblichen Unterschied zu machen, ob diese speziell angepasst oder als vorgefertigtes Modell gekauft werden (Vicenzino et al. 2015; Whittaker et al. 2018). Die Kombination einer Orthese (z. B. Einlegesohle) mit Dehnung der Plantarfaszie und/oder Mobilisation ist wirkungsvoller als eine Orthese allein (Martin et al. 2014).

Eine Dehnung der Plantarfaszie (Abb. 6.18) ist als hilfreich beschrieben (DiGiovanni et al. 2003). Die Dehnung oder ein progressives Kraft-

training der Wadenmuskulatur bei Patienten mit plantarer Fasziopathie zeigte nach 3 Monaten Verbesserungen v. a. in der Trainingsgruppe. Nach 12 Monaten bestand allerdings kein Unterschied des Therapieergebnisses mehr zwischen den beiden Gruppen (dennoch waren die Patienten der Trainingsgruppe zufriedener mit dem Behandlungsergebnis) (Rathleff et al. 2015). Demnach sollte zumindest die Dehnung durchgeführt werden (v. a. wenn Patienten nicht bereit sind, ein Training durchführen).

Im Rahmen eines individuellen Belastungsmanagements müssen alle Alltagsaktivitäten berücksichtigt werden und das Training und/oder die Stehphasen entsprechend der Beschwerden angepasst werden. Eine Dosierung des Lauftrai-

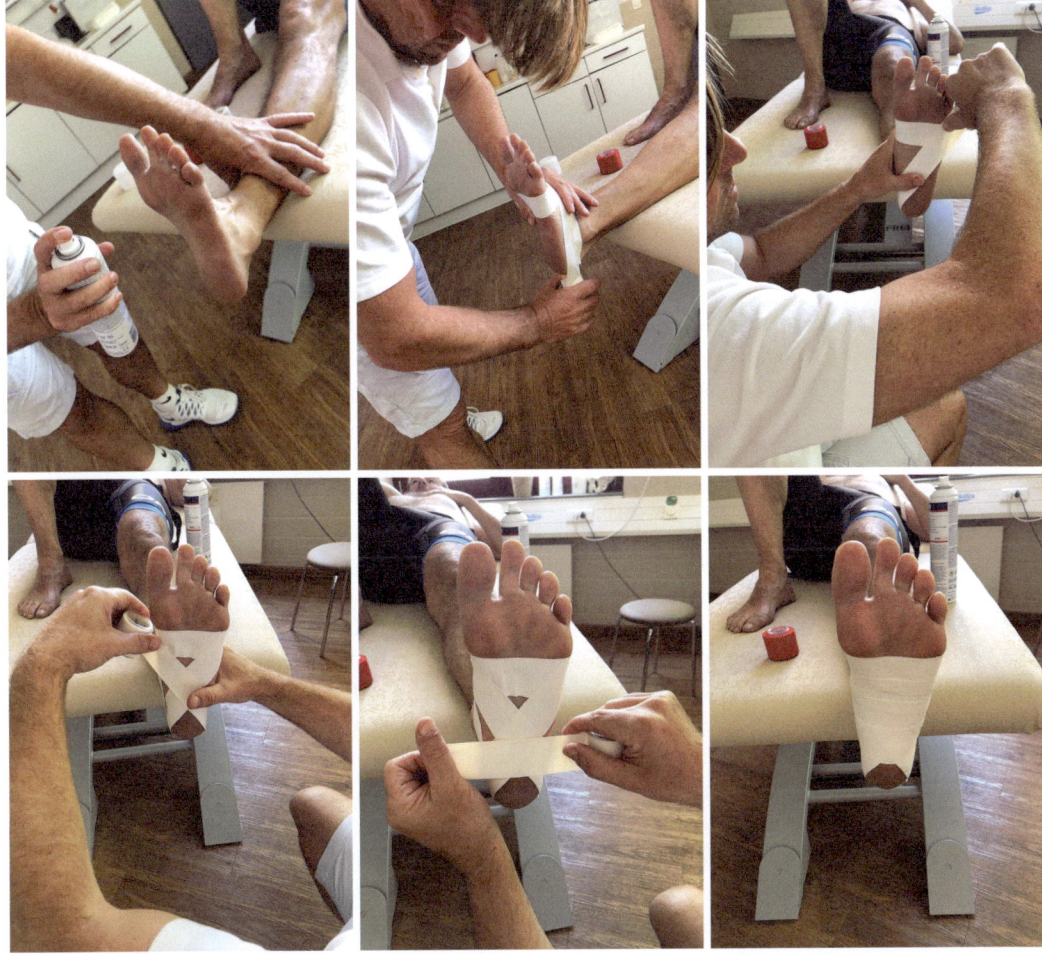

Abb. 6.17 Low-Dye Tape

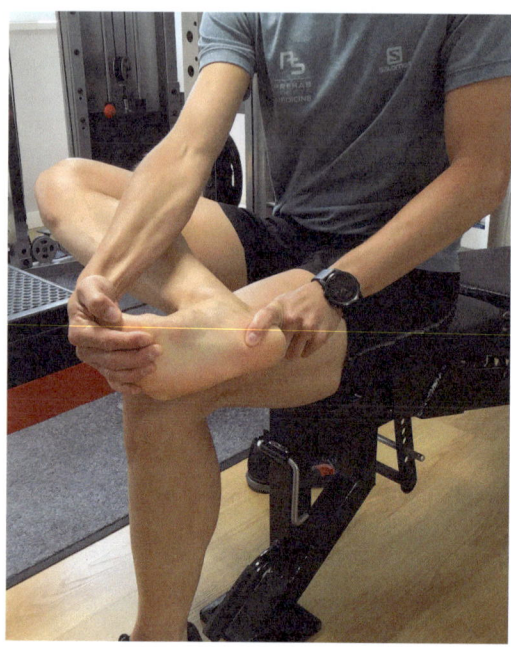

Abb. 6.18 Dehnung im Bereich der Plantarfaszie (DiGiovanni et al. 2003). Positionierung der betroffenen Extremität auf der kontralateralen Seite. Extension der Zehen Richtung Unterschenkel bis ein Dehnungsgefühl der Plantarfaszie auftritt. Palpation der Plantarfaszie mit der anderen Hand (Bestätigung der Dehnung). (3× täglich,10×10 s)

nings in einem Schmerzbereich von VAS ≤4/10 (Schmerz-Monitoring-Modell) kann als einfacher und praktikabler Hinweis hilfreich sein. Die Erwartungshaltung des Patienten sollte mit der Aufklärung (über die Dauer der Beschwerden und die akzeptable Schmerzgrenze während und nach der Belastung) übereinstimmen.

Auch wenn in den bisherigen Untersuchungen kein eindeutiger Effekt eines Krafttrainings zur Verbesserung von Fersenschmerzen nachgewiesen werden konnte, erscheinen progressive Belastungsreize zur Erhöhung der Gewebetoleranz und der Gewebekapazität grundsätzlich sinnvoll. Belastungsreize könnten z. B. durch ein HSRT der Plantarflexoren gesetzt werden. Die Annahme ist, dass sich lange Kontraktionsphasen (3 s konzentrisch/3 s exzentrisch) mit hohem Gewicht positiv auf tendinopathische Beschwerden auswirken (Abb. 6.19).

Neben der Plantarfaszie spielt in der Unterstützung der passiven Strukturen bei der Ener-

giespeicherung und Energieabgabe die intrinsische Fußmuskulatur eine wichtige Rolle. Die Verformung des Fußgewölbes unter Belastung gleicht der Funktion einer Feder (Alexander 1991). Durch die Federfunktion kann mechanische Energie in passiven Strukturen des Bewegungsapparates (Sehnen, Bänder usw.) aufgenommen und abgegeben („recycelt") werden. Der Fuß kann so bis zu 17 % der Energie zu einem Schritt beitragen (Kelly et al. 2019; Riddick et al. 2019). In der Vergangenheit wurde angenommen, dass dieser Federmechanismus in erster Linie auf die passiven Strukturen zurückzuführen ist. Neuere Untersuchungen zeigen, dass auch die intrinsische Fußmuskulatur zur Federfunktion im Fuß beitragen kann. So kommt es in der frühen Standbeinphase zu einer (aktiven) Verlängerung der intrinsischen Fußmuskulatur (Aufnahme der einwirkenden Bodenreaktionskraft) und durch eine Verkürzung in der terminalen Standbeinphase zur Unterstützung der Vorwärtsbewegung (Kelly et al. 2015). Durch diese „aktive" Adaption der Fußsteifigkeit mit Hilfe der kurzen Fußmuskulatur als Reaktion auf einwirkende Bodenreaktionskräfte kann die Kraftübertragung zwischen Boden und Körper optimiert und passive Strukturen (wie die Plantarfaszie) möglicherweise entlastet werden – dabei nimmt die Aktivität der intrinsischen Fußmuskulatur mit zunehmender Fortbewegungsgeschwindigkeit zu (Kelly et al. 2015). Diese intrinsische Muskelaktivität reguliert die energetische Funktion des Fußes in Abhängigkeit von Geschwindigkeit und Bewegungsform (z. B. Sprinten, Beschleunigung usw.). Dabei ist die energetische Funktion des Fußes eng an das Sprunggelenk gekoppelt (Riddick et al. 2019). Umso höher die Geschwindigkeit, desto mehr mechanische Energie wird vom Fuß aufgenommen; hierfür scheint neben der Plantarfaszie dann v. a. die intrinsische Fußmuskulatur eine wichtige Rolle zu spielen (Kelly et al. 2018a).

Ausgehend von diesen Beobachtungen erscheint ein Training der intrinsischen Fußmuskulatur sinnvoll. Bislang ist unklar, welches Training die kurze Fußmuskulatur optimal trainiert. Evidenz für die Wirkung der „klas-

Abb. 6.19 Fersenheber mit Zehenextension (Rathleff et al. 2015). Fersenheber mit einem Handtuch unter den Zehen zur Erhöhung der Zehenextension (Vorspannung Plantarfaszie)

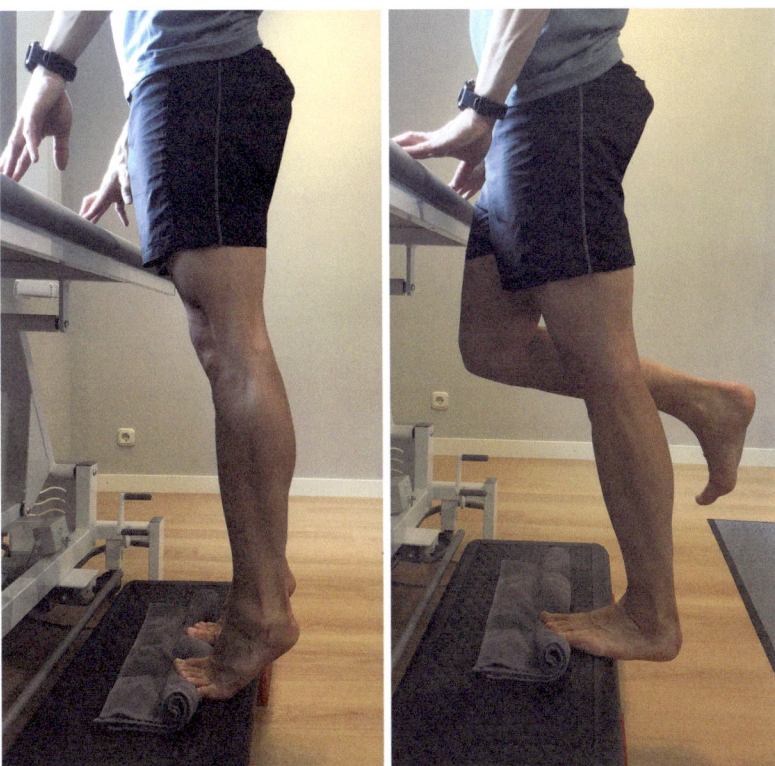

sischen" Trainingsvarianten der intrinsischen Fußmuskulatur bei plantarer Fasziopathie gibt es derzeit nicht (Huffer et al. 2017).

▶ Die klassischen[2] physiotherapeutischen (meist statischen) Trainingsvarianten (wie der „kurze Fuß", Zehnkrallen usw.) erscheinen unter Berücksichtigung der Abhängigkeit einer Aktivierung der intrinsischen Fußmuskulatur von Faktoren wie Bewegungsgeschwindigkeit, Auslenkung des Körperschwerpunktes und der energetischen Koppelung an das Sprunggelenk als Trainingsvariante möglicherweise zu unspezifisch.

Eine Verlagerung des Körperschwerpunktes in den Vorfußbereich während dynamischer Aktivitäten führt zu einer vermehrten Aktivierung der intrinsischen Fußmuskulatur (Kelly et al. 2018b). Interessanterweise konnte in der Vergangenheit gezeigt werden, dass sich die Belastung der Plantarfaszie in der Rückfußlauftechnik und Vorfußlauftechnik nicht unterscheidet (McDonald et al. 2016). Möglicherweise hängt dies mit einer vermehrten Aktivierung der intrinsischen Fußmuskulatur in Vorfußbelastung zusammen (wodurch die Belastung auf der Plantarfaszie konstant gehalten werden könnte). Eine Insuffizienz der intrinsischen Fußmuskulatur (unter Vorfußbelastung oder Auslenkung des Körperschwerpunktes) könnte zu einer vermehrten Belastung der Plantarfaszie führen. Folglich wäre hier ein Training der intrinsischen Fußmuskulatur sinnvoll, wenn nicht die Plantarfaszie (sondern die intrinsische Fußmuskulatur) für die erhöhte Kraftresorption durch eine Vorfußbelastung verantwortlich zu sein scheint (Kelly et al. 2018b).

---

[2]Auch das in der Vergangenheit beschriebene „Foot Core System"-Konzept (McKeon et al. 2015) und die daraus abgeleiteten Trainingsvarianten müssen, basierend auf den Beobachtungen zu den beschriebenen Aktivierungsfaktoren der kurzen Fußmuskulatur, kritisch hinterfragt werden.

▶ Praxistipp

- Durchführung von Trainingsvarianten mit einer Kombination aus Plantarflexion und einer Auslenkung des Körperschwerpunktes
- Training der horizontalen Kraftentwicklung
- Training einer schnellen Verriegelung im Fuß

6.3.2 Stressfraktur des Kalkaneus

Die Stressfraktur des Kalkaneus gehört zu den sogenannten Low-Risk-Stressfrakturen (Abb. 6.20) mit einem geringen Risiko für ein Fortschreiten der Fraktur oder eine Frakturheilungsstörung (Robertson und Wood 2017). Ein Großteil der Stressfrakturen am Kalkaneus tritt posterior auf (56 %), grundsätzlich können Frakturen aber auch im mittleren Anteil (18 %) oder im vorderen Anteil (26 %) des Kalkaneus lokalisiert sein (Sormaala et al. 2006). Stressreaktionen des Kalkaneus finden sich bei Langstreckenläufern und Athleten aus Sprungsportarten, wie z. B. Basketball (Mayer et al. 2014).

Diagnostik
Es besteht ein belastungsabhängiger Schmerz, der vor allem beim Laufen auftritt. Die Schmerzen können durch eine Perkussion und/oder Palpation (Abb. 6.21) des Kalkaneus reproduziert werden. Anders als bei einer Tendinopathie „läuft sich der Schmerz unter Belastung nicht warm".

Therapie
Die Therapie der Low-Risk-Stressfrakturen beinhaltet eine Phase der modifizierten Aktivität (Teilbelastung oder Entlastung) und im Anschluss eine schrittweise Wiederaufnahme der sportlichen Aktivitäten (Warden et al. 2014).

Die Modifikation der Aktivitäten ist individuell und orientiert sich am Schmerz. Bei nicht schmerzfrei möglichem Gang ist mitunter auch die Immobilisation in einer (pneumatischen) Orthese an Unterarmgehstützen notwendig. Wie bei jeder trainings-assoziierten Verletzung sollte im Verlauf eine Analyse potenzieller Faktoren (biomechanisch, trainingsbedingt, Technik usw.) erfolgen, die zur Verletzung beigetragen haben. Berücksichtigt werden müssen auch Knochendichte, Knochenstoffwechselparameter und bei Athletinnen das Female Athlete Triad (Energiemangel mit/ohne gestörtem Essverhalten=BMI<19/Menstruationsstörung (Amenorrhö)/verminderte Knochengesundheit (Osteoporose)).

Ein graduiertes Programm zur Wiederaufnahme von Laufbelastungen kann, wie bei der tibialen Stressreaktion beschrieben, erfolgen.

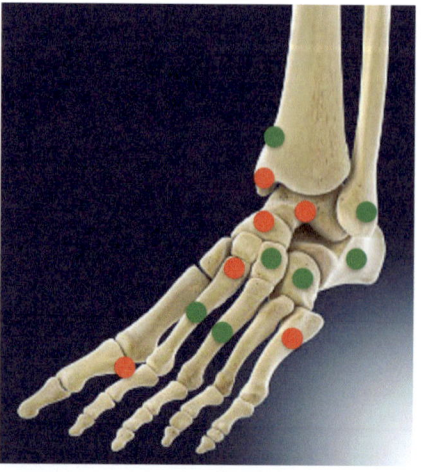

High Risk Stressfrakturen	Low Risk Stressfrakturen
Anteriore Tibia	Posteromediale Tibia
Medialer Malleolus	Metatarsale 2
Os naviculare	Metatarsale 3
Talus	Kalkaneus
Basis Metatarsale V	Distale Fibula
Basis Metatarsale II	Cuboid
Os sesamoidea (Hallux)	Os cuneiforme

Abb. 6.20 Lokalisation von High-Risk- und Low-Risk-Stressfrakturen am Fuß und am Sprunggelenk (Mandell et al. 2017)

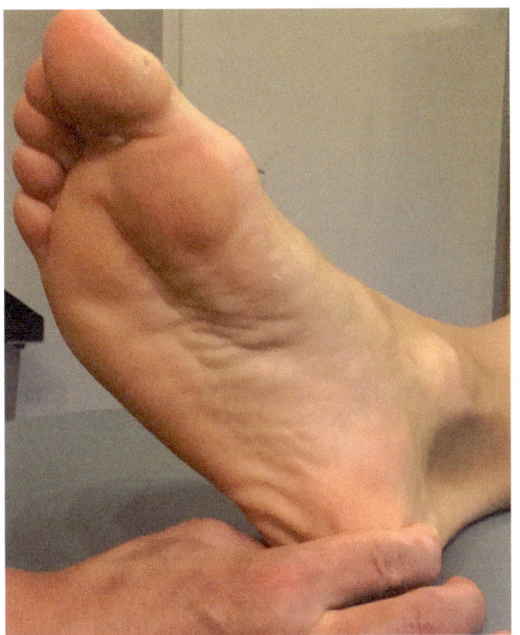

Abb. 6.21 Kalkaneus Squeeze-Test. Mediale und laterale Kompression des Kalkaneus

6.3.3 Engpasssyndrom des N. plantaris lateralis (Baxter-Nerv)

Eine Differenzialdiagnose bei medialen Fersenbeschwerden kann ein Engpass-Syndrom des ersten Astes des N. plantaris lateralis (Baxter-Nerv) sein. Der Engpass liegt zwischen der Faszie des M. abductor hallucis longus und der medialen kaudalen Begrenzung des M. quadratus plantae (Baxter und Pfeffer 1992). Es handelt sich um einen rein motorischen Nerv ohne sensible Innervation. Ein Engpass ist bei Läufern beschrieben (Schon und Baxter 1990). Als Ursache kommt in Frage (Ferkel et al. 2015):

- Hypermobiler pronierter Fuß
- Hypertrophie des M. abductor hallucis oder des M. quadratus plantae
- Akzessorische Muskulatur
- Repetitiver Dehnungsstress beim Läufer (oftmals bei Cavus-Fußtyp)

Die neuropathischen Beschwerden (ohne Sensibilitätsstörung) treten an der medialen Ferse auf und können verwechselt werden mit den Beschwerden bei einer plantaren Fasziopathie (Peck et al. 2010). Die Diagnose wird klinisch gestellt. Es besteht ein Palpationsschmerz im Bereich der plantaren Ferse, proximal zur Plantarfaszie, topografisch ausgehend von einer vertikalen Linie im Verlauf der posterioren Tibia (Meadows und Finnoff 2014). Eine Reproduktion der Symptome durch einen Tinel-Test in diesem Bereich ist möglich (Schon und Baxter 1990).

Die Behandlung ist zunächst konservativ mit Schuhzurichtungen und Fuß-Orthesen (Einlagen, weiche Schuhbettung etc.). Zudem wird ein Training der Kraft und der Flexibilität der periartikulären Sprunggelenk- und intrinsischen Fußmuskulatur beschrieben (Meadows und Finnoff 2014). Eine lokale (Kortikoid) Injektion soll hilfreich sein (Peck et al. 2010). In therapieresistenten Fällen kann eine operative Dekompression erwogen werden.

Literatur

Agnholt J, Nielsen S, Christensen H (1988) Lesion of the ligamentum bifurcatum in ankle sprain. Arch Orthop Trauma Surg 107(5):326–328

Alexander RM (1991) Energy-saving mechanisms in walking and running. J Exp Biol 160:55–69

Ashimolowo T, Dunham G, Sharp JW, Porrino J (2018) Turf Toe: an update and comprehensive review. Radiol Clin N Am 56(6):847–858

Babatunde OO, Legha A, Littlewood C, Chesterton LS, Thomas MJ, Menz HB, van der Windt D, Roddy E (2019) Comparative effectiveness of treatment options for plantar heel pain: a systematic review with network meta-analysis. Br J Sports Med 53(3):182–194

Baumbach SF, Prall WC, Braunstein M, Bocker W, Polzer S, Polzer H (2018) Fractures of the base of the V metatarsal bone-current concepts revised. Unfallchirurg 121(9):723–729

Baxter DE, Pfeffer GB (1992) Treatment of chronic heel pain by surgical release of the first branch of the lateral plantar nerve. Clin Orthop Relat Res (279):229–236. PMID: 1600660

Bergeron MC, Ferland J, Malay DS, Lewis SE, Burkmar JA, Giovinco NA (2019) Use of metatarsophalangeal joint dorsal subluxation in the diagnosis of plantar plate rupture. J Foot Ankle Surg 58(1):27–33

Boike A, Schnirring-Judge M, McMillin S (2011) Sesamoid disorders of the first metatarsophalangeal joint. Clin Podiatr Med Surg 28(2):269–285. vii

Bolgla LA, Malone TR (2004) Plantar fasciitis and the windlass mechanism: a biomechanical link to clinical practice. J Athl Train 39(1):77–82

Bowers KD Jr, Martin RB (1976) Turf-toe: a shoe-surface related football injury. Med Sci Sports 8(2):81–83

Brukner P, Khan K (2016) Brukner's & Khan's clinical sports medicine. Injuries, fifth edition. McGraw-Hill Education Australia, North Ryde

Cakir H, Van Vliet-Koppert ST, Van Lieshout EM, De Vries MR, Van Der Elst M, Schepers T (2011) Demographics and outcome of metatarsal fractures. Arch Orthop Trauma Surg 131(2):241–245

Chen TL, Wong DW, Peng Y, Zhang M (2020) Prediction on the plantar fascia strain offload upon Fascia taping and Low-Dye taping during running. J Orthop Translat 20:113–121

Clanton TO, Ford JJ (1994) Turf toe injury. Clin Sports Med 13(4):731–741

de Clercq PF, Bevernage BD, Leemrijse T (2008) Stress fracture of the navicular bone. Acta Orthop Belg 74(6):725–734

Cotchett M, Lennecke A, Medica VG, Whittaker GA, Bonanno DR (2017) The association between pain catastrophising and kinesiophobia with pain and function in people with plantar heel pain. Foot (Edinb) 32:8–14

Cotchett M, Rathleff MS, Dilnot M, Landorf KB, Morrissey D, Barton C (2020) Lived experience and attitudes of people with plantar heel pain: a qualitative exploration. J Foot Ankle Res 13(1):12

Dedmond BT, Cory JW, McBryde A Jr (2006) The hallucal sesamoid complex. J Am Acad Orthop Surg 14(13):745–753

Di Caprio F, Buda R, Mosca M, Calabro A, Giannini S (2010) Foot and lower limb diseases in runners: assessment of risk factors. J Sports Sci Med 9(4):587–596

DiGiovanni BF, Nawoczenski DA, Lintal ME, Moore EA, Murray JC, Wilding GE, Baumhauer JF (2003) Tissue-specific plantar fascia-stretching exercise enhances outcomes in patients with chronic heel pain. A prospective, randomized study. J Bone Joint Surg Am 85(7):1270–1277

Doty JF, Coughlin MJ (2014) Metatarsophalangeal joint instability of the lesser toes. J Foot Ankle Surg 53(4):440–445

Drakos MC, Fiore R, Murphy C, DiGiovanni CW (2015) Plantar-plate disruptions: the severe turf-toe injury. three cases in contact athletes. J Athl Train 50(5):553–560

Ekstrand J, van Dijk CN (2013) Fifth metatarsal fractures among male professional footballers: a potential career-ending disease. Br J Sports Med 47(12):754–758

Ferkel E, Davis WH, Ellington JK (2015) Entrapment neuropathies of the foot and ankle. Clin Sports Med 34(4):791–801

Fraser JJ, Feger MA, Hertel J (2016) Clinical commentary on midfoot and forefoot involvement in lateral ankle sprains and chronic ankle instability. Part 2: clinical considerations. Int J Sports Phys Ther 11(7):1191–1203

de Garceau D, Dean D, Requejo SM, Thordarson DB (2003) The association between diagnosis of plantar fasciitis and windlass test results. Foot Ankle Int 24(3):251–255

George E, Harris AH, Dragoo JL, Hunt KJ (2014) Incidence and risk factors for turf toe injuries in intercollegiate football: data from the national collegiate athletic association injury surveillance system. Foot Ankle Int 35(2):108–115

Hansen L, Krogh TP, Ellingsen T, Bolvig L, Fredberg U (2018) Long-term prognosis of plantar fasciitis: a 5- to 15-year follow-up study of 174 patients with ultrasound examination. Orthop J Sports Med 6(3):2325967118757983

Hossain M, Clutton J, Ridgewell M, Lyons K, Perera A (2015) Stress fractures of the foot. Clin Sports Med 34(4):769–790

Huffer D, Hing W, Newton R, Clair M (2017) Strength training for plantar fasciitis and the intrinsic foot musculature: a systematic review. Phys Ther Sport 24:44–52

Hunt KJ, Anderson RB (2009) Heel pain in the athlete. Sports Health 1(5):427–434

Irving DB, Cook JL, Menz HB (2006) Factors associated with chronic plantar heel pain: a systematic review. J Sci Med Sport 9(1-2):11–22; discussion 23-14

Jahss MH (1980) Traumatic dislocations of the first metatarsophalangeal joint. Foot Ankle 1(1):15–21

Jones R (1902) I. fracture of the base of the fifth metatarsal bone by indirect violence. Ann Surg 35(6):697–700 692

Kelly LA, Lichtwark G, Cresswell AG (2015) Active regulation of longitudinal arch compression and recoil during walking and running. J R Soc Interface 12(102):20141076

Kelly LA, Cresswell AG, Farris DJ (2018a) The energetic behaviour of the human foot across a range of running speeds. Sci Rep 8(1):10576

Kelly LA, Farris DJ, Lichtwark GA, Cresswell AG (2018b) The Influence of Foot-Strike Technique on the Neuromechanical Function of the Foot. Med Sci Sports Exerc 50(1):98–108

Kelly LA, Farris DJ, Cresswell AG, Lichtwark GA (2019) Intrinsic foot muscles contribute to elastic energy storage and return in the human foot. J Appl Physiol (1985) 126(1):231–238

Khan KM, Fuller PJ, Brukner PD, Kearney C, Burry HC (1992) Outcome of conservative and surgical management of navicular stress fracture in athletes. Eighty-six cases proven with computerized tomography. Am J Sports Med 20(6):657–666

Khan KM, Brukner PD, Kearney C, Fuller PJ, Bradshaw CJ, Kiss ZS (1994) Tarsal navicular stress fracture in athletes. Sports Med 17(1):65–76

Landorf KB (1999) Clarifying proximal diaphyseal fifth metatarsal fractures. The acute fracture versus the stress fracture. J Am Podiatr Med Assoc 89(8):398–404

Landorf KB (2015) Plantar heel pain and plantar fasciitis. BMJ Clin Evid 2015. 1111. PMID: 26609884; PMCID: PMC4661045

Lattermann C, Goldstein JL, Wukich DK, Lee S, Bach BR Jr (2007) Practical management of Lisfranc injuries in athletes. Clin J Sport Med 17(4):311–315

Lawrence SJ, Botte MJ (1993) Jones' fractures and related fractures of the proximal fifth metatarsal. Foot Ankle 14(6):358–365

Lee S, Anderson RB (2004) Stress fractures of the tarsal navicular. Foot Ankle Clin 9(1):85–104

van Leeuwen KD, Rogers J, Winzenberg T, van Middelkoop M (2016) Higher body mass index is associated with plantar fasciopathy/,plantar fasciitis': systematic review and meta-analysis of various clinical and imaging risk factors. Br J Sports Med 50(16):972–981

Lewis JS Jr, Anderson RB (2016) Lisfranc Injuries in the Athlete. Foot Ankle Int 37(12):1374–1380

Lievers WB, Goggins KA, Adamic P (2020) Epidemiology of foot injuries using national collegiate athletic association data from the 2009-2010 through 2014-2015 seasons. J Athl Train 55(2):181–187

Mallee WH, Weel H, van Dijk CN, van Tulder MW, Kerkhoffs GM, Lin CW (2015) Surgical versus conservative treatment for high-risk stress fractures of the lower leg (anterior tibial cortex, navicular and fifth metatarsal base): a systematic review. Br J Sports Med 49(6):370–376

Mandell JC, Khurana B, Smith SE (2017) Stress fractures of the foot and ankle, part 2: site-specific etiology, imaging, and treatment, and differential diagnosis. Skelet Radiol 46(9):1165–1186

Mann JA, Pedowitz DI (2009) Evaluation and treatment of navicular stress fractures, including nonunions, revision surgery, and persistent pain after treatment. Foot Ankle Clin 14(2):187–204

Martin RL, Davenport TE, Reischl SF, McPoil TG, Matheson JW, Wukich DK, McDonough CM, American Physical Therapy A (2014) Heel pain-plantar fasciitis: revision 2014. J Orthop Sports Phys Ther 44(11):A1–A33

Mason LW, Molloy AP (2015) Turf Toe and disorders of the sesamoid complex. Clin Sports Med 34(4):725–739

Mayer SW, Joyner PW, Almekinders LC, Parekh SG (2014) Stress fractures of the foot and ankle in athletes. Sports Health 6(6):481–491

McCormick JJ, Anderson RB (2010a) Rehabilitation following turf toe injury and plantar plate repair. Clin Sports Med 29(2):313–323. ix

McCormick JJ, Anderson RB (2010b) Turf toe: anatomy, diagnosis, and treatment. Sports Health 2(6):487–494

McDonald KA, Stearne SM, Alderson JA, North I, Pires NJ, Rubenson J (2016) The role of arch compression and metatarsophalangeal joint dynamics in modulating plantar fascia strain in running. PLoS One 11(4):e0152602

McInnis KC, Ramey LN (2016) High-risk stress fractures: diagnosis and management. PM R 8(3 Suppl):S113–S124

McKeon PO, Hertel J, Bramble D, Davis I (2015) The foot core system: a new paradigm for understanding intrinsic foot muscle function. Br J Sports Med 49(5):290

McMillan AM, Landorf KB, Barrett JT, Menz HB, Bird AR (2009) Diagnostic imaging for chronic plantar heel pain: a systematic review and meta-analysis. J Foot Ankle Res 2:32

Meadows JR, Finnoff JT (2014) Lower extremity nerve entrapments in athletes. Curr Sports Med Rep 13(5):299–306

Meyer SA, Callaghan JJ, Albright JP, Crowley ET, Powell JW (1994) Midfoot sprains in collegiate football players. Am J Sports Med 22(3):392–401

Miller D, Marsland D, Jones M, Calder J (2019) Early return to playing professional football following fixation of 5th metatarsal stress fractures may lead to delayed union but does not increase the risk of long-term non-union. Knee Surg Sports Traumatol Arthrosc 27(9):2796–2801

Najefi AA, Jeyaseelan L, Welck M (2018) Turf toe: a clinical update. EFORT Open Rev 3(9):501–506

Nery C, Coughlin M, Baumfeld D, Raduan F, Mann TS, Catena F (2015) How to classify plantar plate injuries: parameters from history and physical examination. Rev Bras Ortop 50(6):720–728

Nunley JA, Vertullo CJ (2002) Classification, investigation, and management of midfoot sprains: lisfranc injuries in the athlete. Am J Sports Med 30(6):871–878

Pearce CJ, Brooks JH, Kemp SP, Calder JD (2011) The epidemiology of foot injuries in professional rugby union players. Foot Ankle Surg 17(3):113–118

Peck E, Finnoff JT, Smith J (2010) Neuropathies in runners. Clin Sports Med 29(3):437–457

Petrisor BA, Ekrol I, Court-Brown C (2006) The epidemiology of metatarsal fractures. Foot Ankle Int 27(3):172–174

Podolsky R, Kalichman L (2015) Taping for plantar fasciitis. J Back Musculoskelet Rehabil 28(1):1–6

Polzer H, Polzer S, Mutschler W, Prall WC (2012) Acute fractures to the proximal fifth metatarsal bone: development of classification and treatment recommendations based on the current evidence. Injury 43(10):1626–1632

Radford JA, Landorf KB, Buchbinder R, Cook C (2006) Effectiveness of low-Dye taping for the short-term treatment of plantar heel pain: a randomised trial. BMC Musculoskelet Disord 7:64

Rathleff MS, Molgaard CM, Fredberg U, Kaalund S, Andersen KB, Jensen TT, Aaskov S, Olesen JL (2015) High-load strength training improves outcome in patients with plantar fasciitis: a randomized controlled trial with 12-month follow-up. Scand J Med Sci Sports 25(3):e292–e300

Ribeiro AP, Joao SM, Dinato RC, Tessutti VD, Sacco IC (2015) Dynamic patterns of forces and loading rate in runners with unilateral plantar fasciitis: a cross-sectional study. PLoS One 10(9):e0136971

Riddick R, Farris DJ, Kelly LA (2019) The foot is more than a spring: human foot muscles perform work to adapt to the energetic requirements of locomotion. J R Soc Interface 16(150):20180680

Riel H, Cotchett M, Delahunt E, Rathleff MS, Vicenzino B, Weir A, Landorf KB (2017) Is ,plantar heel pain' a more appropriate term than ,plantar fasciitis'? Time to move on. Br J Sports Med 51(22):1576–1577

Riel H, Jensen MB, Olesen JL, Vicenzino B, Rathleff MS (2019) Self-dosed and pre-determined progressive heavy-slow resistance training have similar effects in people with plantar fasciopathy: a randomised trial. Aust J Phys 65(3):144–151

Robertson GA, Wood AM (2017) Lower limb stress fractures in sport: optimising their management and outcome. World J Orthop 8(3):242–255

Sanhudo JA (2014) Plantar plate provocation test: a clinical sign for identification of plantar plate lesion. Foot Ankle Spec 7(4):291–292

Saxena A, Fullem B, Hannaford D (2000) Results of treatment of 22 navicular stress fractures and a new proposed radiographic classification system. J Foot Ankle Surg 39(2):96–103

Schon LC, Baxter DE (1990) Neuropathies of the foot and ankle in athletes. Clin Sports Med 9(2):489–509

Seow D, Tengku Yusof TNB, Yasui Y, Shimozono Y, Kennedy JG (2020) Treatment options for Turf Toe: a systematic review. J Foot Ankle Surg 59(1):112–116

Shakked RJ, Walters EE, O'Malley MJ (2017) Tarsal navicular stress fractures. Curr Rev Musculoskelet Med 10(1):122–130

Shapiro MS, Wascher DC, Finerman GA (1994) Rupture of Lisfranc's ligament in athletes. Am J Sports Med 22(5):687–691

Sims AL, Kurup HV (2014) Painful sesamoid of the great toe. World J Orthop 5(2):146–150

Smith JW, Arnoczky SP, Hersh A (1992) The intraosseous blood supply of the fifth metatarsal: implications for proximal fracture healing. Foot Ankle 13(3):143–152

Smith K, Waldrop N (2018) Operative outcomes of grade 3 Turf Toe injuries in competitive football players. Foot Ankle Int 39(9):1076–1081

Sobhani S, Dekker R, Postema K, Dijkstra PU (2013) Epidemiology of ankle and foot overuse injuries in sports: a systematic review. Scand J Med Sci Sports 23(6):669–686

Sondergaard L, Konradsen L, Holmer P, Jorgensen LN, Nielsen PT (1996) Acute midtarsal sprains: frequency and course of recovery. Foot Ankle Int 17(4):195–199

Sormaala MJ, Niva MH, Kiuru MJ, Mattila VM, Pihlajamaki HK (2006) Stress injuries of the calcaneus detected with magnetic resonance imaging in military recruits. J Bone Joint Surg Am 88(10):2237–2242

Srinivasan R (2016) The hallucal-sesamoid complex: normal anatomy, imaging, and pathology. Semin Musculoskelet Radiol 20(2):224–232

Taunton JE, Ryan MB, Clement DB, McKenzie DC, Lloyd-Smith DR, Zumbo BD (2002) A retrospective case-control analysis of 2002 running injuries. Br J Sports Med 36(2):95–101

Torg JS, Balduini FC, Zelko RR, Pavlov H, Peff TC, Das M (1984) Fractures of the base of the fifth metatarsal distal to the tuberosity. Classification and guidelines for non-surgical and surgical management. J Bone Joint Surg Am 66(2):209–214

Torg JS, Moyer J, Gaughan JP, Boden BP (2010) Management of tarsal navicular stress fractures: conservative versus surgical treatment: a meta-analysis. Am J Sports Med 38(5):1048–1053

Vicenzino B, McPoil TG, Stephenson A, Paul SK (2015) Orthosis-shaped sandals are as efficacious as in-shoe orthoses and better than flat sandals for plantar heel pain: a randomized control trial. PLoS One 10(12):e0142789

Vopat ML, Hassan M, Poppe T, Tarakemeh A, Zackula R, Mulcahey MK, Mullen S, Burkholder R, Schroeppel JP, Vopat BG (2019) Return to sport after turf toe injuries: a systematic review and meta-analysis. Orthop J Sports Med 7(10):2325967119875133

Walter WR, Hirschmann A, Tafur M, Rosenberg ZS (2018) Imaging of chopart (Midtarsal) joint complex: normal anatomy and posttraumatic findings. AJR Am J Roentgenol 211(2):416–425

Warden SJ, Davis IS, Fredericson M (2014) Management and prevention of bone stress injuries in long-distance runners. J Orthop Sports Phys Ther 44(10):749–765

Whittaker GA, Munteanu SE, Menz HB, Tan JM, Rabusin CL, Landorf KB (2018) Foot orthoses for plantar heel pain: a systematic review and meta-analysis. Br J Sports Med 52(5):322–328

Zwitser EW, Breederveld RS (2010) Fractures of the fifth metatarsal; diagnosis and treatment. Injury 41(6):555–562

Perspektiven

Inhaltsverzeichnis

Die Prävention von Verletzungen ist eine der größten Herausforderungen in Sportphysiotherapie, Trainingswissenschaft und Sportmedizin. Die Beschreibung von Risikofaktoren, die im Zusammenhang mit dem Auftreten einer Verletzung stehen, ist nicht selbstverständlich möglich. Und auch wenn potenzielle Risikofaktoren bekannt sind, garantiert dies nicht automatisch auch eine Reduktion der Häufigkeit daraus resultierender Verletzungen. Die Erfahrungen aus der Praxis zeigen, dass die Zusammenhänge zwischen Risikofaktor und Verletzung in der Regel sehr viel komplexer sind als nur das Betrachten von einzelnen, isolierten Faktoren.

Aktuell findet ein Paradigmenwechsel in der Sportmedizin statt, in dessen Zusammenhang Sportverletzungen zunehmend mit einer Perspektive auf komplexe, dynamische Systeme betrachtet werden (Bittencourt et al. 2016; Hulme et al. 2019). Diskutiert wird, inwieweit die traditionellen, linearen Modelle der Sportmedizin für eine Problembeschreibung, Prävention und Therapie von Sportverletzungen überhaupt geeignet sind. Hintergrund dafür sind Beobachtungen aus der Praxis, dass Verletzungen, trotz aller (Forschungs-)Bemühungen, oftmals nicht vorhersehbar bleiben und auch unabhängig von der Identifikation potenzieller Risikofaktoren (und Therapie dieser) auftreten. Basierend auf der Annahme, dass durch bestimmte Einzelfaktoren Verletzungen verursacht werden, lag in der Vergangenheit der Fokus in Sportphysiotherapie und Sportmedizin im Rahmen eines primär linear geprägten Ansatzes im Wesentlichen darin, komplexe Probleme (Verletzungen) zunächst auf ihre Einzelfaktoren (z. B. Kraft, Flexibilität, Stabilität usw.) zu reduzieren und diese dann zu analysieren. Oder anders gesagt: In einem linearen Ansatz wurde ein Gesamtsystem auf die Summe seiner Einzelteile reduziert (Rickles et al. 2007). Risikofaktoren werden im linearen Ansatz als statische Variablen mit proportionalem Verhalten zur Verletzung gewertet (Pol et al. 2019). Solche Modelle scheinen vor allem einsetzbar in der Erklärung von Verletzungen, bei denen die Ursache proportional zum Effekt steht (z. B.: Ein harter Schlag gegen den Muskel führt zu einer Einblutung).

Auch in der Wissenschaft war (und ist immer noch) ein linearer Ansatz zur Untersuchung und Erklärung der Entstehung von Sportverletzungen verbreitet (Bittencourt et al. 2016). Kritik besteht

S. Reuter, *Angewandte Sportphysiotherapie - Untere Extremität*,
https://doi.org/10.1007/978-3-662-62052-6_7

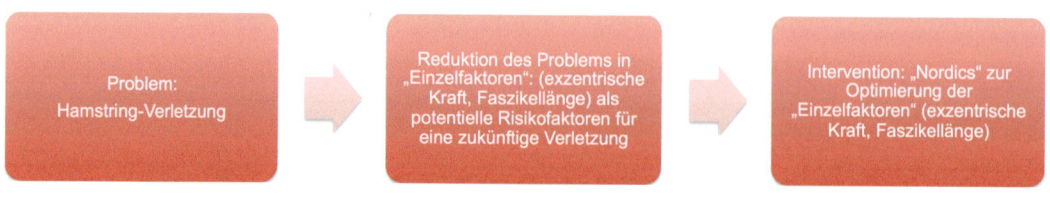

Abb. 7.1 Linearer Ansatz in der Rehabilitation am Beispiel einer Muskelverletzung der Hamstrings

in den Grundsätzen linearer und reduktionistischer Analysen, wodurch komplexe und multifaktorielle Bedingungen von Sportverletzungen möglicherweise nicht ausreichend erfasst werden können (Hulme und Finch 2015). Demnach funktionieren die Prinzipien linearer Analysen nur bei relativ „einfachen" Systemen. Durch die reduktionistische Analyse der Einzelkomponenten eines komplexen Problems (= Verletzung) können Interaktionen und Beziehungen innerhalb und außerhalb des Gesamtsystems nicht mehr betrachtet werden. Dadurch kann das Verhalten eines Systems (z. B. auch im Hinblick auf die Prädiktion einer Verletzung) grundsätzlich nur schwer vorausgesehen werden (Hulme und Finch 2015). Daraus folgt auch, dass der Transfer von (meist linearen) Forschungsergebnissen in die Praxis nicht ohne Weiteres möglich ist (Bittencourt et al. 2016). Prädisponierende Faktoren für Verletzungen werden in der Regel als statische Variablen mit linearer Folgenkette betrachtet (Abb. 7.1) (Pol et al. 2019).

In der Praxis beobachten wir beispielsweise, dass eine Implementation der Nordics nicht automatisch zu einer Reduktion von Hamstring-Verletzungen führt (Mendiguchia et al. 2012). Es gibt viele Athleten, bei denen es trotz adäquater exzentrischer Kraft (und regelmäßiger Durchführung der Nordics) zu rezidivierenden Verletzungen der Hamstrings kommt. Allein das Vorhandensein von Risikofaktoren führt nicht automatisch zu einer Verletzung. Vielmehr bedarf es eines oder mehrerer auslösender Triggerfaktoren. Risikofaktoren und Verletzungsanfälligkeit unterliegen dabei einer ständigen Dynamik (Meeuwisse et al. 2007). Die Betrachtung von Sportverletzungen durch einen komplexen dynamischen System („DST")-Ansatz steht im Gegensatz zu den traditionell linear geprägten Analysen der Sportmedizin und der Sportphysiotherapie

(Hulme und Finch 2015; Hulme et al. 2019; Pol et al. 2019). In diesem Zusammenhang wird der Athlet als komplexes dynamisches System verstanden, in dem multiple Einzelkomponenten (biomechanische, physiologische, psychologische usw.) dynamisch und individuell miteinander interagieren (Bittencourt et al. 2016; Hulme et al. 2019). Grundsätzlich lässt sich sagen: Je größer die Komplexität eines Systems, desto schlechter lässt sich das Verhalten des Systems voraussagen (z. B. auch im Zusammenhang mit Risikofaktoren und Verletzungen). In komplexen Systemen können auch kleine Veränderungen große Auswirkungen auf das Gesamtsystem haben oder umgekehrt auch ohne Folge bleiben. Ein Beispiel hierfür sind die individuell sehr unterschiedlichen Effekte von Trainingsreizen, die durch zahlreiche Einzelfaktoren (hormonelles System, Schlaf, Adaptation an Training, neuronales System usw.) mitbeeinflusst werden.

Bedingungen/Constraints
Ein wichtiges Konzept im Rahmen der DST beschreibt, dass das Bewegungsverhalten eines komplexen Systems erst durch die das System umgebenen Bedingungen (sog. „Constraints") entsteht (Clark 1995). Dabei werden Bedingungen/Constraints als Grenzen oder Limitationen für das Systemverhalten verstanden (z. B. für die effektiv verfügbaren, kontextabhängigen Bewegungsoptionen). Beispiel: „Schnellkraft" gilt als Bedingung/Constraint für die verfügbaren Bewegungslösungen im Rahmen eines Richtungswechsels. Erst wenn genügend Schnellkraft (für die spezifische Bewegungsanforderung) zur Verfügung steht, können bestimmte Bewegungslösungen für den Richtungswechsel auch tatsächlich umgesetzt werden. Die Bedingung/Constraint Schnellkraft bezieht sich dabei zunächst einmal auf den Athleten selbst und

berücksichtigt noch nicht ihre Umsetzbarkeit in den kontextspezifischen Umgebungsbedingungen (z. B. nasser Rasen) und der spezifischen Bewegungsaufgabe (z. B. Richtungswechsel gegenüber einem sehr schnellen und erfahrenen Gegenspieler).

Bedingungen/Constraints sind dynamische Entitäten, die nicht-linear auf verschiedenen Ebenen interagieren und über verschiedene Zeitfenster die Stabilität/Instabilität von Variablen innerhalb dynamischer Systeme regulieren (Pol et al. 2019). Praktisch bedeutet das, dass die individuelle Bewegungsvariabilität des Athleten durch die Interaktion unterschiedlicher interner und externer Bedingungen beeinflusst wird. Dabei limitieren Bedingungen/Constraints die möglichen „Bewegungslösungen" (sinnvollerweise) auf ein gewisses Maß. Andernfalls würden für einen Bewegungsauftrag eine unüberschaubare Auswahl an Bewegungsmöglichkeiten zur Verfügung stehen. Erst die Interaktion mit Bedingungen/Constraints führt zu der individuellen Einzigartigkeit der Systemdynamik (= Bewegungsverhalten) jedes Athleten – aus der DST-Perspektive entstehen Bewegungen erst in Abhängigkeit von Bedingungen/Constraints (Clark 1995).

Bedingungen/Constraints lassen sich in drei Kategorien einteilen (Tab. 7.1). Dabei beziehen sich Bedingungen/Constraints der Kategorie „Organismus" auf individuelle physische und psychische Körpereigenschaften/Fähigkeiten. Bedingungen/Constraints der Kategorie „Umwelt" beschreiben neben den Aspekten der physikalischen Umwelt auch die der soziokulturellen Umwelt. Bedingungen/Constraints der Kategorie „Aufgabe" beziehen sich auf die je-

weilige Bewegungsaufgabe und entstehen durch die Interaktion der Bedingungen der anderen beiden Kategorien. Bedingungen/Constraints interagieren untereinander, können sich neutralisieren (z. B. Schwäche M. iliopsoas wird kompensiert durch M. rectus femoris bei der Hüftflexion) oder sind miteinander verbunden (Ermüdung => Muskelschwäche => eingeschränkte motorische Kontrolle) (Pol et al. 2019). Zudem findet eine Interaktion innerhalb verschiedener Zeitintervalle statt (Tab. 7.2), die wiederum dynamisch sein können (so verändern sich anthropometrische Variablen in der Pubertät schneller) (Pol et al. 2019).

Auch im Zusammenhang mit einer Rehabilitation spielen Bedingungen/Constraints eine wichtige Rolle, da diese immer kontextabhängig sind. Beispielsweise unterliegt die Fähigkeit der Kontrolle einer stabilen Beinachse im Einbeinstand auf einem instabilen Untergrund völlig anderen Bedingungen als die Kontrolle einer sta-

Tab. 7.1 Bedingungen/Constraint-Modell nach Newell. Beispiele für Bedingungen: Aufgabe („Task"), Umwelt („Environment"), Organismus („Organism")

Kategorie	Inhalte
Auftrag	a) Instruktorisch: Regeln, Anweisungen b) Informativ: Aktion des Gegners
Umwelt	Klima, Untergrund, Equipment, Schiedsrichter-Verhalten, sozialer Druck, Schwerkraft, Temperatur, Wind, Lichtverhältnisse
Organismus	a) Strukturell = Größe, Gewicht, Muskelkraft, visuelles System, Flexibilität b) Funktionell = Motivation, Ermüdung, Kognition, Emotion, Psyche

Tab. 7.2 Beispiele der Interaktion von Bedingungen/Constraints in unterschiedlichen Zeitintervallen (Pol et al. 2019)

Zeitintervall	Organismus	Umwelt	Auftrag
Sekundenbruchteil	DVZ	Position Ball	Aktionsmöglichkeiten
Sekunden	Fokus der Aufmerksamkeit	Schiedsrichter Entscheidung	Aktion Gegner
Minuten	Akute Erschöpfung	Taktik Gegner	Anweisung Trainer
Stunden	Stimmung	Temperatur	Strategie
Tage	Motivation	Sozialer Druck	Belastungsspezifität
Wochen	Kraft	Tabellenplatzierung	Trainingsintensität
Monate	Übertraining	Jahreszeiten, Klima	Jahreswettkampfkalender
Jahre	Anthropometrie	Unterstützung Fans	Regeln

DVZ: Dehnungs-Verkürzungs-Zyklus

bilen Beinachse im Rahmen eines Richtungswechsels im Wettkampf. Durch die gezielte, individuelle Manipulation von Bedingungen/
Constraints in der Rehabilitation lassen sich auf
der anderen Seite Bewegungslösungen des Athleten provozieren. Darüber hinaus kann durch die
systematische Planung auch die Repräsentativität
des Trainings im Hinblick auf die Zielsetzung ge-
steuert werden. Das heißt die Repräsentativität
kann während einer Rehabilitationseinheit niedrig oder hoch (je nach Zielsetzung) gewählt werden, wodurch eine Fokussierung (= Training) auf
bestimmte (explorative) Bewegungslösungen des
Athleten erfolgen kann.

Selbstorganisation
Die nicht-lineare Interaktion zwischen den einzelnen Einheiten eines (komplexen) Systems
führen zu einem Verhalten, welches alleine aufgrund des Verhaltens der einzelnen Einheiten
nicht vorhergesagt werden kann (Bittencourt
et al. 2016). Multiple Einheiten (des komplexen
Systems) unterliegen dynamischen Prinzipien
und organisieren sich spontan selbst oder entwickeln Muster – diesen Prozess bezeichnet man
auch als „Selbstorganisation" (Clark 1995). Es
bedarf keiner übergeordneten Instanz, um das
System in einer spezifischen Art und Weise zu
organisieren. Bewegungsmuster entstehen durch
die Bedingungen/Constraints und basieren auf
dem Prinzip der Selbstorganisation (Clark
1995).
   Beispiel: Muskelzellen tragen zur Bildung der
muskulotendinösen Einheit bei. Die Funktion der
muskulotendinösen Einheit kann aber nicht durch
die Eigenschaften einzelner Zellen erklärt werden (Pol et al. 2019).
   In der DST spielt der sportartspezifische Kontext, in dem eine Verletzung entsteht, eine sehr
wichtige Rolle (Bolling et al. 2018). Geht man
davon aus, dass das Bewegungsverhalten eines
Athleten eine individuelle kontextabhängige Problemlösung darstellt (z. B. Ausweichen eines Ge-
genspielers, passen, Volleyball-Block usw.), basiert diese Problemlösung immer auf der
Wahrnehmung und der Auswahl kontextspezifi-
scher Informationen. Diese kontextspezifischen
Informationen wiederum unterliegen einer wech-
selnden Dynamik (z. B. durch Abwehrverhalten

Gegenspieler, Flugkurve Ball, Laufgeschwindigkeit usw.), auf die sich der Athlet ständig neu und
bestmöglich einstellen muss. Ein Training oder
auch eine Beurteilung des Bewegungsverhaltens
ohne die jeweiligen kontextspezifischen Faktoren
wird möglicherweise zu einer vollkommen anderen Bewegungslösung führen als ein Training/
Test unter realen Bedingungen. Die Aussagekraft
von kontextunspezifischen Assessments ist aus
DST-Perspektive diskutabel.
   In der DST spielt zudem die motorische Variabilität (für Bewegungslösungen) innerhalb des
komplexen Systems eine wichtige Rolle. Die
Vorstellung ist hier, dass durch motorische Variabilität verhindert wird, dass ein komplexes System (in diesem Fall der Athlet) zu stabil in seinen
„chaotischen" Umgebungsbedingungen werden
kann. Oder anders gesagt, erfordert die Interaktion in einer chaotischen Umgebung (Spielsituation Fußball) eine möglichst große System-
Variabilität, um durch situative und
kontextspezifische Adaptation komplexe Bewegungslösungen umzusetzen. Nur so können effiziente funktionelle Bewegungslösungen im Rahmen von explorativem Bewegungsverhalten in
Training und Rehabilitation gefunden werden.
Die Limitation auf möglichst wenig und kontex-
tunspezifische Bewegungsvariabilität ist daher
möglicherweise sogar kontraproduktiv (z. B. Bei-
nachsentraining). Die komplexen und dynamischen Interaktionen im Sport erfordern eine möglichst große Bewegungsvariabilität für die
effiziente und kontextspezifische Adaptation.
Das Training eines singulären optimalen Bewe-
gungsmusters ist aus DST-Perspektive nicht sinnvoll.

► • Die DST stellt eine alternative Be-
     trachtungsweise gegenüber dem tradi-
     tionellen reduktionistischen Ansatz in
     Sportphysiotherapie/Sportmedizin dar.
   • Man unterscheidet einfache „lineare"
     Systeme und „komplexe" Systeme.
   • Die Voraussage des Verhaltens eines
     komplexen Systems durch die Analyse
     seiner Einzelfaktoren (z. B. exzentri-
     sche Hamstringkraft, dynamischer
     Knievalgus usw.) ist nicht möglich.

- Bewegung ist als Lösungsversuch zum Erreichen eines spezifischen Ziels zu verstehen und unterliegt einer Vielzahl beeinflussender individueller und externer Faktoren.
- Dabei schränken individuelle (z. B. Kraft, Größe, Schnelligkeit usw.), aufgabenspezifische (Gegnerposition und Gegnerverhalten) und umweltbezogene Bedingungen/Constraints (Equipment, Wetter usw.) die Wahrnehmung ein und limitieren die möglichen Optionen einer Bewegungslösung, die zum Erreichen des Ziels zur Verfügung stehen.
- Eine klinische Untersuchung, Bewegungsanalyse oder Rehabilitation erscheint unter dem Ignorieren des (individuellen) sportspezifischen Kontexts nur eine limitierte Relevanz hinsichtlich der Problemlösung zu haben.[1]
- Je größer das individuelle Lösungsrepertoire (für Bewegungsaufgaben), desto größer die potenzielle Kontext-Variabilität, durch die ein Bewegungsziel erreicht werden kann.

- Variabilität fördern (Donor-Sports[2] erwägen)
- Eigenständige Problemlösungen (= Bewegungslösungen) durch den Athleten fördern
- Kontextrelevante Bedingungen/Constraints der Zielaktivität sollten in die Rehabilitation integriert und gezielt durch den Trainer/PT „dosiert" werden (Steuerung der Repräsentativität des Trainings).
- Dabei geht es nicht darum, permanent im Bereich der maximalen Repräsentativität zu trainieren, da hierdurch einerseits das Verletzungsrisiko steigen könnte. Andererseits treten die vom Trainer/PT beabsichtigten Bewegungslösungen der Trainingseinheit bei maximaler Repräsentativität sehr wahrscheinlich zu selten auf (damit ist zu wenig Exploration durch Athleten möglich)
- Bedingungen/Constraints können durch den PT systematisch manipuliert werden, um ein gewünschtes Bewegungsverhalten des Athleten zu analysieren oder zu trainieren

▶ **Praxistipp** Wenn das „System" (= Athlet) auf Variabilität ausgerichtet ist, um in einer komplexen Umgebung möglichst effiziente Bewegungslösungen zu finden, dann gilt für die Rehabilitation:

---

[1]Der Athlet wird in der Sportmedizin/Sportphysiotherapie sowohl in der Diagnostik als auch in der Therapie aus seinem individuellen Kontext „herausgelöst". Dies spielt insbesondere dann eine Rolle, wenn, wie im Sport häufig, Probleme erst kontextspezifisch im Zusammenhang mit der Interaktion vieler Einzelfaktoren entstehen.

[2]Alternative Sportarten (zum Hauptsport) können auch als „Donor-Sports (DSp)" betrachtet werden, die eine variierende und spezifische Bewegungserfahrung in unterschiedlichen Trainingsumgebungen fördern (Strafford et al. 2018). Im Wesentlichen geht es bei DSp darum, Trainingsprogramme zu entwickeln, die unterschiedliche

Basis-Bewegungselemente trainieren und so eine abwechslungsreiche (variable) Bewegungserfahrung ermöglichen (Strafford et al. 2018). Zielsetzung dabei ist, durch Variabilität die kontextspezifischen Adaptationsmöglichkeiten im Hauptsport (und damit die Leistungsfähigkeit) zu erhöhen bzw. die Verletzungsanfälligkeit zu reduzieren. DSp können gemeinsame Bewegungselemente des Zielsports beinhalten. Sie können eingesetzt werden, wenn ein bestimmtes Element im Zielsport unzureichend ausgebildet ist (z. B. schlechte Fußarbeit eines Torwarts → Training Fußarbeit im DSp Badminton). DSp erscheinen auch geeignet für ein Training taktischer Fertigkeiten oder räumlich situativer Problemlösungen (2:1 Situation Basketball ähnlich wie im Fußball oder Hockey. Räumliche Orientierung: Basketball → Fußball).

[3]Ziel in der Auswahl von Trainings-/Therapievarianten ist

- Der Transfer eines Trainings in die Zielaktivität ist von multiplen Faktoren abhängig (Kontext, Wahrnehmung usw.)[3]

Literatur

Bittencourt NFN, Meeuwisse WH, Mendonca LD, Nettel-Aguirre A, Ocarino JM, Fonseca ST (2016) Complex systems approach for sports injuries: moving from risk factor identification to injury pattern recognition-narrative review and new concept. Br J Sports Med 50(21):1309–1314

Bolling C, van Mechelen W, Pasman HR, Verhagen E (2018) Context matters: revisiting the first step of the ‚sequence of prevention‘ of sports injuries. Sports Med 48(10):2227–2234

Bosch F (2015) Strength training and coordination: an integrative approach, 2010 uitgevers, 1. Aufl., S 342. ISBN-10 : 9490951277; ISBN-13 : 978-9490951276

Clark JE (1995) On becoming skillful: patterns and constraints. Res Q Exerc Sport 66(3):173–183

Hulme A, Finch CF (2015) From monocausality to systems thinking: a complementary and alternative conceptual approach for better understanding the development and prevention of sports injury. Inj Epidemiol 2(1):31

Hulme A, Thompson J, Nielsen RO, Read GJM, Salmon PM (2019) Towards a complex systems approach in sports injury research: simulating running-related injury development with agent-based modelling. Br J Sports Med 53(9):560–569

Meeuwisse WH, Tyreman H, Hagel B, Emery C (2007) A dynamic model of etiology in sport injury: the recursive nature of risk and causation. Clin J Sport Med 17(3):215–219

Mendiguchia J, Alentorn-Geli E, Brughelli M (2012) Hamstring strain injuries: are we heading in the right direction? Br J Sports Med 46(2):81–85

Pol R, Hristovski R, Medina D, Balague N (2019) From microscopic to macroscopic sports injuries. Applying the complex dynamic systems approach to sports medicine: a narrative review. Br J Sports Med 53(19):1214–1220

Rickles D, Hawe P, Shiell A (2007) A simple guide to chaos and complexity. J Epidemiol Community Health 61(11):933–937

Strafford BW, van der Steen P, Davids K, Stone JA (2018) Parkour as a donor sport for athletic development in youth team sports: insights through an ecological dynamics lens. Sports Med Open 4(1):21

---

immer der Transfer in den Zielsport oder in eine Zielaktivität. Möglicherweise tragen, neben den bereits beschriebenen Faktoren, auch eine Ähnlichkeit (= Repräsentativität) einer oder mehrerer Komponenten der jeweiligen Trainingsvariante (z. B. inter-/intramuskuläre Kontrolle, Propriozeption usw.) im Vergleich zum Zielsport/zur Zielaktivität zu einem erfolgreichen Transfer bei. In diesem Zusammenhang wird auch von einem möglichst identischen sensomotorischen Profil einer Trainingsvariante (in Bezug auf die Zielaktivität) gesprochen (Bosch 2015). Ein Beispiel, bei dem eine Diskrepanz zwischen dem sensomotorischen Profil einer Trainingsvariante und der Zielaktivität besteht, wäre ein Training „im Wasser" (oder auch mit Hilfe eines Antischwerkraft-Laufbandes) zur Optimierung des Laufens „an Land". Das koordinative und sensomotorische Profil eines Unterwassertrainings entspricht, wenn überhaupt, nur sehr eingeschränkt dem Profil der Zielaktivität (inter-/intramuskuläre Koordination, propriozeptiver Input usw.). Trainingsvarianten, die kein vergleichbares sensomotorisches Profil der Zielaktivität haben, können unter dem Gesichtspunkt einer gewissen Trainings-Variabilität trotzdem erfolgreich sein (Bosch 2015). Die Logik der Implementation solcher Trainings-Varianten (v. a. außerhalb der frühen Rehabilitation oder bei Athleten mit viel Trainingserfahrung) sollte dennoch immer kritisch hinterfragt werden.

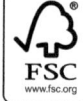